U0934879

HEALTH SECURITY & SUSTAINABLE ECONOMIC AND SOCIAL DEVELOPMENT

健康保障与经济社会持续发展

主编 高星

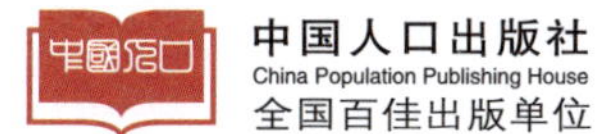
中国人口出版社
China Population Publishing House
全国百佳出版单位

图书在版编目(CIP)数据

健康保障与经济社会持续发展 / 高星主编 . —北京:
中国人口出版社, 2018. 12
ISBN 978 -7 -5101 -5806 -3

Ⅰ. ①健… Ⅱ. ①高… Ⅲ. ①人口 - 健康状况 - 风险
评价 - 中国 Ⅳ. ①R197. 1

中国版本图书馆 CIP 数据核字(2018)第 057741 号

健康保障与经济社会持续发展

高 星 主编

责任编辑 杨政瑞
装帧设计 夏晓辉
责任印制 林 鑫
出版发行 中国人口出版社
印 刷 北京柏力行彩印有限公司
开 本 787 毫米 × 1092 毫米 1/16
印 张 37.75
字 数 650 千字
版 次 2018 年 12 月第 1 版
印 次 2018 年 12 月第 1 次印刷
书 号 ISBN 978 -7 -5101 -5806 -3
定 价 160. 00 元

社 长 邱 立
网 址 www. rkcbs. net
电子信箱 rkcbs@ 126. com
总编室电话 (010)83519392
发行部电话 (010)83510481
传 真 (010)83538190
地 址 北京市西城区广安门南街 80 号中加大厦
邮政编码 100054

编 委 会

主　任　黄洁夫　李肇星　秦银河

执行主任　高　星

副主任（按姓氏笔画排序）

乔　杰　刘国恩　刘庭芳　胡盛寿　秦小明　赫　捷

编　委（按姓氏笔画排序）

于永涛　王　杉　王明山　王晓民　王耀献　师淑英
邢　沫　李立兵　李宝峰　张万恒　张树田　汪　芳
杨德全　陈汝杰　郑静芬　姚世平　郭新彪　凌建军
侯　罡　陶　莹　甄　雷　霍　勇

副主编　郭　岩　陶　莹　孙　力

序一

人类经济社会发展的长期实践证明，健康是经济社会持续发展的重要基础和永恒主题。随着工业化、城镇化、人口老龄化和国际化进程加快，环境污染和气候变化凸显。2012 年，全球 650 万人死于环境空气污染，约占死亡人口总数的 11.6%。由此表明，健康社会决定因素，突出表现为疾病全球化，深刻地揭示现代疾病的根本病因是由经济社会因素所决定。

因此，防控重大疾病，保障公众健康，促进经济社会持续发展已经成为联合国和世界各国政府的主要职责。2015 年，联合国发布全球持续发展议程（2016～2030 年），首次发出"健康的地球，健康的人类"时代最强音。WHO 力推全球健康战略计划，促进各国发展健康。党的十九大确立了习近平新时代中国特色社会主义思想，开启中华民族伟大复兴的美丽中国梦新征程，把健康中国作为国家战略，明确提出健康是实现社会主义现代化强国的根基。习近平总书记强调指出"没有全民健康，就没有全面小康"。坚持"创新、协调、绿色、开放、共享"五大理念，坚持以人民为中心、以健康为核心，统筹推进经济、政治、文化、社会、生态文明五位一体总体布局，协同推进"四个全面"战略布局。古老文明的中华大地正在致力于造福人类、改变世界的全新发展，焕发出更加灿烂的光芒！

由高星教授主编、中国人口出版社出版的《健康保障与经济社会持续发展》，首次提出了健康与经济社会持续发展的新理念、实践经验和基本理论、评估指标体系和技术方法，并以北京市人口健康为核心，对健康、致病、致残、致死四大危险因素所致健康危害性和脆弱性、防控能力及其综合风险进行全面系统的评估。2018 年是我国改革开放 40 周年，也是党的十九大开局之年。恰逢重要历史时刻，编辑出版这本专著，既总结了改革开放 40 年来公共卫生领域取得的巨大成就、存在的突出问题和面临的严峻挑战，又鼓舞和激励各行各业和广大人民群众奋勇前进，对发展健康经济、健康城市、健康环境，率先实现全面建成小康社会的目标具有重要意义和实际应用价值。

现在距2020年实现第一个百年目标，全面建成小康社会还有不到三年的时间。希望广大公众能够研读此书，从中找出人生和事业发展的目标，积极助推经济、政治、文化、社会、生态文明总体布局和四个全面，为实现中华民族伟大复兴的美丽中国梦做出应有的贡献！

第十届全国人大常委会副委员长 顾秀莲

2018年1月6日

序二

当前，全球经济社会正处于大变革的时代，随着城市化、工业化、全球化和人口老龄化的加快，在经济快速发展和社会繁荣进步的同时，也造成了环境污染和气候变化，给赖以生存的地球生命和人类健康造成严重灾害。应对气候变化、环境污染、保护和促进全球健康，已成为21世纪全球公共安全的首要问题。2015年9月，联合国继千年目标（GMT 2000～2015）之后，又提出了全球持续发展议程（SDG 2016～2030），首次倡导“健康的地球，健康的人类”新理念。12月底，联合国又在法国巴黎举行第21次全球气候变化大会（COP21），出台了气候变化新协议（“巴黎新协议”），号召世界各国发展生态健康经济、生态健康城市、生态健康社区、新型清洁能源和绿色交通等。

改革开放以来，我国以经济建设为中心，加快城镇化建设，取得了举世瞩目的辉煌成就。经济总量跃居全球第二，城镇化达到全球平均以上水平，由农业大国逐步实现现代工业化国家，由温饱社会全面建成小康社会，成为世界发展速度最快的发展中大国。与此同时，也面临大型城市群的规模城市热岛效应和静稳的雾天气频发，以及城市病、非传染性疾病、精神心理疾病、环境污染相关疾病的威胁与卫生健康服务需求快速增长的严峻挑战。

党中央、国务院历来高度重视人民群众健康安全、环境保护、气候变化适应和社会治理工作。党的十九大提出了习近平新时代中国特色社会主义思想，强调人民健康是民族昌盛和国家富强的重要标志。实施健康中国战略，提出完善国民健康政策，为人民群众提供全方位全周期健康服务，发展健康产业，推进医养结合，加快老龄事业和产业发展等意见及诸多具体部署。

在习近平新时代中国特色社会主义思想指引下，北京市委、市政府认真贯彻落实总书记关于首都城市定位和疏解北京非首都功能的重要指示精神，坚持

“五大理念”，率先制定和实施《健康北京2030规划纲要》，积极推进京津冀协同发展战略和北京城市副中心区建设，逐步恢复古都生态城市风貌，鼓励发展生态健康建筑、经济、社区、学校和医院，全力根治城市病、防控重大疾病、应对突发公共事件。

在国家卫生健康委员会与北京市委、市政府的坚强领导下，在各有关部门、专业机构、企事业单位、高校和科研机构、社团组织的大力支持和热情帮助下，在编委会和世界卫生组织驻华代表处与世界银行驻华代表处的精心指导下，在陶鎏等同志养老事业、健康产业发展探索与实践的积极配合下，由健康中国研究中心主任、北京市卫生计生委医改办常务副主任、首都医科大学高星教授主持的北京市自然科学基金重大项目（项目编号：7110001）——《北京地区人群健康风险评估、预测和控制管理研究》课题和北京市发展和改革委员会《公共健康领域气候变化适应能力提升研究》项目（615002），经过潜心研究，主编完成《健康保障与经济社会持续发展》专著，现由中国人口出版社出版。从疾病全球化和医学国际化的独特视角，收集整理了联合国及世界卫生组织（WHO）等国际组织、欧洲经济合作组织（OECD）等地区、中国等国家和北京等地方经济社会发展（健康社会决定因素）、气候变化与环境污染、行为与生活方式、生物遗传等健康危险因素所致人类健康损害和非传染性疾病、传染病、精神心理疾患、环境相关疾病等重大疾病以及突发公共卫生事件（简称公共健康危害）等数据资料。首先，从原来粗放型危险因素转向健康危险因素（经济社会因素、环境与气候变化、行为和生活方式、生物遗传因素）、致病危险因素、致残危险因素、致死危险因素分阶段、分层次、分系统监测、评价和分析。对导致人类健康危害性的原因及其发生发展规律有了较为完整系统的认识，也是我国传统医学“天人合一”治未病理念的科学再现；其次，提出公共健康脆弱性新理念，主要包括人群高敏感性（将孕产妇、老龄人口、患有基础病患者等分为高危人群，儿童等分为敏感人群，残疾、贫困、低文化素质等分为弱势人群）、区域人群危险因素暴露水平超敏感性、控制管理能力缺失与不足、人群健康水平不均等化和不可及性等。这样就可以搞清楚造成公共健康影响的原因和发生发展规律；最后，还将管理控制能力进行分类分层分析，从法律法规和政策制度广覆盖层面，到服务体系和资源配置等供给侧改革和结构性调整，再到区域人群健康不均等化和技术能力不可及性，以及理念和理论体系缺失与不足。通过对危害性、脆弱性、管理控制能力全面系统、连续分层综合评价分析，最终进行综合风险评估。首次全面系统地揭示了产生现代人类健康影响的根本原因、发生发展过程及其变化规律。再次有力证明,WHO 提出的现代人类健康是由经济社会因素决定的论断,为突出以人民为中心,以健康为核心,带动经济、政治、文化、社会、生态文明五大建设总体布局,统筹协调“四个全面”战略布局提供了理论支持、科学依据和典型案例,同时也为科学引导健康发展方向、实施路径、创新工作模式、建立新体制、新机制、新业态开辟了新领域,开启了新征程。对创建健康科学学科体系及人才成长机制,加快推进生态健康经济、和谐社会发展与文明进步具有实际指导价值,对全面建成小康社会、加快建设社会主义现代化强国具有极其重大意义。

这既是北京市的研究成果,也是北京市作为国家医学中心的先见之明和创造之举,为我国开创卫生与健康工作新局面,继续全面深化医药卫生体制改革,非常及时地提供了新理念、新理论、新技术、新方法,也为贯彻落实《健康中国 2030 规划纲要》提供了典型经验与模式。希望各级政府、各行各业、各单位、乃至每一个关注健康的人都能自觉学习,认真思考。将健康融入所有政策的新理念化为实际行动,逐步形成以人的健康为核心,促进经济持续发展、社会和谐进步,为实现全面建成小康社会和社会主义现代化强国做出不懈努力与贡献!

第十二届全国政协副主席 齐续春

2018 年 3 月 26 日

前 言

当今世界,在享有科技与经济快速发展和工业化、城市化、国际化带来兴旺繁荣的同时,也面临城市人口剧增、老龄化加快协同带来的生态破坏、环境污染和气候变化,以及不健康行为等健康危险因素持续攀升,严重威胁人类健康安全与社会安定,突出表现为以城市病综合征为特征的人类重大疾病威胁。哮喘、肺炎和慢性阻塞性肺部疾病(COPD)等呼吸道疾病,冠心病、脑卒中等心血管疾病(CVD),肺癌等恶性肿瘤和糖尿病等统称为非传染性疾病(NCDs),精神心理疾患,环境污染相关疾病等重大疾病和公共健康问题,还有新(再)发传染病疫情和食物中毒、水中毒等突发公共卫生事件(以上统称公共健康危害),已经成为制约经济社会持续发展的瓶颈问题和障碍。这些危害呈现出疾病全球化显著特征,已经成为21世纪全球重大公共健康安全问题。

联合国高度重视人类健康促进和地球保护,在千年目标终结之际,于2015年9月提出以“健康的地球,健康的人类”为主题的全球持续发展议程(SDGs)(2016~2030)。首次把保护地球和人类健康协调统一起来,作为人类社会经济发展的首要目标,开创了人类健康与经济社会发展新理念和新的发展战略。20世纪70年代,世界卫生组织(WHO)就提出健康新理念,即健康是没有疾病、没有残疾,生理、心理和社会(包括精神道德)适应能力处于完好的状态,号召世界各国从以医院为中心转变为以社区卫生服务机构为中心,从以患者为中心转向以健康人群为中心,开辟全球健康(Global Health)新天地,明确提出全球健康发展战略,凸显医学国际化新趋势。

2003年,中国暴发了传染性非典型肺炎(WHO命名“SARS”)特大疫情,引发30多个国家和地区暴发流行,造成了严重经济损失和全球影响,引起国际组织和世界各国高度重视。由此,WHO于2005年修改颁布了《国际卫生条例》,

强调指出，实施全球公共卫生事件法制管理，标志着人类健康从此走向全球法制管理轨道。2008 年，中国突发三鹿奶粉重大食品安全事件，引发全球 150 多个国家快速反应。WHO 进一步加强全球食品安全管控，完善全球食品安全监测网络和联动合作机制。2009 年，全球暴发新一轮（甲型 H1N1）流感大流行（WHO 称 2009 年甲型 H1N1 流感大流行），逐步健全全球重大疾病监测网络和应急决策指挥协调指导系统。21 世纪以来，非传染性疾病跃居全球首要死因，残疾对人类健康影响也越来越突出。为此，WHO 出台了一系列相关研究报告，提出全球防控与康复战略、行动计划、标准规范（指南）和国家全民健康覆盖（包括基本药物仪器设备、基本医疗卫生服务、基本医疗保险、基本医疗服务价格、基本财政保障等）。此外，面对人口急剧增加，城市化快速发展，新兴经济腾飞，加剧全球气候变化和环境污染，联合国发展规划署（UNDP）、联合国环境规划署（UNEP）、世界气象组织（WMO）与 WHO 联动合作，提出建设环境友好型城市、老年友好型城市、生态健康城市等持续发展城市，发展相关经济，逐步控制和减少资源污染型经济，为从根本上遏制健康危险因素，推进人类经济社会持续发展指明了方向和实施路径。发达国家从工业革命带来的资源破坏、环境污染所致重（特）大灾害中汲取教训，加大治理力度，创新发展新理念，进行了长期不懈的有益探索与抗争，创造了许多新经验和新模式，对推进我国经济转型、进入新常态和新型城镇化发展有一定的参考和借鉴意义。

我国是世界人口最多、老龄化和经济发展速度最快的发展中大国。改革开放 40 年来，已经成为世界第二大经济体，人民生活水平明显提高，逐步摆脱贫穷落后的面貌，开始迈向中高收入国家行列。到 2020 年将实现全面建成小康社会的第一个百年目标。与此同时，也面临严峻挑战。经济、社会和环境等健康危险因素凸显，人口高敏感性和危险因素暴露超敏感性持续增加。此外，医疗卫生服务管理理念有待改进，管理体制亟待改革，服务体系短板明显，健康服务体系缺位，全民健康保障水平相对较低，城乡居民健康水平均等化和技术可及性有待提高。面对这些发展中出现的新情况和新问题，特别是人民对卫生与健康服务快速增长的需求，与资源配置不均衡和发展不充分的矛盾更为突出。党中央、国务院高度重视健康保护与促进和防控重大疾病工作，于 2009 年提出深化医药卫生体制改革的意见。经过九年的不懈努力和追寻探索，在全民健康保障、政策制度建立、机制模式创新、服务体系重构、政府责任落实等方面取得了明显成绩。

然而，患者就医无序现象依然普遍存在，过度医疗行为和医疗费用不合理增长尚未得到有效控制，非传染性疾病、环境污染相关疾病居全球高位，疾病负担不断增加，公共健康风险持续攀升。导致此类问题的原因（也是医改进入深水区和攻坚期面临的难题）是多方面和错综复杂的。既有经济社会、环境等健康社会决定因素，也有行为、生物遗传、致病、致残、致死等内在原因、直接原因和诱因。面对这些新问题和新挑战，各有关方面尚缺乏足够清楚的认识，特别是缺少全面系统的风险评估、预测与控制管理，难以了解和掌握其发生发展、防控与应对处置规律性。集中表现为对现代经济社会发展带来的疾病谱变化和突发公共卫生事件风险控制管理精准对策不足与执行力薄弱。

2016 年 8 月，中共中央召开了全国卫生与健康大会，首次提出：要把人民健康放在优先发展战略地位，明确了新时期卫生与健康工作方针，确定普及健康生活、优化健康服务、完善健康保障、建设健康环境、发展健康产业战略重点，加快推进健康中国建设，努力全方位、全周期保障人民健康。10 月，中共中央、国务院印发了《健康中国 2030 规划纲要》，现代医学开始转型发展健康科学。全国人大颁布实施《中华人民共和国中医药法》，国务院印发了《中医药发展战略规划纲要(2016～2030)年》。天人合一，辨证施法，中医治未病，预防为主、中西医并重、健康融入所有政策的系统理性思维和全面整合技能有序推进。2017 年 10 月，党的十九大确定健康中国国家战略，为实现“两个一百年”奋斗目标的中华民族伟大复兴的中国梦打下坚实的健康基础，为全球健康发展提供了政策制度支持和组织体系保障，为从根本上消除经济社会环境因素等带来的健康危害和看病难、看病贵难题指明了发展方向和前进道路！

北京作为国家政治中心、文化中心、国际交往中心和科技创新中心（首都核心功能），经济社会文化发展和科技进步走在全国前列。北京拥有中央、军队武警、高校和科研机构、央企等国家级医学中心，医疗技术服务能力达到国际先进水平，在某些领域居全球领先地位。

21 世纪以来，伴随首都经济社会和城市化跨越式发展，人口数量剧增，老龄化进程加快，以环境污染和气候变化为特征的城市病综合征越来越突出，重大疾病危害处于全国前位，高于全球。由此可见，仅仅依靠以发展临床医学和大医院为主的传统医疗服务体系和工作模式，很难应对现代疾病谱变化带来的严峻挑战和重大健康问题。因此，迫切需要发展先进理念，创造实践经验，遵循和创新发展现代治理规则和标准规范，结合国情和地方实际，全面系统地认识和开展公共健康风险评估，紧抓全面深化医药卫生体制改革机遇，积极落实习近平总书记提出的“以人民为中心，以健康为根本”的健康观，践行可持续发展目标要求，破除体制机制障碍，建立新的区域人群健康风险评估理念、理论体系、服务技术与方法、控制管理对策，充分发挥中医药在重大疾病防控和健康养生保健中的独特作用，重构国家和首都医疗卫生服务体系，创建健康服务体系，提高整体防控能力，创新系统、整体、精细、精准服务模式，持续有效降低风险，保护和促进人民群众健康。为我国全面推进经济、政治、文化、社会、生态文明五位一体总体布局，协调推进“四个全面”战略布局，引领全球健康促进和防控重大疾病，提供可借鉴、可推广的新经验与新模式，并总结凝练提升到政策制度、标准规范和法律法规制度等建设层面。

在党中央、国务院、全国人大和全国政协亲切关怀下，在中央编办、国家发展改革委、财政、人力社保、卫生健康、医疗保障等中央和国家机关有关部委办局指导下，在北京市委、市政府的坚强领导下，在市编办、发展改革、科委、财政、人力社保、卫生计生等有关部门大力支持和帮助下，在北京市自然科学基金重大项目《北京地区人群健康风险评估、预测和控制管理研究》（项目编号：7110001）和北京市发展改革委《公共健康领域气候变化适应能力提升研究》（项目编号：615002）的有力支持下，编写人员站在全球视角，探索健康中国、健康北京和全球健康发展新思路、新道路、新模式，为加快实现建设中国特色世界城市和率先全面建成小康社会的目标要求，广泛收集整理分析国内外大量相关数据资料，深入实际开展调查研究，依据国际标准化组织（ISO）风险评估标准和WHO公共健康风险评估指南，研究提出公共健康危害性、脆弱性和防控（控制管理）能力三要素所构成的风险新理念、基本理论、评估指标体系、评价技术和方法，并以北京市为例，开展了较为全面系统的区域人口健康风险评估、预测和控制管理研究。在此基础上，组成编委会，并得到有关单位和专家的鼎力相助，编写完成具有划时代意义的专著。

本书从风险三要素多维评估，全面系统地阐述了公共健康危害产生的原因、发生发展规律和脆弱性的叠加协同作用，以及管理能力的防控作用，克服了以往单纯的公共健康危害性评估或防控能力评估、缺少脆弱性评估，特别是综合风险评估，容易导致政策错位、决策失误和本应可以避免造成灾难的诟病，具有相对的稳定性、立体性、系统性、完整性、协调性、精准性，形成了新理念和新的理论框架。危害性是客观存在的事实，不可能改变，而风险是可以规避的。脆弱性分为可变和不可变两种。可变脆弱性是可以管理控制的，而不可变脆弱性在控制管理能力等于危害性的情况下，则表现为不可确定性，即成为风险的主要构成要素（即基础风险）。现代疾病的发生发展是由经济社会因素所决定，因此，保护和促进人类健康也必须着眼于生态健康持续发展，从根本上消除和控制疾病的发生发展根源及影响因素，降低发(患)病率、致残率、致死率，有力、有序、有度减轻疾病负担和社会经济压力，创造人类美好福祉和现代文明。

为此，本书设计编写了11个部分：第一部分，公共健康危害性评估；第二部分，公共健康社会决定因素危害性评估；第三部分，环境污染和气候变化危险因素暴露危害性评估；第四部分，公共健康脆弱性评估；第五部分，公共健康影响控制管理能力脆弱性评估；第六部分，公共健康社会决定因素脆弱性评估；第七部分，环境污染和气候变化危险因素暴露脆弱性评估；第八部分，公共健康影响控制管理能力评估；第九部分，公共健康风险评估；第十部分，公共健康风险预测；第十一部分，公共健康风险控制管理能力提升对策和建议。

本书面向全社会、全人群，适合各级政府、各行各业和社会各界，尤其是卫生健康工作者、医疗、康复护理、突发公共事件医疗救援和卫生应急工作者、专家学者、教育科研人员和政策制定、决策与管理者。充分体现了健康融入所有政策的社会性、经济性、整体性、系统性、协调性和联动性。这是我国第一部有关健康保障与经济社会持续发展相互关联的系统理论与实践相结合的作品，也是全球区域人口健康风险评估、预测与管理的填补空白之作。为全面系统认识公共健康风险提供了理论支持、评价指标体系和技术与方法，为系统、整体、精细、精准防控公共健康风险政策制定、体系建设、能力提升、法制管理提供了科学依据。特别是践行李克强总理提出的“用中国式方法解决医改这个世界性难题”要求，全面落实全国卫生与健康大会精神和《健康中国2030规划纲要》《“健康北京2030”规划纲要》《京津冀协同发展规划纲要》《北京城市总体规划(2016～2035年)》，以及北京城市副中心区和雄安新区建设等有关工作部署，对推动经济社会转型和持续发展具有重要意义和应用指导价值。这本书是一部纪念我国改革开放40周年的献礼之作，可作为从事相关教育、科研开发、健康服务业发展、管理和政策、法律、规划制定与监管、品牌建设、健康城镇化(特色小镇)和健康产业发展等方面工作的工具书和(或)参考书。希望广大读者认真阅读，结合实际，深刻理解，从中得到启迪，获得受益。

由于时间仓促，站位有限，能力和水平不高，可能会有不足和缺位之处，请大家提出宝贵意见，以便今后不断完善和提高。

葛星

2018年3月28日

目 录

第一部分 公共健康危害性评估

第二部分　公共健康社会决定因素危害性评估

第三部分 环境污染和气候变化危险因素暴露危害性评估

第四部分 公共健康脆弱性评估

第五部分　公共健康影响控制管理能力脆弱性评估

第六部分　公共健康社会决定因素脆弱性评估

第七部分　环境污染和气候变化危险因素暴露脆弱性评估

第八部分 公共健康影响控制管理能力评估

第九部分　公共健康风险评估

第十部分　公共健康风险预测

第十一部分　公共健康风险控制管理能力提升对策和建议

PART1 THE HAZARD ASSESSMENT OF PUBLIC HEALTH

第一部分

公共健康危害性评估

引 言

随着经济社会的快速发展和科技水平不断提升，城镇化、工业化、老龄化和全球化（“四化”）进程加快，大城市人口高度聚集，特别是经济水平的普遍提高，使人类不健康行为与生活方式和疾病谱发生了根本变化。生态破坏、环境污染和气候变化等危险因素不断攀升[1-2]，粮食作物短缺、饮用水污染和病媒生物过度繁殖等公共健康安全问题越来越突出，造成了城市病、营养不良、NCDs（非传染性疾病，包括心血管病、恶性肿瘤、糖尿病、慢性阻塞性呼吸系统疾病等）、传染病、老年病、精神心理疾患和环境污染相关疾病等多重严重危害[3]。

长期以来，人类对公共健康危害的认识和防治工作，大多是从生物因素入手，主要依靠临床技术推进，很少将社会经济因素、环境因素、不健康行为与生活方式、生物遗传因素等长期综合作用进行考虑和评估（前两者甚至处于空位或边缘化）。现代公共健康危害性持续攀升的严峻现实警示人类，仅仅依靠临床医学和大医院等传统救治理念和服务模式，很难从根本上解决此类难题。因此，迫切需要开展全面、系统、立体的公共健康危害性评估，提出新理念，形成新理论，建立评估指标体系和评估技术与方法，开展公共健康危害性评估。

第一章　公共健康危害性评估新理念

目前,在发展中国家和欠发达地区,人口健康危害性评估与国际组织和发达国家有较大差距。前者主要是对环境暴露因素与生物行为心理和生理病理的关联性进行评价,尚缺少全面研究和阐述,更缺乏对危害性评估的系统认知和深化。因此,迫切需要通过对公共健康危险因素暴露水平与公共健康危害严重程度及其相互作用的立体化多系统、多层次分析,提出公共健康危害性评估新理念。

第一节　危害性概念及评估原理

一、危害性概念

危害性是指暴露危险因素所造成事物损害的客观事实,是基于事物敏感性及其危险因素暴露水平相互作用导致事件的严重程度[4]。

二、危害性决定因素

危害性是基于事物敏感性和危险因素暴露水平相关作用所致事件严重程度的客观事实,即

$$H = S \times E \tag{H-1}$$

其中,H 表示危害性,S 表示敏感性,E 表示危险因素暴露水平。

由此表明:①事件危害严重程度受到事物敏感性影响,即敏感性越高,严

重程度越高，危害性越大；②危险因素暴露水平越高，所致严重程度越高，危害性越大；③严重程度和危险因素暴露水平均高时，危害性更大，即两者具有叠加倍增效应；④相反亦然；⑤严重程度对危害性作用远远大于危险因素暴露水平。

三、危害性评估原理

按照 ISO 风险评估标准，危害性用以下公式表示：

$$H = \frac{V \times R}{C} \tag{H-2}$$

其中，H 表示危害性，V 表示脆弱性，C 表示控制管理能力，R 表示风险。

由此表明：①当脆弱性和控制管理能力趋于最小值（零）时，危害性等于风险（H = R），即风险越大，危害性越高；②脆弱性越大，危害性越高，两者具有叠加倍增作用；③控制管理能力越大，危害性越低；④脆弱性越大，控制管理能力越小，危害性越高。

由此提示：①基于风险评估理论开展的危害性评估，不同于单纯的危害性评价；②危害性评估是在充分考虑了脆弱性和控制管理能力的基础上，而进行的严重程度和危险因素暴露水平相关作用所产生的交互影响；③危害性受到多种因素的影响，并非仅仅是由危害严重程度和危险因素暴露水平相互作用；④危害性评估是一个非常复杂的系统，不可简单化或单一化。

第二节　公共健康及其危害性评估新理念

一、健康新概念

20 世纪 70 年代，世界卫生组织（WHO）提出健康新概念。健康是指人的生理、心理、精神道德和社会适应能力处于完好的状态，而不是单纯指没有疾病或残疾。也就是说，它不仅涉及人的生理心理，还涉及社会道德等诸多方面。生理健康、心理健康、社会健康、精神道德健康乃至环境健康等多方面构成健康的整体概念，凸显健康对推动社会经济发展、公共环境保护、公共道德与精神心理健康促进的独特作用[5]。

二、公共健康概念及特征

（一）公共健康概念

公共健康概念分狭义和广义两种。前者是指维护和促进区域公众健康，即区域人口生理、心理、精神道德、环境和社会经济适应处于完好的状态。后者是指全球健康（Global Health），即在世界范围内维护和促进全人类健康[6]。在联合国和各成员国政府领导下，在WHO统筹协调和指导下，推进全球、地区、国家和地方跨地区、跨行业、跨领域健康科学合作，促进全人类健康，提高全球健康保障水平。主要内容包括：①发展生态健康城市、生态健康经济、健康服务业、生态健康建筑、生态健康社区、生态健康医院等；②发展生态健康食品、生态体育健身、生态健康文化、生态健康旅游等；③实施国家健康法制，履行健康政策制度，制定健康发展战略和健康服务体系与资源配置规划等；④发展健康理念和健康科学（包括职业与环境健康、老年健康、儿童健康、妇女健康、孕产妇健康、遗传健康、智慧健康等）；⑤建立和完善健康服务和人力资源培养成长与管理机制。

（二）公共健康特征

公共健康主要表现为以下五大特征：

1. 通过全社会努力，加强公众自我管理和家庭、社区、学校、企事业单位、机关、非政府组织及社会团体等管理。彼此间互助互利，共建、共享、共赢发展，达到保护和促进人类健康、预防疾病、健康长寿之目的。

2. 联合国及其相关国际组织、地区组织、各国和地方政府是保护和促进公共健康最重要的组织保障，履行公共健康安全最权威的管理职责。

3. 公共健康是促进人类全面发展的必然要求，是经济社会发展的基础条件，是民族昌盛和国家富强的重要标志，也是广大人民群众的共同追求。

4. 经济社会是健康决定因素，不健康的经济社会发展会导致环境污染与气候变化、行为和生活方式改变，更有甚者造成基因易感性改变，引发子代（遗传效应）和重大公共健康危害。相反，持续健康的经济社会发展，则会保护和促进人类健康，提高人类社会福祉，促进现代文明发展，增强创造力。

5. 公共健康更强调预防为主，以基层为重点，而不是偏重医疗救治和以大医院为中心。

三、公共健康危害性评估新理念

公共健康危害性评估是基于人口敏感性和危险因素暴露水平相关作用导致健康影响的客观事实，并在防控能力一定的情况下，按照相关规则和标准进行比较分析和评价的过程。它与传统的危害性评估有以下两个方面区别：一是公共健康危害性评估是基于人口敏感性和危险因素暴露水平相互作用所致公共健康损害严重程度的评价过程，与以往单纯的危险因素暴露水平评估和事件严重程度评估有很大区别；二是公共健康危害性评估考虑到脆弱性和控制管理能力综合影响。当脆弱性和控制管理能力均趋于零时，危害性相当于风险（H≈R）。此时，危害性具有唯一性和特殊性，它决定了风险大小，而且也决定了风险不可改变性。由此表明，缺乏防控能力，人类必然面临危险因素暴露所致的健康危害。

四、疾病全球化特征

由于现代公共健康危害性主要是由经济和社会因素所决定，因此世界各国人口所患疾病具有极其相似性，突出表现为以下四个方面的特征：①全人类面临的重大健康问题和重大疾病以及突发公共卫生事件的种类、数量与构成基本相同；②导致疾病的危险因素基本类似，包括健康危险因素、公共疾病致病因素、公共疾病致残因素和公共疾病致死因素等；③不同地区、国家和地方重大健康问题和重大疾病以及突发公共卫生事件基本一致；④传染病疫情、食源性疾病、水源性疾病、环境污染与气候变化相关疾病等突发公共卫生事件可以通过多种方式，在短时间内在全球暴发流行。

第二章　公共健康危害性评估理论体系

在危害性评估新理念指导下，遵循ISO风险评估标准和WHO公共健康风险评估指南，结合全球健康发展历程、实践经验和我国的实际情况，总结凝练出公共健康危害性评估总体思路和理论框架。

第一节　公共健康危害性评估理论体系框架

公共健康危害性评估理论体系是以人口健康保护和公共健康危害防控为出发点和落脚点，通过对经济社会、环境和气候、不健康行为、生物遗传等健康危险因素和公共疾病致病因素、致残因素、致死因素暴露水平监测与分析，探索从健康到死亡的人类生命轨迹及其改变原因和发生发展机理变化的过程，进而揭示公共健康危害发生的原因和致病、致残、致死机制，为全面系统开展公共健康风险评估提供科学依据。该理论体系主要包括公共健康危险因素评估理论、行为危险因素评估理论、生物危险因素评估理论、公共疾病致病因素评估理论、公共疾病致残因素评估理论、公共疾病致死因素评估理论、公共健康危害性动态变化评估理论（见图1－1）。

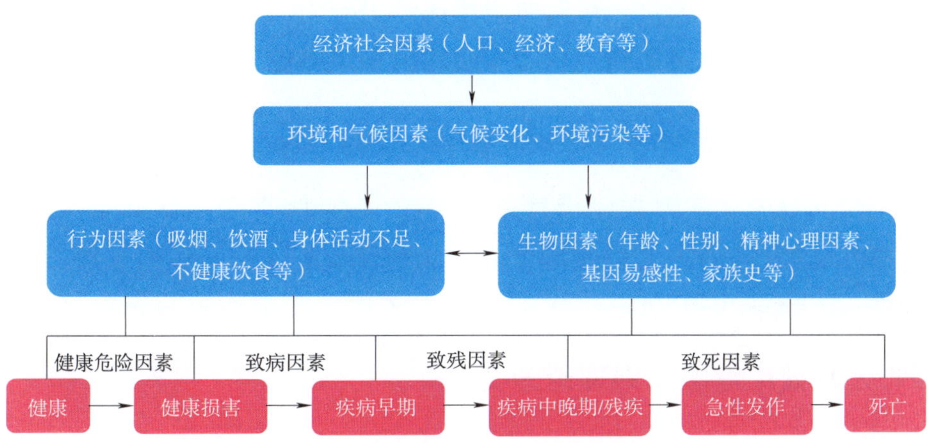

图 1－1　公共健康危害性评估理论框架

第二节　公共健康危险因素评估理论

一、公共健康危险因素评估定义

公共健康危险因素评估主要是研究和评价区域人口暴露经济社会决定因素、环境因素、不健康行为因素、生物因素等健康危险因素所产生的健康损害原因、作用机制、严重程度及发生发展规律，并与国际、地区、国家和地方相关法律法规、政策制度、标准规范，以及相关调查和实验研究结果数据资料进行对比分析，作出科学结论。公共健康危险因素所致健康损害主要包括血糖增高、血脂增高、血压增高、尿酸增高、癌前病变和超重等生理病理反应指标变化与(早期)临床前期表现。

二、面临的挑战和重要意义及应用指导价值

当前，某些发展中国家和欠发达地区防控公共健康危害仍然维持以医院为中心的管理体制和运行机制，特别是对 NCDs 等危险因素暴露水平的认识、评估和管理还仅仅停留在不健康行为和生物因素层面，缺少对气候变化与环境污染、经济社会因素等健康决定因素的认知[7]。这是造成人口健康与经济社会各自独立发展差异化的必然结果，也是公共健康危害性持续上升的根本原因和症

结所在。因此,加快推进新一轮全面深化改革,坚持以人民为中心、以人的健康为核心,带动经济政治文化社会生态文明建设是正确的发展方向和工作重点。

三、公共健康危险因素确定条件

确定公共健康危险因素应当具备以下四个条件:①提出明确定义;②明确科学分类和依据;③揭示公共健康危害发生机制;④找出危险因素对健康影响的关联性,并进行归因分析。

四、公共健康危险因素理论分类

(一)可变因素和不可变因素理论

按照危险因素暴露性质和作用机制,公共健康危险因素分为可变因素和不可变因素。前者是指区域人口暴露的危险因素可以改变、可防可控,例如吸烟、饮酒等不健康行为危险因素,可以通过法律控制、健康教育、健康管理、预防干预和公共道德倡导等多种措施加以控制与改变。后者是指区域人口暴露的危险因素不可能改变,很难通过防治手段加以控制,例如年龄、性别、遗传、基因等生物因素和区域人口所处地理位置等。这些因素是与生俱来的,客观存在、很难改变。但是,事物发展是一分为二的,并不是绝对的。对于区域人口来说,年龄结构和性别结构是有可能改变的,只不过需要很长时间,甚至人为干预。因此,应当重点加强可变因素控制,做好对不可变因素人口和地区等保护和有效管理工作。

(二)公共健康危险因素理论

公共健康危险因素理论主要包括社会危害性评估理论(见第二部分第一章)、环境危害性评估理论(见第三部分第一章)和气候变化危害性评估理论(见第三部分第二章)、行为危险因素评估理论和生物危险因素评估理论。它比以往仅仅按照生物因素和行为因素分类有了进一步拓展和提升,揭示了危险因素来源之谜和彼此之间的相互关系。健康社会决定因素影响环境因素变化,后者又对人的行为和生物因素产生一定作用。因此,特别将社会危害性评估、环境和气候危害性评估作专题阐述。以下主要介绍行为危险因素评估理论与生物危险因素评估理论。

第三节 行为危险因素评估理论

一、行为危险因素定义

行为危险因素是指对人的健康产生危害的不良行为与生活方式，是一种人为的危险因素。

二、行为危险因素分类及其健康危害性

行为危险因素确定主要依据流行病学调查、临床表现与诊断、毒理学安全性评价、发病机制和不健康行为与健康损害的关联性及归因分析等，分为吸烟、不健康饮食、缺乏体育活动、过量饮酒、不健康精神心理行为等健康危险因素[9]。

（一）吸烟及其健康危害性

WHO《全球烟草流行报告(2015)》指出，烟草可以对人体多系统、多脏器造成损害，主要引发肺癌、心脑血管病、糖尿病和慢性阻塞性肺疾病(COPD)等全身性疾病。吸烟分为主动吸烟和被动吸烟(又称二手烟)。每天吸烟15～20支，患肺癌、口腔癌和喉癌的风险，高于不吸烟者14倍，心脏病死亡风险高于不吸烟者2倍。目前，全球有11亿人吸烟，每年因吸烟导致600万人死亡，死亡率为5.5‰。预测到2030年，全球每年因烟草导致的死亡将超过800万人[10]。原国家卫生计生委《中国居民营养与慢性病状况报告(2015)》显示，我国有3亿人吸烟，15岁以上人口吸烟率为28.1%，非吸烟者暴露二手烟比例达72.4%。据此推测，我国因吸烟导致385万人死亡。

（二）不健康饮食及其健康危害性

不健康饮食是指人体长期摄入高盐、高脂、高糖、高热量(“四高”)食物和饮料，或蔬菜和水果摄入不足等。WHO《全球非传染性疾病状况报告(2014)》提出，高盐饮食定义是指每天食盐摄入>5g(中国膳食标准6g)。高糖饮食是指成人每天摄入游离糖>50g[11]。原国家卫生计生委《中国居民膳食营养指南(2016)》规定，高脂饮食是指人体每天摄入植物油>30g。原国家卫生计生委《中国居民营养与慢性病状况报告(2015)》显示，我国人均每天食盐摄入

10. 5g，超过国家标准 0. 9 倍，超过 WHO 标准 1. 1 倍。居民脂肪摄入量过多，平均膳食脂肪供能比（总能量供应中脂肪所占比例）超过 30%。其原因是居民膳食中食用油摄入量高，动物性食物，特别是脂肪含量较高的猪肉摄入量较多，而谷类食物摄入呈下降趋势[12]。

（三）缺乏体育活动及其健康危害性

WHO《关于身体活动有益健康的全球倡议（2010）》提出，缺乏体育活动是指人每周体育活动低于 150 分钟有氧运动活动方式（基准）[13]。WHO《全球非传染性疾病状况报告（2014）》指出，人类缺乏体育活动已成为全球第四大健康危险因素。身体活动不足死亡风险高于体育活动充足者 20% ~30%。全球成人身体活动不足率为 25%，每年因缺乏体育活动死亡人数达 320 万人，且呈快速增长趋势[11]。原国家卫生计生委《中国居民营养与慢性病状况报告（2015）》显示，我国成人体育活动不足率为 23%。据此推测，因缺乏体育活动死亡人数达 50 万人。

（四）有害酒精使用及其健康危害性

WHO《全球酒精与健康报告（2014）》显示，有害酒精使用不仅造成酒精依赖性疾病，还能引发肝硬化和肝癌、胃癌、肠癌等上百种疾病危害。此外，还可以导致暴力损伤事件等社会安全问题。全球 15 岁及以上成年人人均酒精消耗量 6. 2 升，每年因有害酒精使用造成 330 万人死亡。原国家卫生计生委《中国居民营养与慢性病状况报告（2015）》显示，我国人均酒精消耗量 3 升。据此推测，因有害酒精使用导致 28 万人死亡[12]。

（五）精神心理行为及其健康危害性

WHO《全球精神卫生报告（2016）》指出，精神心理疾患是一类由于经济社会因素、环境和气候危险因素、行为危险因素与生物因素相互作用而导致的精神心理系统疾患，主要包括自闭症、痴呆、抑郁症、癫痫、头痛疾患、精神紊乱、精神分裂症、自杀 8 种疾病。全球有 3. 5 亿抑郁症患者、6000 万双相情感障碍患者、2100 万精神分裂症患者[15]。截至 2014 年年底，我国严重精神障碍患者 430 万人。心血管疾病患者合并双精神心理障碍的比例约 35%。多数恶性肿瘤发生与长期焦虑、抑郁等不良精神心理行为有密切关系。恶性肿瘤治疗后复发及转移患者中，25% 与精神心理疾患有关。恶性肿瘤又是导致精神心理障碍的原因之一。66% 恶性肿瘤患者患抑郁症和焦虑症，10% 患精神衰弱症，8% 患强迫症[8]。

三、行为危险因素与健康损害关联性

随着经济社会发展，人类行为和生活方式发生了很大变化，对公共健康损害和重大疾病发生发展产生了严重影响。其中，癌症、心血管病和 COPD 发生均与吸烟有关。缺乏体育锻炼、不健康饮食、有害酒精使用三种不健康行为，与心血管病、癌症、糖尿病发生有密切关联性，而唯有慢性呼吸系统疾病只与吸烟密切相关（见图 1－2）。WHO《全球人口死亡吸烟归因报告（2012）》显示，男性吸烟人群重大疾病死亡相对危险度（RR）依次为 COPD（10.8）、上呼吸道癌症（8.1）、缺血性心脏病（5.5）、脑卒中（3.1）；女性依次为 COPD（12.3）、上呼吸道癌症（6.0）、脑卒中（4.6）、缺血性心脏病（2.3）。

由此表明：①NCDs 由多种不同危险因素共同作用所致；②不同行为危险因素可以引起不同种类的 NCDs；③心血管病及其相关疾病、恶性肿瘤与吸烟、不健康饮食、缺乏体育锻炼和有害酒精使用四种行为危险因素均有关；④慢性呼吸系统疾病仅与吸烟有关，而与不健康饮食、缺乏体育锻炼和有害酒精使用没有直接联系；⑤控制人类不健康行为是防控 NCDs 发生发展最直接、最重要的措施；⑥行为管理主要责任者并非以临床医生为主，而是以基层医疗卫生人员、公共健康人员和社会有关部门、有关单位人员及其协同作用为主。这为 NCDs 防治指明了前进方向、工作路径和工作重点（见图 1－2）。

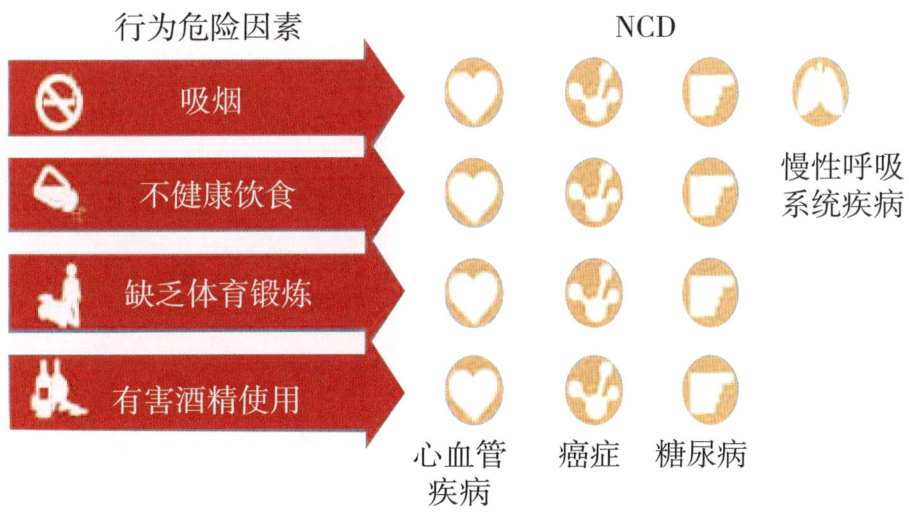

资料来源：《WHO 全球 NCDs 防控行动计划（2013～2020）》（2013）

图 1－2　WHO 四种行为危险因素与 NCDs 之间的关联性

四、行为危险因素健康危害性归因分析

（一）吸烟健康危害归因分析

WHO《全球人口死亡吸烟归因报告（2012）》显示，吸烟对健康危害依次为肺癌、COPD、呼吸系统疾病、癌症、糖尿病、心血管疾病等。全球500万30岁及以上成年人群死于吸烟，占全球人口总死亡人数的12%。主要疾病死亡归因吸烟比例依次为，肺癌（71%）、COPD（42%）、呼吸系统疾病（36%）、癌症（22%）、糖尿病（17%）、心血管疾病（7%）[16]。由此表明：①吸烟可以导致肺癌；②吸烟是NCDs最主要的危险因素；③预防控制吸烟是减少NCDs风险，特别是肺癌和呼吸系统疾病风险的最重要措施。

（二）体育活动不足健康危害归因分析

WHO《全球非传染性疾病状况报告（2014）》显示，体育活动不足对健康危害依次为心血管病、糖尿病、癌症。2010年，全球320万人死于体育活动不足，占全球人口总死亡人数的5.9%。主要疾病死亡归因体育活动不足比例依次为心血管病（30%）、糖尿病（27%）、癌症（23%）[11]。由此表明：①体育活动不足可以导致心血管病、糖尿病和癌症危害性增加；②体育活动不足是心血管病最主要的危险因素；③预防控制体育活动不足，是减少心血管病风险最重要措施。

（三）酒精有害使用健康危害归因分析

WHO《全球非传染性疾病状况报告（2014）》显示，酒精有害使用健康危害依次为心血管病、糖尿病和癌症等。2012年，全球330万人死于酒精有害使用，占全球人口总死亡人数的5.9%。主要疾病死亡归因酒精有害使用比例依次为心血管病（33.4%）、糖尿病（18.5%）、癌症（12.5%）[11]。由此表明：①有害饮酒可以导致心血管病、糖尿病和癌症；②有害饮酒是心血管病最主要的危险因素；③预防控制有害饮酒，是减少心血管病风险的最重要措施。

（四）蔬菜和水果摄入不足健康危害归因分析

WHO《全球健康风险：死亡和疾病负担评估报告（2009）》显示，蔬菜和水果摄入不足，引发的非传染性疾病依次为胃肠癌、缺血性心脏病、脑卒中等。2004年，全球168万人死于蔬菜和水果摄入不足，占全球人口总死亡人数的2.9%。主要疾病死亡归因蔬菜和水果摄入不足比例依次为胃肠癌（14%）、缺血性心脏

病(11%)、脑卒中(9%)[17]。由此表明:①蔬菜和水果摄入不足可以导致胃肠癌、缺血性心脏病、脑卒中危害性增加;②蔬菜和水果摄入不足是胃肠癌最主要的危险因素;③增加蔬菜和水果摄入量是控制和减少胃肠癌风险的最重要措施。

第四节 生物危险因素评估理论

一、生物危险因素定义

生物危险因素是指导致人类健康损害和疾病的自身生理病理因子、(易感)基因(组)、家族及遗传因素等。它是人类认识、诊断和治疗疾病最基础、最传统的有害因素,也是医学、生命科学、生物学和健康科学最基本、最核心的组成部分。

二、生物危险因素分类及定义

生物危险因素主要包括年龄、性别、家族史、基因易感性和遗传因子等[18]。

年龄危险因素是指因为年龄所致疾病危害性增加,随着年龄增加,疾病发(患)病率、致残率、致死率增加,例如,老年人 NCDs、老年退行性疾病等发病率、致残率和死亡率明显高于其他年龄组。

性别危险因素是因为性别所致性相关疾病的危害性增加,不同性别疾病发(患)病率、致残率、致死率不同[见本节三(二)]。

家族史是指某些疾病的发生与家族环境、行为和遗传有关,表现为隔代家族患同类疾病的概率较高。

疾病遗传性是指父母生殖细胞携带病态基因(组),传给子女并引发疾病,代代相传,例如,21-三体综合征(唐氏综合征)等。

基因易感性是指人类携带的基因对环境有害因素产生的过度反应[见本节三(三)]。

家族聚集性是指在同一家庭生活环境中,家族成员出现同类疾病高发的现象。例如,某些传染病最初表现为家族聚集特征。

三、生物危险因素与重大疾病关联性及归因科学证据

(一)年龄与疾病关联性和归因分析

WHO《全球人口死亡吸烟归因报告(2012)》显示,吸烟男性肺癌死亡相对危险度随着年龄增加而升高。其中,80 岁及以上人口肺癌死亡相对危险度达 1183.5,高于 70 ~ 79 岁人口 20.1%,分别是 60 ~ 69 岁人口、45 ~ 59 岁人口、30 ~ 44 岁人口的 1.4 倍、8.5 倍和 132 倍。WHO《全球非传染性疾病状况报告(2014)》显示,2012 年,全球 NCDs 死亡 3800 万人,其中,70 岁及以下人群占 52%(过早死亡)。

主要疾病死亡归因于 70 岁及以下人群比例依次为心血管病(37%)、恶性肿瘤(27%)、COPD(8%)、糖尿病(4%)。由此表明:①吸烟老年人口肺癌死亡风险最高,随着年龄增长,死亡率呈明显增加;②70 岁以下人口 NCDs 死亡占到 NCDs 死亡总数一半以上,以心血管病和恶性肿瘤为主;③年龄和吸烟交互作用对肺癌死亡风险更高;④控制老年吸烟是预防肺癌死亡的最重要措施。

WHO《全球行动计划:综合预防和控制肺炎和腹泻报告(2013)》表明,5 岁及以下儿童感染性腹泻患病风险是成年人的 3 倍。2011 年,全球腹泻死亡 42 万人,其中,归因于 5 岁以下儿童比例为 30%[19]。由此表明:①5 岁以下儿童患感染性腹泻患病风险最高;②感染性腹泻是导致儿童人口死亡风险增加的主要原因;③预防和控制感染性腹泻是保护儿童健康的重要措施。

(二)性别与疾病关联性及归因分析

性别是人口学、社会学和遗传学的重要内容,与疾病发生发展有着密切的关联。例如,乳腺癌多发于女性,前列腺癌也只有男性发生。

性别影响心血管病发病可能主要与机体内雌激素水平有关。男性心血管病发病率高于女性,可能与机体内缺少雌激素有关。然而,在女性绝经后,心血管病发病率与男性趋于一致。随着年龄不断增高,甚至超过男性[11]。WHO《全球人口死亡吸烟归因报告(2012)》显示,男性上呼吸道癌症死亡相对危险度为 8.1,高于女性 35%;男性缺血性心脏病死亡相对危险度为 5.5,是女性的 1.4 倍;30 ~ 44 岁女性脑卒中死亡相对危险度为 4.6,高于男性 48.4%。

由此表明:①不同性别发生疾病风险有其明显性相关疾病特征;②这些特征可能与性器官和内分泌系统有密切联系,如女性心血管病在 50 岁后呈上升趋势;③吸烟男性缺血性心脏病死亡明显高于女性,可能与男性吸烟行为有密切

联系;④吸烟女性脑卒中明显高于男性;⑤预防 50 岁以上吸烟女性心血管病是控制和减少心血管病的重要措施;⑥预防吸烟男性缺血性心脏病是控制和减少缺血性心脏病的重要措施;⑦预防吸烟女性脑卒中是控制和减少脑卒中的重要措施。

(三)家族史和基因易感性与疾病关联性及归因分析

WHO《世界卫生组织报告:乳腺癌难题(2013)》显示,乳腺癌患病主要易感基因为 BRCA1 和 BRCA2,带有易感基因的乳腺癌患病风险是正常人的两倍。乳腺癌患者中归因于易感基因比例为 10%。麦克马洪(2013)等流行病学调查研究表明,恶性肿瘤、心血管病、糖尿病、精神心理疾病等具有家族遗传特征。例如,小细胞肺癌(SCLC)易感基因为 KRAS/EGFR,占总发病例数的 25%。

糖尿病家族遗传原因,可能与易感基因有关联。曾荣等《2 型糖尿病患者 Fat/CD36 基因启动子区 －3489C/ T 和密码子区 478C/ T 多态性研究(2008)》报告,亚洲人群中 CD36、MTNR1B、G6PC2 等 23 个基因被证实为 2 型糖尿病易感基因[20]。因此,2 型糖尿病发生率高。Corpeleijn 等《美国和英国人群 1 型糖尿病易感基因分析(2006)》报告,欧美人群糖尿病主要易感基因是 IDDM1 和 IDDM2,均为 1 型糖尿病的易感基因。因此,1 型糖尿病发生率高[21]。

由此表明:①KRAS/EGFR 可能是小细胞肺癌的易感基因,检测 KRAS/EGFR 基因是 SCLC 早期发现的健康监护指标;②CD36、MTNR1B、G6PC2 等是亚洲人群 2 型糖尿病的主要易感基因,IDDM1 和 IDDM2 是欧美人群 1 型糖尿病的主要易感基因;③亚洲人群主要患 2 型糖尿病,欧美人群主要患 1 型糖尿病。不同地区人群所患疾病类型明显不同,与其易感基因有密切关联,加强易感基因检测是精准诊断和治疗的重要措施之一。

四、重要意义和应用指导价值

公共健康危险因素理论推进了人类从传统的生物因素和行为因素对疾病和死亡结果(终点)危害性评估,向社会经济因素、环境和气候变化因素延伸,从而形成更加完整系统的评估体系,为公共健康危害科学分类和全社会、全人群、全生命周期、疾病全过程、危险因素暴露水平,以及健康危害性评价提供了理论依据。对加强政策制度建设、促进健康服务体系构建和医疗卫生服务体系发展、优化资源配置、完善分级诊疗和多元化补偿机制提供理论支持,对加快实现关口前移、重心下移,促进早发现、早治疗、早预防、早控制,提高人类健康水平具有重要意义和应用指导价值。

第五节　公共疾病致病因素评估理论

一、公共疾病致病因素定义

公共疾病致病因素是指导致区域人口同类健康损害或相同疾病发生发展的共存危险因素，例如，高血压、高血脂、高血糖等是导致心血管病的致病危险因素。

二、公共疾病致病因素分类

公共疾病致病因素按照所致疾病性质及其发生发展规律，可分为健康损害致病因素和公共疾病致病因素。

（一）健康损害致病因素

健康损害致病因素是指导致健康损害的危险因素，是疾病发生的前提和基础。例如，高盐饮食引起血压高，后者是健康损害，前者是健康损害危险因素。血压高进一步发展可以导致高血压，高血压的直接致病因素为血压高。高糖饮食是引起血糖高的危险因素。血糖高进一步发展可以导致糖尿病，是糖尿病的直接致病因素。高热量饮食引起超重，是超重的危险因素，后者进一步发展，可以导致肥胖，肥胖的直接致病因素为超重。高脂饮食引起胆固醇高，是胆固醇高的危险因素，后者进一步发展可以导致动脉粥样硬化。动脉粥样硬化的主要致病因素为胆固醇高。

由此表明：①健康损害致病因素多种多样，来源不一，对疾病发生发展相互推进；②对人体生理病理作用复杂，产生交互影响可以引发多种健康损害和（或）疾病；③控制健康损害致病因素是防控重大疾病关口前移的重要措施之一；④只有从健康损害危险因素防控抓起，才能阻止疾病发生发展，有效降低发病率，提高生命质量和生活质量；⑤针对健康损害危险因素，应当重点加强健康维护和促进、预防保健和疾病预防服务、管理、科研开发及其产业化发展。

（二）公共疾病致病因素

公共疾病致病因素是指引发区域人口患有同类疾病共同暴露的危险因素，

又称病因的病因。例如,肥胖、高血压、糖尿病是导致冠心病、脑卒中和慢性肾病的致病因素。由此表明:①公共疾病致病因素多种多样,来源不一,对疾病发展相互推进;②对人体致病作用更为复杂,产生多维交互作用,可以继发多种疾病与合并症;③控制公共疾病致病因素是防控重大疾病恶化、残疾和突发急性病事件关口前移的重要措施之一;④只有从致病危险因素防控抓起,才能阻止疾病向恶化、残疾、死亡和突发急性病事件发展,有效降低患病率、残疾率和死亡率,提高生存质量、生命质量、生活质量和工作生命质量。

三、公共疾病致病因素评估定义

公共疾病致病因素评估是研究生物因素、健康损害致病因素、公共疾病致病因素、精神心理因素对公共疾病发生发展及演变之间的关联性和归因的评价过程。

四、疾病发生发展的因果链

全球健康大数据研究结果表明,NCDs 是由一系列健康危险因素、致病因素相互作用的结果,其中,远端的社会经济因素、环境因素(D)等健康危险因素是疾病发生发展的外在决定因素。它是影响行为和生活方式发生改变的基础(影响到近端因素,P)。这些因素与生物因素长期相互作用直接导致人体生理病理改变(Pa),进一步发展导致疾病(O)。这些疾病还可以相互作用继发新的疾病或并发症(S)(见图 1 –3)。

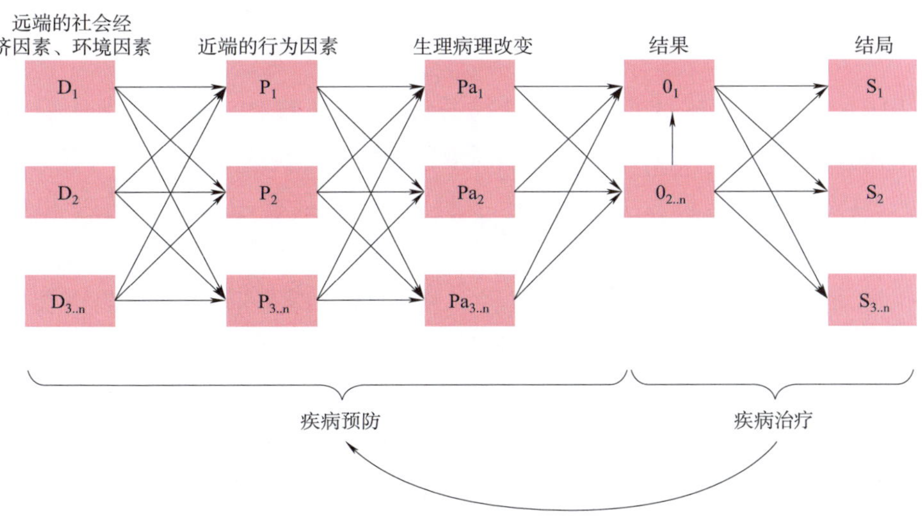

资料来源:《WHO 世界卫生报告:降低风险与改善生活》(2002)

图 1 –3 健康损害和疾病全过程发生发展的因果链

由此表明：①重大疾病的发生发展是由诸多危险因素在不同阶段发挥不同作用所致；②应对疾病的发生发展和转归需要分阶段、分层次、分因素进行评价，然后采取相应的服务与管理措施；③针对致病因素主要加强临床医学服务、管理、科研开发及产业化能力建设，形成相互联系、相互合作、共赢发展的新机制。

第六节　公共疾病致残因素评估理论

一、公共疾病致残因素定义

公共疾病致残因素是指导致区域人口致残的疾病（如伤害与中毒等）或危险因素。例如，脑卒中是造成躯体和精神致残的重要危险因素之一，意外伤害是造成肢体致残和脑瘫的重要危险因素之一。

二、公共疾病致残因素分类

按照公共疾病（伤）性质和发生发展规律及医疗救治康复能力，可分为疾病致残和危险因素致残。疾病致残主要包括 NCDs 残疾、精神心理障碍残疾、伤害与中毒残疾和传染病引起的残疾。危险因素致残主要包括跌倒致残、孕前饮酒和高龄产妇致残（包括对子代影响）、过度疲劳致残等。

三、疾病残疾与致残危险因素关联性和归因的科学依据

WHO《全球残疾统计报告（2014）》显示，NCDs 致残、精神心理疾患致残的相对危险度分别为 2.81 和 1.65。后天因素残疾占残疾总数 89%，其中，NCDs 致残占 54%，精神心理疾患和营养不良及其他因素占 14%，伤害和中毒占 12.3%，传染病致残占 8.7%[22]。

由此表明：①NCDs、精神心理疾患和伤害与中毒是造成致残的重要危险因素，也是影响人的生命质量和生活质量的主要原因，NCDs 是致残的最主要因素；②康复护理体系短板是致残的脆弱性因素之一；③用医疗服务代替康复服务，既造成大量医疗人力、物力、财力和资源浪费，又达不到功能恢复健康的目的，直接影响人的生活质量和工作生命质量；④由于疾病治愈标准和康复标准不同，因此，对患者恢复结构和功能要求不一，影响重返工作岗位，成为自食其力的劳动力和生活自理的管理者，给国家、单位和家庭造成很大经济负担和各

种压力;⑤加强 NCDs、精神心理疾病和伤害与中毒等公共疾病医学管理和康复工作至关重要,也是改善人类健康福祉和提高生活质量与生命质量的重要措施;⑥加快发展康复护理服务替代医疗服务是有效降低不合理医疗费用支出和提高人的生命质量与工作质量的重要措施之一。

第七节　公共疾病致死因素评估理论

一、公共疾病致死因素定义

公共疾病致死因素是指导致区域人口死亡的疾病(伤害与中毒)及其危险的因素,包括院前医疗急救网络与资源配置、相关法律法规、医疗服务和管理缺失等脆弱性因素,都是疾病的死因和助推因素。例如,职业人群长期高度紧张和工作负荷过重、压力过大导致过劳死。NCDs 是导致人类死亡的首要因素。缺乏医疗急救网络及资源配置、突发事件医学救援与突发公共卫生事件卫生应急体制机制和人力、物力等资源保障是导致群体性(病伤)死亡增加的重要原因(脆弱性)之一。

二、公共疾病致死因素分类

按照公共疾病死亡性质及其发生规律,可分为疾病死亡因素和其他死亡危险因素。前者,例如高血压过高导致急性卒中致死事件。后者,例如,长期过量吸烟可以引发心脏猝死。短时间大量酗酒可以引起急性肝坏死和脑出血致死。缺少院前医疗急救网络、资源和人员会增加区域人口死亡风险。

三、公共疾病致死因素的科学依据

WHO《世界卫生统计:可持续发展目标健康监测(2016)》显示,NCDs 致死、精神心理疾患致死的相对危险度分别为 4.62 和 1.15。2012 年,全球死亡 5500 万人。其中,NCDs 死亡占 68%。在 NCDs 中,心血管病死亡占 37%,恶性肿瘤死亡占 27%,慢性呼吸系统疾病死亡占 8%,糖尿病死亡占 4%[23]。

日本上田铁之丞和田尻俊一郎《过劳死报告(1981)》显示,过劳死是一种因长期工作压力过大而引发的致命性疾病,并已成为日本的一种奇特现象和公共健康安全问题。近年来，日本每年确诊过劳死约300人（不包括公务员过劳死），主要集中在医疗保健、社会服务、运输、建筑等人力资源短缺等领域。随着我国经济社会高速发展，过劳死现象愈显突出，主要发生在科研、教学、医疗、文化艺术、影视传媒、IT产业等行业，以成年人和职业人群为主。其中，IT产业过劳死年龄最低仅为37.9岁。在大型活动和运动赛事、偏远地区和农村、社区及家庭等地方，因缺少医疗急救网络和服务资源，以及相关法律法规支撑，导致死亡风险明显增加。

第八节　公共健康危害性动态变化评估理论

一、公共健康危害性动态变化评估理论

公共健康危害性是由社会经济因素决定，随着社会决定因素变化，疾病谱也将随之发生改变。自农耕时代以来，人类面临饮用水污染、不良个人卫生习惯、营养不良等传统健康危险因素导致的感染性疾病、传染病、伤害和中毒的威胁。随着认识不断深化和防控措施逐步提升，传统健康危害明显下降。伴随工业革命时代的到来，城镇化、工业化进程加快，人类面临环境污染和气候变化、交通安全、职业危害、吸烟、身体活动不足、超重和肥胖等新的健康危险因素明显增加，导致NCDs、环境污染相关疾病、精神心理疾病和新发传染性疾病的威胁不断增加。跨入信息网络时代，人类面临全球化、超大城市化、老龄化等新的社会经济因素所致精神心理疾病、城市病、老年病、NCDs、电脑病（VDT颈、肩、腕综合征）等威胁。

由此表明：①随着经济社会发展，带来健康危险因素不断变化，使人类疾病谱也不断改变，从而揭示了人类疾病病因特点和发生发展规律；②现代疾病和死亡的根本原因是社会经济因素，表现出明显的时代特征，留下了深刻的历史烙印；③人类要想预防和控制疾病发生发展是非常艰难的，使人类疾病不发生，更是不太可能的；④应对策略的关键在于寻找减少疾病发生和阻止疾病向中晚期发展的对策与提高防控能力；⑤保护和促进健康是人类社会文明进步、经济持续发展的永恒方向和必然要求。这也进一步证明，在我国新医改7年之后，中央果断作出健康中国国家战略的决定是非常正确和特别及时的（见图1－4）。

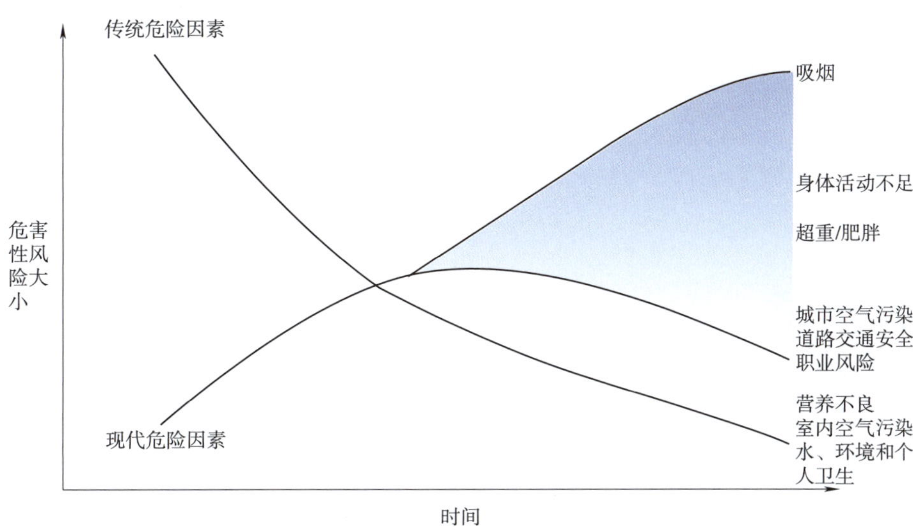

资料来源:《WHO 全球健康风险:疾病负担和死亡的归因风险分析(2009)》

图 1-4 传统与现代健康危险因素变化趋势

二、重要意义和应用指导价值

在发展中国家和欠发达地区,目前对疾病的认识和评价还主要停留在致病因素和致死因素两个层面。它是以疾病和死亡终点来分析疾病的原因和发生发展规律,并以此作为评价医疗服务质量和人口期望寿命健康水平的依据。然而,仅仅凭借此种认知和监测评价手段,很难揭示疾病发病的根本原因,反映疾病发生早期和健康危害的情况,长此以往逐渐形成了未病不防、小病不治、大病难治、重医轻防的理念,成为因病致贫、因病返贫不可忽视的重要原因。为此,应当将公共健康危害评估视为人的一双眼睛、前进的一个风向标和工作的一把尺子。

由此表明,评估理念、技术和方法错位,将会影响社会公众就医理念、医务人员诊疗行为,导致医疗卫生政策制度制定偏离正确的方向。WHO 集成挖掘全球健康大数据,经过全面系统分析,研究提出健康社会决定因素新理念,即对疾病发生发展的认识,开始从单一的生物因素向社会经济、环境、不健康行为和生活方式与生物因素的交互作用转变,由临床医学向健康科学发展。因此,人类对现代疾病的认识、评价和控制管理,应当在生物因素和行为因素评估与管理基础上,着重加强社会经济因素,营造绿色生态健康环境,从根本上消除疾病病因,达到不得病、少得病、晚得病和有力有序有度控制重大疾病发生发展,从根本上解决看病难、看病贵的问题。

第三章　公共健康危害性评估指标体系

第一节　公共健康危害性评估指标选择基准原则和依据

以全球、地区、国家和地方公共健康危害相关数据资料为基础，确定评估指标选择基准、原则和依据。

一、评估指标选入基准

主要依据以下五个方面：①公共健康风险评估原理；②健康危害严重程度和健康危险因素暴露危害性；③指标代表性；④数据来源的科学性、准确性和可获得性；⑤国内外相关文件（献）和数据资料确定的公共健康危害性指标。

二、评估指标排序原则

坚持以下四个方面：①对每类指标按照流行病学调查的相对危险度、毒作用机制、生理病理、发病机制、临床表现和诊断治疗分类（分型/期）等进行排序；②严重程度在先，危险因素暴露水平在后；③参考国内外相关文（件）献和数据资料，确定公共健康危害性排序原则；④按照数据资料属性，分为定性指标、半定量指标（分层加权指标及评分）和定量指标。

三、数据源判定基准

主要依据以下五个方面：①基础数据或信息评价基准；②实测数据范围、暴露水平（强度、浓度）；③全球、欧洲经济合作与发展组织（OECD 国家）、国家和地方等同类数据资料的最低水平和最高水平等综合考量；④社会经济、环境质量、气候变化、行为因素等国际、国家健康相关标准规范；⑤国际、地区、国家和地方卫生与健康相关法律法规规章等。

第二节　公共健康危害性评估指标体系

依据评估指标选择基准、原则和依据，构建公共健康危害性评估指标体系。

一、第一类指标(H)

依据ISO风险评估标准、WHO公共健康风险评估指南和重大专病(健康问题、突发公共卫生事件)防控指南，选择危害性(H)为第一类评估指标。

二、一级指标(2个)

将H按照健康危害严重程度(H_1)和健康危险因素暴露危害性(H_2)设立2个一级指标。

三、二级指标(7个)

H_1按照流行病学结果($H_{1.1}$)、临床表现($H_{1.2}$)和发(患)病机制($H_{1.3}$)设立3个二级指标。

H_2按照公共疾病致死因素($H_{2.1}$)、公共疾病致残因素($H_{2.2}$)、公共疾病致病因素($H_{2.3}$)和健康危险因素($H_{2.4}$)设立4个二级指标。

四、三级指标(40个)

$H_{1.1}$按照NCDs死亡和发(患)病($H_{1.1.1}$)、传染病死亡和发病($H_{1.1.2}$)、伤害和中毒死亡和发病($H_{1.1.3}$)、精神疾患($H_{1.1.4}$)设立4个三级指标。

$H_{1.2}$按照肺癌、乳腺癌、心脏病、脑卒中、COPD、糖尿病等分期、分型、分类和分级等设立11个三级指标。

$H_{1.3}$按照肺癌、乳腺癌、心脏病、脑卒中、COPD、糖尿病等发病机制设立9个三级指标。

$H_{2.1}$按照致死行为危险因素($H_{2.1.1}$)、老年性疾病($H_{2.1.2}$)、高度过劳($H_{2.1.3}$)、突发公共卫生事件($H_{2.1.4}$)设立4个三级指标。

$H_{2.2}$按照公共疾病致残($H_{2.2.1}$)、老年病致残($H_{2.2.2}$)、意外伤害致残($H_{2.2.3}$)设立3个三级指标。

$H_{2.3}$按照肥胖($H_{2.3.1}$)、高血压($H_{2.3.2}$)、糖尿病($H_{2.3.3}$)、血脂异常($H_{2.3.4}$)、超重($H_{2.3.5}$)设立5个三级指标。

$H_{2.4}$按照社会经济因素($H_{2.4.1}$)、环境和气候危险因素($H_{2.4.2}$)、不健康行为与生活方式危险因素($H_{2.4.3}$)和生物危险因素($H_{2.4.4}$)设立4个三级指标。

五、四级指标(112个)

$H_{1.1.1}$按照恶性肿瘤死亡率($H_{1.1.1.1}$)、恶性肿瘤发病率($H_{1.1.1.2}$)、心脏病死亡率($H_{1.1.1.3}$)等疾病死亡和发病情况分类设立10个四级指标。

$H_{1.1.2}$按照甲乙类传染病发病率和死亡率($H_{1.1.2.1}$)、手足口病发病率和死亡率($H_{1.1.2.2}$)等设立14个四级指标。

$H_{1.1.3}$指标按照创伤和中毒死亡($H_{1.1.3.1}$)和发病($H_{1.1.3.2}$)设立2个四级指标。

$H_{1.1.4}$指标按照精神心理疾患患病率($H_{1.1.4.1}$)设立1个四级指标。

$H_{1.2.1}$指标按照诊断中晚期构成比($H_{1.2.1.1}$)设立1个四级指标。

$H_{1.2.2}$按照诊断鳞状细胞癌构成比($H_{1.2.2.1}$)等设立4个四级指标。

$H_{1.2.3}$按照诊断中晚期构成比($H_{1.2.3.1}$)设立1个四级指标。以此类推,共112个四级指标。

六、五级指标

五级指标作为四级指标的数据源(单位)和具体指标的判定依据(见表1-1.公共健康危害性评估指标和分值体系与评分基准及依据)。

表 1-1 公共健康危害性评估指标和分值体系与评分基准及依据（R_H-1）

一级指标，分值	二级指标，分值	三级指标，分值	四级指标，单位，分值	五级指标（评分基准和依据）
健康危害严重程度（H_1）50.00 分	流行病学结果（$H_{1.1}$）25.00 分	NCDs 死亡和发（患）病（$H_{1.1.1}$），16.00 分	恶性肿瘤死亡率，1/10 万（$H_{1.1.1.1}$），2.00 分	2.00 分：≥200.00；1.50 分：<200.00；1.00 分：≤160.00；0.50 分：≤120.00（中国癌症报告 2017，IARC 世界癌症报告 2014，Health at a Glance 2015：OECD Indicators）
			恶性肿瘤发病率，1/10 万（$H_{1.1.1.2}$），1.80 分	1.80 分：≥2500.0；1.40 分：<2500.0；1.00 分：≤200.00；0.50 分：≤150.00（中国癌症报告 2017，IARC 世界癌症报告 2014，Health at a Glance 2015：OECD Indicators）
			心脏病死亡率，1/10 万（$H_{1.1.1.3}$），1.90 分	1.90 分：≥180.00；1.40 分：<180.00；1.00 分：≤120.00；0.50 分：≤80.00（中国心血管病报告 2017，WHO 全球 NCDs 状况报告 2014，Health at a Glance 2015：OECD Indicators）
			冠心病发生率，1/10 万（$H_{1.1.1.4}$），1.70 分	1.70 分：≥220.00；1.20 分：<220.00；0.80 分：≤180.00；0.40 分：≤120.00（中国心血管病报告 2017，WHO 全球 NCDs 状况报告 2014，Health at a Glance 2015：OECD Indicators）
			脑血管病死亡率，1/10 万（$H_{1.1.1.5}$），1.80 分	1.80 分：≥120.00；1.40 分：<120.00；1.00 分：≤80.00；0.60 分：≤50.00（中国心血管病报告 2017，WHO 全球 NCDs 状况报告 2014，Health at a Glance 2015：OECD Indicators）
			卒中患病率，1/10 万（$H_{1.1.1.6}$），1.60 分	1.60 分：≥300.00；1.20 分：<300.00；0.80 分：≤200.00；0.40 分：≤150.00（中国心血管病报告 2017，WHO 全球 NCDs 状况报告 2014，Health at a Glance 2015：OECD Indicators）
			COPD 死亡率，1/10 万（$H_{1.1.1.7}$），1.50 分	1.50 分：≥80.00；1.00 分：<80.00；0.50 分：≤50.00；0.50 分：≤20.00（中国居民营养与慢性病报告 2016，WHO 全球 NCDs 状况报告 2014，Health at a Glance 2015：OECD Indicators）
			COPD 发病率，%（$H_{1.1.1.8}$），1.20 分	1.20 分：≥8.00；0.80 分：<8.00；0.40 分：≤4.00；0.10 分：≤1.00（中国居民营养与慢性病报告 2016，WHO 全球 NCDs 状况报告 2014，Health at a Glance 2015：OECD Indicators）
			糖尿病死亡率，1/10 万（$H_{1.1.1.9}$），1.40 分	1.40 分：≥30.00；1.00 分：<30.00；0.50 分：≤20.00；0.10 分：≤10.00（中国居民营养与慢性病报告 2016，WHO 全球糖尿病状况报告 2016，WHO 全球 NCDs 状况报告 2014）
			糖尿病患病率，%（$H_{1.1.1.10}$），1.10 分	1.10 分：≥12.00；0.80 分：<12.00；0.40 分：≤8.00；0.10 分：≤4.00（中国居民营养与慢性病报告 2016，WHO 全球糖尿病状况报告 2016）

续表

一级指标，分值	二级指标，分值	三级指标，分值	四级指标，单位，分值	五级指标（评分基准和依据）
健康危害严重程度（H_1）50.00 分	流行病学结果（$H_{1.1}$）25.00 分	传染病死亡和发病（$H_{1.1.2}$），4.00 分	甲乙丙类传染病死亡率，1/10 万（$H_{1.1.2.1}$），0.90 分	0.90 分：≥10.00；0.60 分：<8.00；0.45 分：≤5.00；0.05 分：≤1.00（我国法定传染病疫情概况 2016，WHO 世界卫生报告 2016）
			甲乙丙类传染病发病率，1/10 万（$H_{1.1.2.2}$），0.80 分	0.80 分：≥900.00；0.60 分：<900.00；0.40 分：≤700.00；0.20 分：≤400.00（我国法定传染病疫情概况 2016，WHO 世界卫生报告 2016）
			手足口病死亡率，1/100 万（$H_{1.1.2.3}$），0.40 分	0.40 分：≥0.50；0.30 分：<0.50；0.20 分：≤0.10；0.10 分：≤0.05（我国法定传染病疫情概况 2016，WHO 世界卫生统计报告 2016）
			手足口病发病率，1/10 万（$H_{1.1.2.4}$），0.30 分	0.30 分：≥350.00；0.20 分：<350.00；0.15 分：≤250.00；0.10 分：≤150.00（我国法定传染病疫情概况 2016，WHO 世界卫生统计报告 2016）
			其他感染性腹泻死亡率，1/100 万（$H_{1.1.2.5}$），0.35 分	0.35 分：≥0.25；0.25 分：<0.25；0.20 分：≤0.15；0.10 分：≤0.05（我国法定传染病疫情概况 2016，WHO 世界卫生统计报告 2016）
			其他感染性腹泻发病率，1/10 万（$H_{1.1.2.6}$），0.25 分	0.25 分：≥250.00；0.18 分：<250.00；0.10 分：≤200.00；0.10 分：≤100.00（我国法定传染病疫情概况 2016，WHO 世界卫生统计报告 2016）
			痢疾死亡率，1/100 万（$H_{1.1.2.7}$），0.24 分	0.24 分：≥0.05；0.25 分：<0.05；0.12 分：≤0.04；0.10 分：≤0.02（我国法定传染病疫情概况 2016，WHO 世界卫生报告 2016）
			痢疾发病率，1/10 万（$H_{1.1.2.8}$），0.16 分	0.16 分：≥80.00；0.12 分：<80.00；0.08 分：≤50.00；0.04 分：≤20.00（我国法定传染病疫情概况 2016，WHO 世界卫生报告 2016）
			肺结核死亡率，1/100 万（$H_{1.1.2.9}$），0.18 分	0.18 分：≥0.03；0.12 分：<0.03；0.09 分：≤0.02；0.06 分：≤0.01（我国法定传染病疫情概况 2016，WHO 世界卫生报告 2016，WHO 全球结核病报告 2017）
			肺结核患病率，1/10 万（$H_{1.1.2.10}$），0.12 分	0.12 分：≥60.00；0.09 分：<60.00；0.06 分：≤40.00；0.03 分：≤20.00（我国法定传染病疫情概况 2016，WHO 世界卫生报告 2016，WHO 全球结核病报告 2017）
			流感死亡率，1/10 万（$H_{1.1.2.11}$）；0.12 分	0.12 分：≥0.03；0.12 分：<0.03；0.06 分：≤0.02；0.04 分：≤0.01（我国法定传染病疫情概况 2016，WHO 世界卫生统计报告 2016）
			流感发病率，%（$H_{1.1.2.12}$），0.08 分	0.08 分：≥10.00；0.06 分：<10.00；0.04 分：≤5.00；0.02 分：≤2.00（我国法定传染病疫情概况 2016，WHO 世界卫生统计报告 2016）
			艾滋病死亡率，1/10 万（$H_{1.1.2.13}$），0.06 分	0.06 分：≥0.80；0.04 分：<0.80；0.03 分：≤0.40；0.04 分：≤0.10（我国法定传染病疫情概况 2016，WHO 世界卫生统计报告 2016）
			艾滋病发病率，1/10 万（$H_{1.1.2.14}$），0.04 分	0.04 分：≥40.00；0.03 分：<40.00；0.02 分：≤30.00；0.01 分：≤14.00（我国法定传染病疫情概况 2016，WHO 世界卫生报告 2016，WHO 世界卫生统计报告 2016）

续表

一级指标，分值	二级指标，分值	三级指标，分值	四级指标，单位，分值	五级指标（评分基准和依据）
健康危害严重程度（H_1）50.00 分	流行病学结果（$H_{1.1}$）25.00 分	伤害和中毒死亡与发病（$H_{1.1.3}$），3.00 分	伤害和中毒死亡率，1/10 万（$H_{1.1.3.1}$），2.00 分	2.00 分：≥50.00；1.50 分：<50.00；1.00 分：≤30.00；0.50 分：≤20.00（中国卫生和计划生育统计年鉴 2017，WHO 健康 2016：全球伤害与中毒状况报告，Health at a Glance 2015：OECD Indicators）
			伤害和中毒发病率，%（$H_{1.1.3.2}$），1.00 分	1.00 分：≥4.00；0.80 分：<4.00；0.60 分：≤2.00；0.40 分：≤1.00（中国卫生和计划生育统计年鉴 2017，WHO 健康 2016：全球伤害与中毒状况报告，Health at a Glance 2015：OECD Indicators）
		精神疾患患病（$H_{1.1.4}$），2.00 分	精神障碍患病率，%（$H_{1.1.4.1}$），2.00 分	2.00 分：≥20.00；1.50 分：<20.00；1.00 分：≤15.00；0.50 分：≤10.00（中国卫生和计划生育统计年鉴 2017，WHO 健康 2016：全球精神卫生与药物滥用状况报告，Health at a Glance 2015：OECD Indicators）
	临床表现（$H_{1.2}$）13.00 分	肺癌分期（$H_{1.2.1}$），1.80 分	肺癌诊断中晚期构成比，%（$H_{1.2.1.1}$），1.80 分	1.80 分：≥60.00；1.60 分：<60.00；1.00 分：≤40.00；0.50 分：≤30.00（中国原发性肺癌诊疗规范 2015，IARC 国际肺癌分期 2009）
		肺癌病理分型（$H_{1.2.2}$），1.60 分	肺癌诊断鳞状细胞癌构成比，%（$H_{1.2.2.1}$），0.60 分	0.60 分：≥50.00；0.40 分：<50.00；0.20 分：≤40.00；0.10 分：≤30.00（中国原发性肺癌诊疗规范 2015，IARC/WHO 肺癌组织学分类 2015）
			肺癌诊断未分化癌构成比，%（$H_{1.2.2.2}$），0.50 分	0.50 分：≥40.00；0.30 分：<40.00；0.20 分：≤30.00；0.10 分：≤20.00（中国原发性肺癌诊疗规范 2015，IARC/WHO 肺癌组织学分类 2015）
			肺癌诊断腺癌构成比，%（$H_{1.2.2.3}$），0.30 分	0.30 分：≥30.00；0.20 分：<30.00；0.10 分：≤20.00；0.05 分：≤10.00（中国原发性肺癌诊疗规范 2015，IARC/WHO 肺癌组织学分类 2015）
			肺癌诊断肺泡细胞癌构成比，%（$H_{1.2.2.4}$），0.20 分	0.20 分：≥20.00；0.10 分：<20.00；0.05 分：≤10.00；0.01 分：≤5.00（中国原发性肺癌诊疗规范 2015，IARC/WHO 肺癌组织学分类 2015）

续表

一级指标，分值	二级指标，分值	三级指标，分值	四级指标，单位，分值	五级指标（评分基准和依据）
健康危害严重程度（H_1）50.00 分	临床表现（$H_{1.2}$）13.00 分	乳腺癌分期（$H_{1.2.3}$），1.50 分	乳腺癌诊断中晚期构成比，%（$H_{1.2.3.1}$），1.50 分	1.50 分：≥40.00；1.10 分：<40.00；0.90 分：≤20.00；0.40 分：≤10.00（中国乳腺癌诊疗指南 2017，AJCC 乳腺癌分期手册 2016）
		乳腺癌病理分型（$H_{1.2.4}$），1.40 分	乳腺癌诊断浸润癌构成比，%（$H_{1.2.4.1}$），1.40 分	1.40 分：≥50.00；1.20 分：<50.00；0.80 分：≤40.00；0.40 分：≤30.00（中国乳腺癌诊疗指南 2017，IARC/WHO 乳腺肿瘤组织学分类 2012）
		心脏病分级（$H_{1.2.5}$），1.30 分	心脏病诊断中重度构成比，%（$H_{1.2.5.1}$），1.30 分	1.30 分：≥40.00；1.00 分：<40.00；0.70 分：≤20.00；0.40 分：≤10.00（中国心血管病预防指南 2017，美国心脏病协会 NYHA 分级 2013）
		卒中临床分期（$H_{1.2.6}$），1.20 分	卒中诊断急性期构成比，%（$H_{1.2.6.1}$），0.60 分	0.60 分：≥60.00；0.60 分：<60.00；0.40 分：≤40.00；0.20 分：≤20.00（中国心血管病预防指南 2017，WHO 全球心血管病防控指南 2011）
			卒中诊断后遗症期构成比，%（$H_{1.2.6.2}$），0.40 分	0.40 分：≥50.00；0.30 分：<50.00；0.20 分：≤30.00；0.10 分：≤15.00（中国心血管病预防指南 2017，WHO 全球心血管病防控指南 2011）
			卒中诊断康复期构成比，%（$H_{1.2.6.3}$），0.20 分	0.20 分：≥40.00；0.15 分：<40.00；0.10 分：≤20.00；0.05 分：≤10.00（中国心血管病预防指南 2017，WHO 全球心血管病防控指南 2011）
		COPD 功能分级（$H_{1.2.7}$），1.10 分	COPD 诊断Ⅳ级构成比，%（$H_{1.2.7.1}$），0.50 分	0.50 分：≥50.00；0.40 分：<50.00；0.20 分：≤40.00；0.10 分：≤30.00（GOLD 全球倡议：COPD 诊断、治疗与预防全球策略 2015）
			COPD 诊断Ⅲ级构成比，%（$H_{1.2.7.2}$），0.30 分	0.30 分：≥40.00；0.20 分：<40.00；0.10 分：≤30.00；0.05 分：≤20.00（GOLD 全球倡议：COPD 诊断、治疗与预防全球策略 2015）
			COPD 诊断Ⅱ级构成比，%（$H_{1.2.7.3}$），0.20 分	0.20 分：≥30.00；0.15 分：<30.00；0.10 分：≤20.00；0.05 分：≤10.00（GOLD 全球倡议：COPD 诊断、治疗与预防全球策略 2015）
			COPD 诊断Ⅰ级构成比，%（$H_{1.2.7.4}$），0.10 分	0.10 分：≥20.00；0.06 分：<20.00；0.03 分：≤10.00；0.01 分：≤5.00（GOLD 全球倡议：COPD 诊断、治疗与预防全球策略 2015）

续表

一级指标，分值	二级指标，分值	三级指标，分值	四级指标，单位，分值	五级指标（评分基准和依据）
健康危害严重程度（H_1）50.00分	临床表现（$H_{1.2}$）13.00分	糖尿病分级（$H_{1.2.8}$），1.00分	糖尿病诊断中重度构成比，%（$H_{1.2.8.1}$），1.00分	1.00分：≥40.00；0.80分：<40.00；0.65分：≤20.00；0.40分：≤10.00（中国Ⅰ型糖尿病防治指南2017，美国糖尿病学会（ADA）糖尿病诊疗指南2016）
		传染病分级（$H_{1.2.9}$），0.80分	传染病诊断中重度构成比，%（$H_{1.2.9.1}$），0.80分	0.80分：≥40.00；0.65分：<40.00；0.45分：≤20.00；0.35分：≤10.00（中国传染病诊断标准2010，WHO新发传染病判定指南2015）
		伤害和中毒分级（$H_{1.2.10}$），0.70分	伤害和中毒诊断中重度构成比，%（$H_{1.2.10.1}$），0.70分	0.70分：≥40.00；0.50分：<40.00；0.40分：≤20.00；0.30分：≤10.00（中国卫生和计划生育统计年鉴2017，WHO健康2015：伤害与中毒）
		精神疾患分级（$H_{1.2.11}$），0.60分	精神疾患诊断中重度构成比，%（$H_{1.2.11.1}$），0.60分	0.60分：≥40.00；0.50分：<40.00；0.40分：≤20.00；0.30分：≤10.00（中国卫生和计划生育统计年鉴2017，WHO全球精神卫生概况2014）
	发（患）病机制（$H_{1.3}$）12.00分	肺癌（$H_{1.3.1}$），1.80分	肺癌发病清楚程度（$H_{1.3.1.1}$），1.00分	1.00分：不清楚；0.50分：部分清楚；0.00分：清楚（中国原发性肺癌诊疗规范2015，IARC全球癌症统计报告2014）
			肺癌发病可逆程度（$H_{1.3.1.2}$），0.8分	0.8分：晚期不可逆；0.45分：中晚期部分可逆（中国原发性肺癌诊疗规范2015，IARC全球癌症统计报告2014）
		乳腺癌（$H_{1.3.2}$），1.70分	乳腺癌发病清楚程度（$H_{1.3.2.1}$），0.90分	0.90分：不清楚；0.450分：部分清楚；0.00分：清楚（IARC全球癌症统计报告2014，WHO乳腺癌诊疗规范2015）
			乳腺癌发病可逆程度（$H_{1.3.2.2}$），0.80分	0.80分：晚期不可逆；0.40分：中晚期部分可逆（IARC全球癌症统计报告2014，WHO乳腺癌诊疗规范2015）
		心脏病（$H_{1.3.3}$），1.60分	心脏病发病清楚程度（$H_{1.3.3.1}$），0.90分	0.90分：不清楚；0.45分：部分清楚；0.00分：清楚（中国心血管预防指南2017，WHO全球心血管病防控指南2011）
			心脏病发病可逆程度（$H_{1.3.3.2}$），0.70分	0.70分：晚期不可逆；0.30分：中晚期部分可逆（中国心血管预防指南2017，WHO全球心血管病防控指南2011）

续表

一级指标，分值	二级指标，分值	三级指标，分值	四级指标，单位，分值	五级指标（评分基准和依据）
健康危害严重程度（H_1）50.00分	发（患）病机制（$H_{1.3}$）12.00分	脑血管病（$H_{1.3.4}$），1.40分	脑血管病发病清楚程度（$H_{1.3.4.1}$），0.80分	0.80分：不清楚；0.40分：部分清楚；0.00分：清楚（中国心血管预防指南2017，WHO心血管病诊疗规范2015）
			脑血管病发病可逆程度（$H_{1.3.4.2}$），0.60分	0.60分：晚期不可逆；0.30分：中晚期部分可逆（中国心血管预防指南2017，WHO全球心血管病防控指南2011）
		COPD（$H_{1.3.5}$），1.30分	COPD发病清楚程度（$H_{1.3.5.1}$），0.70分	0.70分：不清楚；0.30分：部分清楚；0.00分：清楚（GOLD全球倡议：COPD诊断、治疗与预防全球策略2015）
			COPD发病可逆程度（$H_{1.3.5.2}$），0.60分	0.60分：晚期不可逆；0.30分：中晚期部分可逆（GOLD全球倡议：COPD诊断、治疗与预防全球策略2015）
		糖尿病（$H_{1.3.6}$）1.20分	糖尿病患病清楚程度（$H_{1.3.6.1}$），0.70分	0.70分：不清楚；0.35分：部分清楚；0.00分：清楚（中国糖尿病防治指南2017，美国糖尿病学会（ADA）糖尿病诊疗指南2016）
			糖尿病患病可逆程度（$H_{1.3.6.2}$），0.50分	0.50分：重度不可逆；0.20分：中重度部分可逆（中国糖尿病防治指南2017，美国糖尿病学会（ADA）糖尿病诊疗指南2016）
		新发传染病（$H_{1.3.7}$），1.10分	新发传染病发病清楚程度（$H_{1.3.7.1}$），0.60分	0.60分：不清楚；0.30分：部分清楚；0.00分：清楚（中国新发传染病防治指南2016，WHO全球新发传染病应对框架和防控指南2016）
			新发传染病发病可逆程度（$H_{1.3.7.2}$），0.50分	0.50分：重度不可逆；0.25分：中重度部分可逆（中国新发传染病防治指南2016，WHO全球新发传染病应对框架和防控指南2016）
		伤害和中毒（$H_{1.3.8}$），1.00分	伤害和中毒发病清楚程度（$H_{1.3.8.1}$），0.60分	0.60分：不清楚；0.30分：部分清楚；0.00分：清楚（国家和地方伤害与中毒防控指南，WHO全球伤害与中毒防控指南）
			伤害和中毒发病可逆程度（$H_{1.3.8.2}$），0.40分	0.40分：重度不可逆；0.20分：中重度部分可逆（国家和地方伤害与中毒防控指南，WHO全球伤害与中毒防控指南）
		精神疾患（$H_{1.3.9}$），0.90分	精神疾患发病清楚程度（$H_{1.3.9.1}$），0.50分	0.50分：不清楚；0.30分：部分清楚（国家和地方精神疾患防控指南，WHO全球精神异常干预指南）
			精神疾患发病可逆程度（$H_{1.3.9.2}$），0.40分	0.40分：重度不可逆；0.20分：中重度部分可逆（国家和地方精神疾患防控指南，WHO全球精神异常干预指南）

续表

一级指标，分值	二级指标，分值	三级指标，分值	四级指标，单位，分值	五级指标（评分基准和依据）
健康危险因素暴露危害性(H_2)50.00分	公共疾病致死因素($H_{2.1}$)14.00分	致死行为危险因素($H_{2.1.1}$)，6.00分	重度吸烟人口比例，%($H_{2.1.1.1}$)，4.00分	4.00分：≥30.00；3.00分：<30.00；2.00分：≤15.00；1.00分：≤8.00（国家与地方吸烟状况报告2016，WHO全球吸烟状况报告2015）
			重度酗酒人口比例，%($H_{2.1.1.2}$)，1.50分	1.50分：≥40.00；1.00分：<40.00；0.60分：≤20.00；0.20分：≤10.00（中国居民营养与慢性病状况报告2016，中国理性饮酒指数报告2017，WHO酒精和人口健康报告2015）
			超负荷工作人口比例，%($H_{2.1.1.3}$)，0.50分	0.50分：≥50.00；0.30分：<50.00；0.20分：≤5.00；0.10分：≤1.00（国家与地方职业人群工作压力状况报告2016，OECD国家职业健康报告2015）
		老年性疾病人群($H_{2.1.2}$)，4.00分	老年性疾病人群比例，%($H_{2.1.2.1}$)，4.00分	4.00分：≥15.00；3.00分：<15.00；2.00分：≤10.00；1.00分：≤5.00（国家与地方老年性疾病状况统计报告，WHO NCDs状况报告2014）
		高度过劳($H_{2.1.3}$)，3.00分	发生率，%($H_{2.1.3.1}$)，3.00分	3.00分：≥10.00；3.00分：<10.00；2.00分：≤5.00；1.00分：≤1.00（国家与地方精神异常状况统计报告，WHO精神疾患统计2015）
		突发公共卫生事件($H_{2.1.4}$)，1.00分	重(特)大突发公共卫生事比例，%($H_{2.1.4.1}$)，0.80分	0.80分：≥30.00；0.60分：<30.00；0.40分：≤15.00；0.05分：≤5.00（国家卫生计生事业发展统计公报2012～2016，WHO全球突发公共卫生事件状况统计报告2016）
			一般和较大突发公共卫生事件起数($H_{2.1.4.2}$)，0.20分	0.20分：≥100.00；0.15分：<100.00；0.10分：≤50.00；0.05分：≤30.00（国家卫生计生事业发展统计公报2012～2016，WHO全球突发公共卫生事件状况统计报告2016）
	公共疾病致残因素($H_{2.2}$)13.00分	公共疾病致残($H_{2.2.1}$)，7.00分	脑卒中致残率，%($H_{2.2.1.1}$)，3.50分	3.50分：≥60.00；2.50分：<60.00；1.50分：≤30.00；1.00分：≤20.00（中国残疾人事业统计年鉴2016，WHO全球残疾状况报告2015）
			糖尿病致残率，%($H_{2.2.1.2}$)，1.50分	1.50分：≥30.00；1.00分：<30.00；0.50分：≤20.00；0.10分：≤10.00（中国残疾人事业统计年鉴2016，WHO全球残疾状况报告2015）
			慢性肾病致残率，%($H_{2.2.1.3}$)，1.30分	1.30分：≥20.00；1.00分：<20.00；0.60分：≤15.00；0.40分：≤10.00（中国残疾人事业统计年鉴2016，WHO全球残疾状况报告2015）
			肥胖致残率，%($H_{2.2.1.4}$)，0.70分	0.70分：≥10.00；0.50分：<10.00；0.30分：≤5.00；0.10分：≤1.00（中国残疾人事业统计年鉴2016，WHO全球残疾状况报告2015）
		老年病致残($H_{2.2.2}$)，4.00分	老年性痴呆发病率，%($H_{2.2.2.1}$)，4.00分	4.00分：≥10.00；3.00分：<10.00；1.50分：≤7.00；0.50分：≤3.00（中国残疾人事业统计年鉴2016，WHO全球残疾状况报告2015）
		意外伤害致残($H_{2.2.3}$)，2.00分	意外伤害致残率，%($H_{2.2.3.1}$)，2.00分	2.00分：≥10.00；1.50分：<10.00；1.00分：≤5.00；0.50分：≤1.00（中国残疾人事业统计年鉴2016，WHO全球残疾状况报告2015）

续表

一级指标，分值	二级指标，分值	三级指标，分值	四级指标，单位，分值	五级指标（评分基准和依据）
健康危险因素暴露危害性（H_2）50.00分	公共疾病致病因素（$H_{2.3}$）12.00分	肥胖（$H_{2.3.1}$），4.00分	肥胖患病率，%（$H_{2.3.1.1}$），4.00分	4.00分：≥50.00；3.00分：<50.00；2.00分：≤35.00；1.00分：≤15.00（中国肥胖症行业深度研究及投资前景预测报告2017～2022，WHO世界卫生统计报告2017，Health at a Glance 2015：OECD Indicators）
		高血压（$H_{2.3.2}$），3.00分	高血压患病率，%（$H_{2.3.2.1}$），3.00分	3.00分：≥45.00；2.00分：<45.00；1.00分：≤30.00；0.50分：≤15.00（中国居民营养与慢性病状况报告2016，WHO世界卫生统计报告2017，Health at a Glance 2015：OECD Indicators）
		糖尿病（$H_{2.3.3}$），2.50分	糖尿病患病率，%（$H_{2.3.3.1}$），2.50分	2.50分：≥12.00；2.00分：<12.00；1.00分：≤10.00；0.50分：≤5.00（中国居民营养与慢性病状况报告2016，WHO全球糖尿病状况报告2016）
		血脂异常（$H_{2.3.4}$），1.50分	血脂异常比例，%（$H_{2.3.4.1}$），1.50分	1.50分：≥80.00；1.00分：<80.00；0.50分：≤50.00；0.10分：≤10.00（中国居民营养与慢性病状况报告2016，WHO世界卫生统计报告2017，中国心血管病报告2017，Health at a Glance 2015：OECD Indicator）
		超重（$H_{2.3.5}$），1.00分	超重比例，%（$H_{2.3.5.1}$），1.00分	1.00分：≥60.00；0.70分：<60.00；0.40分：≤45.00；0.10分：≤20.00（中国居民营养与慢性病状况报告2016，WHO世界卫生统计报告2017，中国心血管病报告2017，Health at a Glance 2015：OECD Indicators）
	健康危险因素（$H_{2.4}$），11.00分	社会经济因素（$H_{2.4.1}$），3.50分	城市常住人口总数，万人（$H_{2.4.1.1}$），0.8分	0.80分：≥2000.00；0.60分：<2000.00；0.40分：≤1000.00；0.20分：<100.00（国家和地方国民经济与社会发展统计公报2016，联合国人口司：世界人口展望2015）
			城市地区GDP，人民币亿元（$H_{2.4.1.2}$），0.65分	0.65分：≤500.00；0.50分：≤5000.00；0.30分：≤20000.00；0.10分：≥20000.00（国家和地方国民经济与社会发展统计公报2016）
			人均GDP，美元（$H_{2.4.1.3}$），0.60分	0.60分：≤1005.00；0.50分：>1005.00；0.30分：≥3975.00；0.10分：≥12276.00（国家和地方国民经济与社会发展统计公报2016，世界银行数据库：国家收入水平划分标准2010）
			居民收入水平，人民币元（$H_{2.4.1.4}$），0.45分	0.45分：≤5000.00；0.40分：≤20000.00；0.20分：≤40000.00；0.10分：≤80000.00（国家和地方国民经济与社会发展统计公报2016）
			地区卫生总费用占GDP的比重，%（$H_{2.4.1.5}$），0.25分	0.25分：≤5.10；0.20分：≤7.00；0.10分：≤10.00；0.05分：≥16.00（国家卫生计生事业发展统计公报2012～2016，Health at a Glance 2015：OECD Indicators）
			地区卫生总费用增长速度，%（$H_{2.4.1.6}$），0.15分	0.15分：≥8.00；0.10分：<8.00；0.06分：<6.00；0.04分：≤2.00；（我国卫生和计划生育事业发展统计公报2016，WHO全球卫生总费用状况统计报告2016，Health at a Glance 2015：OECD Indicators）
			小学及以下人群比例，%（$H_{2.4.1.7}$），0.30分	0.30分：≥25.00；0.20分：<25.00；0.15分：≤15.00；0.10分：≤5.00（国家和地方统计年鉴2017，联合国教科文组织：全球人口受教育程度统计报告2016）

续表

一级指标，分值	二级指标，分值	三级指标，分值	四级指标，单位，分值	五级指标（评分基准和依据）
健康危险因素暴露危害性（H_2）50.00分	健康危险因素（$H_{2.4}$），11.00分	社会经济因素（$H_{2.4.1}$），3.50分	城镇化率，%（$H_{2.4.1.8}$），0.20分	0.20分：≤30.00；0.15分：＞30.00；0.10分：≥50.00；0.05分：≥80.00（国家和地方国民经济与社会发展统计公报2016，联合国世界城市化前景2015，世界银行全球城镇化状况统计报告2016）
			城市面积占地区总面积比例，%（$H_{2.4.1.9}$），0.10分	0.10分：≥80.00；0.25分：＜80.00；0.20分：≤60.00；0.10分：≤40.00（中国统计局：2015年我国城市建成区面积统计）
		环境和气候危险因素（$H_{2.4.2}$），3.00分	O_3年均浓度超过国家标准倍数（$H_{2.4.2.1}$），0.80分	0.80分：≥3.00倍；0.60分：＜3.00倍；0.40分：≤2.00倍；0.20分：≤50.00%（国家和地方环境状况公报2016，WHO全球环境空气污染状况统计报告2016）
			NO_2年均浓度超过国家标准倍数（$H_{2.4.2.2}$），0.60分	0.60分：≥3.00倍；0.45分：＜3.00倍；0.30分：≤2.00倍；0.15分：≤50.00%（国家和地方环境状况公报2016，WHO全球环境空气污染状况统计报告2016）
			$PM_{2.5}$年均浓度超过国家标准倍数（$H_{2.4.2.3}$），0.50分	0.50分：≥3.00倍；0.35分：＜3.00倍；0.25分：≤2.00倍；0.15分：≤50.00%（国家和地方环境状况公报2016，WHO全球环境空气污染状况统计报告2016）
			PM_{10}年均浓度超过国家标准倍数（$H_{2.4.2.4}$），0.40分	0.40分：≥3.00倍；0.30分：＜3.00倍；0.20分：≤2.00倍；0.10分：≤50.00%（国家和地方环境状况公报2016，WHO全球环境空气污染状况统计报告2016）
			年高温天气数，天（$H_{2.4.2.5}$），0.30分	0.30分：≥25.00；0.25分：＜25.00；0.15分：≤15.00；0.05分：≤5.00（中国气象局：我国北方城市年高温天气数统计2015，WMO全球气候状况统计2015）
			年最高温度，℃（$H_{2.4.2.6}$），0.20分	0.20分：≥40.00；0.15分：＜40.00；0.10分：≤35.00；0.05分：≤30.00（中国气象局：我国北方城市年最高温度统计2015，WMO全球气候状况统计2015）
			城市热岛效应强度，℃（$H_{2.4.2.7}$），0.10分	0.10分：≥3.50；0.08分：＜3.50；0.04分：≤2.00；0.01分：≤0.50（中国气象局：我国城市热岛效应统计2015，WMO全球气候状况统计2015）
			年平均温度，℃（$H_{2.4.2.8}$），0.05分	0.05分：≥15.00；0.03分：＜15.00；0.02分：≤13.00；0.01分：≤11.00（中国气象局：我国北方城市年平均气温统计2015，WMO全球气候状况统计2015）
			年最低温度，℃（$H_{2.4.2.9}$），0.03分	0.03分：≤－40.00；0.02分：＜－25.00；0.01分：≤－10.00；0.0分：≥－5.00（中国气象局：我国北方城市年最低气温统计2015，WMO全球气候状况统计2015）
			年静稳的雾霾天气数，天数（$H_{2.4.2.10}$），0.02分	0.02分：≥260.00；0.015分：＜260.00；0.010分：≤100.00；0.005分：≤30.00（中国气象局：我国城市年静稳的雾霾天气数统计2015，WMO、IPCC全球年静稳的雾霾天气数统计2015）

续表

一级指标，分值	二级指标，分值	三级指标，分值	四级指标，单位，分值	五级指标（评分基准和依据）
健康危险因素暴露危害性（H_2）50.00分	健康危险因素（$H_{2.4}$），11.00分	不健康行为和生活方式危险因素（$H_{2.4.3}$），2.50分	吸烟率，%（$H_{2.4.3.1}$），1.00分	1.00分：≥30.00；0.70分：<30.00；0.40分：≤20.00；0.10分：≤10.00（中国居民营养与慢性病状况报告2015，WHO全球吸烟流行情况2015，OECD Factbook 2015－2016：Economic，Environmental and Social Statistics）
			食盐摄入量，g/（人，日）（$H_{2.4.3.2}$），0.50分	0.50分：≥10.00；0.35分：<10.00；0.20分：≤8.00；0.10分：≤6.00（WHO全球预防和控制NCDs行动计划2013，中国居民营养与慢性病状况报告2015，中国居民营养膳食指南2016）
			植物油摄入，g/（人，日）（$H_{2.4.3.3}$），0.40分	0.40分：≥40.00；0.30分：<40.00；0.20分：≤30.0；0.10分：≤25.00（中国居民营养与慢性病状况报告2015，中国居民营养膳食指南2016，WHO全球预防和控制NCDs行动计划2013）
			蔬菜摄入量，g/（人，日）（$H_{2.4.3.4}$），0.25分	0.25分：≤200.00；0.15分：≤300.00；0.10≤400.00；0.05分：≤500.00（中国居民营养与慢性病状况报告2015，中国居民营养膳食指南2016，WHO全球预防和控制NCDs行动计划2013）
			水果摄入量，g/（人，日）（$H_{2.4.3.5}$），0.20分	0.20分：≤50.00；0.15分：≤100.00；0.10≤150.00；0.05分：≤200.00（中国居民营养与慢性病状况报告2015，中国居民营养膳食指南2016，WHO全球预防和控制NCDs行动计划2013）
			体力活动不足率，%（$H_{2.4.3.6}$），0.10分	0.10分：≥30.00；0.06分：<30.00；0.04分：≤20.00；0.01分：≤10.00（中国居民营养与慢性病状况报告2015，2017年中国健身行业分析报告，中国群众体育发展报告2014，WHO关于健康的全球身体活动的建议2010和OECD Factbook 2015－2016：Economic，Environmental and Social Statistics）
			饮酒率，%（$H_{2.4.3.7}$），0.05分	0.05分：≥40.00；0.03分：<40.00；0.02分：≤25.00；0.01分：≤15.00（国家和地方饮酒状况报告2016，WHO全球酒精使用与健康状况报告2014，OECD Factbook 2015－2016：Economic，Environmental and Social Statistics）
		生物危险因素，（$H_{2.4.4}$），2.00分	性别比（$H_{2.4.4.1}$），0.80分	0.80分：≥115.00；0.60分：<115.00；0.40分：≤110.00；0.10分：≤102.00（国家和地方国民经济与社会发展统计公报2016，WHO卫生统计报告，OECD Factbook 2015－2016：Economic，Environmental and Social Statistics）
			精神心理异常比例，%（$H_{2.4.4.2}$），0.60分	0.60分：≥20.00；0.40分：<20.00；0.20分：≤10.00；0.10分：≤5.00（国家和地方精神心理异常状况统计报告，WHO全球精神卫生统计2014）
			家族聚集性比例，%（$H_{2.4.4.3}$），0.40分	0.40分：≥15.00；0.30分：<15.00；0.20分：≤8.00；0.10分：≤4.00（国家和地方重大疾病家族聚集状况报告，WHO健康影响及其危险因素分析2010）
			基因易感性发生率，%（$H_{2.4.4.4}$），0.20分	0.20分：≥20.00；0.15分：<20.00；0.10分：≤10.00；0.05分：≤5.00（国家和地方重大疾病易感基因状况报告，WHO健康影响及其危险因素分析2010）

第三节　公共健康危害性评估指标分数设定分配和评分原则

一、分数设定及依据

公共健康危害性评估采用百分制和评估指数两类分数。由于严重程度反映结果，危险因素反映原因和过程，从预防疾病角度，应强调关口前移，从治疗疾病角度，应重视疾病严重程度的救治与控制。结合全球健康战略和不同国家和地方的实际情况，一般可以将两者视为同等重要，因此，各设为50分。以下各类各级指标合计分数等于上一级指标分数，形成分类分级指标分值体系。

评估指数是指危害性评估最终结果合计分值，即表示危害性大小。按照严重程度和发生可能性构成风险矩阵等级评估指数表。评估指数所在表中的位置表示危害性等级。

二、分数分配原则

遵循以下两个方面：①纵向分数按照健康严重程度和健康危险因素暴露危害性分类，由高到低排序分配权重，确定相应系数和分值。②横向分数按照指标分类分级由高到低排序分配权重，确定相应权重系数和分值。

三、评分原则

坚持以下三个方面：①对有标准的数据资料和证据指标，按照超过和低于标准值的倍差，确定分值。一般将超过标准 3 倍以上的评为最高分数，视为最高风险或高风险；超过 2 倍的评为中等分数，视为中等风险；超过 1 倍的评为低等分数，视为低风险；对符合国家（或国际）标准的评为 0 分，视为实际无风险。②对缺少数据资料和证据指标，视为不可确定因素，认为是最高风险（对于恶性肿瘤、CVD 等疾病严重程度高的）或高风险评为最高分数或高分数。③对无法寻求评估标准依据的或有数据但无评估标准的，运用德尔菲等方法评定分值（见表 1－1）。

第四章　公共健康危害性评估技术与方法

公共健康危害性评估根据数据资料来源性质和需求，采用分层加权评分法、定量评估法和定性评估法三种方法。

第一节　公共健康危害性分层加权评分法及其重要意义

公共健康危害性评估分层加权评分法适用于半定量资料，按照健康危害严重程度和健康危险因素暴露水平分类。在每一类当中又依据疾病流行病学相对危险度、毒作用机制、生理病理发病机制、临床表现和诊断治疗分类（分型/期）等进行分层排序，然后，再逐级逐层赋分。最终，将评估分值相加，得出综合评分，即表示公共健康危害性大小。

根据公共健康危害性评估需要，可以分别进行单因素、多因素和综合因素分析。通过 R_H-1、R_H-2、R_H-3 公式，分别建立单因素危害性评估法、多因素危害性评估法和综合因素危害性评估法，确定单因素危害性大小、多因素危害性大小和综合因素危害性大小。

一、单因素危害性评估法

（一）建立单因素危害性评估理论模型

单因素危害性评估分值模型。根据需要选择相应的某一类指标，将分层加权分值，代入公式

$$R_{h_i} = \sum_{j_i} X_{h_{i,j_i}} \qquad (R_H-1)$$

计算出危害性评估评分。其中，R_{h_i} 表示 h_i 中小计评估分值，$X_{h_{i,j_i}}$ 表示 h_i 的下一级指标的各自评估分值，j_i 表示 h_i 中下一级指标的小计个数。

单因素危害性指数理论模型。在单因素危害性评估分值理论模型基础上，建立单因素危害性矩阵指数理论模型

$$M_{R_{h_i}} = \frac{R_{h_i}}{S_{h_i}} \times 100\% \qquad (M_H-1)$$

计算单因素危害性矩阵指数。其中，M_{h_i} 表示 h_i 指标的矩阵指数，R_{h_i} 表示 h_i 指标小计评估分值，S_{h_i} 表示 h_i 指标的权重分数。

（二）重要意义和应用指导价值

公共健康危害性评估主要体现以下两方面重要意义和应用指导价值：

1. 数学意义。单因素危害性评估理论模型表示某一类因素对公共健康危害性贡献大小，主要体现以下两方面作用。一方面，揭示公共健康危害性与单一危险因素暴露水平之间的因果联系；另一方面，阐明健康危害严重程度和危险因素暴露水平之间的协同作用。

2. 部门与行业系统和单位应用价值。由于人类生活在社会经济政治巨大复杂系统之中，各单位、各系统、各部门、各行业、各级政府分工不同，所需要认识和掌握危害性的作用点也不一样。

因此，可以按照各自的需求选择相应的危害性评估指标，得到相关危害性大小。然后，再按照各自职责，研究制定和实施相应的控制对策，为探索危害性对健康影响的作用机制及其控制管理能力提升提供科学依据。

二、多因素危害性评估法

（一）建立多因素危害性评估理论模型

多因素危害性评估分值模型。根据需要选择两类以上指标，将分层加权分值，代入

$$R_{h_x} = \sum_{j_i} X_{h_{i,j_i}} + \sum_{j_k} X_{h_{k,j_k}} + \sum_{j_l} X_{h_{l,j_l}} + \cdots = \sum_{n_x}\sum_{j_x} X_{h_{x,j_x}} \qquad (R_H-2)$$

计算出相应的危害性评估评分。其中，R_{h_x} 表示分类指标 h_x 交互作用的小计评估分值，$X_{h_{x,j_x}}$ 表示分类指标 h_x 中下一级指标的各自评估分值，j_x 表示下一级指标的小计个数。

多因素危害性指数理论模型。在多因素危害性评估分值理论模型基础上，建立多因素危害性矩阵指数理论模型：

$$M_{R_{h_x}} = \frac{R_{h_i} + R_{h_k} + R_{h_l} + \cdots}{S_{h_i} + S_{h_k} + S_{h_l} + \cdots} \times 100\% = \frac{R_{h_x}}{S_{h_x}} \times 100\% \qquad (\mathrm{M_H} - 2)$$

计算多因素危害性矩阵指数。其中，$M_{R_{h_x}}$ 表示 X 个危害性指标联合作用的矩阵指数，R_{h_i}、R_{h_k}、R_{h_l} 表示 h_i、h_k、h_l 指标评估分值，S_{h_i}、S_{h_k}、S_{h_l} 表示 h_i、h_k、h_l 指标的权重分数。

（二）重要意义和应用指导价值

公共健康危害性评估主要体现以下两方面重要意义和应用指导价值：

1. 数学意义。多因素危害性评估理论模型主要用于分析两类以上公共健康危害性指标相互作用的评估分析，找出多因素交互作用的关联性和对公共健康危害性贡献大小，以便优先采取有序控制措施。主要体现以下两方面作用。一方面，揭示公共健康影响严重程度与两个以上危险因素暴露水平之间的因果联系；另一方面，阐明公共健康影响危害严重程度和两个以上危险因素暴露水平之间多重协同作用。

2. 跨领域、跨部门、跨行业应用价值。公共健康危害是由生活和工作在经济社会政治文化生态巨大复杂系统中的全人群、全生命周期暴露于共同危险因素所致重大健康问题、重大疾病和突发公共卫生事件。区域人群暴露的危险因素各种各样，暴露水平也不尽相同。

因此，不同因素之间的联合作用是造成公共健康危害的重要条件和本质特征。各部门、各行业、各系统因职责与分工不同，对公共健康危害管理也有其各自特点，需要彼此之间相互评价、相互交流、联动合作，有效控制所辖领域、行业和部门危害性，为研究制定重点领域、重点行业、重点部门控制管理对策提供科学依据。

三、综合危害性评估法

（一）建立综合危害性评估理论模型

综合危害性评估分值模型。根据需要选择所有分类分级指标，将分层加权分值，代入

$$R_h = R_{h_1} + R_{h_2} = \sum_{n_1}\sum_{j_1} X_{h_{1j_1}} + \sum_{n_2}\sum_{j_2} X_{h_{2j_2}} + \cdots + \sum_{n_n}\sum_{j_n} X_{h_{nj_n}} \qquad (\mathrm{R_H} - 3)$$

计算出综合危害性评估评分。其中，R_h 表示综合危害性评估分值，R_{h_1} 表示

公共健康危害性严重程度评估分值，R_{h_2} 表示危险因素暴露水平评估分值，$X_{h_{1j.}}$ 表示 R_{h_1} 下一级指标各自的评估分值，$X_{h_{2j.}}$ 表示 R_{h_2} 下一级指标各自的评估分值，$X_{h_{nj.}}$ 表示 R_{h_n} 下一级指标各自的评估分值。

综合因素危害性指数理论模型。在综合因素危害性评估分值理论模型基础上，建立综合因素危害性矩阵指数理论模型：

$$M_{R_h} = \frac{R_{h_1} + R_{h_2}}{S_{h_1} + S_{h_2}} \times 100\% \qquad (M_H - 3)$$

计算综合因素危害性矩阵指数。其中，M_{R_h} 表示综合因素危害性矩阵指数，R_{h_1} 表示健康危害严重程度指标评估分值，R_{h_2} 表示健康危险因素暴露水平指标评估分值，S_{h_1} 表示健康危害严重程度指标权重分数，S_{h_2} 表示健康危险因素暴露水平指标权重分数。

（二）重要意义和应用指导价值

公共健康危害性综合评估主要体现以下三个方面重要意义和应用指导价值：

1. 数学意义。公共健康危害性综合评估理论模型主要用于各类各级各层公共健康危害性指标联合作用的集成与危害性综合评估，是公共健康影响严重程度和危险因素暴露水平相互作用最终各种各类危害性聚焦结果。

2. 政府、相关部门、行业系统、专业机构和专业团队应用价值。将不同分类、不同层级的单个因素、多个因素和各种因素危害性评估结果全部融合，逐步回归升级形成最终的各类各级危害性评估综合评分，即公共健康危害性综合评估。为政府、各行各业、专业机构、法律和政策研究制定者、执法监督人员、疾病控制人员、公共卫生（环境保护与气象、园林绿化、城市建设等）服务管理人员和健康促进人员等全面系统深刻认识公共健康整体危害性和可能造成的更大灾难，以及整体控制管理能力提升提供理论支持和技术支撑，为开展公共健康危害性预测和控制管理能力提升提供科学依据。

3. 将人类健康融入在经济、社会、政治、文化、生态文明建设的大系统中，需要国际、地区、国家和地方通力协作，行业、部门、系统、单位和家庭分工合作。应对不同类型、不同层级健康危害需要各自发挥作用，彼此相互关照，协同推进。

四、公共健康危害性等级确定

（一）建立公共健康危害性评估矩阵指数表

公共健康危害性等级确定采用风险矩阵法。依据 ISO 风险评估标准和

WHO 公共健康风险评估指南，研究建立公共健康危害性评估矩阵指数表（H_M −1）。该表是由健康危害严重程度和发生可能性两个维度组成，其中，健康危害严重程度分为六个级别，发生可能性分为五个层次（见表1−2）。公共健康危害性严重程度和发生可能性两个维度交叉点作为危害性矩阵指数，即危害性等级，用0～100来表示。

表1−2　公共健康危害性评估矩阵指数分布（H_M −1）

			严重程度					
			极低(1)	低(2)	中等(3)	高(4)	很高(5)	极高(6)
可能性	极可能发生	(A)	Ⅳ−29	Ⅲ−45	Ⅱ−60	Ⅰ−80	Ⅰ−90	Ⅰ−100
	很可能发生	(B)	Ⅳ−20	Ⅲ−40	Ⅲ−55	Ⅱ−76	Ⅰ−86	Ⅰ−97
	可能发生	(C)	Ⅴ−14	Ⅳ−34	Ⅲ−49	Ⅱ−70	Ⅱ−79	Ⅰ−94
	不太可能发生	(D)	Ⅴ−8	Ⅳ−25	Ⅲ−43	Ⅲ−59	Ⅱ−73	Ⅰ−88
	罕见发生	(E)	Ⅴ−4	Ⅴ−19	Ⅳ−39	Ⅲ−52	Ⅱ−64	Ⅱ−68

注：公共健康危害性严重程度指数：水平6—极高（68～100）；水平5—很高（64～90）；水平4—高（52～80）；水平3—中等（39～60）；水平2—低（19～45）；水平1—极低（4～29）。

公共健康危害性发生可能性指数：A—极可能发生（29～100）；B—很可能发生（20～97）；C—可能发生（14～94）；D—不太可能发生（8～88）；E—罕见发生（4～68）。

公共健康危害性评估指数：Ⅰ—极高危害性（80～100），用红色表示；Ⅱ—高危害性（60～79），用橙色表示；Ⅲ—中等危害性（40～59），用黄色表示；Ⅳ—低危害性（20～39），用蓝色表示；Ⅴ—极低危害性或实际无危害（4～19），用绿色表示。

（二）确定矩阵指数和具体含义

矩阵指数具体含义。用矩阵指数确定危害性等级的具体含义，有以下五个方面：

1. Ⅰ级危害性（极高危害），表示健康影响严重程度高及以上且极可能发生；健康影响严重程度很高及以上且很可能发生；健康影响严重程度极高、可能发生及以下。

2. Ⅱ级危害性（高危害），表示健康影响严重程度中等、极可能发生；健康影响严重程度高、可能发生或很可能发生；健康影响严重程度很高、可能发生及以下；健康影响严重程度极高、罕见发生。

3. Ⅲ级危害性（中等危害），表示健康影响严重程度高、不太可能发生及以下；健康影响严重程度中等、很可能发生及以下；健康影响严重程度低、很可能发生及以上。

4. Ⅳ级危害性（低危害），表示健康影响严重程度中等、罕见发生；健康影响严重程度低、可能发生及以下；严重程度极低、很可能发生及以上。

5. V 级危害性（极低危害），表示健康影响严重程度低、罕见发生，健康影响严重程度极低、可能发生及以下。

（三）重要意义和应用指导价值

从矩阵指数确定危害性等级含义分析，可以得出以下四个方面重要意义和应用指导价值：一是决定危害性大小和等级的主要因素是健康危害严重程度；二是危险因素暴露水平处于从属地位；三是从临床医学角度，研究制定控制管理健康危害性策略，应当强化控制和降低公共健康危害严重程度，然而，从公共卫生和健康科学角度则应当注重控制和减少危险因素暴露水平；四是只有全方位立体化做好危害性防控工作，才能将风险降低到最低水平。

第二节　公共健康危害性定量评估法及其重要意义

公共健康危害性定量评估是将各级各类公共健康危害的计量资料，按照区域人口暴露危险因素所致疾病和健康损害的发生发展及转归规律，进行数理统计分析，建立暴露水平对健康损害程度的理论模型，找出计量－效应关系、计量－反应关系和计量－时间（暴露水平）－反应关系，为确定公共健康危害性特征、风险分析、制定标准和政策提供科学依据。该方法主要用于开展重大疾病和健康损害与危险因素暴露水平的关联性及归因分析研究。

以下分别提出 2 类 6 个公共健康危害性关联及归因理论模型，包括多因素关联性及归因理论模型（2 个）和单因素关联性及归因理论模型（4 个）。

一、多因素关联性及归因理论模型

（一）年最高温度和雾霾天气联合暴露与心脏病死亡率关联性及归因模型

1. 年最高温度和雾霾天气联合暴露与心脏病死亡相关理论模型建立。高星、董博锋等（2016）依据年最高温度、年雾霾天气数和户籍居民心脏病死亡率数据，建立了年最高温度和雾霾天气联合暴露与心脏病死亡率相关理论模型：

$$Y_H = 66.1 + 1.86X_{T_{max}} + 0.09X_W \qquad (Y_H - 1)$$

其中，Y_H 表示户籍居民心脏病死亡率，$X_{T_{max}}$ 表示年最高温度，X_W 表示年雾霾天气数，β_T 表示年最高温度回归系数(1.86)，即每增加 1℃，户籍居民心脏病死亡率增加 1.86/10 万；β_W 表示年雾霾天气回归系数(0.09)，即雾霾天气每增加 1 天，户籍居民心脏病死亡率增加 0.09/10 万。在年最高温度、年雾霾天气数联合作用下，该模型反映区域人群心脏病总体死亡率。

2. 年最高温度和雾霾天气联合暴露的心脏病超额死亡率理论模型建立。依据年最高温度和雾霾天气联合暴露与心脏病死亡率相关理论模型，建立年最高温度和雾霾天气联合暴露的心脏病死亡率理论模型：

$$Y_{TW} = X_{T_{max}} \times \beta_T + X_W \times \beta_W \qquad (Y_{TW}-1)$$

其中，Y_{TW} 表示年最高温度和雾霾天气联合暴露的心脏病超额死亡率，$X_{T_{max}}$ 表示年最高温度，X_W 表示年雾霾天气数，β_T 表示年最高温度回归系数，β_W 表示年雾霾天气回归系数。在年最高温度、年雾霾天气数联合作用下，该模型反映年最高温度、年雾霾天气数导致的区域人群心脏病超额死亡率，为归因分析提供基础依据。

3. 心脏病死亡归因年最高温度和雾霾天气联合暴露理论模型建立。依据年最高温度和雾霾天气联合暴露的心脏病超额死亡率理论模型，建立心脏病死亡归因年最高温度和雾霾天气联合暴露理论模型：

$$H_{TW} = \frac{Y_{TW}}{Y_H} \times 100\% \qquad (H_{TW}-1)$$

其中，H_{TW} 表示心脏病死亡归因年最高温度和雾霾天气联合暴露的比例，Y_H 表示户籍居民心脏病死亡率，Y_{TW} 表示年最高温度和雾霾天气联合暴露的心脏病超额死亡率。

重要意义和揭示的规律性。从年最高温度和雾霾天气联合暴露与心脏病死亡率相关理论模型分析表明：

①年最高温度和年雾霾天气数联合暴露水平与户籍居民心脏病超额死亡率呈线性正相关，即年最高温度和雾霾天气数越高，户籍居民心脏病超额死亡率越大。

②气象高温和雾霾天气分别是人体健康的重要危险因素。年最高温度与雾霾天气联合作用对心脏病死亡危害比单独作用危害更大，其中，最高温度对心脏病死亡危害比雾霾天气更严重。

③随着“水泥”城市和资源污染型工业快速发展，环境污染和气候变化增加，给人类健康还会带来更大威胁。因此，加快治理城市病，加强生态文明建设

更加必要，更为迫切。

④探索年最高温度和年雾霾天气数联合暴露水平与户籍居民心脏病死亡之间相互联系，并在此基础上进一步提升到函数关系，从而由定性评估转向定量评估，为制定年最高温度和静稳的雾霾天气防控对策和相关标准提供科学依据。

通过归因理论模型分析表明：①高温天气和雾霾天气是增加心脏病死亡的重要危险因素，改变了以往心脏病病因仅仅由行为因素和生物因素所决定的观点；②明确了加强应对气候变化和治理环境污染是今后防控心脏病的工作重点；③为制定气象温度健康标准和雾霾天气健康标准及其可接受危险水平提供科学依据。

（二）社会经济因素与慢性病相关性研究

1. 多元理论模型建立。汤淑女、简伟研等在《社会经济地位与慢性病患病的关联性研究（2012）》报告，社会地位、工作决策自由度和收入与慢性病患病率有关联性，建立 Logistic 回归模型：

$$In\left(\frac{p}{1-p}\right)=\beta_0+\beta_1 Social\times Income+\beta_2 Social+\beta_1 Income+aX$$

其中，p 为慢性病患病风险；$Social \times Income$ 为社会地位和收入交互组；$Social$ 为主观/半客观社会地位，以社会地位最低组为对照设置分类变量；$Income$ 为收入组，以收入最低组为对照设置分类变量；X 是年龄、性别、受教育程度等控制变量。在分类变量设置上，自评社会地位分为“很低”至“很高”5 组。工作决定方式测量，按“完全由他人决定”“部分由自己决定”“完全由自己决定”分为 3 组。社会地位与收入“交互组”分三类：社会地位最低同时收入最低；社会地位高同时收入最高；其他组合[24]。

2. 重要意义和揭示的规律性。通过相关理论模型分析表明：①随着工作、决策权、工作进度安排决策权和工作量（强度）决策权提升，慢性病风险随之增高；②年龄、性别等人群高敏感性和低受教育程度等社会因素，是导致慢性病患病率增加的主要因素；③控制年龄、性别和低受教育程度等因素，不同社会地位人群在慢性病患病率上无统计学显著性差异；④探索社会经济因素和生物因素等多种暴露危险因素与健康危害之间相互联系，并在此基础上进一步提升到多元函数关系，从而由定性评估转向定量评估，为制定人群高敏感性和社会经济因素防控策略提供科学依据。

二、单因素理论模型

(一)人均 GDP 与恶性肿瘤死亡率关联性及归因理论模型

1. 人均 GDP 与恶性肿瘤死亡率相关理论模型建立。高星、董博锋等(2016)依据人均 GDP 和户籍居民恶性肿瘤死亡率数据,建立了人均 GDP 与恶性肿瘤死亡率相关理论模型:

$$Y_C = 0.001X_{per(GDP)} + 105.3 \qquad (Y_C - 1)$$

其中,Y_C 表示户籍居民恶性肿瘤死亡率,$X_{per(GDP)}$ 表示人均 GDP,$\beta_{per(GDP)}$ 表示回归系数(0.001),即人均 GDP 每增加 1000 元,户籍居民恶性肿瘤死亡率升高 1/10 万。在人均 GDP 作用下,该模型反映区域人群恶性肿瘤总体死亡率。

由此表明:①人均 GDP 增加是导致恶性肿瘤增加的重要因素;②扣除人均 GDP 增加对恶性肿瘤的影响,恶性肿瘤死亡率为 105/10 万(基线);③正确认识和调控人均 GDP 发展水平,是防控恶性肿瘤的重要对策之一;④联合国提出持续发展目标,发展绿色、生态、健康 GDP,OECD 国家始终保持 GDP 增速较低水平,对快速发展的发展中国家和新型经济体有值得借鉴与警示意义;⑤党的十八大和十八届三中、五中全会以及国民经济和社会发展十三五规划确定经济发展进入新常态,特别是健康中国战略,提出统筹推进经济、政治、文化、社会、生态文明五位一体总体布局,坚持五大理念,符合我国实际与全球经济社会发展方向和全球健康发展规律。

2. 人均 GDP 恶性肿瘤死亡率理论模型建立。依据人均 GDP 与恶性肿瘤死亡率相关理论模型,建立人均 GDP 恶性肿瘤死亡率理论模型:

$$Y_{GDP} = X_{per(GDP)} \times \beta_{per(GDP)} \qquad (Y_{GDP} - 1)$$

其中,Y_{GDP} 表示人均 GDP 恶性肿瘤超额死亡率,$X_{per(GDP)}$ 表示人均 GDP,$\beta_{per(GDP)}$ 表示回归系数。该模型反映人均 GDP 导致区域人群恶性肿瘤超额死亡率,为归因分析提供基础依据。

3. 恶性肿瘤死亡率归因人均 GDP 理论模型建立。依据人均 GDP 恶性肿瘤死亡率理论模型,建立恶性肿瘤死亡率归因人均 GDP 理论模型:

$$H_{GDP} = \frac{Y_{GDP}}{Y_C} \times 100\% \qquad (H_{GDP} - 1)$$

其中,H_{GDP} 表示恶性肿瘤死亡归因人均 GDP 的比例,Y_{GDP} 表示人均 GDP 恶性肿瘤死亡率,Y_C 表示户籍居民恶性肿瘤死亡率。

4. 重要意义和揭示的规律性。从人均 GDP 与恶性肿瘤死亡率相关理论模型分析表明：①人均 GDP 水平与户籍居民恶性肿瘤死亡率呈线性正相关，即人均 GDP 水平越高，户籍居民恶性肿瘤死亡率越大；②恶性肿瘤是人体健康受到综合危害的最基础、最全面的综合反应，它与经济基础有着十分密切的关联性；③探索经济发展水平与健康危害之间相互联系，并在此基础上进一步提升到函数关系，从而由定性评估转向定量评估，为制定健康经济政策和重大疾病经济因素防控提供科学依据。

通过归因理论模型分析表明：①经济是人类社会和健康保障的重要基础，经济保障水平对人类健康综合危害至关重要。②经济因素具有“多刃剑”作用。第一，随着经济水平提高，医疗卫生保障水平也随之增加，人的受教育程度与社会阶层也会随之提升，健康保护程度增高，从而达到降低暴露危险因素，减少病死率的目的；第二，随着经济水平增加，环境污染加重，人们的不良行为和生活方式也会随之改变等；第三，由于经济水平发展不均衡，特别是在发展中国家和经济欠发达地区，医疗服务能力和管理水平偏低、技术不可及，此类情况更为突出。③按照健康规律、医学规律、可持续发展规律和市场规律，科学认识现代经济发展方向和运行规律至关重要。只有探索新型经济社会发展与健康协同推进作用，才能有效防控恶性肿瘤，达到保护人类健康和促进经济社会持续发展的目的。

（二）月天气平均温度和痢疾发病关联性及归因理论模型

1. 月天气平均温度和痢疾发病相关理论模型建立。高星、董博锋等（2015）依据每月平均温度与痢疾发病数据，建立了平均温度暴露水平和痢疾发病例数相关理论模型：

$$Y_{LJ} = 45.3X_{per(T)} + 352.3 \qquad (Y_{LJ}-1)$$

其中，Y_{LJ} 表示每月痢疾发病例数，$X_{per(T)}$ 表示月平均温度，$\beta_{per(T)}$ 表示回归系数为（45.3），即平均温度每升高 1℃，痢疾发病例数增加 45 例。在月天气平均温度作用下，该模型反映区域人群痢疾总体发病例数。

2. 月天气平均温度痢疾超额发病理论模型建立。依据平均温度暴露水平和痢疾发病例数相关理论模型，建立月天气平均温度痢疾发病理论模型：

$$Y_T = X_{per(T)} \times \beta_{per(T)} \qquad (Y_T-1)$$

其中，Y_T 表示月天气平均温度痢疾超额发病例数，$X_{per(T)}$ 表示月平均温度，$\beta_{per(T)}$ 表示回归系数。在月天气平均温度作用下，该模型反映月天气平均温度导致区域人群痢疾超额发病例数，为归因分析提供基础依据。

3. 痢疾发病归因月天气平均温度理论模型建立。依据月天气平均温度痢疾发病理论模型，建立痢疾发病归因月天气平均温度理论模型：

$$H_{LJ} = \frac{Y_T}{Y_{LJ}} \times 100\% \qquad (H_{LJ}-1)$$

其中，H_T 表示痢疾发病归因月天气平均温度比例，Y_T 表示月天气平均温度痢疾超额发病例数，Y_{LJ} 表示每月痢疾发病总例数。

4. 重要意义和揭示的规律性。从月天气平均温度和痢疾发病相关理论模型分析表明：①月天气平均温度暴露水平与痢疾发病例数呈线性正相关，即月天气平均温度越高，痢疾发病例数越大，月天气平均温度增高是痢疾发病的重要危险因素；②痢疾杆菌对温度特别敏感，痢疾可以作为气候变化对健康危害的早期生物效应标志和生物监测指标；③探索月天气温度升高与健康危害之间的相互联系，并在此基础上进一步提升到函数关系，从而由定性评估转向定量评估，为制定气象高温健康标准及其可接受危险水平提供科学依据；④控制月天气平均温度增高，是防控消化道传染病重要措施之一。

（三）环境空气 NO_2 暴露水平与肺炎死亡数相关模型

1. 理论模型建立。刘楠媚、刘利群等《北京市日二氧化氮暴露水平与居民日呼吸系统疾病死亡关系（2013）》报告，建立日 NO_2 暴露水平与日肺炎死亡数关联性回归模型：

$$Log[E(Y_i)] = \gamma Dow + \sum_{j=1}^{m} f_i x_j + \sum_{i=1}^{n} \beta_i x_i$$

其中，$E(Y_i)$ 表示预计日肺炎死亡人数，Dow 表示周期效应，x_i 表示日 NO_2 暴露水平，β_i 表示偏回归系数，x_j 表示与因变量非线性相关的自变量，f_i 表示相应的平滑样条函数[25]。

2. 重要意义和揭示的规律性。从 NO_2 暴露水平与肺炎死亡数相关模型分析表明：①NO_2 暴露水平与肺炎死亡之间有显著性统计学差异。日 NO_2 暴露水平每升高 $10\mu g/m^3$，肺炎死亡人数增加 1.46%，NO_2 暴露水平越高，肺炎死亡率越大，NO_2 是导致肺炎死亡的重要因素之一。②NO_2 水溶性低，可以直接摄入人的下呼吸道，引起下呼吸道炎症和肺炎。③NO_2 暴露水平与其他呼吸系统疾病死亡无显著性统计学差异，NO_2 对肺部损害具有显著特征，因此，可以将环境空气中 NO_2 作为生物接触标志。④探索 NO_2 暴露水平与肺炎之间相互联系，并在此基础上进一步提升到函数关系，从而由定性评估转向定量评估，为制定环境健康质量标准及其可接受危险水平提供科学依据。

(四)热相关死亡理论模型

Honda 等《温度与人群死亡率相关(2014)》报告,最适温度基础死亡和热死亡人数两个理论模型[26]。

1. 最适温度基础死亡理论模型。由于区域人群最适温度死亡难以监测到,一般用年均死亡率公式求出。因此,Honda 等提出最适温度基础死亡与年均死亡率理论模型

$$M_{OT} = 0.88 \times \frac{X_{avr(M)} \times P_{hj}}{365.25} \qquad (M_{OT} - 1)$$

其中,M_{OT} 表示最适温度基础死亡数,$X_{avr(M)}$ 表示年均死亡率,P_{hj} 表示户籍人口数,系数是 0.88,其表示最适温度基础死亡率低于其他温度死亡率(超额死亡率)比例。

2. 热死亡理论模型。Honda 等提出热死亡人数理论模型:

$$N_T = D_{avr} \times 0.88 \times (RR_t - 1) \times 365.25 \qquad (N_T - 1)$$

其中,N_T 表示热死亡人数,D_{avr} 表示 65 岁及以上人群日均死亡数,RR_t 表示温度 t 时死亡率与最适温度死亡率比值(温度死亡比)。

3. 热死亡归因理论模型。依据热超额死亡人数理论模型,建立热死亡归因理论模型:

$$H_T = \frac{N_T - M_{OT}}{D_{hj}} \times 100\% \qquad (H_T - 1)$$

其中,H_T 表示热死亡归因比例,N_T 表示热死亡人数,M_{OT} 表示最适温度基础死亡数,D_{hj} 表示户籍人口死亡总数。

4. 重要意义和揭示的规律性。从热相关死亡理论模型分析表明:①最适温度人群死亡水平最低(基线水平);②热超额死亡人数与老龄人口死亡数和温度死亡比呈线性正相关,即老龄人口死亡数越高,温度死亡比值越大,热超额死亡人数越多;③天气温度可以作为气象条件对健康危害早期生物接触标志;④探索气象温度与人群死亡率之间相互联系,并在此基础上进一步提升到函数关系,从而由定性评估转向定量评估,为制定高温对健康危害可接受危险水平和气候变化判定标准,以及制定适应、减缓、恢复力能力提升标准提供科学依据。

第三节　公共健康危害性定性评估法及其重要意义

一、适用范围

公共健康危害性定性评估适用于临床表现、发病机制、突发公共卫生事件、个案材料等计数资料和定性需要。

二、评估依据

依据国际、地区、国家和地方相关法律政策、标准规范、体系规划、技术能力和管理，对公共健康危害严重程度与健康危险因素暴露水平进行评估，并做判别分析，确定公共健康危害性大小。

三、评估原理

公共健康危害性定性评估采用象限评估基本原理，即主要根据公共健康危害严重程度和发生可能性两个维度确定危害水平，主要包括四层含义（见图 1－5）：

1. 极高危害性，表示危害严重程度高、发生可能性高（“双高”）；

2. 高危害性，表示危害严重程度高、发生可能性低（“一高一低”）；

3. 中等危害性，表示危害严重程度低、发生可能性高（“一低一高”）；

4. 低危害性或几乎无危害，表示危害严重程度低，发生可能性低或几乎不可能发生（“双低”）。

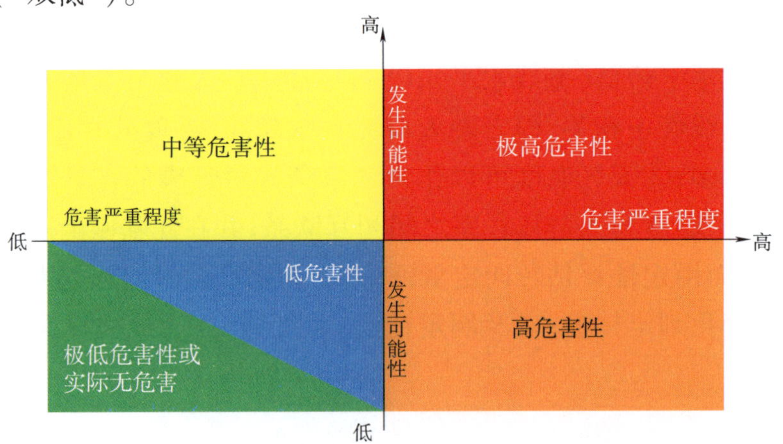

图 1－5　公共健康危害性象限评估理论模型

第五章　北京市人口健康危害性评估

北京市人口健康危害性评估主要开展了人口死亡、重大疾病发(患)病和死亡等严重程度评估、健康危险因素暴露评估以及健康危险因素暴露水平与疾病严重程度关联性及归因分析等评估。

第一节　人口健康危害严重程度评估

北京市人口健康危害严重程度评估主要依据流行病学相对危险度、毒理学资料、临床表现、发病和致死机制、诊断治疗分类(分型/期)等数据资料和相关标准,并应用统计学方法,进行科学分类和健康危害程度判断的过程。主要开展了人口死亡情况、NCDs、精神心理疾患、伤害和中毒、传染病等发(患)病和死亡情况等危害性评估。

一、人口死亡危害严重程度评估

北京市人口死亡率呈上升趋势,但低于全国水平,且高于 OECD 国家水平。2016 年,北京市户籍人口死亡 89599 人,死亡率 6.62‰,比 2009 年增加 12.01%,年均增长速度 1.72%[27]。死亡率低于全国水平(7.09‰)[28]。由此提示:①北京市医疗技术服务和管理水平明显高于全国,有效降低死亡危害;②致死危险因素相对较低(见图 1-6-1、图 1-6-2)。

北京市人口死亡率高于 OECD 国家水平(4.7‰)[29]。由此提示:①医疗技术服务和管理水平与 OECD 国家还有一定差距;②致死危险因素水平相对较高

(见图 1-6-2)。

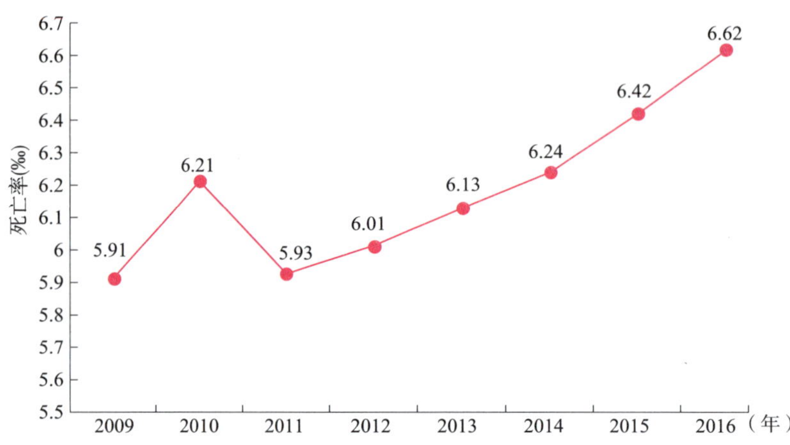

数据来源:北京市卫生与人群健康状况报告(2009~2016)

图 1-6-1　2009~2016 年北京市户籍人口死亡率变化情况

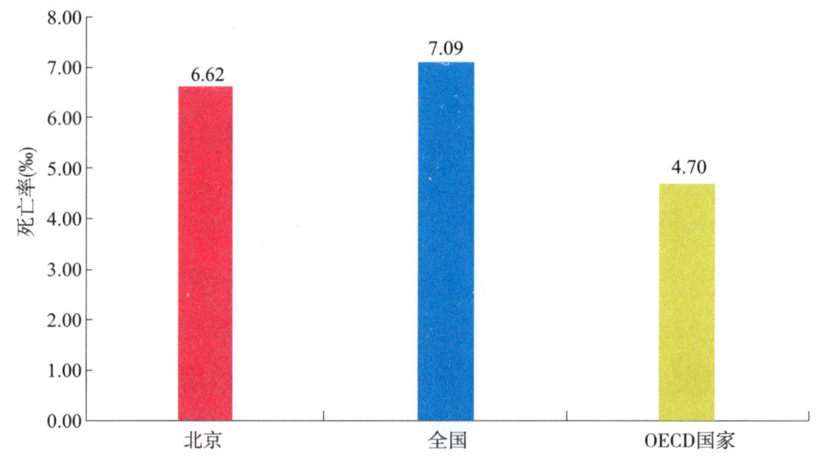

数据来源:2016 年我国国民经济和社会发展统计公报,OECD Health at a Glance 2017

图 1-6-2　2016 年北京市户籍人口死亡率与全国和 OECD 国家比较

二、NCDs 死亡和发病危害严重程度评估

(一)NCDs 死亡率呈上升趋势且高于全国和 OECD 国家水平

2016 年,北京市户籍人口心脏病、脑血管病、恶性肿瘤、慢性呼吸系统疾病四种 NCDs 死亡率 543.43/10 万,比 2009 年增加 10.99%,年均增长速度 1.57%,占总死亡 82.13%,高于全国(80.46%)和 OECD 国家(66.22%)水平。由此提示:①医疗技术服务能力和管理水平对控制和减少 NCDs 死亡作用不明

显；②NCDs 致死危险因素暴露水平相对较高；③尽管北京市优质医疗资源丰富，相关技术水平较高，然而 NCDs 死亡率却居高不下，可能存在较高的脆弱性，非常有必要加强此方面防治工作（见图1－7－1，图 1－7－2）。

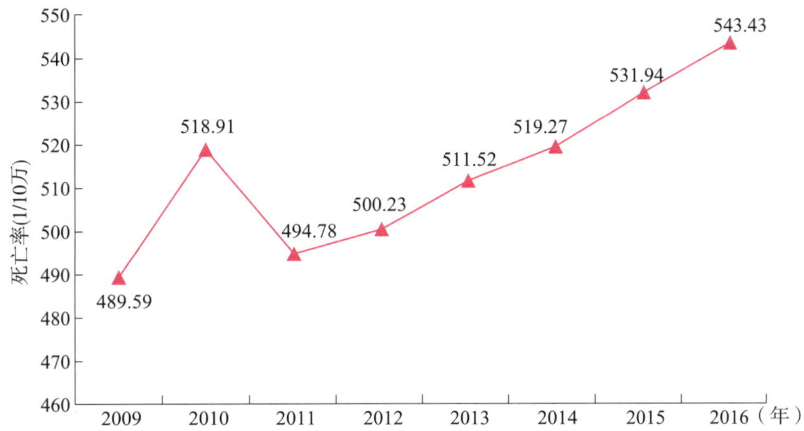

数据来源：北京市卫生与人群健康状况报告（2009～2016）

图 1－7－1　2009～2016 年北京市 NCDs 死亡率变化情况

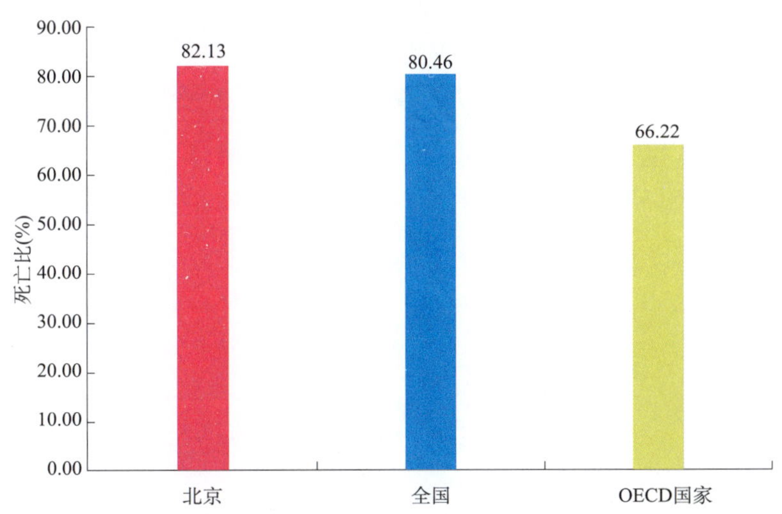

数据来源：中国统计年鉴 2017，OECD Health at a Glance 2017

图 1－7－2　2016 年北京市 NCDs 死亡比与全国和 OECD 国家比较

（二）心血管病死亡和发病危害严重程度评估

心血管病死亡呈上升趋势且高于全国和 OECD 国家水平。2016 年，户籍人口心血管病（心脏病和脑血管病）死亡率 301.04/10 万，比 2009 年增加 7.58%，年均增长速度 1.08%，占总死亡 45.50 %，高于全国（43.16%）和 OECD 国家（35.56%）水平。由此表明：①医疗技术服务能力和管理水平对控制和减少心血管病死亡有一定作用,但还不足以达到完全控制的水平;②主要原因可能有以下两个方面:一方面,存在区域脆弱性,城乡医疗资源配置不均衡,远郊区医疗技术不可及;另一方面,缺少心血管病发病早发现诊疗技术,早期诊断能力薄弱。当疾病处于中晚期阶段才发现时,单纯依靠临床技术很难达到治愈和挽救生命的目的(见图 1 –8 –1,图 1 –8 –2)。

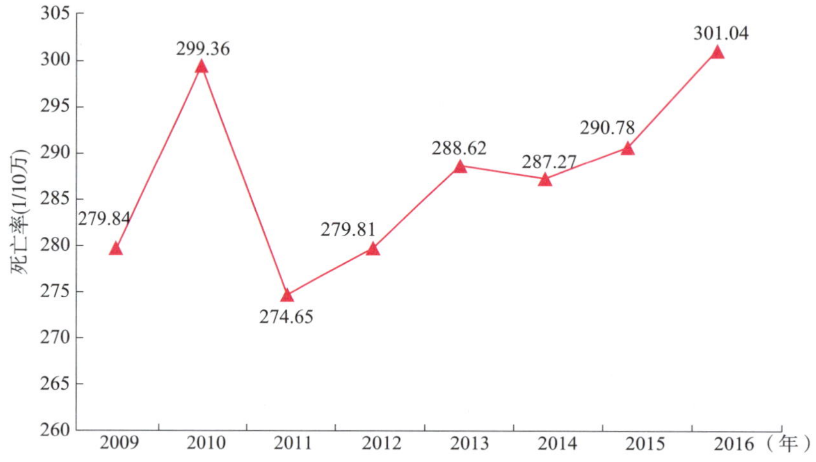

数据来源:北京市卫生与人群健康状况报告(2009 ~2016)

图 1 –8 –1　2009 ~2016 年北京市心血管病死亡率变化情况

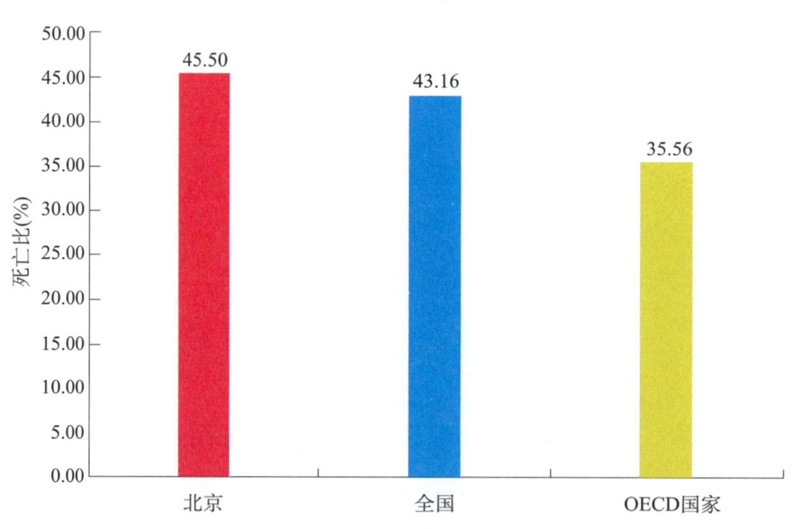

数据来源:中国统计年鉴 2017,OECD Health at a Glance 2017

图 1 –8 –2　2016 年北京市心血管病死亡比与全国和 OECD 国家比较

1. 心脏病死亡率持续升高且高于全国和 OECD 国家水平。2016 年,北京市户籍人口心脏病死亡率 170.44/10 万,比 2009 年增加 16.42%,年均增长速度

2.35%，占总死亡 25.76 %，高于全国(22.58%)和 OECD 国家(14.12%)水平。由此提示：①心脏病死亡率增长速度在 NCDs 中最高；②医疗技术能力和管理水平对控制和减少心脏病死亡率方面亟待改进和提高；③要深入挖掘心脏病死亡率高的原因和脆弱性(见图 1-9-1，图 1-9-2)。

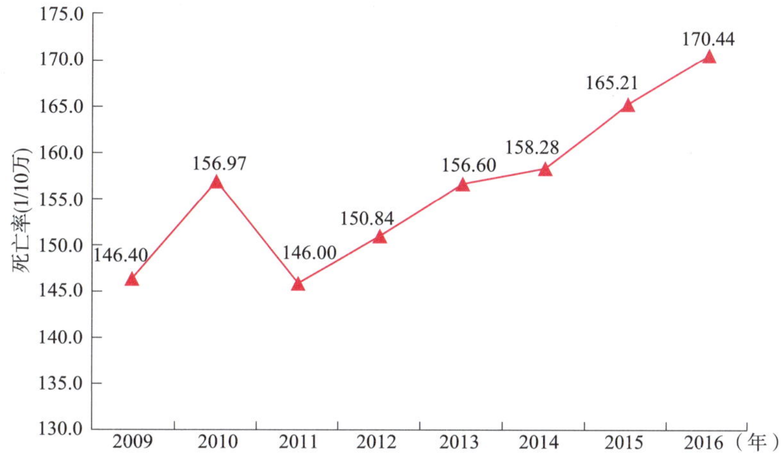

数据来源：北京市卫生与人群健康状况报告(2009～2016)

图 1-9-1　2009～2016 年北京市心脏病死亡率变化情况

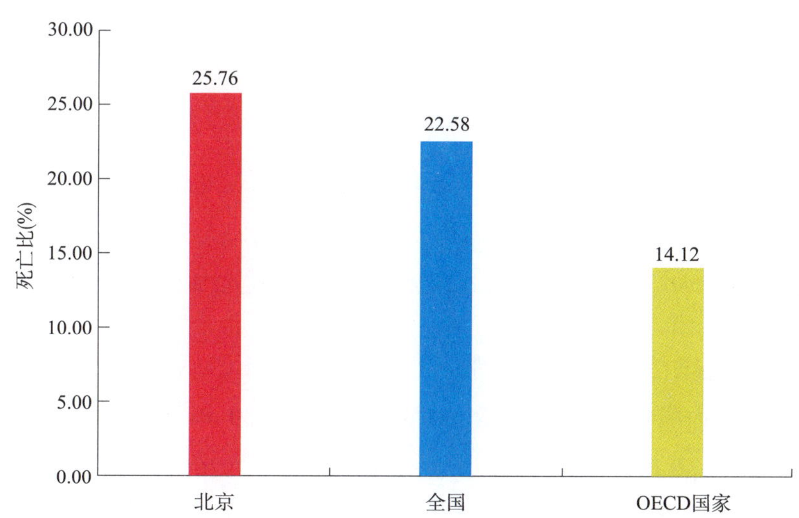

数据来源：中国统计年鉴 2017，OECD Health at a Glance 2017

图 1-9-2　2016 年北京市心脏病死亡率与全国和 OECD 国家比较

2. 急性冠心病事件死亡率下降但院外死亡仍保持高位。2008～2015 年，临床观察 25 岁以上人口急性冠心病事件病死率下降 18.6%，其中，急性心肌梗死住院病死率下降 25.9%[27]。由此表明，临床急性冠心病相关医疗技术服务能力和管理水平有所增强，但是急性冠心病事件仍有半数以上死亡发生在家中。由此提示，冠心病防治不仅应重视院内治疗，更要加快提升院外急救能力和管理水平。

3. 急性冠心病事件发病率增加且男性明显高于女性。2012 年，北京市户籍人口 25 岁以上人群急性冠心病事件年龄标化发病率 180.3/10 万，比 2007 年增加 52.9%，年均增长速度 10.6%。由此表明，急性冠性病事件致病危险因素暴露水平明显增高。

男性 242.4/10 万，高出女性 1.1 倍，且 35～44 岁组高发。由此表明：①急性冠性病事件男性高于女性；②急性冠性病事件以中青年为主，且呈年轻化趋势；③重点防控男性中老年急性冠心病事件更为重要（见图 1－10）。

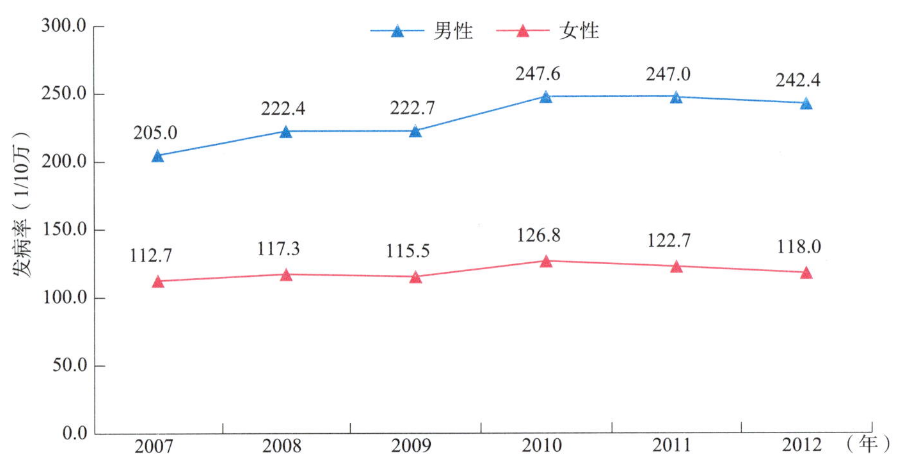

数据来源：2014 年北京市卫生事业发展统计公报

图 1－10　2007～2012 年北京市 25 岁以上人群急性冠心病事件发生率变化情况

4. 脑血管病死亡率呈下降趋势，高于全国和 OECD 国家水平。2016 年，北京市户籍人口脑血管病死亡率 130.60/10 万，比 2009 年下降 2.13%，年均下降速度 0.30%。户籍人口脑血管病死亡率高于全国（126.41/10 万）和 OECD 国家（65.00/10 万）水平。由此表明，医疗技术服务能力与管理水平对控制和减少脑血管病死亡率发挥了明显作用，但是户籍人口脑血管病死亡率仍然高于全国和 OECD 国家水平[27－29]。主要原因可能有以下三个方面：①户籍老龄人口比例（15.3%）居全国高位，与 OECD 国家接近（16.2%）；②存在区域脆弱性，城乡脑血管病相关医疗资源配置不均衡，远郊区医疗技术不可及，是导致脑血管病死亡率较高的重要原因之一；③缺少脑血管病发病资料，早期诊断能力薄弱，当疾病处于晚期阶段才发现时，单纯依靠临床技术提升，很难达到治愈和挽救生命的目的（见图 1－11－1，图 1－11－2）。

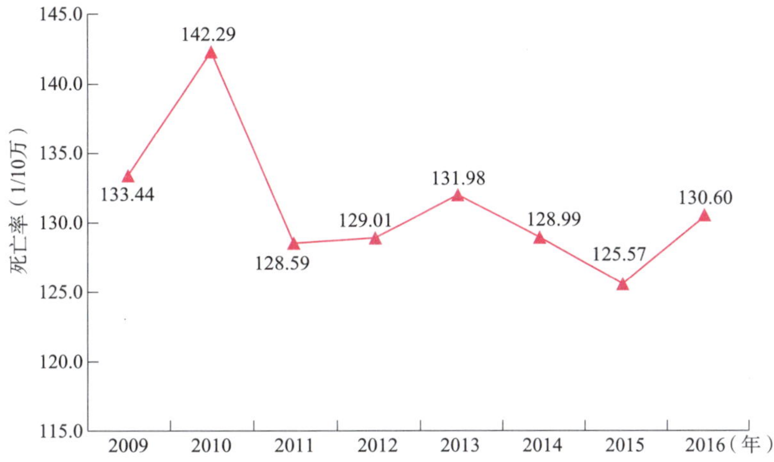

数据来源：北京市卫生与人群健康状况报告（2009～2016）

图 1－11－1　2009～2016 年北京市脑血管病死亡率变化情况

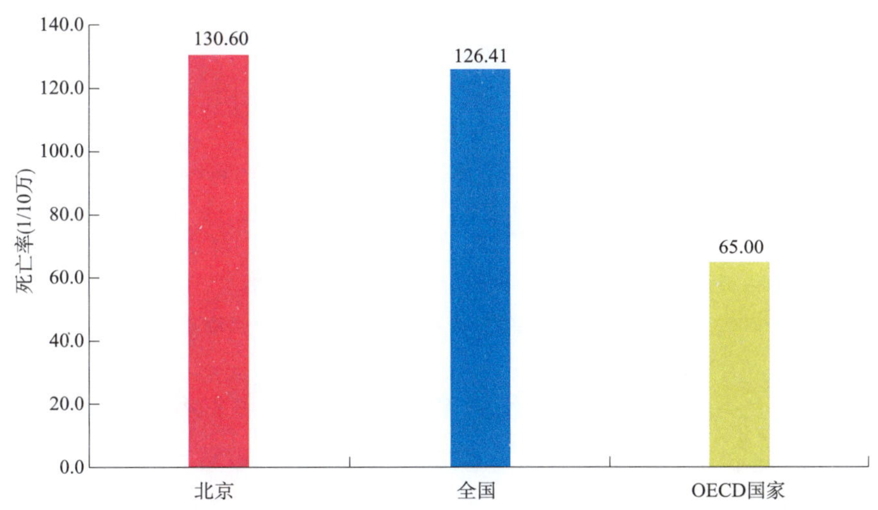

数据来源：中国统计年鉴 2017，OECD Health at a Glance 2017

图 1－11－2　2016 年北京市脑血管病死亡率与全国和 OECD 国家比较

5. 急性脑卒中事件死亡率下降，以院外死亡为主。2013 年，北京市急性脑卒中事件死亡率 66.6/10 万，比 2007 年降低 23.9%，年均下降率 4.0%[27]（见图 1－12）。由此表明：①院前医疗急救能力和院内重症监护救治能力较高；②致死危险因素暴露水平降低。

急性脑卒中事件死亡发生在家中、赴院途中、其他场所和医院内（病房、急诊室,死亡)比例依次为40.7%、17.9%和29.8%、11.6%。由此表明,急性脑卒中事件死亡发生以院外为主(58.6%)。为此,应对急性脑卒中事件,迫切需要加快提升院外医疗急救能力和管理水平,并仍继续完善院内急诊救治和重症监护工作。

6. 急性脑卒中事件发病率上升且以男性为主。2013年,急性脑卒中事件发生率560/10万,比2007年增加25.3%,年均增长速度4.2%[31](见图1-12)。由此表明:①急性脑卒中事件致病危险因素暴露水平持续增高;②医疗服务能力和管理水平对控制和减少急性脑卒中事件发生作用不明显;③疾病防控能力和管理水平有待增强;④公众健康素养亟待增强。

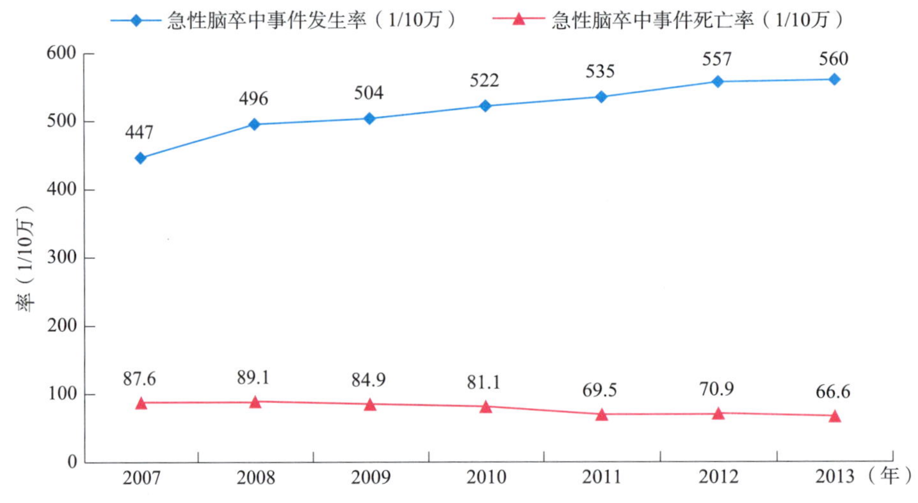

数据来源:2014年北京市卫生信息统计简报

图1-12　2007~2013年北京市急性脑卒中事件发生率和死亡率变化情况及其比较

18岁及以上男性户籍人口急性脑卒中事件发生率824.9/10万,高出女性0.5倍[31]。由此表明:①年龄作为急性脑卒中事件的重要危险因素,随着年龄的增加,急性脑卒中事件发生率明显增高;②男性致病危险因素增加更为突出;③不同性别公众健康素养差异性较大;④做好男性人口急性脑卒中事件防控工作更为重要。

(三)恶性肿瘤死亡和发病危害严重程度评估

1. 北京市恶性肿瘤死亡率持续攀升高于全国但低于OECD国家水平。2016年,北京市户籍人口恶性肿瘤死亡率177.32/10万,比2009年增加16.63%,年均增长速度2.38%[27](见图1-13-1)。由此表明:①医疗技术能力和管理水平对控制和减少恶性肿瘤死亡率的作用不显著;②恶性肿瘤相关致死危险因素暴露水平增加;③存在脆弱性。北京市户籍老龄人口比例较高,不同性别公众健康素养差异性较大,区域环境污染水平差异性相对较高。

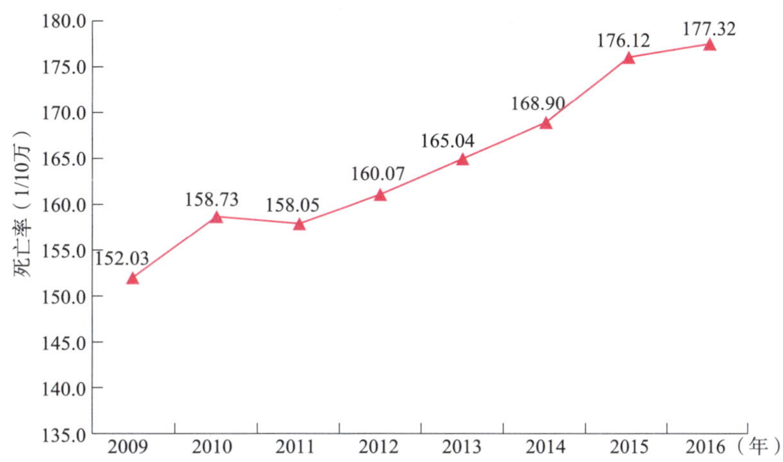

数据来源:北京市卫生与人群健康状况报告(2009～2016)

图1－13－1 2009～2016年北京市恶性肿瘤死亡率变化情况

户籍人口恶性肿瘤死亡率高于全国(160.07/10万)水平[28](图1－13－2)。主要原因有以下四个方面:

①恶性肿瘤早发现、早诊断能力薄弱。恶性肿瘤大部分诊断都处于中晚期,且病死率高。因此,单纯依靠临床技术,很难达到治愈和挽救生命的目的。

②国家肿瘤医疗机构设置标准要求在二级及以上综合医院设立肿瘤科,肿瘤医院和肿瘤专科医院数量少。一级医院和基层医疗卫生机构不开展肿瘤诊断和治疗工作,不利于早发现、早诊断、早治疗、早康复和有效降低病死率、致残率。

③医学体检机构和基层医疗卫生机构癌基因、癌抗原早期癌检查种类较少和覆盖面较低。

④恶性肿瘤发病复杂、病程进展快慢不一、恶性程度高,病死率明显高于其他常见病、多发病。

北京市户籍人口恶性肿瘤死亡率明显低于OECD国家(203.7/10万)水平[29](图1－13－2)。由此表明:①恶性肿瘤与经济社会发展有密切关联。随着经济水平提高,恶性肿瘤死亡率随之增加。②许多恶性肿瘤临床治疗还没有找到特效的技术与方法,仍然是世界性难题。

由此提示：①北京市人群恶性肿瘤死亡率还有明显增高趋势；②人类应对恶性肿瘤威胁重在预防，贵在预防和控制健康危险因素，提高早发现、早诊断和早治疗的能力；③加快恶性肿瘤防控战略研究，继续强化关口前移、重心下移，在基层医疗卫生机构、体检机构、疾病预防控制机构、一级医院开展肿瘤防治保健工作。

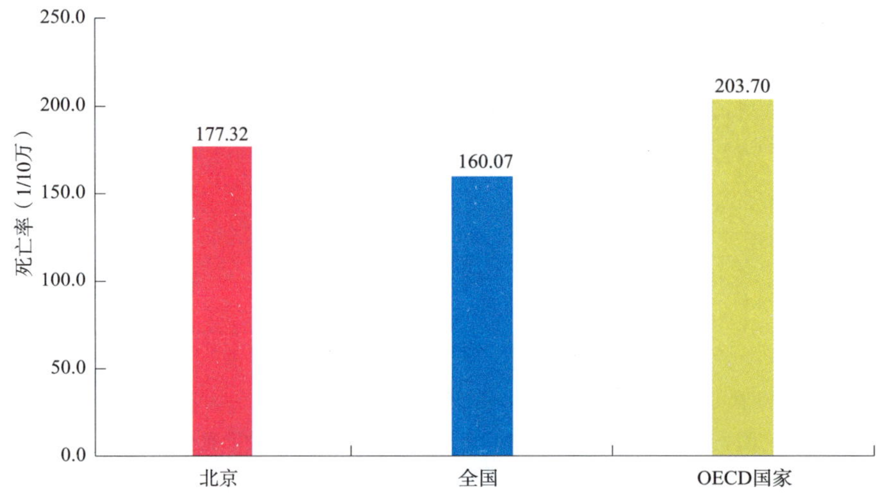

数据来源：中国统计年鉴 2017，OECD Health at a Glance 2017

图 1－13－2　2016 年北京市恶性肿瘤死亡率与全国和 OECD 国家比较

2. 恶性肿瘤发病率持续上升，男性与女性相近且随年龄增长而增加。2015 年，北京市户籍人口恶性肿瘤发病率 330.17/10 万，比 2006 年增加 21.42%，年均增长速度 2.38%（见图 1－14）。由此表明：①恶性肿瘤发病快速明显增加；②恶性肿瘤发病持续增加的原因可能有以下四个方面：第一，健康危险因素暴露水平持续走高，主要表现为城市化进程加快，环境污染加重和雾霾天气频发，人群吸烟比例高，老龄人口比例快速增长，不健康体育活动和不健康饮食人群构成比例高；第二，恶性肿瘤相关致病危险因素暴露水平持续增加；第三，医疗服务能力相对较低和管理水平滞后；第四，疾病防控能力不足。

2015 年，北京市户籍人口男性恶性肿瘤发病率 327.85/10 万，比 2006 年增加 23.72%。男性恶性肿瘤发病率低于女性 1.39%，两性差异比 2006 年下降 87.6%。由此表明：①首次出现女性恶性肿瘤发病率高于男性；②恶性肿瘤发病性别差异逐年缩小趋同；③男性恶性肿瘤发病率增加速度更高；④社会经济、环境污染和不健康行为与生活方式因素对恶性肿瘤发病率的贡献明显大于生物遗传因素。

25 岁前恶性肿瘤发病率极低,0 ~ 14 岁共报告恶性肿瘤病例 205 例,占发病总数 0. 50% 。此后逐渐升高,15 ~ 44 岁共报告病例 4889 例,占发病总数 11. 1% ,45 ~ 64 岁共报告病例 17910 例,占发病总数 40. 50% ,65 岁及以上共报告病例 21215 例,占发病总数 48. 00% (见图 1 – 14) 。

由此表明:①恶性肿瘤发病随年龄增加而升高,45 岁时恶性肿瘤发病达 10% 以上,可以将 45 岁作为恶性肿瘤高危人群发生始点,即确定筛查的起始年龄。②探索建立恶性肿瘤早期筛查高危年龄判断标准。

其健康科学与医学意义体现在以下四个方面:第一,以 45 岁作为健康高危人群恶性肿瘤筛查始点,恶性肿瘤阳性初诊率为 10% ,健康保护率达 90% 以上;第二,以 65 岁作为健康高危人群恶性肿瘤筛查始点,恶性肿瘤阳性初诊率为 50% ,健康保护率只有 50% ;第三,对初诊患者进行临床医学检查和诊断可以明显提高早发现、早诊断水平,进而显著改善生存率;第四,可以有效预防和控制恶性肿瘤严重程度,提高生活质量和生命质量。

高危人群恶性肿瘤发生呈性别逆转现象。2015 年,北京市户籍人口 45 岁以前女性恶性肿瘤发病率略高于男性,45 岁之后男性明显高于女性,其中,男性和女性发病率差异在 75 岁时达到最大(男性高出女性 60%) (见图 1 – 14) 。由此表明:①高龄人群恶性肿瘤发生以男性为主;②在同一生存环境下,恶性肿瘤发病可能与吸烟、饮酒、不健康饮食、缺乏体育活动等有更紧密的关联性。

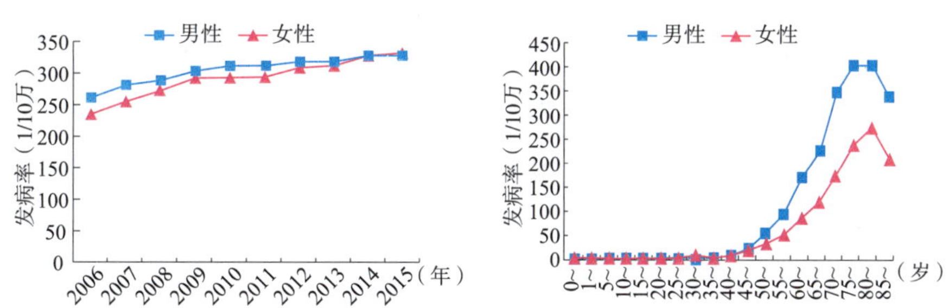

数据来源:北京市 2016 年卫生与人群健康状况报告

图 1 – 14　2006 ~ 2015 年北京市户籍居民年龄和性别恶性肿瘤发病率变化情况及其比较

3. 肺癌死亡率持续攀升且明显高于全国和 OECD 国家水平。2016 年,北京市户籍人口肺癌死亡率 56. 63/10 万,比 2009 年增加 19. 60% ,年均增长速度 2. 79% [27] 。由此表明:①医疗技术能力和管理水平对控制和减少肺癌死亡率的作用不显著;②肺癌相关致死危险因素暴露水平增加;③存在脆弱性,北京户籍老龄人口比例较高，不同性别健康素养差异性较大，区域环境污染水平差异性相对较高。

北京市户籍人口肺癌死亡占恶性肿瘤比例达 31.64%，明显高于全国(26.34%)水平，主要原因有以下四个方面：①肺癌早发现、早诊断能力薄弱。肺癌大部分(2/3 以上)诊断都处于中晚期。因此，单纯依靠临床技术，很难达到治愈和挽救生命的目的。②国家规定肿瘤医疗机构设置标准要求在二级及以上综合医院设立肿瘤科，肿瘤医院和肿瘤专科医院数量又少，而基层医疗卫生机构、体检机构、疾病预防控制机构、一级医疗卫生机构尚未开展肿瘤早期筛查、医学检查、康复护理和保健工作。③医学体检机构癌基因、癌抗原、早期癌检查种类较少和覆盖面较低。④肺癌恶性度高。肺鳞状细胞癌(LSCC)最常见，占原发性肺癌 40% ~50%，以男性为主，患病年龄多在 50 岁以上，起源于支气管上皮。90%以上肺鳞状细胞癌发生与吸烟有关。小细胞肺癌(SCLC)发病率仅次于鳞癌，多见于男性，发病年龄较轻，起源于较大支气管，恶性度高，生长快，对放射和化学疗法较敏感，在各型肺癌中预后最差。肺腺癌(LAC)发病与环境污染($PM_{2.5}$等)暴露水平有关，较容易发生于女性，发病率比鳞癌和未分化癌低，发病年龄较小，约占肺原发肿瘤的 40%。

北京市户籍人口肺癌死亡占恶性肿瘤比例高于 OECD 国家(21.50%)水平。由此表明：①OECD 国家环境污染和吸烟暴露水平较低、经济收入水平高、医疗技术和管理水平高，特别是控烟、发展生态健康经济、生态健康城市，严格控制以 $PM_{2.5}$为核心的空气污染，提高对高危人群早发现、早诊断、早治疗能力和制度监管水平，肺癌死亡率明显降低；②与之相反，城市病、$PM_{2.5}$等空气污染和吸烟人群比例等暴露水平高，对高危人群早发现、早诊断、早治疗和监管制度又尚未建立，特别是基层医疗卫生机构、体检机构、疾病预防控制机构、一级医院，尚未开展肺癌早期检查、早诊断和预防保健工作；③肺癌恶性程度高，如果不能做到早发现、早诊断、早治疗，到中晚期才被发现，就很难达到降低死亡率的目的(见图 1－15－1，图 1－15－2)。

4. 北京市户籍人口肺癌发病率快速增加，高于全国和 OECD 国家水平且男性大于女性。2015 年，户籍人口肺癌发病率 63.77/10 万，比 2006 年增加 29.2%，年均增长速度 2.9%，明显高于全国(52.64/10 万)和 OECD 国家(32.56/10 万)水平[27－31]。由此表明：①肺癌健康危险因素和致病危险因素暴露水平持续增加，特别是城市化进程加快，环境污染、吸烟、缺乏体育活动等健康危险因素暴露水平高；②老龄人口比例高且增速过快。

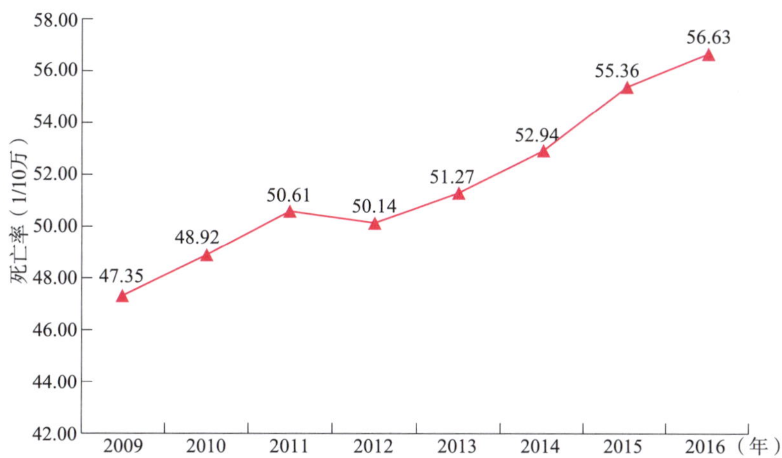

数据来源：北京市卫生与人群健康状况报告(2009～2016)

图1－15－1　2009～2016年北京市肺癌死亡率变化情况

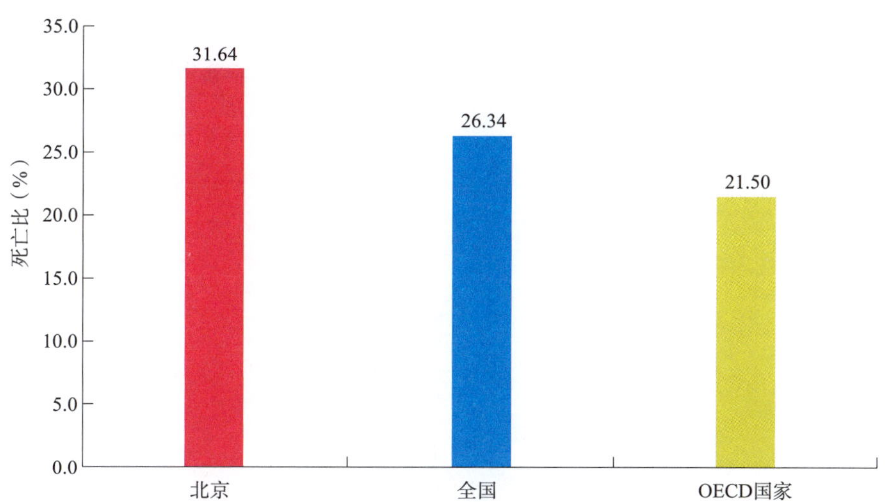

数据来源：北京市2016年度卫生与健康状况报告，中国居民营养与慢性病状况报告(2015)，OECD Health at a Glance 2017

图1－15－2　2016年北京市肺癌死亡占恶性肿瘤比例与全国和OECD国家比较

北京市户籍人口男性肺癌发病率77.96/10万，高于女性57.4%。由此表明：①肺癌增加以男性为主；②肺癌高发可能与吸烟、缺乏体育活动、环境污染等有更紧密的关联性(见图1－16－1、1－16－2)。

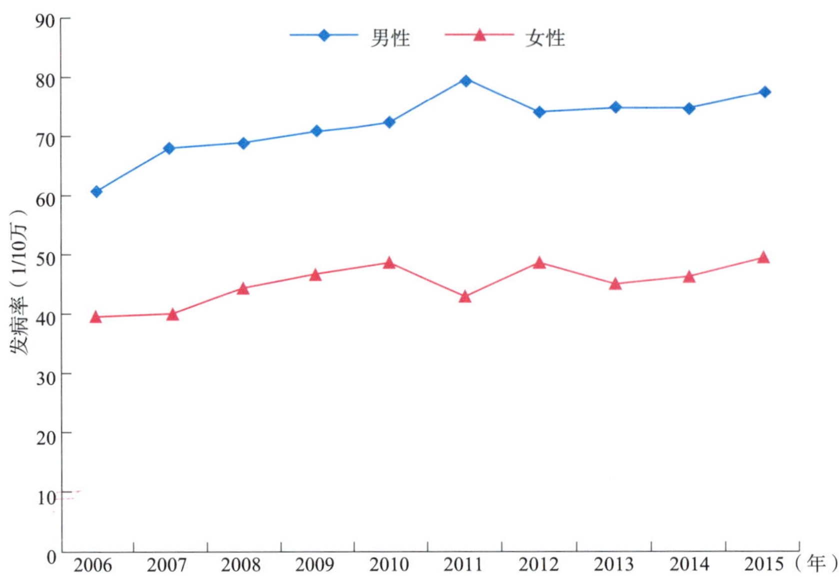

数据来源：北京市卫生与人群健康状况报告（2009～2016）

图 1－16－1　2006～2015 年北京市性别肺癌发病率变化情况

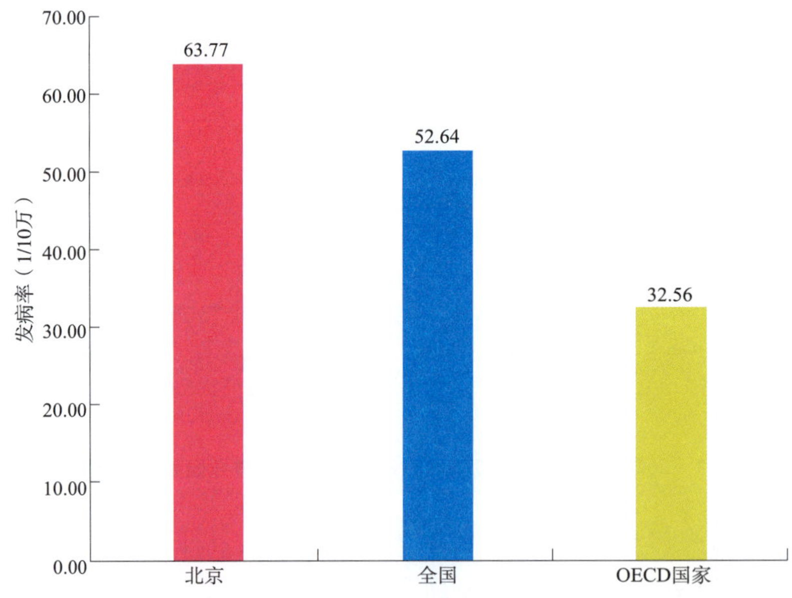

数据来源：北京市 2016 年度卫生与健康状况报告，中国居民营养与慢性病状况报告（2016），Health at a Glance 2017

图 1－16－2　2015 年北京市肺癌发病率与全国和 OECD 国家比较情况

(四)呼吸系统疾病死亡率呈上升趋势且低于全国但高于 OECD 国家水平

2016 年,北京市户籍人口呼吸系统疾病死亡率 65.07/10 万,比 2009 年增加 12.73%,年均增长速度 1.82%[27](见图 1-17-1)。由此表明:①呼吸系统疾病致死程度较高;②吸烟、环境污染、气候变化等健康和致死危险因素(等)暴露水平高,且城区高于远郊区,可能存在区域危险因素暴露水平脆弱性;③基于①和②的主要作用,使得医疗技术能力和管理水平对控制与降低呼吸系统疾病死亡作用不够明显,而且存在着远郊区技术可及性不足等问题。

北京市户籍人口 COPD 死亡率低于全国水平(69.03/10 万)[28](见图 1-17-2)。其主要原因可能有以下两个方面:一是全国吸烟、环境污染等健康和致死危险因素(等)暴露水平高于北京;二是北京作为国家医学中心,医疗技术能力和管理水平高于全国。

北京市户籍人口 COPD 死亡率高于 OECD 国家水平(33.47/10 万)[29](见图1-17-2)。其主要原因可能是:①长期以来,北京市人群吸烟率、环境污染等健康危险因素暴露水平较高;②OECD 国家呼吸系统疾病相关医疗技术能力和管理水平较高。由此提示,防控呼吸系统疾病主要采取以下三方面对策:①降低环境污染等危险因素暴露水平;②控制和减少区域人群吸烟行为;③探索发展早发现、早诊断、早治疗、特效治疗、精准治疗等高新成熟技术,提高规范化、制度化管理水平。

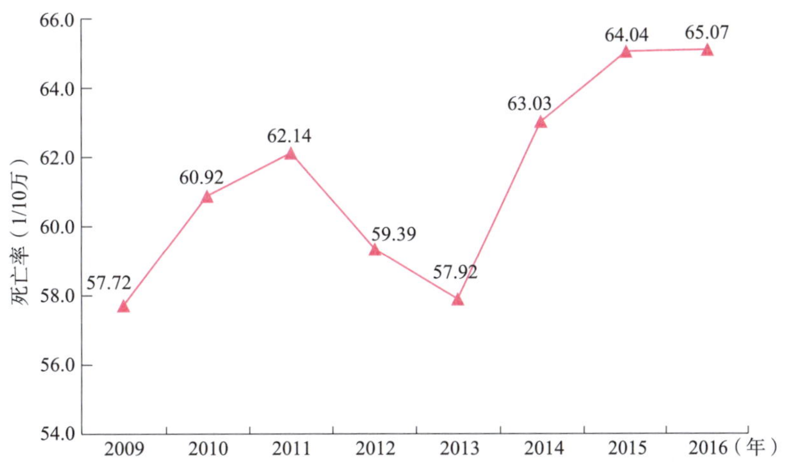

数据来源:北京市卫生与人群健康状况报告(2009~2016)

图 1-17-1 2009~2016 年北京市 COPD 死亡率变化情况

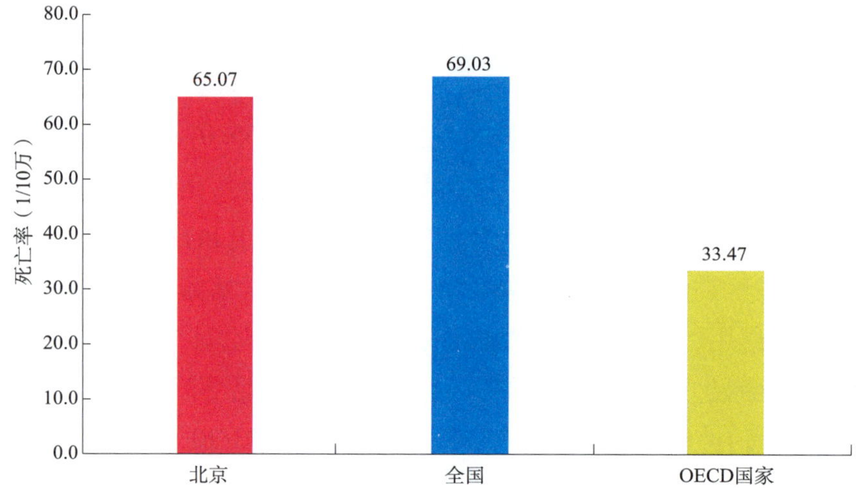

数据来源：北京市2016年卫生与健康状况报告，中国统计年鉴2017，OECD Health at a Glance 2017

图1－17－2　2016年北京市COPD死亡率与全国和OECD国家比较

三、伤害和中毒死亡与发病危害严重程度评估

（一）伤害和中毒死亡呈上升趋势且低于全国和OECD国家水平

2016年，北京市户籍人口伤害和中毒死亡率25.06/10万，比2009年增加11.73%，年均增长速度1.68%[27]（见图1－18－1）。由此表明：①意外伤害和中毒相关致死危险因素暴露水平持续增加，且危害程度大于医疗救治能力和管理水平；②创伤与中毒救治、院前急救、院内急诊与重症监护医疗技术服务能力相对不足，规范化、制度管理水平亟待提高。

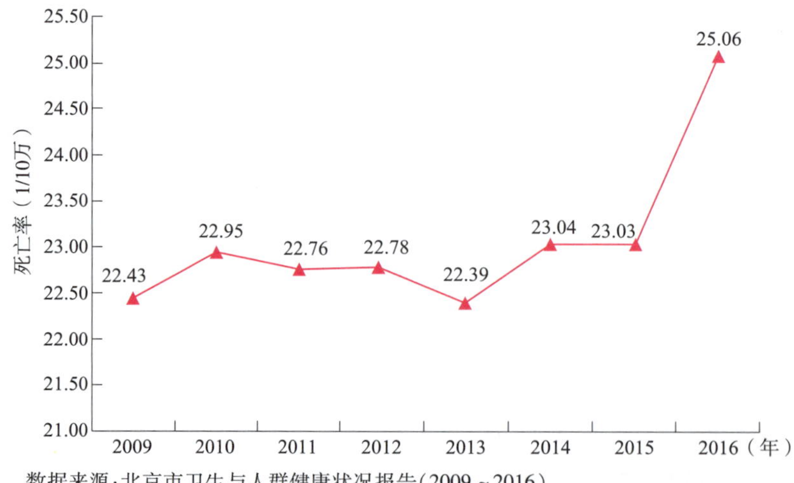

数据来源：北京市卫生与人群健康状况报告（2009～2016）

图1－18－1　2009～2016年北京市伤害和中毒死亡率变化情况

北京市户籍人口伤害和中毒死亡占总死亡3.79%，比全国和OECD国家水平分别低37.66%与45.07%（见图1－18－2）。由此表明：①意外伤害与中毒相关医疗技术服务能力与管理水平高于全国和OECD国家水平；②意外伤害和中毒相关致死危险因素暴露水平比全国和OECD国家低。

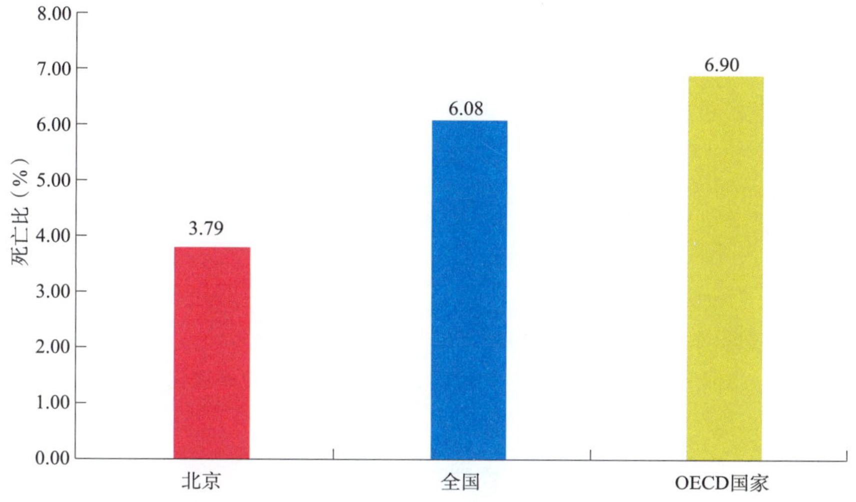

数据来源：北京市2016年卫生与健康状况报告，中国统计年鉴2017，OECD Health at a Glance 2017

图1－18－2 2016年北京市伤害和中毒占总死亡比例与全国和OECD国家比较

（二）伤害和中毒发生率呈上升趋势

2016年，北京市户籍人口伤害和中毒发生率1.58%，比2009年增加22.48%，年均增长速度3.21%。由此表明，伤害和中毒等相关健康危险因素与致病危险因素持续增加，特别是城市化、工业化、高新技术产业进程加快和不健康旅游与健身活动带来的意外伤害与交通伤害，以及环境（职业）污染与气候变化导致的食物中毒、饮用水中毒、生活中毒和职业中毒等事件增加（见图1－19）。

四、精神障碍患病低于全国但高于全球水平

2016年，北京市常住人口心理障碍、重型抑郁、精神分裂症、酒精依赖性和滥用障碍、精神发育迟滞等精神疾患达384.5万人，患病率12.53%，低于全国水平（17.50%）。由此表明：①精神心理障碍危险因素暴露水平相对全国较低；②高文化层次人群比例高于全国水平，心理承受能力和适应能力较高；③医疗卫生服务能力和管理水平优于全国。

常住人口精神障碍终身患病率高于全球（8.19%）水平[22]。由此表明：①高速经济社会发展，使得精神心理障碍相关健康与致病危险因素暴露水平较

高；②区域人口心理承受能力相对全球水平较低。

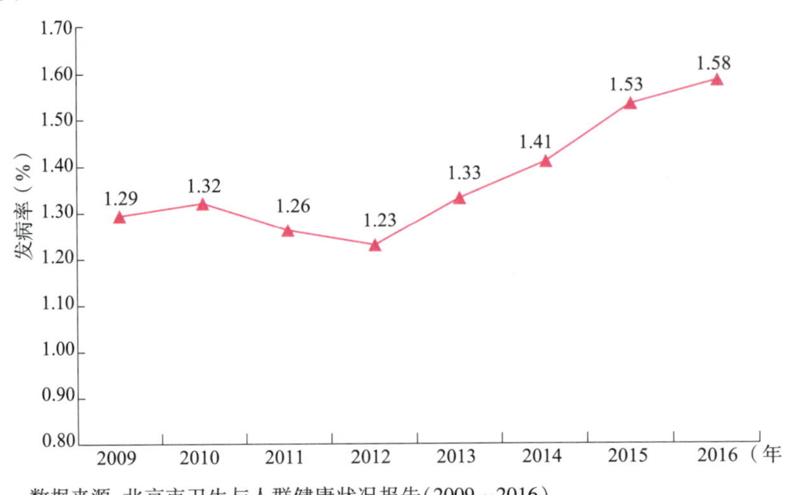

数据来源：北京市卫生与人群健康状况报告（2009～2016）

图 1－19　2009～2016 年北京市伤害和中毒发生率变化情况

五、传染性疾病发病呈下降趋势且死亡危害低

（一）甲乙丙传染病发病率较高但死亡率低

2016 年，甲（主要为霍乱）乙丙类（27 种，比 2015 年减少 2 种）传染病报告发病率 561.80/10 万，比 2009 年降低 32.45%，死亡率 0.58/10 万。由此表明：①传染病发病率较高；②传染病发病率呈下降趋势；③传染病死亡率较低，表明严重程度相对较低；④传染病发病危险因素暴露水平保持高位，但呈下降趋势。

（二）甲乙丙类传染病前十位发病顺位

甲乙丙类传染病报告发病数居前十位的病种依次为：其他感染性腹泻病（丙类）、手足口病（丙类）、流行性感冒（丙类）、痢疾（乙类）、肺结核（乙类）、梅毒（乙类）、病毒性肝炎（乙类）、猩红热（乙类）、流行性腮腺炎（丙类）和淋病（乙类），占报告发病数的 97.9%。

由此表明：①消化道传染病排在首位；②婴幼儿手足口病排在第二位，主要通过呼吸道、消化道、分泌物和皮肤等混合性接触传播；③呼吸道传染病排在第三位；④消化道与呼吸道传染病以儿童和老龄人口为主；⑤结核（呼吸道传播）、梅毒（性传播）、肝炎（经血传播）、淋病（性传播）主要以青年和成年人群为主；⑥不含甲类传染病，传染病种类危害特征为发生可能性高但严重程度较低；⑦为确定传染病防控策略提供科学依据。

因此，应当重点采取以下措施：一是加强饮用水安全、食品安全监测和管理；二是加强幼儿园传染病综合管理；三是加强呼吸道传染病防护和预防保健工作；四是加强青少年和成人性行为教育，做好血液安全检查保障工作等。

（三）乙丙类传染病发病呈“双峰翘尾”现象

北京市人口丙类传染病主要发生在 0 ~ 4 岁儿童，乙类传染病主要发生在 4 ~ 8岁儿童，出现两个年龄组发病高峰（“双乳峰”）。乙类传染病 70 岁以上老人发病上扬（翘尾）[32]（见图 1 - 20）。由此表明：①传染病主要危害敏感人群（儿童人群）和高危人群（老龄人口）；②乙丙类传染病发病危险因素主要存在生活环境和自然环境，儿童和老年人接触机会最多；③为确定传染性疾病防控策略提供科学依据，儿童和老年人作为感染性疾病防控重点人群。

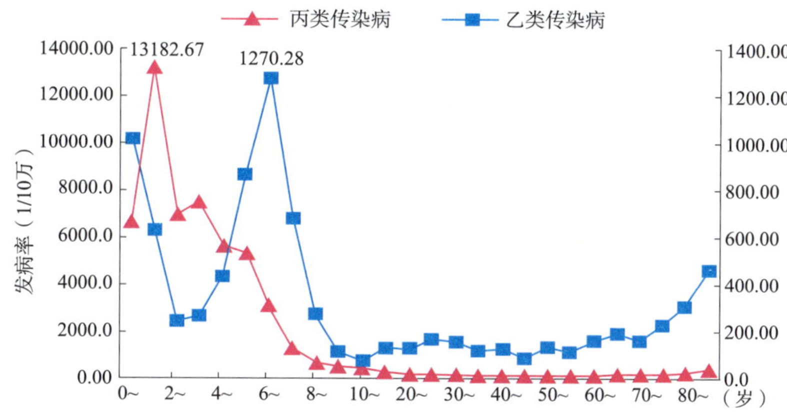

数据来源：北京市 2016 年卫生与人群健康状况报告

图 1 - 20　2016 年北京市乙丙类传染病年龄别发病率变化情况

（四）其他感染性腹泻发病率呈下降趋势但明显高于全国水平

2016 年，北京市常住人口其他感染性腹泻报告发病率 166.47/10 万，比 2009 年降低 39.57%，年均下降速度 5.65%[27]（见图 1 - 21）。由此提示：①饮用水污染、食品污染等致病危险因素暴露水平呈下降趋势；②生活条件和卫生状况不断改善；③公共卫生监测与监督服务能力和管理水平逐步提高。

其他感染性腹泻发病率比全国高 1.82 倍[28]。主要原因有以下五个方面：①饮用水污染、食品污染等致病危险因素暴露水平较全国水平高；②人群健康保护行为有待提高；③流动人口比例高且生活居住卫生条件较差；④可能存在区域脆弱性；⑤传染病诊断和报告管理水平较高。

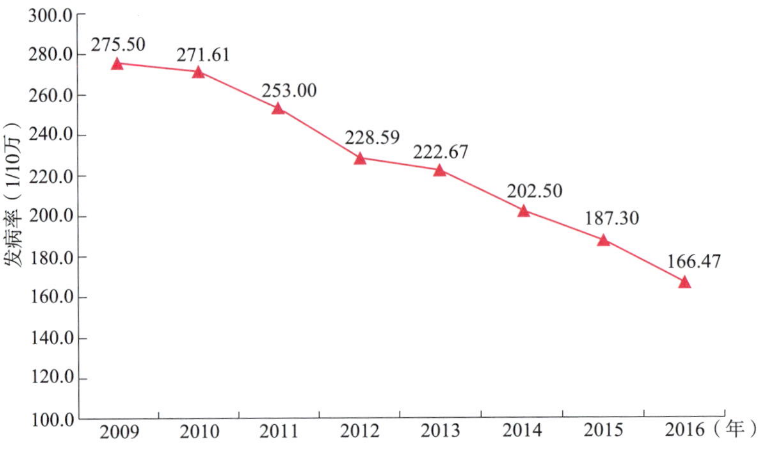

数据来源：北京市卫生与人群健康状况报告（2009～2016）

图1－21　2009～2016年北京市其他感染性腹泻发病率变化情况

（五）痢疾发病呈下降趋势但明显高于全国水平

2016年，北京市常住人口痢疾发病率40.80/10万，比2009年降低71.47%，年均下降速度10.21%[27]（图1－22）。主要原因可能有以下三个方面：①生活饮用水污染、食品污染等致病危险因素暴露水平呈下降趋势；②生活条件和卫生状况改善；③公共卫生监测与服务能力和管理水平逐步提高。

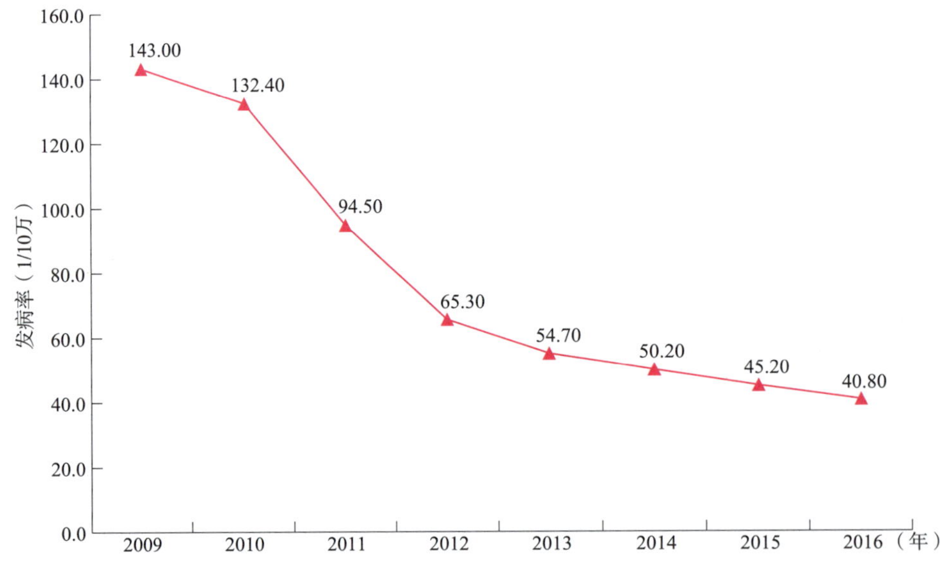

数据来源：北京市卫生与人群健康状况报告（2009～2016）

图1－22　2009～2016年北京市痢疾发病率变化情况

痢疾发病率比全国高2.89倍。主要原因可能有以下五个方面:①饮用水污染、食品污染等致病危险因素暴露水平较全国高;②人群健康保护行为有待提高;③流动人口比例大且生活居住卫生条件较差;④可能存在区域脆弱性;⑤传染病诊断和报告管理水平较高。

(六)肺结核发病率呈下降趋势且明显低于全国和全球水平

2016年,北京市常住人口肺结核发病率28.00/10万,比2009年降低38.73%,年均下降速度5.53%,明显低于全国(61.00/10万)和全球水平(133.0/10万)[23,27,32](见图1-23-1,图1-23-2)。主要原因可能有以下三个方面:①肺结核致病危险因素暴露水平呈下降趋势;②人群健康保护行为较高;③肺结核防控能力和管理水平较高。

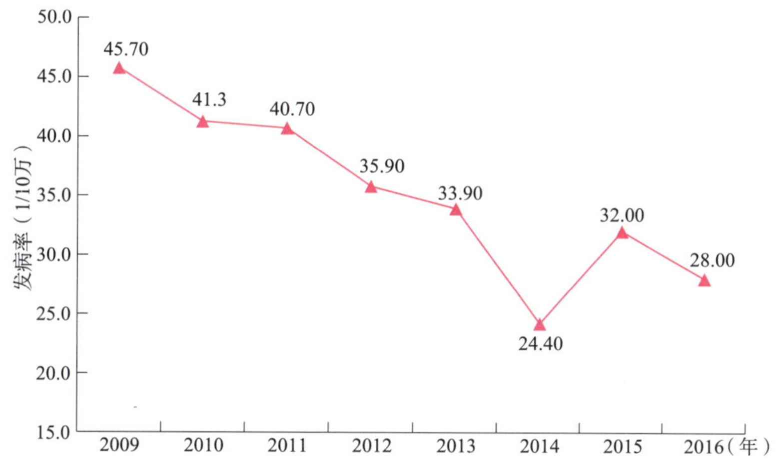

数据来源:北京市卫生与人群健康状况报告(2009~2016)

图1-23-1 2009~2016年北京市肺结核发病率变化情况

(七)新发传染病疫情危害性不断增加

1. 北京发现全球首例人感染高致病性禽流感(H1N5)。2003年12月,北京市发生人感染高致病性禽流感。患者史某,男,24岁,解放军某部士官,最初在北京电力医院诊断为SARS,当时并未被发现,医治无效死亡。2006年8月,WHO在新英格兰医学杂志上发现由中国作者署名题为《人感染高致病性禽流感病毒》学术论文,很快与我国原卫生部联系,请求组织核查。受国家原卫生部应急办委托,按照原北京市卫生局领导指示,原北京市卫生局应急办高星主任承担调查核实,并上报。经国家原卫生部组织有关部门和专家论证,确认为我国第一个人感染高致病性禽流病例。最终由WHO确定补充为全球首例人感染

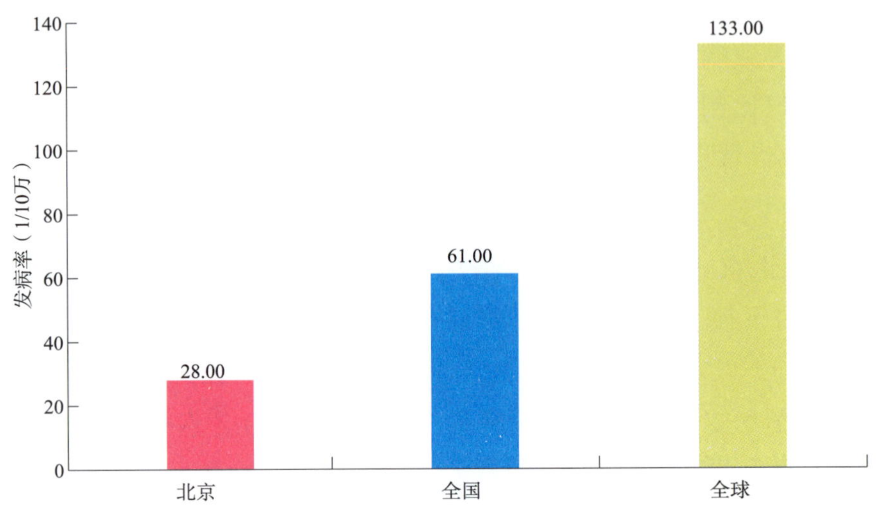

数据来源:2016 年全国法定传染病疫情概况,WHO 全球肺结核概况 2017

图 1－23－2　2016 年北京市肺结核发病率与全国和全球比较

高致病性禽流感病例。该病例没有扩散,未造成疫情暴发流行。由此表明:①北京是全球首例人感染高致病性禽流感新发传染病地区;②人感染高致病性禽流感病毒严重程度高,但发生可能性较低,健康危害性评估属于高危害性;③加强人感染高致病性禽流感监测、预警和防控准备工作十分必要。

2. 北京报告人感染 H7N9 禽流感新发传染病。2013 年 4 月至 2015 年 11 月 30 日,北京市疾病预防和控制中心报告,北京市发现人感染 H7N9 禽流感病例 7 例,其中,本地 6 例,输入 1 例(河北省),死亡 3 例,病死率 42.9%。2013 年 3 月底,上海和安徽两地首次发现并确诊全球新发人感染 H7N9 禽流感病例 3 例。1 个月之后,北京发现首例人感染 H7N9 禽流感疑似病例,并于 4 月 13 日报告为确诊病例。由此表明:①北京市发现人感染 H7N9 新型高致病性禽流感病例,属于散发病例,未发生疫情流行;②外省市新发传染病疫情对北京威胁很大,传播速度快;③人感染 H7N9 禽流感严重程度很高,但发生可能性较低;④对新发传染病监测、发现和防控能力相对不足;⑤应对新发传染病是突发公共卫生事件防控重点工作之一。危害性评估属于高危害性。

3. 继发 2009 年甲型 H1N1 流感大流行且呈"一高一低"趋势。2009 年流感大流行是 21 世纪全球首发流感大流行。3 月中旬,墨西哥暴发不明原因群体性肺炎。3 月 30 日,美国疾病控制中心实验室诊断为新型流感病毒,并按照《国际卫生条例》规定,很快向 WHO 报告。4 月 24 日,WHO 向全球发布在墨西哥和美国发现全球新型猪流感疫情通报。4 月 27 日，又发布流感大流行 4 期预警。4 月29 日，将猪流感更名为甲型 H1N1 流感，并发布全球流感大流行 5 期预警。5 月 11 日，国家原卫生部报告四川省首例输入性甲型 H1N1 流感确诊病例。5 月 17 日，北京报告首例甲型 H1N1 输入性确诊病例。截至 11 月，共报告甲型 H1N1 流感确诊病例 10844 例，死亡 69 例（病死率 6. 3‰），其中，本地 9346 例，外省（市、区）1179 例（包括港澳台地区），外籍 319 例。由此表明：①2009 年流感大流行从原发地暴发疫情传播至我国不足 2 个月，而在国内首发病例传播至北京不足 1 周，足见传染性很强；②此次流感大流行严重程度低；③甲型 H1N1 流感大流行是跨入 21 世纪全球首发流感大流行疫情，再一次证明流感大流行周期性特征；④全球新发疾病命名和突发公共卫生事件判定由 WHO 决定并发布；⑤存在明显脆弱性；⑥此次流感大流行危害严重程度较低、发生可能性很高，危害性评估属于中等危害性。

由此提示：应对全球流感大流行是一项长期艰巨的工作，要常备不懈，不断完善应对机制，做好监测预警工作，不断提高信息报送、沟通和应急处置能力。

4. 人感染传染性非典型肺炎（世界卫生组织命名 SARS）。2002 年 11 月 16 日，广东顺德市发现首例病例。患者黄某某于 15 日在河源市发病。2003 年 1 月 10 日，康复出院，后被确定为中国首例传染性非典型肺炎病例。截至 2 月 10 日下午 3 时，广东省共发现病例 305 例，死亡 5 例，年龄最小 10 岁，最大 59 岁，均为男性。其中，医务人员感染发病 105 例，无死亡病例。

2 月 10 日，中国原卫生部向世界卫生组织报告。在最初提供的数据中，只提供广东省的发病状况。3 月 6 日，北京报告第一例输入性传染性非典病例。

3 月 12 日，世界卫生组织向全球发出警告，建议隔离治疗传染性非典疑似病例，并成立医疗救援组协助研究有关疫情。3 月 15 日，×××医院急诊科收治疑似患者李某，由于不清楚病情，没有果断采取措施，造成医护人员感染。3 月 17 日，李某被转至北京×××医院，在一周内又造成医护人员感染。

3 月 15 日，世界卫生组织将该病命名为 SARS（严重急性呼吸综合征）。此后，印度尼西亚、菲律宾、新加坡、泰国、越南、美国、加拿大等国陆续出现了 SARS 病例报告。3 月 20 日，世界卫生组织警告医疗人员在没有保护措施情况下，直接接触有可能感染。

3 月 31 日，国家原卫生部公布《非典型肺炎防治技术方案》，并于 4 月 2 日向 WHO 报告了所有病例。中国广东省 3 月份有 361 病例，死亡 9 例。同时，北京、山西、湖南也有人感染。

4 月 16 日，WHO 公布 SARS 病原体为新型冠状病毒。4 月 20 日，中国确认该疫情为人感染传染性非典型肺炎。

截至 5 月 18 日，北京共报告病例 2434 例，占全国总发病例数 51.8%，死亡 147 例(占全国总死亡例数 65.5%)，死亡率 6.0%[34]。由此表明：①广东发生的新发传染病，却在国家优质医疗资源最集中的地方——北京，造成最严重的危害；②反映出北京市应对新发传染病防治能力明显不足。③应对突发公共卫生处置机制尚未有效建立。

由此提示：①我国命名与 WHO 不同，我国在先、WHO 在后。按照《国际卫生条例》规定，世界各国新发传染病命名应由 WHO 负责，并向全球公布。②SARS 危害严重程度高、传染性强；③依据危害性评估，SARS 健康危害性为高危害性。

5. 黄热病。2016 年 3 月 12 日，北京确诊我国首例黄热病病例(输入性)。截至 3 月 20 日共报告 4 例黄热病病例(均来自安哥拉)，无死亡病例报告。世界卫生组织《全球黄热病流行状况报告(2015)》显示，黄热病病死率高(33.8%)[35]。

由此提示：①黄热病严重程度高，发生概率低；②依据危害性评估，黄热病健康危害性评估属于高危害性。

6. 寨卡病毒病。截至 2016 年 2 月，巴西境内感染者约 150 万人，感染发病率 318/10 万，死亡 38 例，病死率 0.03/10 万。其中新生儿小头畸形病例 4783 例(感染发病率 3.2/10 万)。世界卫生组织宣布巴西等美洲地区寨卡病毒疫情为“国际关注的突发公共卫生事件”。5 月 15 日，北京报告首例输入性寨卡病毒病例(来自委内瑞拉)。9 月 11 日，新加坡报告确诊寨卡病毒感染病例 329 例，其中，孕妇 8 人，但未见婴儿感染寨卡病毒病例[36-38]。

由此提示：①北京市已经发现寨卡病毒病例，但未造成传播和流行；②人感染寨卡病毒病严重程度高、发生可能性较低；③依据危害性评估，健康危害性评估属于高危害性；④加强新发传染病监测、预警和防控准备是应对传染病疫情和突发公共卫生事件重点工作之一。

7. 裂谷热。裂谷热是由裂谷热病毒引起的经蚊类媒介或接触传播的急性病毒性传染病，是一种病毒性人畜共患病，主要感染动物，但也能通过接触感染动物、饮用生牛奶或通过被感染的蚊虫叮咬传染到人。裂谷热病毒属于沙蝇病毒属。1997 ~ 1998 年，肯尼亚、索马里和坦桑尼亚发生过较大疫情。潜伏期 2 ~ 6 天，受感染者一般无任何症状或出现轻度反应，突然发烧、肌肉疼痛、关节疼痛和头痛，少数患者出现颈部僵硬、畏光、食欲减退和呕吐等症状，通常持续 4 ~ 7 天。个别重度感染者突出表现眼部疾病(0.5% ~2%)、脑膜炎(小于 1%)或出血热(小于 1%)三种症状。病死率小于 1%。

2016 年 7 月 23 日，北京发现我国首例输入型裂谷热病例(来自安哥拉)。由此提示：①北京市已经发现裂谷热病例，但未造成传播和流行；②裂谷热严重程度中等；③北京无传播裂谷热蚊种，因此传播和流行可能性低；④依据危害性评估，裂谷热健康危害性评估属于中危害性；⑤加强新发传染病监测、预警和防控准备是应对传染病疫情和突发公共卫生事件重点工作之一。

8. 中东呼吸综合征(MERS)。MERS 是由新型冠状病毒引起的呼吸道传染病，也是一种人畜共患传染病。2012 年，首次在沙特暴发 MERS 疫情，之后在中东等地传播。目前，欧洲、非洲、亚洲、美洲等 20 多个国家陆续出现疫情。2015 年 6 月，韩国出现 MERS 疫情。截至 2016 年 4 月，全球累计报告 MERS 病例 1698 例，死亡 609 例，病死率 35.9%[39]。北京尚无病例报告。

由此提示：①MERS 在北京零报告，没有病例发生；②MERS 危害严重程度很高；③依据危害性评估，MERS 健康危害性评估属于高危害性。

9. 埃博拉出血热(Ebloa Virus Disease)。埃博拉出血热是由感染丝状病毒导致的急性出血性动物源性传染病。因首次在苏丹南部和刚果(金)的埃博拉河地区发现而命名。埃博拉病毒自然宿主是野生果蝠。灵长类动物(猴子、猿等)通过接触蝙蝠唾液或粪便而感染。WHO 全球监测报告显示，野生果蝠在全球飞行路线路经我国南部地区，有可能对我国造成一定影响。人通过接触受感染果蝠和动物的血液、分泌物等感染，也可以直接接触感染者或被污染的针头、仪器设备等感染。埃博拉疫情主要呈现地方性流行，集中于中非热带雨林和东南非洲热带大草原。

2014 年 2 月，西非地区发生了有史以来最大的埃博拉疫情。8 月 8 日，世界卫生组织突发事件紧急委员会发布西非埃博拉疫情为国际关注的突发公共卫生事件。截至 2016 年 3 月 17 日，共报告病例 28616 例，死亡 11310 例，病死率 39.5%[40]。北京尚无埃博拉病例报告。

由此提示：①埃博拉出血热在北京零报告，没有病例发生；②埃博拉出血热危害严重程度极高，但发生可能性很低；③依据危害性评估，埃博拉健康危害性评估属于极高危害性。

(八)与气候变化相关的病媒生物传染病疫情危害性明显增加

1. 登革热发病呈上升趋势且均为输入性。登革热最早发生于 1873 年，在我国台湾澎湖县。近半个世纪以来，受气候变暖和持续高温天气影响，全球登革热疫情流行呈上升趋势，特别是近年来，台湾地区和广州连续发生重大疫情暴发流行。2014 年，台湾地区累计报告 10600 例，其中，高雄市占 97%，死亡 13 例。2015 年 5 月 1 日至 2016 年 1 月 7 日，报告 43319 例，其中，台南市最多，其次是高雄市和屏东县，其余县市为散发疫情。2014 年 6 月，广东省广州市暴发登革热疫情，随后向周边地区传播。截至 2014 年 10 月 21 日，累计报告 38753 例，死亡 6 例，病死率 15. 5/10 万，其中，轻症病例占 99. 1%。2015 年，北京报告登革热病例 16 例，发病率为 0. 04/10 万，均为外地输入性病例，无死亡病例报告。这些病例主要从泰国、印尼等东南亚国家输入，比 2004 年增加 3 倍[27]。由此表明：①登革热输入病例持续增加，对北京市人群没有造成社会影响；②目前尚未发现本地区高温天气引起登革热病媒生物增加的迹象。由此提示：①登革热疾病严重程度较低，但发生频率增加，登革热健康危害性评估为中等危害；②加强登革热监测、预警和防控准备是应对未来气候变化所致传染病疫情和突发公共卫生事件的重点工作之一，应当得到加强。

2. 疟疾。疟疾发病呈平稳态势且均为输入病例。2004 ~ 2014 年，共报告输入型疟疾病例 336 例，发病率 0. 18/10 万，无死亡病例报告。其中，本市 165 例，占 49. 11%；外地 171 例，占 50. 89%。92. 3% 来自非洲，7. 7% 来自河北省[27]。这些病例主要集中在朝阳区和海淀区，确诊类型为恶性疟、间日疟、三日疟和卵形疟。由此表明：①输入型疟疾发病保持平稳态势，对本地区人群没有造成社会影响；②尚未发现本地区高温天气引起病媒生物增加迹象。

由此提示：①疟疾疾病严重程度较低，但可能发生，健康危害性评估为中等危害；②加强疟疾监测、预警和防控准备是应对气候变化所致传染病疫情和突发公共卫生事件重点工作之一，应当得到加强。

第二节　健康危险因素暴露水平危害性评估

北京市健康危险因素暴露水平危害性评估主要开展公共疾病致死因素、公共疾病致残因素、公共疾病致病因素和健康危险因素等暴露危害性评估。

一、公共疾病致死因素暴露危害性高

北京市致死危险因素主要包括有基础性疾病、老年性疾病、工作负荷过大与心理生活压力过高、突发公共卫生事件等。2016 年，患有基础病人群 963 万人，占常住人口总数 44.4%，其中，慢性病人群 567.8 万人，精神心理疾病 384.5 万人，传染病 10.7 万人。中国医师协会等联合报告，全国每年“过劳死”人数达 60 万人，已经超过日本，IT 行业死亡年龄最低。北京是我国 IT 产业的摇篮，面临的威胁更大。北京市全年发生突发公共卫生事件 21 起，死亡 8 人，比 2014 年增加 7 人。

由此表明：①患有基础病的人群高，将近总人口数 2/5，是导致人口死亡的主要危险因素；②慢性病占基础病人数首位（60%）；③老龄人口比例加大，老年性疾病明显增加；④工作负荷大、精神心理紧张和生活压力高，过劳死危害逐年增加；⑤突发公共卫生事件危害性增加。

二、公共疾病致残因素暴露危害性增加

根据原北京市卫生局（2012）报告，北京市脑卒中成为成人致残的首因，致残率 70% 以上。15% 糖尿病患者出现视力下降，甚至失明，10% ~20% 肾衰竭，50% ~70% 非创伤截肢，老年痴呆症发病率 7.8%，后者高于全球水平（6.4%）。以上这些疾病致残时间长（平均 20 年）。

疾病致残危险因素主要表现在以下五个方面：①脑卒中等疾病患病率和重症比例增加；②老龄人口比例加大，老年生理和病理退行性变致残，以及老年痴呆等增加，导致精神残疾比例增高；③高血压、糖尿病、慢性肾病、肥胖等数量和构成比明显增加，已经成为疾病致残的重要危险因素；④高速公路、野外旅游和高层建筑等快速发展，导致意外伤害事件频发；⑤区域康复护理体系缺板，医疗治愈与康复标准有较大差异，成为导致残疾危害性增加的影响因素。

三、公共疾病致病危险因素暴露危害性高且呈上升趋势

（一）肥胖率持续增加且高于全国但低于 OECD 国家水平

2016 年，北京市 18 ~79 岁常住人口肥胖检出率 12.47%，比 2009 年增加 1.67%，高于全国（12.00%），但低于 OECD 国家水平（19.4%）[27,29,30]。导致肥胖率升高的原因可能有以下五个方面：①肥胖相关健康危险因素暴露水平增

加;②肥胖防控能力仍然较低;③肥胖相关疾病诊断水平较高;④中国和 OECD 国家肥胖判定标准与技术方法可能有一定的差异性;⑤OECD 国家饮食结构(奶油、奶酪、动物食品等高热量食品摄入量较高)与我国有明显差异(蔬菜等植物食品摄入量较高)。

由此提示:①肥胖是导致 NCDs、精神心理疾病、残疾的重要因素之一;②防控肥胖是降低 NCDs、精神心理疾病、残疾的重要措施之一,也是基本医疗卫生工作重点之一。

(二)高血压持续上升高于全国和全球水平

2016 年,北京市 18 ~ 79 岁常住人口高血压患病率 34.90%,比 2009 年增加 9.94%,年均增长速度 1.42%[27]。导致高血压患病率增加的原因可能有以下三个方面:①高血压相关健康危险因素暴露水平增加;②老龄化人口比例大、增长速度快;③可能是高血压诊断能力增强,管理水平不断提高。

北京市常住人口高血压患病率高于全国(25.2%)和全球水平(33.33%)[12,30]。由此提示:①高血压是造成脑卒中及其致残的最重要因素,也是导致心脏病、糖尿病、慢性肾病等主要原因之一;②高血压患病率增加的驱动力高于全国与全球水平;③存在脆弱性;④防控高血压是基本医疗卫生工作重点之一。

(三)糖尿病患病率持续增加低于全国但明显高于 OECD 国家水平

2016 年,北京市 18 ~ 79 岁常住人口糖尿病患病率 9.0%,比 2009 年增加 4.6%,年均增长速度 0.8%[27]。90% 为 2 型糖尿病,符合亚洲人群糖尿病发病特点。导致糖尿病患病率增加的原因可能有以下四个方面:①肥胖及心血管病增加,同时,糖尿病是导致心脑血管病、慢性肾病等重大疾病原因之一;②糖尿病相关健康危险因素暴露水平增加;③老龄化人口比例大、增长速度快;④糖尿病诊断能力提高。

北京市常住人口糖尿病患病率低于中国水平(9.7%),提示:①居民健康素养和诊疗水平均等化程度高于全国;②糖尿病规范化管理水平高于全国;③糖尿病诊疗水平高于全国。

常住人口糖尿病患病率明显高于 OECD 国家水平(7.0%)[29],提示:①糖尿病相关健康危险因素暴露水平仍然较高;②糖尿病规范化管理率低于 OECD 国家;③糖尿病医疗资源配置均等化和诊疗技术可及性低于 OECD 国家。

（四）血脂异常率快速增加且明显高于全国水平

2016年，北京市18～79岁常住人口血脂异常率为45.1%，比2009年增加10.4%。导致血脂异常率增加的驱动力原因可能有以下三个方面：①血脂代谢异常增加，同时血脂异常是造成心脑血管病和肥胖重要原因之一，也是冠心病独立危险因素；②血脂异常相关健康危险因素暴露水平增加；③血脂异常诊断能力提高。

常住人口血脂异常率明显高于全国水平（18.2%）。由此提示：①血脂异常率增加驱动力高于全国水平，是导致区域人口心脑血管病、肥胖和冠心病危害性增加的致病危险因素；②防控血脂异常增高是降低心脑血管病、肥胖和冠心病危害性增加的重要措施，也是基本医疗卫生工作重点之一。

（五）超重率下降且低于全国和OECD国家水平

2016年，北京市18～79岁常住人口超重检出率26.19%，比2009年降低0.22%，低于OECD国家（34.50%）水平[27,29]。超重率降低驱动力可能有以下四个方面：①超重相关健康危险因素暴露水平呈下降趋势；②居民健康素养不断提高，超重预防水平提高；③中国和OECD国家超重判定标准与技术方法有一定的差异性；④OECD国家饮食结构（奶油、奶酪、动物食品等摄入量较高）与我国有明显差异。

北京市人口超重率呈下降趋势，且低于全国水平（30.1%）。由此提示：①超重降低的驱动力高于全国水平；②居民健康素养覆盖率不断提高；③超重健康危险因素暴露水平逐步下降；④区域脆弱性逐渐减弱；⑤超重监测与管理水平有所提升。

四、健康危险因素暴露水平危害性处于高位

健康危险因素暴露水平危害性评估主要开展了社会经济因素（见第二部分）、环境和气候危险因素（见第三部分）、行为危险因素、生物危险因素等暴露危害性评估。

（一）行为危险因素暴露水平危害性呈下降趋势但仍处于较高水平

北京市行为危险因素主要包括吸烟、高盐和高脂饮食、蔬菜水果摄入不足、过量饮酒、身体活动不足等。

1. 人口吸烟率呈下降趋势低于全国但高于OECD国家水平。吸烟是导致NCDs和其他许多疾病的重要原因之一，也是慢性呼吸系统疾病唯一的健康危

险因素[41]。2016年，北京市18～79岁常住人口吸烟人数达389万人，吸烟率22.30%，比2009年降低18.22%，年均下降速度2.60%，吸烟率低于全国水平(28.1%)[27,30]。常住人口吸烟率下降驱动力原因可能有以下四个方面：①北京市颁布实施了公共场所控制吸烟条例，对公共场所控烟实施法制管理，使公共场所吸烟人数明显下降；②公众健康素养不断提高；③监管水平逐步增强；④中央领导带头控烟行动，产生很大影响。

常住人口吸烟率高于OECD国家水平(17.8%)。由此提示：①依法实施控烟管理比OECD国家走步晚；②烟草税收等相关控制政策制度水平较OECD国家低；③公众健康素养普遍较OECD国家低；④公共场所监管水平和公众自律相对较低。

2. 食盐摄入量过高。食盐摄入过高是导致高血压的重要原因之一[42]。2015年，北京市人均每日食盐量8.98克，比2002年降低49.2%，低于全国水平(10.5g)。由此表明：①公众健康素养明显提高；②健康教育和健康促进示范工程发挥重要作用；③食盐摄入自我管理、家庭管理普及率更高；④公共场所和职工餐厅食盐管理水平逐步提升；⑤合理营养膳食加快推进。

北京人口食盐摄入仍高于《中国居民膳食指南(2016)》标准(6克)和《WHO膳食指南》标准(5克)。由此提示：①社会各界对食盐所致健康危害的认识还有待提高，全面系统分类分级管理有待增强；②公众健康素养全覆盖进程尚需加快；③控制常住人口盐摄入量是预防和控制心脑血管疾病的主要措施，也是基本医疗卫生工作重点之一。

3. 油脂摄入量过高且呈下降趋势。油脂摄入过高是导致超重、肥胖和血脂增高的重要原因之一。2015年，北京市18～79岁常住人口植物油每日摄入35.2克，比2002年下降33.7%。由此表明：①公众健康素养明显提高；②健康教育和健康促进发挥重要作用；③油脂摄入自我管理、家庭管理普及率高；④广大居民、家庭自我管理能力，公共场所和职工餐厅油脂管理水平逐步提升；⑤合理营养膳食加快推进。

北京常住人口油脂摄入虽然有所下降但仍高于国家平衡膳食指南推荐量(每日20～30g)，由此提示：①社会各界对油脂所致健康危害的认识有待继续提高，全面系统分类分级管理尚需增强；②公众健康素养还要不断提升；③控制常住人口油脂摄入是预防和控制超重、肥胖和血脂增高的主要措施，也是基本医疗卫生工作重点之一。

4. 蔬菜和水果摄入不足。蔬菜和水果摄入不足是导致心脑血管病、动脉粥样硬化、高脂血症和消化道恶性肿瘤的重要原因之一[42]。2015 年,北京市 18～79 岁常住人口蔬菜和水果每日摄入量分别为 296 克和 132 克,低于国家平衡膳食指南推荐量(蔬菜每日 300～500 克,水果每日 200～400 克)。水果摄入量不足更突出。由此表明:①社会各界对蔬菜和水果摄入不足所致健康危害的认识亟待提高,全面系统分类分级管理亟待增强;②公众健康素养(摄入蔬菜和水果习惯、方式等)有待提升;③蔬菜和水果补贴相关政策缺位,价格偏高,增加普通居民负担;④提高常住人口蔬菜和水果摄入,是预防和控制心脑血管病、动脉粥样硬化、高脂血症和消化道恶性肿瘤的主要措施,也是基本医疗卫生工作重点之一。

5. 身体活动不足呈下降趋势且低于 OECD 国家而高于全国水平。身体活动不足是导致心脑血管病、糖尿病、肿瘤和肥胖的重要危险因素之一[43]。2015 年,北京市 18～79 岁常住人口身体活动不足率 26.0%,比 2008 年下降 6.7%,低于 OECD 国家水平(33%)。

导致身体活动不足下降的原因可能有以下五个方面:①公众健身强体意识增强,体育场馆有序向市民开放,公共健身设施和器材逐步拓展到公共场所、社区、企业、学校乃至乡村等;②公众健康素养明显提高;③基本公共健康和健康服务能力及管理水平较高;④全面贯彻落实国家体育法律法规、全民健身条例、全民健身计划等一系列法律法规和政策制度,为增强全民体育活动提供了法律和政策保障;⑤北京奥运会和 2022 年冬奥会以及重大国际赛事等体育健康活动多,对市民影响和带动作用大。

常住人口身体活动不足率高于全国水平(23%)。主要原因可能有以下四个方面:①北京作为国家政治文化中心,机关工作人员多,文化艺术创作人员多,科研教学人员多,高层人士多,会议多,静态作业时间长;②居家与工作场所距离远,导致驾驶或乘坐机动车人员数量较高;③远郊区人群比城市人群不活动数量高;④老年人口比例较大。

6. 人口饮酒率低于全国水平。饮酒是导致心脑血管病、糖尿病、肿瘤和其他酒精相关疾病的重要危险因素之一。2015 年,北京市常住人口成人饮酒率 31.2%,低于全国水平(36.4 %)。导致饮酒率下降驱动力的原因可能有以下七个方面:①居民文化教育程度较高;②居民健康素养较高;③基本公共健康服务能力和管理水平较高;④学校、机关、社区、企事业单位对青少年和职工饮酒教育和管理工作力度较大;⑤公众媒体对饮酒所致健康危害传播覆盖面广、频次高;⑥饮酒驾车实施依法管理,控制和减少有害饮酒有了法律保障;⑦其他原因。

(二)生物危险因素暴露危害性高

常住人口男性高于女性且与全国接近但与 OECD 国家相反。性别是导致性相关疾病的重要危险因素之一。2016 年,北京市常住人口男性 1112.7 万人,女性 1060.2 万人,男性高于女性(104.95:100),接近全国水平(104.98:100)。

OECD 国家与其相反,女性高于男性(103.49:100)[29]。导致女性高于男性驱动力原因可能有以下四个方面:①性别平等意识和行为增强。OECD 国家在教育、就业、工资等方面男女平等法律和政策制度落实到位;②OECD 国家期望寿命高,老龄女性人口明显高于男性;③现代服务业比例高,对女性需求和适应性更有利;④其他原因。

第三节 疾病严重程度和健康危险因素暴露水平关联性及归因分析

前文分别阐述了北京市疾病危害严重程度和健康危险因素暴露水平危害性表现、原因和等级。下面应用年最高温度和雾霾天气联合暴露与心脏病死亡、高温天气和人群死亡、人均 GDP 与恶性肿瘤死亡理论模型做关联性和归因分析,为从根本上防控公共健康危害提供科学依据。

一、年最高温度和雾霾天气联合暴露与心脏病死亡关联性及归因分析

(一)年最高温度和雾霾天气联合暴露与心脏病死亡率关联性分析

应用年最高温度和雾霾天气联合暴露与心脏病死亡率相关理论模型:

$$Y_H = 66.1 + 1.86X_{T_{max}} + 0.09X_W \qquad (Y_H - 1)$$

对北京市相关数据进行测算。将 2009～2016 年北京市年最高温度、雾霾天气数与户籍人口心脏病死亡率数据,代入(Y_H -1)公式,计算得出年最高温度和雾霾天气联合暴露与心脏病死亡相关系数 R=0.94,具有显著性统计学差异(P<0.01)(见图 1-24)。

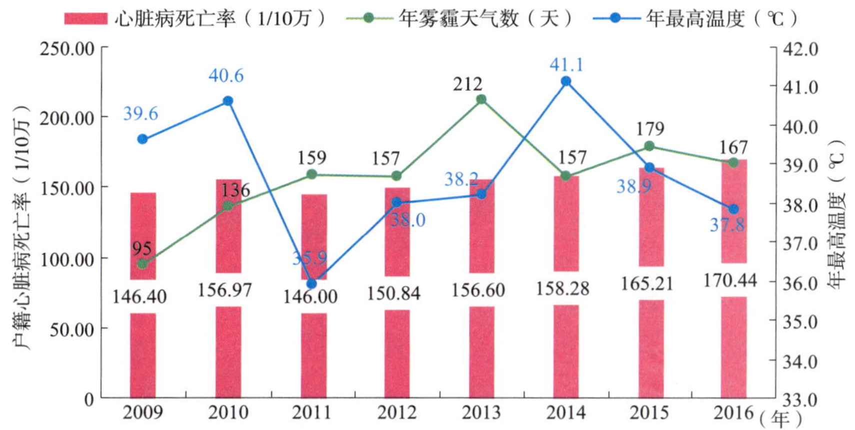

数据来源：北京市卫生与人群健康状况报告（2009～2016），北京市环境质量公报（2009～2016）

图1-24　2009～2016年北京市年最高温度和雾霾天气数变化与心脏病死亡率的关联性

（二）年最高温度和雾霾天气联合暴露心脏病超额死亡率分析

应用年最高温度和雾霾天气联合暴露的心脏病死亡率理论模型：

$$Y_{TW} = X_{T_{max}} \times \beta_T + X_W \times \beta_W \qquad (Y_{TW} - 1)$$

对北京市相关数据进行测算。2016年，北京市年最高温度37.8℃，雾霾天气数167.0天，最高温度回归系数β_T为1.86，雾霾天气回归系数β_W为0.09。代入（Y_{TW} -1）公式，计算得出Y_{TW}为87.4/10万，即年最高温度和雾霾天气联合暴露心脏病超额死亡率为87.4/10万。

（三）心脏病死亡归因年最高温度和雾霾天气联合暴露分析

应用心脏病死亡率归因年最高温度和雾霾天气联合暴露的理论模型：

$$H_{TW} = \frac{Y_{TW}}{Y_H} \times 100\% \qquad (H_{TW} - 1)$$

对北京市相关数据进行测算。2016年，北京市户籍人口心脏病死亡率Y_H为170.4/10万，年最高温度和雾霾天气联合暴露的心脏病超额死亡率Y_{TW}为87.4/10万，代入（H_{TW} -1）公式，计算得出H_{TW}为51.3%，即心脏病死亡率归因于年最高温度和雾霾天气联合暴露的比例为51.3%。由此表明：①北京市户籍人口心脏病死亡一半以上由年最高温度和雾霾天气联合暴露所致；②年最高温度和雾霾天气联合暴露对心脏病死亡的贡献明显高于其他因素；③降低心脏病死亡重点是要改善空气环境质量和减缓气候变化；④研究建立环境治理和减缓气候变化对策是区域预防重大疾病和健康损害的重要措施之一。

二、高温天气和人口死亡关联性与归因分析

(一)最适温度死亡分析

应用最适天气温度死亡理论模型

$$M_{OT} = 0.88 \times \frac{X_{avr(M)} \times P_{hj}}{365.25} \qquad (M_{OT} - 1)$$

对北京市相关数据进行测算。2016 年,北京市户籍人口年均死亡率为 6.6‰,户籍人口 1 362.9 万人,代入公式,计算得出

$$M_{OT} = 0.88 \times \frac{6.6 \times 1362.9}{365.25} = 216(\text{人})$$

即最适温度基础死亡 216 人。由此表明:①人类的正常死亡与气象温度没有直接关系;②基础死亡主要是由不确定因素或人群敏感性导致的人类死亡,即基础危害值;③研究危险因素对健康影响关联与贡献具有重要意义,也是危害性评价的基础和依据。

(二)热死亡分析

应用热死亡理论模型:

$$N_T = D_{avr} \times 0.88 \times (RR_t - 1) \times 365.25 \qquad (N_T - 1)$$

对北京市相关数据进行测算。2016 年,北京市 65 岁及以上人口日均死亡 D_{avr} 为 216 人。气象温度按照第三部分(图 3 – 14),在 35℃时的相对死亡率 RR_t 为 1.05,代入公式,计算得出

$$N_T = 216 \times 0.88 \times (1.05 - 1) \times 365.25 = 3\,471(\text{人})$$

即北京市天气温度在 35℃时,造成 3471 人死亡。由此表明:①高温是导致人类死亡的重要原因之一,万不可掉以轻心;②导致人类死亡最常见、最密不可分的是高温影响;③控制气候变暖、减缓气候变化是保护人类健康的最重要工作之一。

(三)热死亡归因分析

应用热死亡归因模型:

$$H_T = \frac{N_T - M_{OT}}{D_{hj}} \times 100\% \qquad (H_T - 1)$$

对北京市相关数据进行测算。2016 年,北京市 65 岁及以上户籍人口死亡总数(D_{hj})63809 人,高温天气死亡(N_T)总数 3471 人,最适天气温度基础死亡

总数（M_{OT}）216 人，代入公式，计算得出

$$H_T = \frac{N_T - M_{OT}}{D_{hj}} \times 100\% = \frac{3471 - 216}{63809} \times 100\% = 5.1\%$$

即 2016 年，北京市户籍人口死亡中，归因于高温天气的比例为 5.1%。由此表明：①高温天气是导致北京市人口死亡的重要危险因素；②防控高温天气是减少人口死亡的重要措施，而这一点往往很难做到，又常常被忽视。在此，特别提醒未来必须严加管理。

三、人均 GDP 与恶性肿瘤死亡率关联性及归因分析

（一）人均 GDP 与恶性肿瘤死亡率关联性分析

应用人均 GDP 与恶性肿瘤死亡率相关理论模型：

$$Y_C = 0.001X_{per(GDP)} + 105.3 \qquad (Y_H - 1)$$

对北京市相关数据进行测算。将 2009～2016 年北京市人均 GDP 与户籍人口恶性肿瘤死亡率数据，代入（Y_H －1）公式，计算得出人均 GDP 与恶性肿瘤死亡率相关系数 R＝0.95，具有显著性统计学差异（P＜0.05）（见图 1－25）。

由此表明：①恶性肿瘤死亡与人均 GDP 密切相关；②随着人均 GDP 增加，恶性肿瘤死亡率也随之增长；③合理预期人均 GDP 增长幅度，优化调整 GDP 结构，发展绿色生态健康 GDP，是防控恶性肿瘤死亡的重要措施之一。

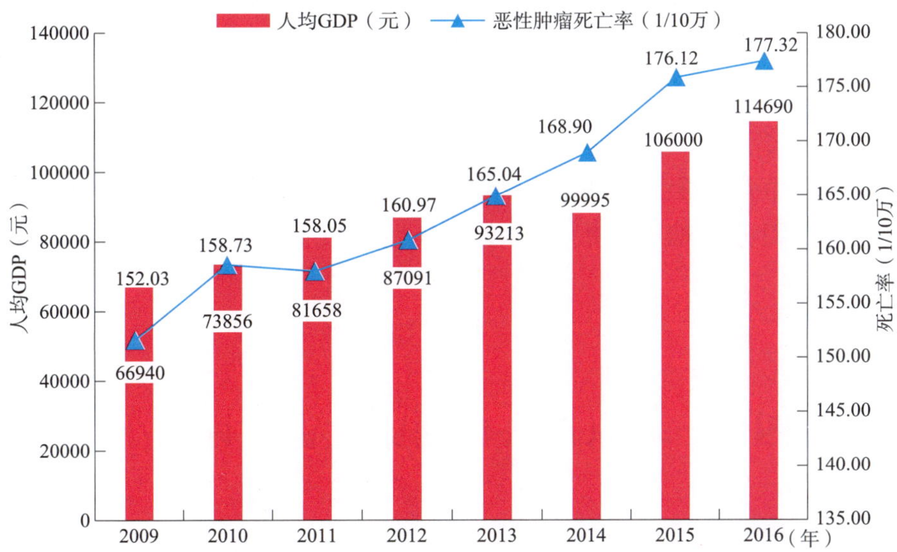

数据来源：北京市卫生与人群健康状况报告（2009～2016），北京市国民经济和社会发展统计公报（2009～2016）

图 1－25　2009～2016 年北京市人均 GDP 变化与恶性肿瘤死亡率的关联性

（二）人均 GDP 恶性肿瘤超额死亡率分析

应用人均 GDP 恶性肿瘤死亡率理论模型：

$$Y_{GDP} = X_{per(GDP)} \times \beta_{per(GDP)} \qquad (Y_{GDP} - 1)$$

对北京市相关数据进行测算。2016 年，北京市人均 GDP 为 114 690 元，回归系数 $\beta_{per(GDP)}$ 为 0.001，表示代入（Y_{GDP} -1）公式，计算得出 Y_{GDP} 为 114.7/10 万，即人均 GDP 恶性肿瘤超额死亡率为 114.7/10 万。

由此表明：①人均 GDP 是导致人类恶性肿瘤死亡的重要原因之一，应当引起高度重视；②导致恶性肿瘤死亡的基础原因是人均 GDP 增长影响；③科学合理确定人均 GDP 增长幅度，发展绿色生态健康 GDP 是防控恶性肿瘤死亡增长的重要措施之一。

（三）恶性肿瘤死亡率归因人均 GDP 分析

应用恶性肿瘤死亡率归因人均 GDP 理论模型：

$$H_{GDP} = \frac{Y_{GDP}}{Y_C} \times 100\% \qquad (H_{GDP} - 1)$$

对北京市相关数据进行测算。2016 年，北京市户籍人口恶性肿瘤死亡率（Y_C）为 177.3/10 万，人均 GDP 恶性肿瘤超额死亡率（Y_{GDP}）为 114.7/10 万，代入（H_{GDP} -1）公式，计算得出 H_{GDP} 为 64.7%，即恶性肿瘤死亡归因人均 GDP 的比例为 64.7%。

由此表明：①户籍人口恶性肿瘤死亡一半以上归因于人均 GDP；②经济因素对恶性肿瘤死亡的贡献明显高于其他因素；③降低恶性肿瘤死亡重点是发展绿色生态健康经济；④研究建立新经济发展与健康协同推进对策是区域健康发展的重要措施之一。

目前北京市乃至全国缺少相关制度化监测数据，许多健康危险因素暴露水平相关性与归因分析难以开展。这也是今后开展健康危害性评估必须加强的基础工作之一。

第四节 北京市人口健康危害性评估小结

北京市人口健康危害性除社会经济因素和环境污染与气候变化因素之外，主要是由多种不健康行为危险因素和生物因素长期交互作用导致复杂的系统健康影响,从健康损害到疾病、致残和致死全过程。突出表现为重大疾病严重程度和危险因素暴露水平危害性两个方面。

一、重大疾病严重程度危害性高

NCDs 严重程度危害性高。主要依据北京市恶性肿瘤、心脏病、脑血管病、呼吸系统疾病死亡和发(患)病严重程度危害性高;糖尿病患病严重程度危害性高等。

精神心理疾患严重程度危害性中等。主要依据北京市精神心理疾患患病严重程度危害性中等。

伤害和中毒严重程度危害性中等。主要依据北京市伤害和中毒死亡与发病严重程度危害性中等。

传染病严重程度危害性中等。主要依据北京市乙丙类传染病发病严重程度危害性中等;感染性腹泻、流感、肺结核、登革热和疟疾发病与死亡危害性中等。甲型 H1N5 流感、裂谷热危害性中等。

但是新发传染病疫情严重程度危害性高。埃博拉出血热危害性极高,人感染高致病性 H7N9 禽流感、SARS、黄热病、寨卡病毒病、MERS 危害性高。

用分层加权评分法对北京市重大疾病严重程度危害性评估,得 37.50 分,占健康危害严重程度总分 75.00%。按照公共健康危害性评估矩阵指数表(H_M-1),健康危害严重程度等级为高危害性,表示健康危害严重程度很高且可能发生(见图 1-26)。

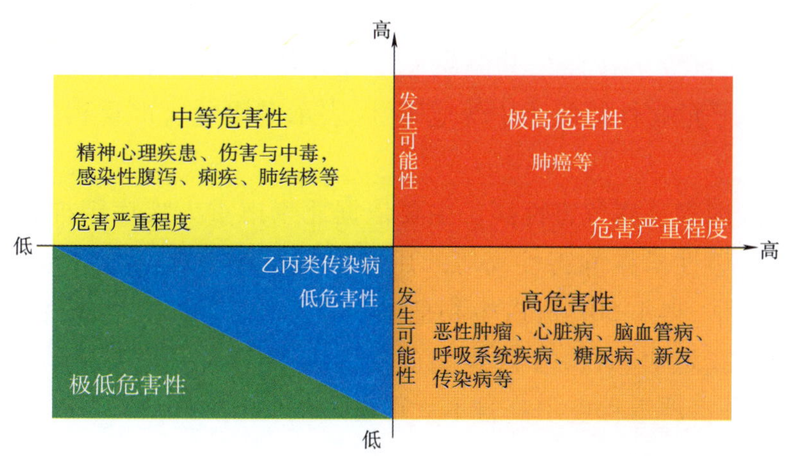

图 1-26 北京市人口健康危害严重程度定性评估结果

二、公共健康危险因素暴露水平危害性高

公共疾病致死因素暴露水平危害性高。主要依据北京市慢性病、老年性疾病等人群暴露危害性高。用分层加权评分法对公共疾病致死因素暴露水平危害性评估，得10.05分，占公共疾病致死因素总分78.93%。按照公共健康危害性评估矩阵指数表（H_M-1），公共疾病致死因素暴露水平危害性等级为高危害性，表示健康危害严重程度高且很可能发生。

公共疾病致残危险因素暴露水平危害性高。主要依据北京市肥胖和意外伤害事件致残危险因素暴露危害性高；脑卒中、慢性肾病、心脏病、恶性肿瘤、老年病、糖尿病致残危险因素暴露危害性高。用分层加权评分法公共疾病致残因素暴露危害性评估，得9.60分，占公共疾病致残因素总分73.85%。按照公共健康危害性评估矩阵指数表（H_M-1），公共疾病致残因素暴露水平危害性为高危害性，表示健康危害严重程度很高且不太可能发生。

公共疾病致病危险因素暴露水平危害性高。主要依据北京市肥胖、高血压、血脂异常暴露危害性高等。用分层加权评分法对公共疾病致病因素暴露水平危害性评估，得7.20分，占公共疾病致残病因素总分65.00%。按照公共健康危害性评估矩阵指数表（H_{M-1}），公共疾病致残因素暴露危害性为高危害性，表示健康危害严重程度很高、罕见发生。

行为危险因素暴露危害性中等。主要依据北京市吸烟、植物油摄入过量、水果摄入不足、身体活动不足暴露水平危害性中等。饮酒暴露水平危害性高，用分层加权评分法对行为危险因素暴露水平危害性评估，得1.39分，占行为危险因素总分55.60%。按照公共健康危害性评估矩阵指数表（H_M-1），行为危险因素暴露水平危害性等级为中等危害性，表示健康危害严重程度中等且很可能发生。

生物危险因素暴露危害性高。主要依据北京市重大疾病精神心理因素、家族史和基因易感性暴露危害性高等。用分层加权评分法对生物危险因素暴露水平危害性评估，得1.50分，占生物危险因素总分75.00%。按照公共健康危害性评估矩阵指数表（H_M-1），生物危险因素暴露水平危害性等级为高危害性，表示健康危害严重程度很高且不太可能发生（见表1-3）。

表 1-3　2009～2016 年北京市人口健康危害严重程度和危险因素暴露水平评估结果

危害性评估指标	北京数据	北京危害性评估分值和等级		
		评估分值(分)	危害指数(%)	等级
1. 健康危害严重程度指标		**37.50**	**75.00**	高
1.1 恶性肿瘤死亡率,/10 万	177.32	1.60	75.00	高
1.2 恶性肿瘤发病率,/10 万	330.17	1.40	80.00	高
1.3 心脏病死亡率,/10 万	170.44	1.40	73.70	高
1.4 冠心病发生率,/10 万	180.30	1.30	70.60	高
1.5 脑血管病死亡率,/10 万	130.60	1.60	80.00	高
1.6 卒中事件发生率,/10 万	560.00	1.50	80.00	高
1.7 呼吸系统疾病死亡率,/10 万	65.07	1.00	66.70	高
1.8 呼吸系统疾病发病率,%	6.10	0.80	66.70	高
1.9 糖尿病死亡率,/10 万	16.80	0.60	35.70	中等
1.10 糖尿病患病率,%	9.00	0.80	72.70	高
1.11 乙丙类传染病死亡率,/10 万	4.42	0.10	25.55	低
1.12 乙丙类传染病发病率,/10 万	561.80	0.40	50.00	中等
1.13 手足口病死亡率,/100 万	0.09	0.20	50.00	中等
1.14 手足口病发病率,/10 万	224.30	0.15	50.00	中等
1.15 其他感染性腹泻死亡率,/10 万	0.06	0.20	50.00	中等
1.16 其他感染性腹泻发病率,/10 万	166.47	0.10	50.00	中等
1.17 痢疾死亡率,/100 万	0.02	0.12	50.00	中等
1.18 痢疾发病率,/10 万	40.80	0.08	50.00	中等
1.19 肺结核死亡率,/100 万	0.02	0.09	50.00	中等
1.20 肺结核患病率,/10 万	28.00	0.06	50.00	中等
1.21 流感死亡率,/100 万	0.01	0.06	50.00	中等
1.22 流感发病率,%	1.50	0.04	50.00	中等
1.23 艾滋病死亡率,/10 万	0.20	0.03	50.00	中等
1.24 艾滋病发病率,/10 万	14.70	0.02	20.00	低
1.25 伤害和中毒死亡率,/10 万	25.06	1.00	50.00	中等
1.26 伤害和中毒发病率,%	1.58	0.25	40.00	中等
1.27 精神障碍患病率,%	12.53	0.60	50.00	中等
1.28 肺癌诊断中晚期构成比,%	–	1.80	≥90.00	极高
1.29 肺癌诊断鳞状细胞癌构成比	–	1.60	≥88.00	极高
1.30 肺癌诊断未分化癌构成比	–	1.20	≥86.00	极高
1.31 肺癌诊断腺癌构成比	–	1.10	≥85.00	极高
1.32 肺癌诊断肺泡细胞癌构成比	–	0.80	≥80.00	极高

续表

危害性评估指标	北京数据	北京危害性评估分值和等级		
		评估分值(分)	危害指数(%)	等级
1.33 乳腺癌诊断中晚期构成比	–	0.60	≥90.00	极高
1.34 乳腺癌诊断浸润癌构成比	–	1.40	≥85.00	极高
1.35 心脏病诊断中重度构成比	–	0.80	≥82.00	极高
1.36 卒中诊断急性期构成比	–	0.60	≥86.00	极高
1.37 卒中诊断后遗症期构成比	–	0.40	≥84.00	极高
1.38 卒中诊断康复期构成比	–	0.20	≥80.00	极高
1.39 COPD 诊断Ⅳ级构成比	–	0.50	≥75.00	高
1.40 COPD 诊断Ⅲ级构成比	–	0.30	≥70.00	高
1.41COPD 诊断Ⅱ级构成比	–	0.20	≥65.00	高
1.42 COPD 诊断Ⅰ级构成比	–	0.10	≥60.00	高
1.43 糖尿病诊断中重度构成比	–	0.80	≥78.00	高
1.44 传染病诊断中重度构成比	–	0.50	≥70.00	高
1.45 伤害和中毒诊断中重度构成比	–	0.40	≥65.00	高
1.46 精神疾患诊断中重度构成比	–	0.40	≥70.00	高
1.47 肺癌发病清楚程度	部分清楚	1.00	≥55.00	中等
1.48 肺癌发病可逆程度	晚期不可逆	0.8	≥95.00	极高
1.49 乳腺癌发病清楚程度	不清楚	0.90	≥90.00	极高
1.50 乳腺癌发病可逆程度	晚期不可逆	0.80	≥85.00	极高
1.51 心脏病发病清楚程度	部分清楚	0.45	55.00	中等
1.52 心脏病发病可逆程度	晚期不可逆	0.70	≥85.00	极高
1.53 脑血管病发病清楚程度	部分清楚	0.40	57.00	中等
1.54 脑血管病发病可逆程度	晚期不可逆	0.60	≥80.00	极高
1.55 COPD 发病清楚程度	部分清楚	0.70	55.00	中等
1.56 COPD 发病可逆程度	晚期不可逆	0.60	≥75.00	高
1.57 糖尿病患病清楚程度	部分清楚	0.35	50.00	中等
1.58 糖尿病患病可逆程度	重度不可逆	0.50	≥78.00	高
1.59 新发传染病发病清楚程度	不清楚	0.60	≥72.00	高
1.60 新发传染病发病可逆程度	重度不可逆	0.50	≥70.00	高
1.61 伤害和中毒发病清楚程度	部分清楚	0.20	55.00	中等
1.62 伤害和中毒发病可逆程度	重度不可逆	0.40	≥78.00	高
1.63 精神疾患发病清楚程度	部分清楚	0.50	≥50.00	中等
1.64 精神疾患发病可逆程度	重度部分可逆	0.40	≥75.00	高

续表

危害性评估指标	北京数据	北京危害性评估分值和等级		
		评估分值(分)	危害指数(%)	等级
2. 公共疾病致死因素指标		**10.05**	**78.93**	**高**
2.1 重度吸烟人口比例,%	–	3.50	≥80.00	高
2.2 重度酗酒人口比例,%	–	2.20	50.00	高
2.3 工作超负荷人口比例,%	–	3.20	≥80.00	高
2.4 老年性疾病人口比例,%	–	1.50	≥80.00	高
2.5 高度过劳人口比例,%	–	1.00	≥80.00	高
2.6 重(特)大突发公共卫生事件比例,%	0.00	0.10	26.25	低
2.7 突发公共卫生事件,起数	21.00	0.05	25.00	低
3. 公共疾病致残因素指标		**9.60**	**73.85**	**高**
3.1 脑卒中致残率,%	70.00	2.50	75.00	高
3.2 糖尿病致残率,%	15.00	1.10	73.33	高
3.3 慢性肾病致残率,%	–	1.30	≥60.00	高
3.4 肥胖致残率,%	–	0.70	≥60.00	高
3.5 老年性痴呆发病率,%	7.80	3.00	75	高
3.6 意外伤害致残率,%	–	1.00	≥60.00	高
4. 公共疾病致病因素指标		**7.20**	**65.00**	**高**
4.1 肥胖患病率,%	12.47	2.50	65.00	高
4.2 高血压患病率,%	34.90	2.30	70.00	高
4.3 糖尿病患病率,%	9.00	1.50	56.00	中等
4.4 血脂异常检出率,%	45.10	1.10	73.33	高
4.5 超重检出率,%	26.19	0.55	55.00	中等
5. 不健康行为和生活方式指标		**1.39**	**55.60**	**中等**
5.1 人群总吸烟率,%	22.30	0.50	50.00	中等
5.2 人均日食盐摄入量,g	8.98	0.35	70.00	低
5.3 人均日植物油摄入,g	35.20	0.20	55.00	中等
5.4 人均日蔬菜摄入量,g	296.00	0.15	60.00	低
5.5 人均日水果摄入量,g	132.00	0.10	50.00	中等
5.6 体力活动不足率,%	26.00	0.05	50.00	中等
5.7 饮酒率,%	31.20	0.03	60.00	高
6. 生物危险因素指标		**1.50**	**75.00**	**高**
6.1 性别比	104.95	0.40	50.00	中等
6.2 精神心理异常比例,%	–	0.60	≥70.00	高
6.3 家族史聚集性,%	–	0.32	≥80.00	高
6.4 基因易感性发生率,%	–	0.18	≥80.00	高

附录　公式及编码

危害性决定因素分式：$H = S \times E$（H－1）

危害性评估原理公式：$H = \frac{V \times R}{C}$　（H－2）

单因素危害性评估理论模型：$R_{h_i} = \sum_{j_i} X_{h_{i,j_i}}$（$R_H$－1）

单因素危害性矩阵指数理论模型：$M_{R_{h_i}} = \frac{R_{h_i}}{S_{h_i}} \times 100\%$（$M_H$－1）

多因素危害性评估理论模型：$R_{h_n} = \sum_{j_i} X_{h_{i,j}} + \sum_{j_k} X_{h_{k,j}} + \sum_{j_l} X_{h_{l,j}} + \cdots = \sum_{n_x} \sum_{j_x} X_{h_{x,j}}$（$R_H$－2）

多因素危害性矩阵指数理论模型：$M_{R_{h_n}} = \frac{R_{h_i} + R_{h_k} + R_{h_l} + \cdots}{S_{h_i} + S_{h_k} + S_{h_l} + \cdots} \times 100\% = \frac{R_{h_n}}{S_{h_n}} \times 100\%$（$M_H$－2）

综合危害性评估理论模型：

$R_h = R_{h_1} + R_{h_2} = \sum_{n_1} \sum_{j_1} X_{h_{1,j}} + \sum_{n_2} \sum_{j_2} X_{h_{2,j}} + \cdots + \sum_{n_n} \sum_{j_n} X_{h_{n,j}}$（$R_H$－3）

综合因素危害性矩阵指数理论模型：$M_{R_h} = \frac{R_{h_1} + R_{h_2}}{S_{h_1} + S_{h_2}} \times 100\%$（$M_H$－3）

年最高温度和雾霾天气联合暴露与心脏病死亡率相关模型：

$Y_H = 66.1 + 1.86X_{T_{max}} + 0.09X_W$（$Y_H$－1）

年最高温度和雾霾天气联合暴露的心脏病死亡率理论模型：

$Y_{TW} = X_{T_{max}} \times \beta_T + X_W \times \beta_W$（$Y_{TW}$－1）

心脏病死亡归因年最高温度和雾霾天气联合暴露理论模型：

$H_{TW} = \frac{Y_{TW}}{Y_H} \times 100\%$（$H_{TW}$－1）

人均 GDP 与恶性肿瘤死亡率相关理论模型：$Y_C = 0.001X_{per(GDP)} + 105.3$（$Y_C$－1）

人均 GDP 恶性肿瘤死亡率理论模型：$Y_{GDP} = X_{per(GDP)} \times \beta_{per(GDP)}$（$Y_{GDP}$－1）

恶性肿瘤死亡率归因人均 GDP 理论模型：$H_{GDP} = \frac{Y_{GDP}}{Y_C} \times 100\%$（$H_{GDP}$－1）

平均温度暴露水平和痢疾发病例数相关理论模型：$Y_{LJ} = 45.3X_{per(T)} + 352.3$（$Y_{LJ}$－1）

月天气平均温度痢疾发病理论模型：$Y_T = X_{per(T)} \times \beta_{per(T)}$（$Y_T$－1）

痢疾发病归因月天气平均温度理论模型：$H_{LJ} = \frac{Y_T}{Y_{LJ}} \times 100\%$　（H_{LJ}－1）

最适温度基础死亡与年均死亡率理论模型：$M_{OT} = 0.88 \times \frac{X_{avr(M)} \times P_{hj}}{365.25}$（$M_{OT}$－1）

热死亡人数理论模型：$N_T = D_{avr} \times 0.88 \times (RR_t - 1) \times 365.25$（$N_T$－1）

热死亡归因理论模型：$H_T = \frac{N_T - M_{OT}}{D_{hj}} \times 100\%$ （$H_T - 1$）

参考文献

[1]WHO. World report on ageing and health[M]. Geneva: WHO press, 2015.

[2]WHO. Six – year strategic plan to minimize the health impact of emergencies and disasters: 2014 – 2019 [M]. Geneva: WHO press, 2015.

[3] UN. Millennium Development Goals report 2015 [EB/OL]. http://unstats. un. org/unsd/mdg/Resources/Static/Products/Progress2015/English2015/2015 – 9 – 16.

[4]IEC. International standard(iec/iso 31010):Risk management – risk assessment techniques[Z]. Geneva: IEC Central Office press, 2009.

[5]WHO. Risk Reduction and Emergency Preparedness:WHO Six – year Strategy for the Health Sector and Community Capacity Development[M]. Geneva:WHO press,2007:7 ~ 13.

[6]Antigona Uk? haxhaj, Dragan Gjorgjev, Maser Ramadani, et al. Air Pollution in Pristina, Influence on Cardiovascular Hospital Morbidity[J]. Med Arh,2013, 67 (6): 438 ~ 441.

[7]Kontis V, Mathers C D, Rehm J, et al. Contribution of six risk factors to achieving the 25x25 non – communicable disease mortality reduction target: a modelling study[J]. Lancet, 2014,384(9941):427 ~ 437.

[8]周天．恶性肿瘤患者抑郁、焦虑情况及其辨证分型和相关因素研究[D]. 北京中医药大学学报,2016.

[9]WHO. Global health risks: mortality and burden of disease attributable to selected major risks[R]. Geneva: WHO Press, 2013.

[10]WHO. WHO report on the global tobacco epidemic, 2015: raising taxes on tobacco[R]. Geneva: WHO Press, 2015.

[11]WHO. Global status report on noncommunicable diseases[R]. Geneva: WHO Press,2014.

[12]国家卫生计生委．《中国居民营养与慢性病状况报告(2015)》. 国家卫生计生委, 2015.

[13]WHO. Global recommendations on physical activity for health[M]. Geneva: WHO Press,2010.

[14]WHO. Global status report on alcohol and health[M]. Geneva: WHO Press,2014.

[15]WHO. Mental health atlas 2014[M]. Geneva: WHO Press,2016.

[16]WHO. WHO global report: mortality attributable to tobacco[R]. Geneva: WHO Press,2012.

[17]Ng M, Fleming T, Robinson M, et al. Global, regional, and national prevalence of overweight and obesity in children and adults during 1980 – 2013: a systematic analysis for the Global Burden of Disease Study 2013. LANCET 2014, 9945: 766 ~ 81.

[18]Murray CJ, Ortblad KF, Guinovart C, et al. Global, regional, and national incidence and mortality for HIV, tuberculosis, and malaria during 1990 ~ 2013: a systematic analysis for the Global Burden of

Disease Study 2013. LANCET 2014, 9947: 1005 ~ 1070.

[19]WHO. The global burden of disease: 2004 update[R]. Geneva: WHO Press,2008.

[20]曾蓉,严新民,宋滇平,等. 2 型糖尿病患者 Fat/Cd36 基因启动子区 -3489C/ T 和密码子区 478C/ T 多态性研究[J]. 中华临床医师杂志, 2008,2(3):16 ~ 19.

[21] Corpeleijn E, van der Kallen CJ, Kruijshoop M, et al. Directassociation of a promoter polymorphism in the CD36/FAT fatty acid transporter gene with Type 2 diabetes mellitus and Insulin resistance[J]. Diabet - Med, 2006,23(8):907 ~ 911.

[22] WHO. Disability Prevention and Rehabilitation[R]. Geneva: WHO Press, 2014(668): 1 ~ 39.

[23]WHO. World health statistics 2016: monitoring health for the SDGs, sustainable development goals [R]. Geneva: WHO Press, 2008.

[24]汤淑女,简伟研. 社会经济地位与慢性病患病的关联——基于北京和上海工作群体的实证研究[J]. 中国卫生政策研究,2012(1):51 ~ 55.

[25]刘楠媚,刘利群,胥美美,等. 北京市大气二氧化氮水平与居民呼吸系统疾病死亡的关系[J]. 环境与健康杂志,2014(7):565 ~ 568.

[26]Honda Y, Kondo M, McGregor G, et al. Heat - related mortality risk model for climate change impact projection[J]. Environ Health Prev Med. 2014(19):56 ~ 63.

[27]北京市人民政府. 北京市 2016 年卫生与人群健康状况报告[M]. 人民卫生出版社, 2017.

[28]国家统计局. 中国 2016 年国民经济和社会发展统计公报[R]. 国家统计局, 2017.

[29]OECD. Health at a Glance 2016 OECD indicators[M]. Paris: OECD Publishing, 2017.

[30]WHO. Noncommunicable diseases country profiles 2014[R]. Geneva: WHO Press,2014.

[31]北京市卫生计生委. 2016 年北京市卫生事业发展统计公报[R]. 北京市卫生计生委, 2017.

[32]国家卫生计生委. 2016 年全国法定传染病疫情概况[R]. 国家卫生计生委,2017.

[33]陈万青,郑荣寿,张思维,等. 2012 年中国恶性肿瘤发病和死亡分析[J]. 中国肿瘤, 2016(1): 1 ~ 8.

[34]曹志冬,曾大军,郑晓龙,等. 北京市 SARS 流行的特征与时空传播规律[J]. 中国科学:地球科学,2010(6):776 ~ 788.

[35]WHO: Disease outbreak news - Yellow Fever - Angola[EB /OL]. http://www. Who. int/csr/don/ 12 - february - 2016 - yellow - fever - angola/en/2016 - 04 - 06.

[36]Cao - Lormeau VM, Roche C, Teissier A, et al. Zika virus, French Polynesia, South Pacifi c, 2013 [J]. Emerg Infect Dis, 2014, 20(6): 1084 ~ 1086.

[37] Besnard M, Lastère S, Teissier A, et al. Evidence of perinatal transmission of Zika virus, French Polynesia, December 2013 and February 2014[J]. Euro Surveill, 2014, 19(13):20751.

[38] Fauci AS, Morens DM. Zika virus in the Americas—yet another arbovirus threat[J]. N Engl J Med , 2016(374): 601 ~ 604.

[39]Sherif Shalaby, Bauer E Sumpio. Economic development and diabetes prevalence in MENA countries: Egypt and Saudi Arabia comparison[J]. World Journal of Diabetes, 2015(2):304 ~ 311.

[40]WHO. Ebola virus disease update – West Africa[EB/OL]. http://www. who. int/csr/don/2014_08_19_ebola/en/2014 – 08 – 18.

[41]Martin – Diener E, Meyer J, Braun J, et al. The combined effect on survival of four main behavioural risk factors for non – communicable diseases[J]. Preventive Medicine, 2014(65):148 ~ 152.

[42]Graudal N, Jurgens G, Baslund B, et al. Compared with usual sodium intake, low – and excessive – sodium diets are associated with increased mortality: a meta – analysis[J]. Am J Hypertens, 2014, 27(9):1129 ~ 1137.

[43]Ikeda N, Inoue M, Iso H, et al. Adult mortality attributable to preventable risk factors for non – communicable diseases and injuries in Japan: a comparative risk assessment[J]. PLoS Med, 2012,9(1): e1001160.

[44]Stewart BW, Wild CP, editors. World Cancer Report 2014. Lyon, France: International Agency for Research on Cancer,2014.

[45]国家卫生计生委. 2017 年中国卫生和计划生育统计年鉴[R]. 国家卫生计生委, 2016.

[46]WorldHealth Organization. Global status report on road safety 2015. World Health Organization, 2015.

[47]World Meteorological Organization. WMO Statement on the Status of the Global Climate in 2015. World Meteorological Organization, 2016.

[48]World Health Organization. Health in 2015: Mental Health and Substance Use. World Health Organization, 2015.

[49]International Agency for Research on Cancer(IARC). IASLC Stage Manual in Thoracic Oncology 2009. International Agency for Research on Cancer,2010.

[50]国家卫生计生委. 中国原发性肺癌诊疗规范 2015[R]. 国家卫生计生委,2015.

[51]Travis WD, Brambilla E, Burke AP, et al. WHO Classification of tumours of the lung, pleura, thymus and heart. 4th edition. Lyon: International Agency for Research on Cancer, 2015: 9 ~ 96.

[52]American Joint Committee on Cancer(AJCC). Cancer Staging Manual, 8th Edition. American Joint Committee on Cancer,2016.

[53]Lakhani SR, Ellis IO, Schnitt SJ, et al. WHO classification of tumours of the breast [M]. Lyon, France: IARC Press, 2012.

[54]New York Heart Association. Classification of Functional Capacity and Objective Assessment. New York Heart Association, 2013.

[55]Global Initiative for Chronic Obstructive Lung Disease(GOLD). Global Strategy for Diagnosis, Management, and Prevention of COPD. Global Initiative for Chronic Obstructive Lung Disease, 2016.

[56]World Health Organization. Mental health atlas 2014. World Health Organization,2015.

[57]World Health Organization. mhGAP intervention guide for mental, neurological andsubstance use disorders in non – specialized health settings: Mental Health Gap Action Programme (mhGAP). World Health Organization,2010.

[58]OECD, OECD Factbook 2015 ~ 2016: Economic, Environmental and Social Statistics, OECD Publish-

ing, Paris, 2016.
[59] World Health Organization. Global action plan for the prevention and control of noncommunicable diseases 2013 ~ 2020. World Health Organization, 2013.
[60] 国家卫生计生委. 中国居民营养膳食指南 2016[R]. 国家卫生计生委, 2016.
[61] World Health Organization. Global Health Estimates: Proposals on the way forward. World Health Organization, 2013.
[62] 国家癌症中心. 2017 年中国癌症报告[R]. 国家癌症中心, 2017.
[63] 陈伟伟, 高润霖, 刘力生等.《中国心血管病报告 2017》概要[J]. 中国循环杂志, 2018, 33(1): 1 ~ 8.
[64] World Health Organization. Global tuberculosis report 2017. World Health Organization, 2017.
[65] 中国抗癌协会乳腺癌专业委员会. 中国抗癌协会乳腺癌诊治指南与规范(2017 版)[R]. 中国抗癌协会乳腺癌专业委员会, 2017.
[66] 中华心血管病杂志编辑委员会. 中国心血管病预防指南 2017[R]. 中华心血管病杂志编辑委员会, 2018.
[67] 中国疾病预防控制中心. 2016 年中国成人烟草调查报告[R]. 中国疾病预防控制中心, 2016.
[68] 中国酒业协会. 中国理性饮酒指数报告 2017[R]. 中国酒业协会, 2017.
[69] 中国残疾人联合会. 中国残疾人事业统计年鉴 2016[R]. 中国统计出版社, 2016.
[70] 刘国永, 杨桦. 中国群众体育发展报告 2014[M]. 社会科学文献出版社, 2014.
[71] 中研普华. 2017 ~ 2022 年中国肥胖症行业深度研究及投资前景预测报告[R]. 中国行业研究网(电子版), 2017.

PART2 THE HAZARD ASSESSMENT OF SOCIAL DETERMINANTS ON PUBLIC HEALTH

第二部分

公共健康社会决定因素危害性评估

第一章　公共健康社会决定因素危害性评估理论

第一节　健康社会决定因素定义和基本原理

一、健康社会决定因素定义

健康社会决定因素(social determinants of health,SDH)是指基于人的资源占有和社会地位,决定其生活、受教育程度与工作环境,从而导致对健康损害的因素[1]。人的出生、成长、生活、工作和老年环境,包括卫生与健康系统。这些环境受到全球、地区、国家和地方各级资金、权力与资源配置状况制约及政策选择的影响,是造成卫生与健康不公平现象的主要因素,进而导致本可以避免的国家内部和国与国之间不公平的健康差异。WHO 指出社会经济因素对健康产生最根本的影响,是决定人类健康和疾病的外在根源。

二、健康社会决定因素基本原理

随着现代社会经济快速发展,人类疾病谱发生了根本性变化。NCDs 已成为人类死亡的首要原因。大量社会经济因素与疾病相关分析表明,除生物因素、行为因素和环境因素之外,疾病发生发展与经济社会因素联系最密切。WHO《健康社会决定因素概念框架(2010)》提出健康社会决定因素专论[1]。健康损害和疾病(死亡)成因是由上下关联的"一系列因素"所构成。不同人群的特定社会、经济和政治结构,可能获得不同的教育、工作与财富积累机遇,从而决定其受教育程度、职业、财富、家庭出身和种族等社会阶层[2-7]。不同社会阶层有着不同的社会经济地位，直接影响到人的安全稳定的生活条件、健康行为习惯、心理状态和医疗卫生保障水平。由此可见，社会经济因素使人群暴露于特定的健康危险因素，从而导致健康损害和疾病（死亡）的发生发展[8-13]（见图2-1）。

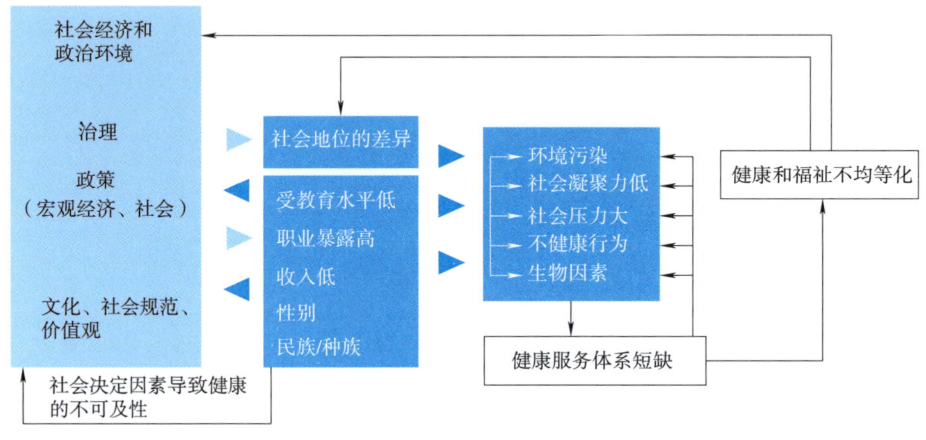

资料来源：《WHO Closing the gap in a generation》（2008）

图2-1 WHO健康社会决定因素基本理论构架

三、公共健康社会决定因素危害性特征

人类暴露社会决定因素所造成的健康危害特征，突出表现为全社会、全人群、全生命周期和疾病全过程（简称“四全”）受到影响。主要体现在以下三个方面：①卫生不公平或不平等现象存在；②社会阶层不同导致经济地位、受教育程度不同；③对国际关系和国内政策与规则产生影响，全球环境对社会如何繁荣也会产生影响。这就决定了社会在国家和地方组织其事务的方式，从而产生各种社会地位和等级制度，使人群根据收入、教育、职业、性别、种族/民族及其他因素进行分类管理，进而影响到他们成长、学习、生活、工作及步入老龄年代的状况以及健康不良的脆弱性和后果[1]。由此证明，《健康中国2030规划纲要》提出的全方位、全周期保障人民健康和国务院《关于促进健康服务业发展的若干意见》提出的全人群、全生命周期、疾病全过程健康服务与管理的要求是有科学依据的，也是符合现代医学和健康科学发展规律的。因此，防控这类危害因素，也必须从“四全”抓起。

第二节　健康社会决定因素危害性评估理论框架

一、健康社会决定因素危害性评估理论框架

依据健康社会决定因素定义和基本原理，以公共健康危害性严重程度为基础，收集整理区域社会经济发展相关数据和资料，并进行病因和病源学分级分类分析，研究社会经济因素对健康危害的关联性和归因，确定健康社会决定因素危害性大小和等级，从而评价社会经济因素对公共健康危害的决定程度、原因和形成机制，进一步揭示人类健康危害性发生发展规律，为研究制定健康保护、重大疾病防控和突发公共卫生事件应急反应政策制度、服务体系建设和技术能力提升提供科学依据。

二、重要意义和应用指导价值

通过开展健康社会决定因素危害性评估，可以从公共健康、健康损害到疾病发生的外因逐层联系到内因，并研究多因素长期相互作用，揭示由健康到健康损害和疾病发生发展的全过程，为防控重大疾病和健康保护提供科学依据[14-15]。应对现代疾病应当从“四全”入手，建立和完善政府主导、社会参与、专业指导、企业支持、多元化补偿、行业监管、社区、家庭与自我管理相互融合、联动合作、协同发展的现代治理新体系。对指导供给侧结构性改革、健康服务体系建立、医疗卫生服务体系重构，以及促进健康科学、整体医学、系统医学、智慧医学等全面发展具有十分重要的意义和应用指导价值。

第二章　公共健康社会决定因素危害性评估指标体系

第一节　公共健康社会决定因素危害性评估指标由来和定位

一、评估指标由来

有人类以来，由于东西方地理位置、文化习俗、生活方式不同，形成各自的医学体系。现代医学（以下简称西医）对于疾病（死亡）的认识，与我国传统医学（中医）不同，前者多从生物因素来观察和评价，从而找出疾病与致病危险因素的关联性。当时人们并没有深刻地认识到行为因素和环境因素，特别是社会经济因素对健康的影响，认为疾病危害性主要是由生物因素所决定，解决救治疾病和死亡的对策主要聚焦在生物因素。

随着工业化和城镇化发展，现代医学得到快速发展，对疾病危害性评估开始从生物因素向行为因素转移，从而找出疾病发生发展与行为因素之间的关联性。疾病危害性除生物因素之外，还可以由行为和生活方式因素所决定。防治疾病和死亡的对策主要聚焦在生物因素和行为因素的交互作用。随着环境污染和气候变化给人类生存与发展带来的严重影响，预防医学与公共卫生、社会医学与卫生经济学取得明显进步，对公共健康危害性评估开始从生物医学向环境医学和社会经济学转移，从而找出公共健康危害发生发展与环境和社会经济因素之间的关联性。公共健康危害性除生物和行为因素之外，还可以由环境和社会经济因素所决定。防治疾病和死亡的主要对策聚焦在生物、行为、环境和社会经济因素的交互作用。

我国传统医学(法定名称为中医),源于实践,在人与自然的斗争中逐步形成了天人合一、人与自然和谐的系统观、整体观。中医重在预防、调理人的身心与情态,强调治未病和标本兼治,辩证施治。我们的祖先早已经认识到社会经济和环境对健康的影响。WHO 报告显示,当今,传统医学对人类面临的疾病发挥着越来越重要的作用。中国中医科学院屠呦呦研究员获得 2015 年诺贝尔生理学或医学奖,不仅是对中医的赞赏,更是对世界传统医学的肯定。

21 世纪以来,世界卫生组织总结全球应对 NCDs、传染病、环境污染相关疾病和精神心理疾患防控经验及理论探索,提出健康社会决定因素理论,并开展相关评估[8]。因此,经济社会决定因素逐步成为公共健康危害性评估的首要内容。

二、健康问题经济社会因素评估指标定位和“多刃剑”作用

按照公共健康危险因素分类(见第一部分第二章),经济社会因素($H_{2.4.1}$)作为健康危险因素($H_{2.4}$)的重要组成部分,是公共健康危害性的最根本因素,也是防控重大疾病和健康问题的首要因素。然而,从健康科学角度看,经济社会因素还有健康促进的决定作用,即经济水平提高有利于提高医疗卫生保障和预防保健服务能力与管理水平,有利于推进健康福祉和社会文明进步。

如何处理好经济社会发展与健康保护和促进的关系、重大疾病防控与减少残疾和死亡的关系,是摆在人类社会发展面前的重大课题和必须要攻克的难关。发达国家已经在这方面积累了一定的经验,并汲取了深刻教训,因此,联合国提出保护地球健康、保护人类健康的新理念和经济社会持续发展目标。

我国改革开放 40 年来,坚持以经济建设为中心的基本原则,对保持经济长期高速发展,促进经济繁荣和社会文明起到了积极作用,取得了举世瞩目的成就。与此同时,也带来了以城市病综合征为特征的公共健康危害。尽快探索出一条健康保障与经济社会持续发展的新思路和新路径,是当务之急,迫在眉睫。

第二节 公共健康社会决定因素危害性评估指标体系

一、三级指标(1 个)

按照公共健康危险因素分类,设立社会经济因素危害性评估指标($H_{2.4.1}$)为

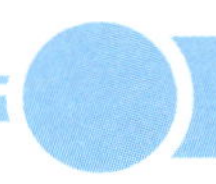

健康危险因素($H_{2.4}$)三级指标。

二、四级指标(9 个)

基于公共健康社会决定因素原理和公共健康社会决定因素危害性评估理论框架,按照人口学、经济学、教育学和城镇化发展规律,$H_{2.4.1}$设立人口数量($H_{2.4.1.1}$)和构成、地区 GDP($H_{2.4.1.2}$)与人均 GDP($H_{2.4.1.3}$)、居民收入($H_{2.4.1.4}$)、地区卫生总费用($H_{2.4.1.5}$)、地区卫生总费用增长速度($H_{2.4.1.6}$)、小学及以下文化程度构成比($H_{2.4.1.7}$)、城镇化率($H_{2.4.1.8}$)、城市面积占地区总面积比例($H_{2.4.1.9}$)9 个四级指标。

三、五级指标

五级指标作为四级指标的数据源(单位)和具体指标的判定依据(见表 1 -1. 公共健康危害性评估指标和分值体系与评估基准及依据)。

第三章　北京市人口健康社会决定因素危害性评估

第一节　人口发展水平评估

一、人口数量过多呈正增长，但增长速度开始下降

截至2016年年底，北京市常住人口达2172.9万人，高于超大型城市人口标准1倍，比2009年增加16.82%，年均增长率2.60%[16]。人口数量过多、增长过快已经成为城市病和公共健康危害的根本原因。随着人口控制政策和北京疏解非首都功能的强势推进，自2010年以来，人口增长速度开始出现明显下降趋势。由此表明，首都人口政策调整对降低人口增长发挥了重要作用，使城市病根治开始见到曙光（见图2－2）。

二、常住人口总数名列全球特大城市前茅

联合国《2017年世界人口状况报告》指出，2016年全球城市人口排在前10位的城市依次为东京、雅加达、德里、上海、马尼拉、首尔、卡拉奇、北京、墨西哥城、纽约。其中，北京排在第八位，跨入全球超大城市第一方阵[16]（见图2－3）。由此表明：①人口急剧增长已经成为威胁北京市人口健康和城市病发展的根本原因；②严格控制人口增长，加快落实疏解北京非首都功能要求，是治理城市病和保护人口健康的首要措施。

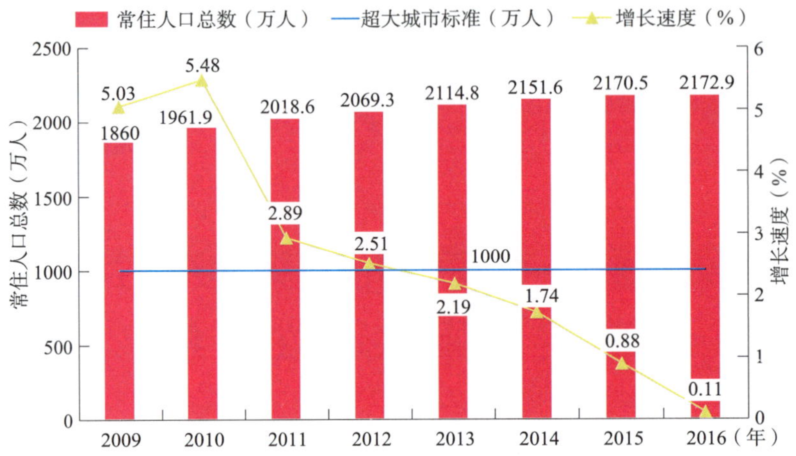

数据来源:北京市国民经济和社会发展统计公报(2009～2016)

图2－2　2009～2016年北京市人口数量和增长速度变化情况

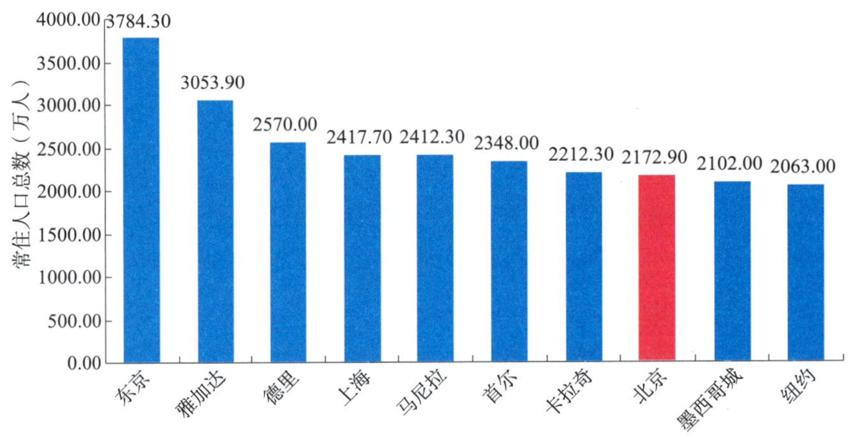

数据来源:世界城市人口状况报告2017

图2－3　2016年全球排在前十位城市人口分布情况

三、人口结构逐渐向“倒橄榄形”不稳定结构发展

北京市人口结构逐步呈现“中间大,两端小”,老龄人口数量明显高于儿童人口,形成“倒橄榄形”不稳定形结构(详见第五部分第三章)。这种人口结构使NCDs、老年性疾病和突发公共卫生事件风险明显增加。

第二节 经济发展水平评估

一、北京市 GDP 快速上升已经跨入高收入国家行列

2016 年,北京市 GDP 达到 24 899.30 亿元人民币(3 608.59 亿美元),比 2006 年增加了 2.07 倍,年均增长率 9.23%(高于 OECD 国家 8.23 倍),仅次于上海,位居全国第 2 位[16-18](见图 2-4)。由此表明:①北京市经济发展增长速度过快;②适度控制经济增长速度,保持地区经济进入新常态,是防控重大疾病的基本措施。

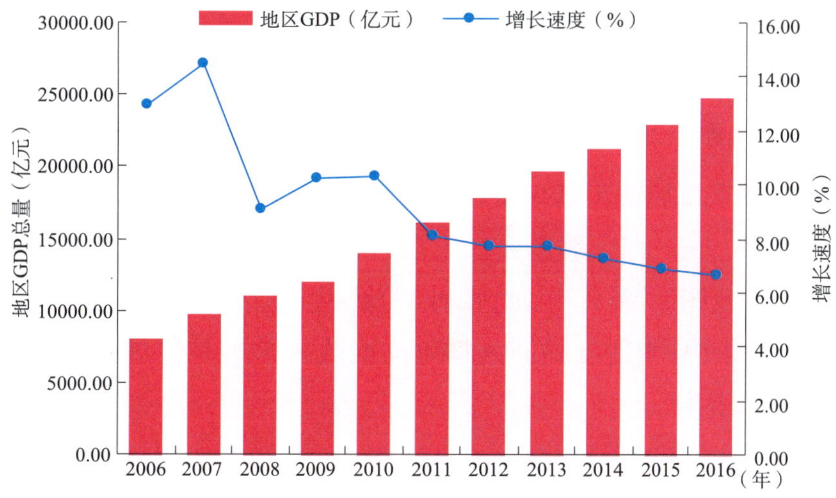

数据来源:北京市国民经济和社会发展统计公报(2009~2016)

图 2-4 2006~2016 年北京市 GDP 总量和增长速度变化情况

二、人均 GDP 持续上升但明显低于 OECD 国家水平

2016 年,北京市人均 GDP 达 11.47 万元(16621.74 美元),比 2006 年增加 1.22 倍,年均增长速度 5.84%。人均 GDP 居全国城市 21 位,低于 OECD 国家(35749 美元)53.50%[16-18](见图 2-5)。由此表明:①北京市人均 GDP 水平达到高收入国家水平;②与 OECD 国还有较大差距,而且前者与后者 GDP 的性质、来源和种类也有所不同;③人均经济水平提高是导致疾病谱变化的基本原因,特别是恶性肿瘤增长与人均 GDP 水平密切相关;④保持人均 GDP 适度增长是

防控重大疾病的重要措施。

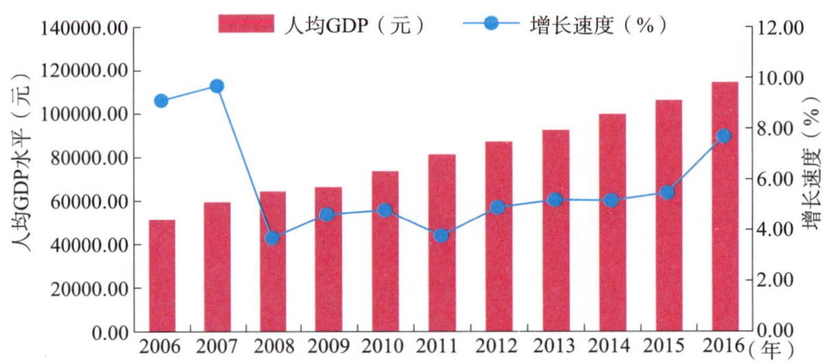

数据来源：北京市国民经济和社会发展统计公报（2009～2016）

图 2－5　2006～2016 年北京市人均 GDP 水平和增长速度变化情况

三、居民收入水平居全国前列且持续上升

（一）城镇居民人均可支配收入逐年增加且居全国前列

2016 年，北京市城镇人均可支配收入 57 275.00 元，比 2010 增加 97.00%，年均增长速度 6.90%[16]。城镇人口人均可支配收入高于全国水平 1.40 倍，居全国第 2 位[8]（见图 2－6）。由此表明：①城镇人均可支配收入水平居全国高位，且增长速度较快；②适度提高人均可支配收入水平是促进人口健康和防控重大疾病的重要措施。

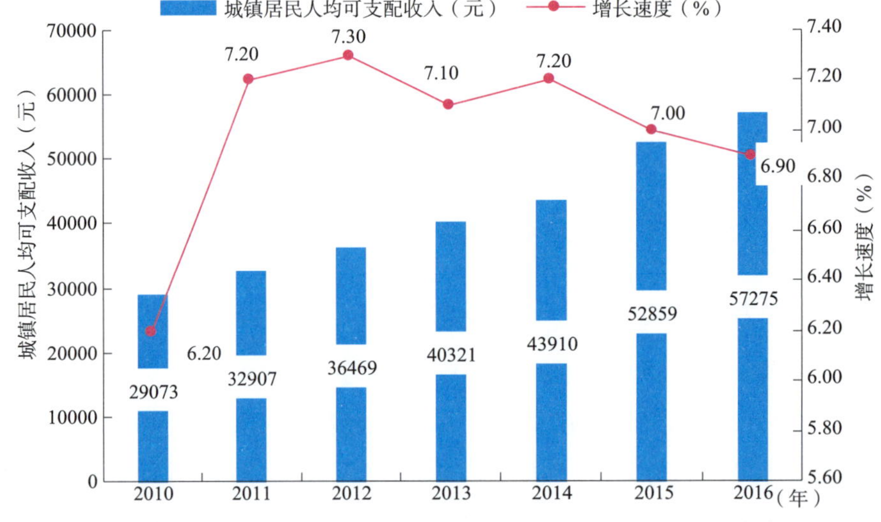

数据来源：北京市国民经济和社会发展统计公报（2010～2016）

图 2－6　2010～2016 年北京市城镇居民人均可支配收入和增长速度变化情况

(二)农村人口人均纯收入逐年增加且居全国前列

2016 年,北京市农村人均纯收入 22 310 元,比 2010 年增加 68.23%,年均增长速度 7.76%(高于城镇居民)[16]。农村人口人均纯收入高于全国水平 80.46%,居全国第 3 位[18](见图 2-7)。由此表明:①农村人均纯收入水平居全国高位,且增长速度高于城镇;②加快提高农村人均纯收入水平是缩小城乡差别、提高健康均等化和技术可及性的重要措施。

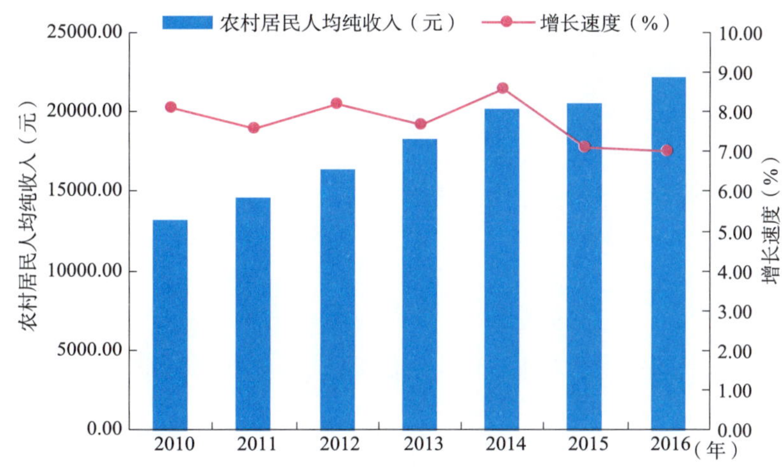

数据来源:北京市国民经济和社会发展统计公报(2010~2016)

图 2-7 2010~2016 年北京市农村居民人均纯收入和增长速度变化情况

四、地区卫生总费用持续增加但低于 OECD 国家水平

(一)卫生总费用增长速度过快明显高于 OECD 国家水平

2015 年,北京市卫生总费用达到 1 834.75 亿元,比 2006 年增加 2.69 倍,年均增长速度 14.78%(高于 OECD 国家 26.50 倍)[17,19](见图 2-8)。政府、社会保障、个人占卫生总费用比例分别为 24.3%、58.31%、17.39%。与 2015 年相比,社会保障支出增加 179.30 亿元,政府支出增加 51.43 亿元,个人支出增加 9.38 亿元。由此表明:①北京市政府认真履行职责、扎实推进医改政策落地、加大财政和医保投入;②社会保障支出增加,明显高于政府支出(投入结构和补偿机制发生改变);③在由计划经济向市场经济转型过程中,政府改变投入方式和补偿机制,由直接给医疗卫生机构投入转向购买社会保险,提高公共医疗保险水平,增加需方投入,提高患者医疗费用报销比例;④个人医疗费用负担明显减少。

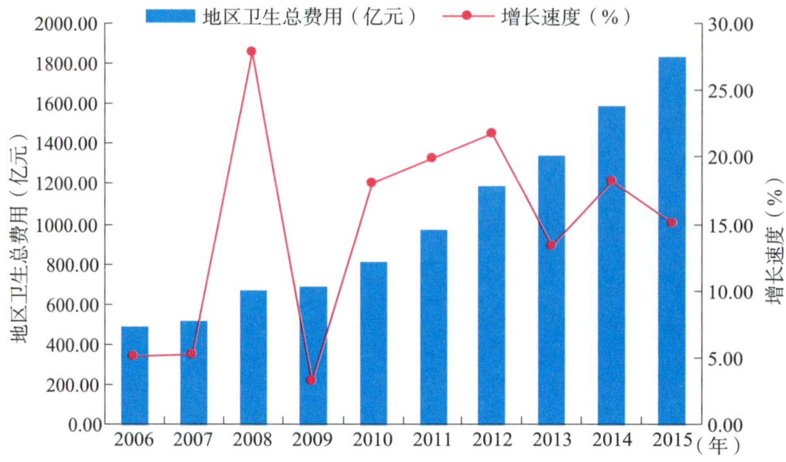

资料来源：北京市卫生事业发展统计公报（2006～2016）

图 2－8　2006～2015 年北京市卫生总费用和增长速度变化情况

由此提示，推进卫生总费用明显增加的驱动力有以下五个方面：

1. 患者就医无序，到大医院找名医的理念普遍形成，助推医疗费用负担明显增加。

2. 人口总量增长，人口老龄化速度过快，使医疗卫生服务消费基数和需求显著增加。

3. 环境污染和不健康行为等健康危险因素增加，导致公共健康危害明显上升，医疗服务量（门急诊和出院人次）逐年快速增长（每年以 10% 左右的速度）。

4. 居民收入水平提高，健康服务和医疗卫生服务需求加大。

5. 现代医疗科技发展，医疗新技术、新器械、新设备和新药物较广泛地使用，带动医疗成本和医疗费用提高。

OECD 国家推动卫生总费用明显降低的驱动力有以下五个方面：

1. OECD 国家医疗服务体系、公共卫生服务体系和健康服务体系不断完善，分级分类诊疗制度刚性有力，合理有效配置资源，减少浪费。

2. 树立和贯彻落实持续发展理念，保持经济发展长期稳定较低水平，从根本上防控疾病发生，保护健康。

3. 保持清洁安全环境质量，切实加强气候变化适应、减缓和恢复能力建设，降低环境污染和气候变化暴露水平，减少健康危险因素，少得病，晚得病，不得病。

4. 全面提升公众健康素养，注重培养良好的健康行为和生活方式，健康危险因素暴露水平得到有效控制，疾病人数明显下降。

5. 规范医疗行为,加强医保等多方监管,使医疗费用过快增长势头得到明显控制,管控工作取得明显成效。

(二)地区卫生总费用增长高于同期 GDP 增长水平

北京市地区卫生总费用比 2014 年增长 15.1%,高于同期 GDP 增长水平(7.3%)[19]。由此表明:①北京市地区 GDP 增长出现一定的负值;②在创造 GDP 的过程中,我们不仅付出了人力、物力、财力和环境污染的代价,还带来了公共健康危害性增加;③对于这样不可持续的发展,应当引起高度重视,尽快研究对策,采取果断措施,寻求新的发展之路。

(三)地区卫生总费用占 GDP 比例低于 OECD 国家水平

地区卫生总费用占 GDP 的比例为 7.97%,低于 OECD 国家水平(8.9%)[17,19]。由此表明:①近年来,虽然 OECD 国家卫生总费用增长速度得到明显控制,但仍然持续保持高位;②随着经济和社会发展水平的不断提高,人口老龄化进程持续加快,NCDs、老年病、精神心理疾病等已经成为发达国家和地区人口健康的主要威胁;③NCDs、老年病、精神心理疾病等的防控是医疗卫生工作重点,也是卫生总费用支出的主要部分;④科技创新创造发明带来的先进仪器设备、医疗卫生用品材料、药品等不断更新,不断增加,增加了卫生总费用;⑤与 OECD 国家相比,我国的经济总体发展水平相对较低,科技文化发展水平也有较大差距。因此,如何处理好预防控制疾病和经济社会进步发展的关系十分重要,也是未来人类面临的巨大挑战。综上所述,北京市卫生总费用增长速度过快属于高危害性。

第三节　教育发展水平评估

一、低教育水平人群比例保持全国低位

2016 年,北京市初中及以下教育水平人口 845.60 万人,占总人口 38.80%,低于全国(65.60%)[16,18](见图 2-9)。由此表明:①北京作为国家首都和文化中心,优质教育资源丰富,人口教育水平走在全国前列;②人口教育水平与经济社会发展水平有密切关系,北京经济社会发展水平较高,教育水平也随之增加;

③为控制和降低公共健康危害奠定了较好的基础。

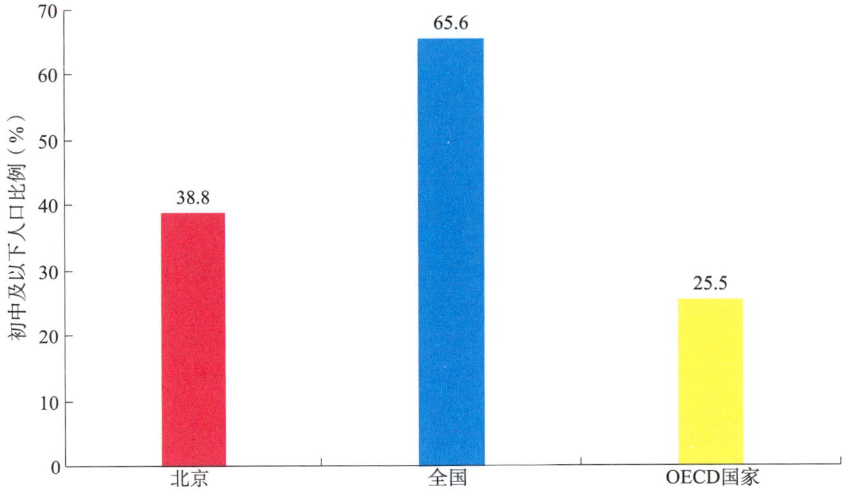

	初中及以下人口比例(%)
北京	38.8
全国	65.6
OECD国家	25.5

数据来源:中国统计年鉴2017,OECD Health at a Glance 2017

图2-9　2016年北京市初中及以下教育水平人口比例与全国和OECD国家比较

二、教育水平与OECD国家尚有一定差距

2016年,北京市初中及以下教育水平人口比例高于OECD国家25.5%[17](见图2-9)。由此表明:①北京市人口教育水平明显低于OECD国家;②OECD国家经济社会发展水平较高,教育水平也随之增加;③北京控制和降低公共健康危害能力与管理水平还有较大差距。

三、低教育水平对公共健康的影响和对未来控制管理能力提升的启示

区域人口教育水平低是导致公共健康危害的重要原因之一。北京市吸烟、饮酒、蔬菜水果摄入不足等健康危险因素暴露水平和血脂异常、高血压、糖尿病、肥胖患病率等高于OECD国家水平,可能与人口教育水平有一定联系。由此提示:提高广大公众教育水平,有助于提升公众健康素养和健康自我管理能力,是控制和减少公共健康危害的重要措施之一。

面对长期复杂多因素交互作用引起的重大疾病,提高患者医疗卫生知识和技能,形成科学合理的就医理念和价值取向,是推进分级诊疗有序就医的重要基础。由此可见,仅仅依靠高素质专业化医疗卫生技术服务的有限资源不可能满足广大公众日益增长的需求。只有提高公众教育水平,并与医疗卫生技术服

务相结合，才能从根本上做好重大疾病防控工作。因此，加强经济社会因素结构调整是预防重大疾病的根本对策，可能会更优于普世药物治疗和预防保健等技术措施。

第四节　城市发展综合评估

一、人类发展指数

（一）人类发展指数定义

联合国开发计划署（UNDP）《1990 年人文发展报告》提出，人类发展指数（HDI）是用于衡量各成员国经济社会发展水平的指标。通过期望寿命、教育水平和生活质量三项基本要素评估获得[20]。

（二）北京人类发展指数及其排序

2016 年，北京人类发展指数为 0.860，仅次于广州，居全国第 2 位。在全球 193 个成员国中，居第 42 位。由此表明：①北京社会发展水平走在全国前列，综合实力明显增强，已经融入国际大潮的第一方阵；②对有效控制和降低公共健康危害打下了较好基础；③为率先推进健康北京，全面建成小康社会，引领健康中国持续发展，提供了有力支持。

二、北京城市建设特点和面临的挑战

（一）北京城市建设发展历程

北京位于华北平原西北边缘，西部、北部和东北部群山环绕，是一座有着 3000 多年历史的古都。由西向东贯穿拒马河、永定河、北运河、潮白河和蓟运河五大水系（见图 2 – 10），依山襟海，是一个古典生态水系园林都市。西北地区设有颐和园、圆明园、玉渊潭、紫竹院；核心区设有北海、后海、什刹海、龙潭湖、陶然亭湖、紫禁城护城河。城市以中国传统四合院土木建筑为主，并与南方园林景观相融合，形成皇城园林建筑特色，闻名于世。中华人民共和国成立以来，随着工业化和城市化发展，城市逐步扩大，特别是2008 年北京奥运会之后，发展迅速，被大规模水泥建筑所覆盖，生态环境严重破坏，城市病凸显。

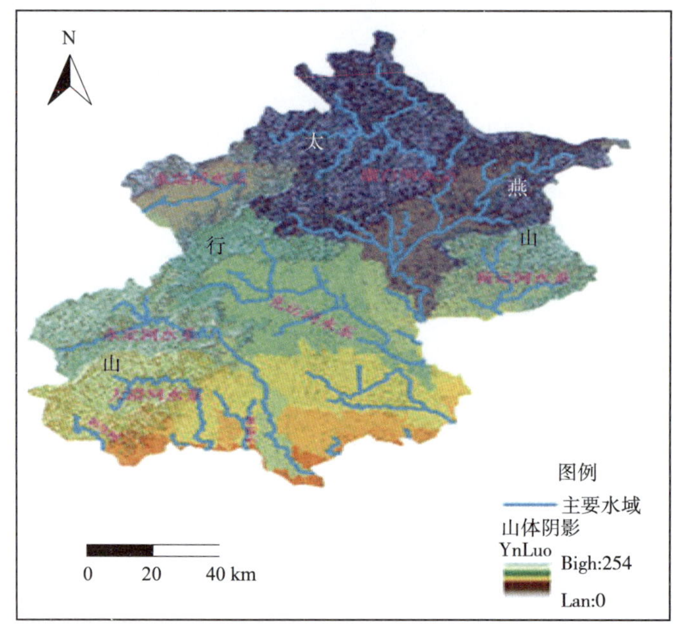

资料来源:2015 年北京市环境状况公报

图 2-10　北京市主要水系分布情况

(二)北京城市发展面临的挑战

21 世纪以来,北京逐步形成了以环路交通为牵引、“摊大饼”式多环城市建设。在城市化、现代工业化和交通快速发展的同时,也带来了一系列问题。

1. 多环交通给城市发展带来巨大压力。2009 年年底,北京建成六条环路,形成了以城市核心区为主向外辐射的多环道路结构。由此带动了城市建筑、工业集群高速发展、人口聚集、机动车拥有量快速增加。2016 年,北京市机动车拥有量达到 571.80 万辆,比 2011 年增加 14.75%,年均增长速度 2.95%,逐步形成高强度使用、高密度集聚、中心城区为主的特点(见图 2-11),导致交通污染严重,城市热岛效应增强,静稳的雾霾天气频发。

2. 城市工业圈快速形成。截至“十二五”时期末,北京市已经建成环绕城市 10 个市级工业开发区,包括天竺空港工业开发区、林河工业开发区、大兴工业开发区、石龙工业开发区、兴谷工业开发区、通州工业开发区、八达岭工业开发区、良乡工业开发区、雁栖工业开发区、密云工业开发区。这些工业区每年消耗大量能源(相当约 7600 万吨煤),产生巨大热量、废弃物和工业垃圾,导致环境污染、城市热岛效应增加,高温天气和静稳的雾霾天气持续走高(见图 2-12)。

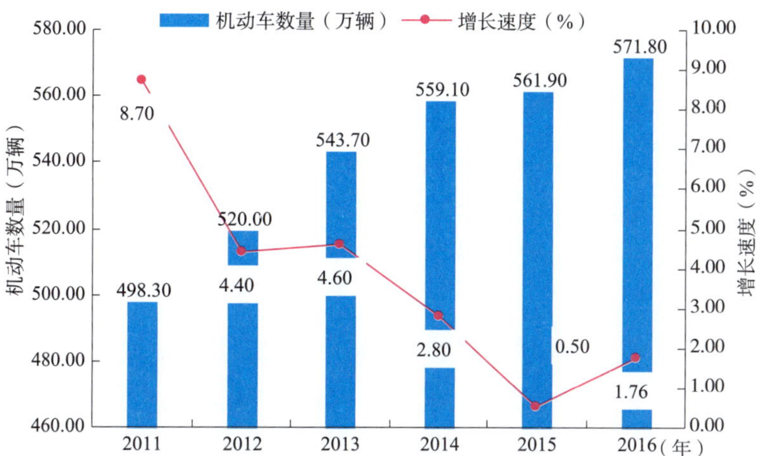

数据来源：北京市国民经济和社会发展统计公报（2011～2016）

图2－11　2011～2016年北京市机动车数量和增长速度变化情况

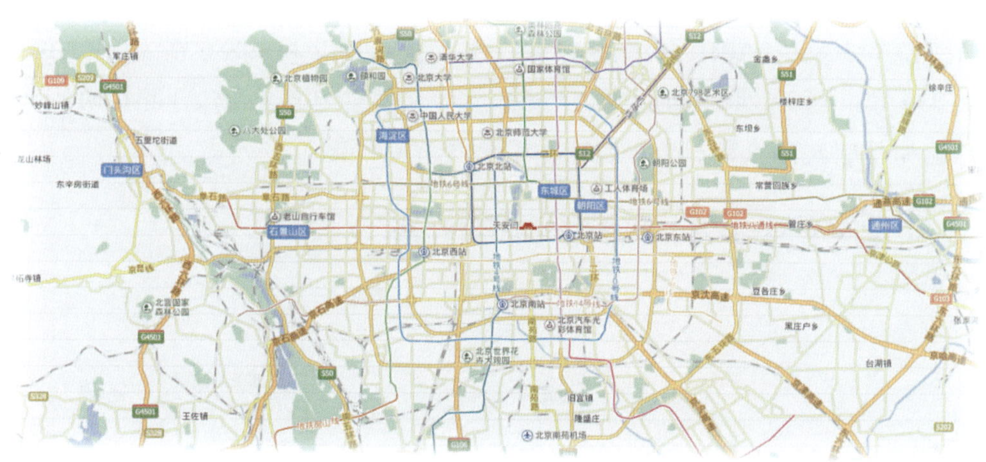

资料来源：2014年北京环境状况公报。图例：蓝色方块表示工业区

图2－12　北京市环形交通和工业区布局

3. 城镇化全覆盖且中心城区空间承载力明显不足。2015年，国务院批准北京市密云县、延庆县撤县改区，由此北京市全部实现城区设置。城镇人口1 877.7万人，占常住人口86.5%，比2009年增加18.8%。年均增长速度3.1%。率先实现全部城镇化，居全国首位，超过OECD国家城镇化（80%）水平。

2016年，北京市国民经济和社会发展统计公报显示，城市面积1 452.3平方公里，仅占总面积8.8%，其中，城市建筑面积达到1 295.4平方公里，占城市面积95.4%。城市发展空间已经突破底线，大部分空间被高层水泥建筑所占据，使得城市空间空气流通紊乱，调节功能明显下降，加剧城市热岛效应向远郊区推进。

4. 人口圈快速聚集效应凸显。2016 年，位于三环到六环的城市功能拓展区和城市发展新区人口分别达到 1 033.80 万人和 730.30 万人，占总人口 81.20%[16]。人均耗能、人均垃圾排放、人均机动车拥有量、人均 GDP、人均公共资源消耗等持续快速增加，使得城市环境和资源负载力难以维系，城市病综合征凸显。

5. 城市垃圾围城逐步向城外拓展。2016 年，北京市产生垃圾总量 872.61 万吨，比 2008 年增加 23.69%，年均增长速度 2.96%。围绕城市东西南北周边区建成了 9 座大型垃圾焚烧厂，形成城市垃圾圈（见图 2－13）。

6. 医院圈快速形成。改革开放初期，北京市大型医疗机构设置主要集中在核心区。随着城市化和工业区加速发展，外来人口数量急剧增加，中心城区人口随之迁移，大型医疗机构也逐步向功能拓展区转移。截至 2016 年年底，三级综合医院 113 家，比 2010 年增加 47 家。基层医疗卫生机构 9 679 家，比 2010 年增加 936 家。医院 24 小时运转，每天排放大量热能和废弃物。同时，吸引了大量外地和基层就医人群，增加了交通堵塞和空气污染。

北京2015年前建成9座垃圾焚烧厂
2012年前建成
阿苏卫焚烧厂
2015年前建成
六里屯焚烧厂
现已建成
顺义区焚烧厂
现已建成
高安屯焚烧厂
2012年前建成
董村垃圾焚烧厂
2015年前建成
北天堂焚烧厂
2012年前建成
地点未知
京南垃圾焚烧厂
2015年前建成
南宫焚烧厂
2015年前建成
梁家务焚烧厂

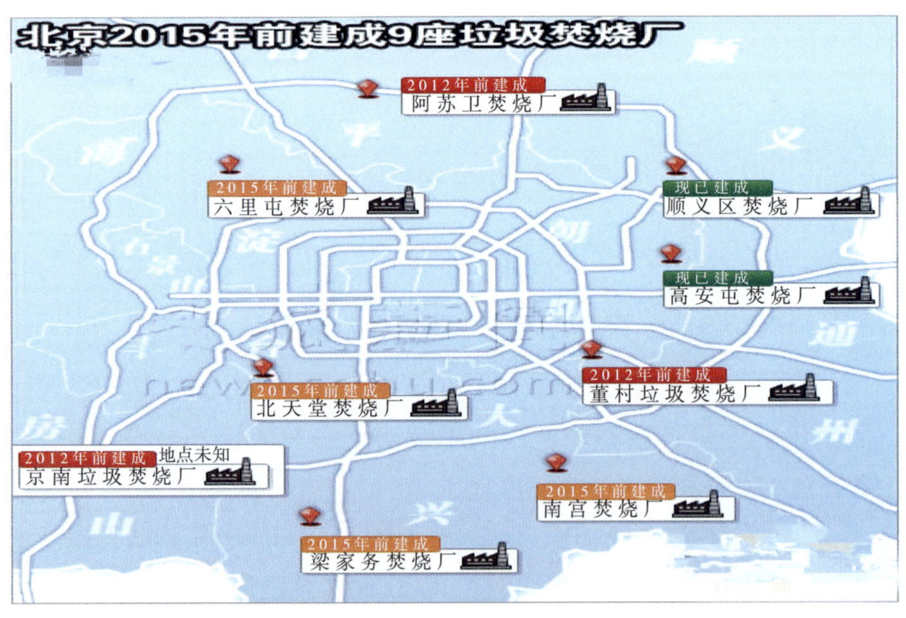

资料来源：2016 年北京环境状况公报

图 2－13　北京市城市环城垃圾焚烧场和填埋场分布情况

第五节　北京市人口健康社会决定因素危害性评估小结

北京市人口健康社会决定因素危害主要是以人口高度聚集引起的高敏感性和快速经济发展导致危险因素暴露水平的差异化所产生的疾病谱根本性变化，特别是城市病带来的健康水平不均等性和可及性差异化。北京市人口健康社会决定因素评估为高危害性，主要依据以下两个方面：

一是人口过度聚集健康危害性高。主要依据北京市常住人口数量暴露危害性极高。

二是城市过度发展健康危害性高。主要依据北京市城市面积占地区总面积暴露危害性高等。

用分层加权评分法对北京市人口健康社会决定因素危害性评估，得2.14分，占社会经济因素总分63.57%。按照公共健康危害性评估矩阵指数表（H_M-1），评估为高危害性，表示健康危害严重程度中等、极可能发生（见表2－1）。

表2－1　2006～2016年北京市社会经济因素暴露水平评估

健康危险因素指标	北京数据	北京危害性评估分值和等级		
		评估分值（分）	危害指数（%）	评估等级
1. 社会经济因素指标		**2.29**	**63.57**	**高**
1.1 城市常住人口总数，万人	2172.90	0.80	100.00	极高
1.2 地区GDP，亿元（人民币）	24899.30	0.50	35.38	低
1.3 人均GDP，美元	16621.74	0.50	38.67	低
1.4 居民收入水平，元（人民币）	52530.00	0.20	22.22	低
1.5 地区卫生总费用占GDP的比重，%	7.79	0.15	40.00	中等
1.6 地区卫生总费用增长速度，%	15.60	0.12	73.33	高
1.7 初中及以下人口构成比，%	38.80	0.20	50.00	中等
1.8 健康城市建设达标率，%	42.85	0.15	55.00	中等
1.9 城市面积占地区总面积比例，%	91.30	0.07	70.00	高

参考文献

[1] WHO . Closing the gap in a generation : health equity through action on the social determinants of health : final report of the commission on social determinants of health [M]. Geneva: WHO Press, 2008.

[2] Jackson G et al. Evidence - based public health policy and practice: reduced acute hospitalization with the healthy housing programme [J]. Journal of Epidemiology and Community Health, 2011, 65: 588 ~ 593.

[3] Baker DP, Leon J, Smith Greenaway EG, et al. The education effect on population health: a reassessment[J]. Popul Dev Rev. 2011, 37(2):307 ~ 322.

[4] Mitra S, Posarac A, Vick B. Disability and poverty in developing countries: a multidimensional study [J]. World Dev, 2013(41):1 ~ 18.

[5] Jamison DT, Summers LH, Alleyne G, et al. Global health 2035: a world converging within a generation[J]. Lancet, 2013, 382(9908):1898 ~ 1955.

[6] Picket KE, Wilkinson RG. Income inequality and health: a causal review[J]. Soc Sci Med, 2015 (128):316 ~ 326.

[7] Bicego GT, Boerma JT. Maternal education and child survival: a comparative analysis[J]. Soc Sci Med, 1993, 36(9):1207 ~ 1227.

[8] WHO. Global action plan for the prevention and control of noncommunicable diseases 2013 - 2020. Geneva:WHO Press, 2013.

[9] WHO. Global status report on noncommunicable diseases 2014[M]. Geneva: WHO Press, 2015.

[10] UNDP. Transforming our world: the 2030 agenda for sustainable development[EB/OL]. https://sustainabledevelopment. un. org/post2015/transformingourworld/2015 - 10 - 05.

[11] MacKerron G. Happiness economics from 35,000 feet[J]. Journal of Economic Surveys, 2012, 26 (4):705 ~ 735.

[12] Oishi S et al. Income inequality and happiness[J]. Association for Psychological Science, 2011, 22 (9):1095 ~ 1100.

[13] Compendium of OECD well - being indicators. OECD Better Life Initiative[M]. Organisation for Economic Co - operation and Development, 2011.

[14] Chatterji S, Byles J, Cutler D, et al. Health, functioning, and disability inolder adults: present status and future implications[J]. Lancet, 2015, 385(9967):563 ~ 575.

[15] WHO. The economics of social determinants of health and health inequalities: a resource book[M]. Geneva: WHO Press, 2013.

[16] 北京市统计局. 北京市 2016 年暨“十二五”时期国民经济和社会发展统计公报[R]. 北京市统计局, 2017.

[17] OECD. Health at a Glance 2017 OECD indicators[M]. Paris: OECD Publishing, 2017.
[18]国家统计局. 中华人民共和国 2017 年国民经济和社会发展统计公报[R]. 国家统计局, 2017.
[19]北京市卫生计生委. 2016 年北京市卫生事业发展统计公报[R]. 北京市卫生计生委, 2017.
[20]联合国开发计划署. 2016 年中国城市可持续发展报告:衡量生态投入与人类发展[R]. 联合国开发计划署. 2016.

PART3 THE HAZARD ASSESSMENT OF RISK FACTORS OF ENVIRONMENTAL POLLUTION AND CLIMATE CHANGE

第三部分

环境污染和气候变化危险因素暴露危害性评估

第一章　环境污染暴露危害性评估理论及指标体系

第一节　环境污染健康危害定义和基本理论

一、环境问题(污染)定义

《中华人民共和国环境保护法》(2015)规定,环境污染是指由于人类社会经济活动造成自然环境破坏,改变了原生环境物理、化学或生物学状态,如:人类工农业生产活动和生活过程中废弃物排放造成的大气、水体、土壤、食物等物质组织成分变化,对矿产资源不合理开发造成气候变化、地面沉降、诱发地震等,大型工程建设造成的环境结构破坏等[1]。

二、环境污染健康危害性定义

环境污染健康危害性是指暴露环境有害因素所造成的健康损害和疾病发生、发展、恶化,直至死亡的毒作用表现,具有对全社会、全人群、全生命周期、疾病全过程造成影响的显著特征。

三、环境毒理学定义和环境毒物暴露特征

(一)环境毒理学定义

环境毒理学是从医学及生物学角度,利用毒理学方法研究环境有害因素对人体产生的健康损害效应、疾病及其毒作用机制的公共卫生与预防医学学科[2]。

（二）环境毒物暴露特征

环境暴露特征与暴露途径、浓度（强度）和时间（暴露水平）及其产生的效应（或反应）密切相关（暴露水平－效应关系、暴露水平－反应关系）。环境毒物（外暴露量）暴露途径可以通过呼吸道、口腔、皮肤等多重途径进入人体，形成内暴露量，然后，再通过各种体内屏障吸收、代谢、转化，达到器官、组织、细胞、基因等作用靶点，对人体健康产生一系列损害[3]。

四、环境毒物生物监测评价

环境毒物生物监测评价是指按照国家（国际）或地方环境质量评价要求，对暴露于环境有害毒物所致机体产生的毒作用规范检测，系统分析，并与相关标准对比，或自身变化对比的过程。环境毒物生物监测指标主要包括环境暴露监测标志、生物效应监测标志、基因易感性监测标志等[4]。

环境暴露评价是指对暴露于环境中的毒物或吸收到体内的毒物原形及其代谢产物接触水平规范检测，系统分析，并与相关标准对比，或自身变化对比的过程。暴露剂量分为外暴露剂量和内暴露剂量。前者是指暴露于人体之外环境中的暴露浓度（强度）；后者是指环境毒物进入人体达到作用靶点部位的浓度（强度）。前者和后者统称为暴露标志物，包括毒物原形和代谢产物[5]。

生物效应监测评价是指对暴露于环境中的毒物或吸收到体内的毒物原形及其代谢产物所致机体产生有害作用的规范检测、系统分析，并与相关标准对比，或自身变化对比的过程[5]。

基因易感性监测评价是指对暴露于环境中的毒物或吸收到体内的毒物原形及其代谢产物对机体易感基因产生有害作用和（或）基因产生突变导致易感性增加的规范检测、系统分析，并与相关标准对比，或自身变化对比的过程[2]。

五、环境毒理学安全性评价（环境健康危险度评价）

环境毒理学安全性评价是通过动物实验和人群观察，阐明环境有害物质毒理学特性及其潜在危害，并提出人的安全接触水平的过程。主要包括急性毒性试验、亚急性毒性试验、亚慢性毒性试验、慢性毒性试验和致癌试验（整体毒性试验）、眼刺激试验、皮肤毒性试验等局部毒性试验、重复计量毒性试验、遗传毒性试验、发育毒性试验、生殖毒性试验和毒代动力学试验等。通过毒理学试验，确定环境有害物质最大无作用剂量（MNL），也称无作用水平（NOEL）或无明显有害作用水平(NOAEL)。在将试验结果(NOAEL)外推人时,由于动物与人之间存在种间差异、人与人之间存在个体差异等,可能造成系统误差和种间误差。因此,设定“安全系数(SF)”,后者是指为确保人的安全所设定的保护水平。一般是由组间(10)、种属(10)、种族(10)组成,合计1000(通常取100)。将NOAEL除以SF最终确定人群环境有害物质安全接触水平[2]。

环境健康危险度评价是按照环境健康风险评估规则和标准,对环境有害因素作用于区域全人口、全生命周期、疾病全过程产生的有害作用进行评价的过程,主要包括接触评价、危害性认定、暴露水平-反应关系(剂量-效应关系、剂量-反应关系和剂量-时间-反应关系)和危险度特征分析四个方面。接触评价是指评估人体暴露环境有害物质产生不良反应的强度、频率和持续时间的过程。危害性认定是指对环境有害物质产生有害作用的固有能力的认定过程。暴露水平-反应关系是指评估环境有害物质暴露水平与人群健康产生不良反应发生率之间的相关与回归分析过程。危险度特征分析是指定性或定量评估人群不良健康反应发生的概率,及其伴随不确定性的过程[6]。通过危险度特征分析,找出人体可接受的危险水平,即以全社会人群所能接受的安全水平为基准,为相关标准、政策、法律法规制定等提供科学依据。

第二节 环境有害物质与健康损害的构效关系和毒作用机制

一、水溶性

环境有害物质(环境短期污染物)水溶性等理化特性不同,作用于人体系统和器官组织部位不同,所产生的健康损害和(或)疾病也不尽相同。

(一)二氧化硫(SO_2)毒作用

SO_2是无色有刺激性气味的气体。环境空气中SO_2主要是在燃煤和石油裂解过程中产生。SO_2比空气重,水溶性高,易被上呼吸道和支气管黏膜表面吸收生成亚硫酸、硫酸。它主要刺激上呼吸道和气管黏膜平滑肌内的末梢神经感受器,使气管或支气管收缩、气道阻力和分泌物增加,引起喉头水肿,甚至造成声带痉挛而窒息。长期接触可引起慢性鼻炎、气管炎、嗅觉和味觉减退等健康损害和疾病[7]。

（二）臭氧（O_3）毒作用

O_3 是淡蓝色有特殊腥味的气体。在高层大气层中，存在天然低浓度的臭氧层，其来源是紫外线将氧分子（O_2）分解为两个单独的氧原子（O），每个氧原子与氧分子结合形成臭氧 O_3。氮氧化物（NO_2）也可以产生臭氧，其过程是：二氧化氮（NO_2）经阳光照射分解为一氧化氮（NO）和 O，O 与 O_2 结合形成 O_3，NO 与 O_3 结合又重新生成 NO_2。工业废气和汽车尾气排放引起空气中氮氧化物（NOx）和挥发性有机物（VOC）浓度增加，在高温天气下 NOx 与 VOC 和 O_2 发生化学反应生成 O_3。O_3 比空气重，具有很强的氧化性，水溶性较小，易进入呼吸道深部，但由于 O_3 的高反应性，吸入的 $O_3$40% 在鼻咽部被分解[7]。

短期暴露高浓度 O_3 出现呼吸道症状，肺功能改变，气道反应性增加和呼吸道炎症反应。健康成人暴露 160ug/m^3 4～6 小时，会出现肺功能降低。儿童等敏感人群暴露 120ug/m^3 8 小时，会出现肺功能下降。暴露 210～1 070ug/m^3 时，会引起哮喘发作，导致上呼吸道疾病恶化，同时刺激眼睛，引起视力下降。高于 2 140ug/m^3 时，会引起头痛、肺气肿和肺水肿等。

O_3 对呼吸功能影响的机制：O_3 激活肺上皮细胞和炎症细胞中应激信号转导相关核转录因子 NF－κB 及核转移，诱导粒细胞－巨噬细胞刺激因子、肿瘤坏死因子、白细胞介素等细胞因子和炎症因子产生，引起中性粒细胞等向气道黏膜和肺泡浸润，导致炎症发生和组织损伤。

（三）二氧化氮（NO_2）毒作用

NO_2 又称过氧化氮，是褐色有特殊臭味、高度活性气体，水溶性低，具有腐蚀性和较强氧化性。环境空气中 NO_2 主要来源于汽车尾气。当空气中 NO_2 被水雾吸收时，形成气溶胶状硝酸和亚硝酸性雾滴。NO_2 与 O_3 和碳氢化合物共存于空气中时，在紫外线照射下，产生光化学烟雾。

短期暴露高浓度 NO_2，引起肺炎和肺水肿。主要原因是亚硝酸和硝酸对肺泡黏膜腐蚀，引起细胞黏膜通透性增加，使血浆蛋白从血管中渗出。主要产生以下健康影响：①导致血管内渗透压下降；②过多液体流入体组织间隙引起化学性肺炎和肺水肿；③进入血液和其他体液中的 NO_2，以硝酸、亚硝酸及其盐类形式存在。亚硝酸盐可以使血红蛋白变成高铁血红蛋白，从而导致组织缺氧，引起胸闷、气短、呼吸困难、紫绀、昏迷等呼吸和中枢神经系统及血液系统中毒表现，接触过高浓度甚至造成死亡。长期接触 NO_2 会引起肺泡、吞噬细胞、白细胞吞噬力降低，抑制血清综合抗体形成，影响机体免疫功能。NO_2 还具有促癌和致癌作用。当空气中 NO_2 和苯并芘同时存在时，可以增加支气管鳞状上皮癌发生率。NO_2 致毒机制可能是 NO_2 使多环芳烃发生硝基化作用，形成 1 - 硝基芘、6 - 硝基 BP，引起肺炎、心血管病和肺癌等疾病[8]（见图 3 - 1）。

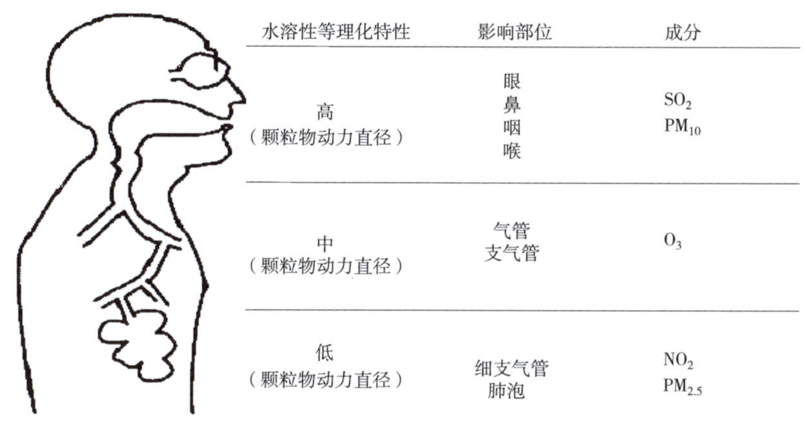

资料来源：《WHO 环境污染呼吸系统疾病发病机理研究》(2013)

图 3 - 1　环境空气中不同水溶性污染物对人体呼吸系统作用机制

（四）$PM_{2.5}$ 和 PM_{10}（颗粒物）毒作用机制

$PM_{2.5}$ 和 PM_{10} 分别是细颗粒物与可吸入颗粒物。前者水溶性较低，主要沉降在下呼吸道或终末支气管（肺泡），引起肺炎等健康损害。具体作用机制如下所述。

二、颗粒物来源及其毒作用

颗粒物是常见空气污染物，包括烟尘、悬浮颗粒物、可吸入颗粒物（PM_{10}）和细颗粒物（$PM_{2.5}$）、超细颗粒物（$PM_{0.1}$）等，其大小、形态和组成与健康危害性密切相关。环境空气中颗粒物是多种尘源微粒混合体，主要来源于工业废气、能源消耗、汽车尾气、环境垃圾和建筑工地扬尘等等。不同来源颗粒物有其特有形态，对人体作用的部位不同。球形颗粒物易于沉降，不规则形颗粒物机械作用损害较大。颗粒物空气动力学粒径不同，作用于人体呼吸系统及其脏器部位不同，产生的疾病也不尽一致。

（一）烟尘来源及其毒作用

20 世纪 70 年代以前，我国重工业发展较快，主要以燃煤为能源动力，产生大量烟尘（颗粒物动力学直径 $>100\mu m$），造成严重空气污染，引起皮炎、眼结膜炎、鼻炎和咽炎等健康影响。

（二）总悬浮颗粒物来源及其毒作用

随着国家对烟尘的控制管理和工业革命的发展，燃煤排放烟尘、工业废气中的粉尘及地面扬尘产生大量总悬浮微粒（TSP，空气动力学直径≤100μm），造成严重空气污染，主要引起以上呼吸道炎症为主的呼吸系统疾病和全身中毒反应。

（三）PM_{10}来源及其毒作用

伴随国家对总悬浮颗粒物控制管理加强，PM_{10}污染逐渐增加。PM_{10}（空气动力学直径≤10μm）主要来源于燃煤、冶金、化工、内燃机、冶炼、制造业等直接排放，通过呼吸进入人体上呼吸道，引起上呼吸道炎症和其他中毒反应（见本章第三节）。

（四）$PM_{2.5}$来源及其毒作用

近年来，国家对PM_{10}污染控制越来越重视，能源材料不断更新，PM_{10}浓度逐渐下降，但以$PM_{2.5}$（空气动力学直径≤2.5μm）污染为特征的新问题又逐步显现。$PM_{2.5}$主要来源是随着城市化、现代交通快速发展和以裂解石油为主的新能源广泛使用，石油裂解能源气体排放、机动车尾气排放（特别是柴油发动机）、生物材料燃烧气体排放，以及植物花粉和细菌等生物因子不断增加，特别是空气中气态前体污染物（硫酸盐、硝酸盐）通过化学反应生成二次颗粒物（$SO_2 + H_2O \rightarrow H_2SO_4$、$H_2SO_4 + NaCl \rightarrow HCl + Na_2SO_4$、$HNO_3 + NH_3 \rightarrow NH_4NO_3$）。$PM_{2.5}$通过呼吸进入人体下呼吸道和肺泡，引起肺炎和其他中毒反应（见本章第三节）。

由此表明：①环境污染伴随着工业发展而产生，也伴随环境治理而不断变化，旧的问题解决了，新的问题又应运而生；②人类生存发展和健康保护与经济持续发展、社会和谐文明进步相伴而行，相互促进；③只有加强生态建设，提高环境质量，才能实现联合国提出的“健康的地球、健康的人类”全球可持续发展目标；④只有坚持保护人类健康，才能真正做到保护人类赖以生存的健康地球和美好生态环境。

第三节　颗粒物结构及毒作用机制

颗粒物是当前环境污染最严重，也是影响最大的全球性公共安全问题，结构复杂、成分多样、治理难度大。因此，开展深入研究，为有效根治和防控提供科学依据。

一、PM_{10}和$PM_{2.5}$形态结构

PM_{10}和$PM_{2.5}$形态结构基本类似，只是空气动力学直径有差异。PM_{10}主要含有无机盐、重金属离子、多环芳烃类有机物和各种微生物等有毒物质，具有水溶性低等理化特性。$PM_{2.5}$电镜结构下主要成分为燃烧物的球状污染物、小球状柴油油烟、微生物和细菌、矿物质和盐（包括硫酸盐、硝酸盐、铵盐）等，也是酸性氧化物、多环芬烃等有毒和致癌物质的重要载体。

二、PM_{10}和$PM_{2.5}$的毒作用

PM_{10}和$PM_{2.5}$除颗粒物粒径不同所导致的作用之外，其他能够进入人体的物质，所引发的毒作用基本相同，以下重点阐述$PM_{2.5}$的毒作用。$PM_{2.5}$主要作用于人体下呼吸道和肺泡，引起下呼吸道炎症（肺炎）、哮喘和心脑血管病。长期接触还会增加 COPD 和肺癌风险[9]。世界卫生组织（2012）报告，国际癌症研究机构（IARC）已将柴油机尾气首次列入人类致癌物。柴油机尾气中含有大量的$PM_{2.5}$，可以使暴露人群肺癌和膀胱癌发病率明显高于非暴露人群。

三、$PM_{2.5}$毒作用机制

（一）$PM_{2.5}$动脉硬化机制

$PM_{2.5}$可被吸入到肺泡，并通过气血屏障，引起肺部和全身氧化应激反应，使C－反应蛋白（CRP）、纤维蛋白原和 L－1β、IL－6 等细胞因子增加，从而激活凝血机制，使血小板聚集、白细胞增加，降低血管功能，导致动脉硬化（见图 3－2）。

（二）$PM_{2.5}$通过自主神经反射调节机制导致心律失常

$PM_{2.5}$可以刺激肺部交感神经，改变自主神经反射，引起窦房结激动异常或激动产生于窦房结以外，导致激动传导缓慢、阻滞或经异常通道传导，从而产生心律失常，即心脏活动起源和（或）传导障碍所致心脏搏动频率和（或）节律异常，也是常见的心血管疾病之一。它可单独发病，亦可与心血管病伴发，严重者临床表现为突然发病，甚至猝死。

（三）$PM_{2.5}$炎症反应机制

$PM_{2.5}$中的化学成分还可以直接穿过肺泡上皮细胞，一方面作用于肺泡Ⅱ型

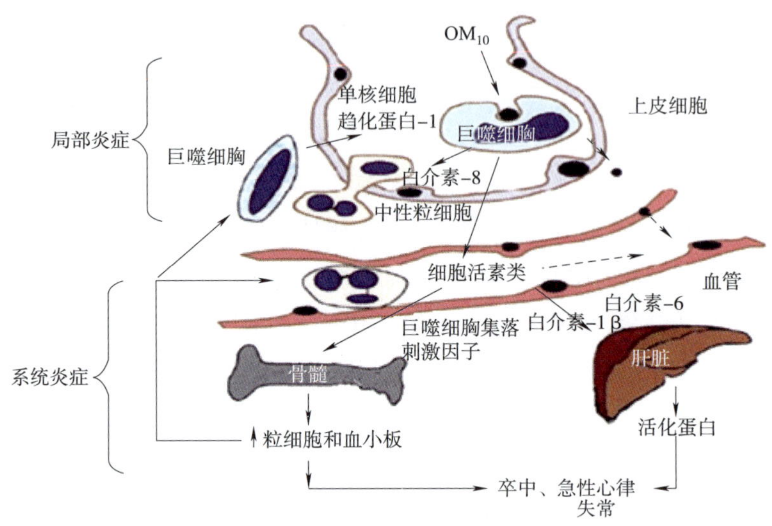

图 3－2　$PM_{2.5}$动脉梗化毒作用机制

细胞，直接释放细胞因子、趋化因子、生长因子、类花生酸酶等，产生炎症反应；另一方面，$PM_{2.5}$被巨噬细胞吞噬，激活释放上述同类因子，引起中性粒细胞、淋巴细胞和纤维母细胞增加，直接造成组织损伤，还可以通过产生活性氧和氮代谢产物产生毒作用（见图 3－3）。

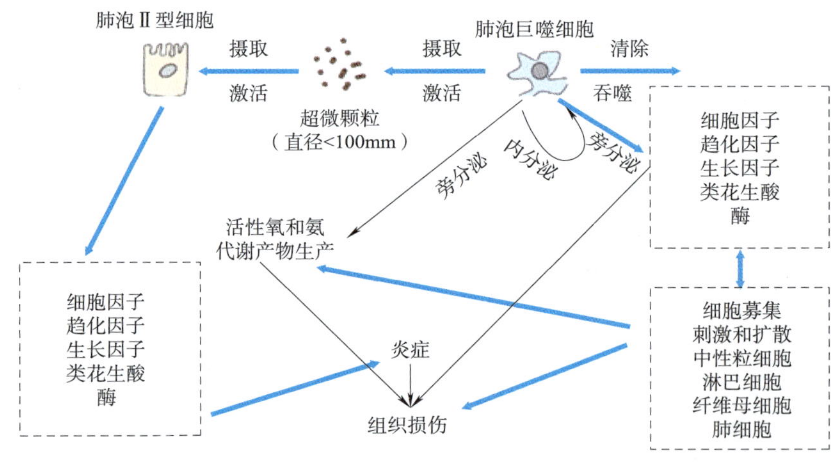

图 3－3　$PM_{2.5}$导致机体炎症反应机制

（四）$PM_{2.5}$对心血管毒作用机制

$PM_{2.5}$对心血管毒作用机制可能主要体现在以下两个方面：①颗粒物直接作用和间接作用。前者作用心肌细胞引起心功能损害和节律改变，引起心律失常，增加动脉粥样硬化，促进血栓形成；后者主要引起心脏节律改变，心率变异性降低，导致心脏缺血。②系统性炎症反应和氧化应激反应。两者共同作用于血管内皮细胞，分别引起血压升高、纤维蛋白溶解失衡、血小板激活和聚集、动脉粥样硬化斑块破裂，导致血栓形成。通过以上多种复杂机制，最终造成心肌缺血、梗死、动脉粥样硬化、心律失常，引起心血管病（见图3－4）。

由此表明：①$PM_{2.5}$引起心血管病毒作用有着极其复杂的生物形成机制，表现为多系统、多器官、多靶点相互作用，产生叠加效应；②防控这类疾病必须要坚持全面系统研究，深刻认识和揭示其发生发展规律，组织各方面力量协同作战，重在预防，综合施治，才能达到有效控制和减少风险的目的。

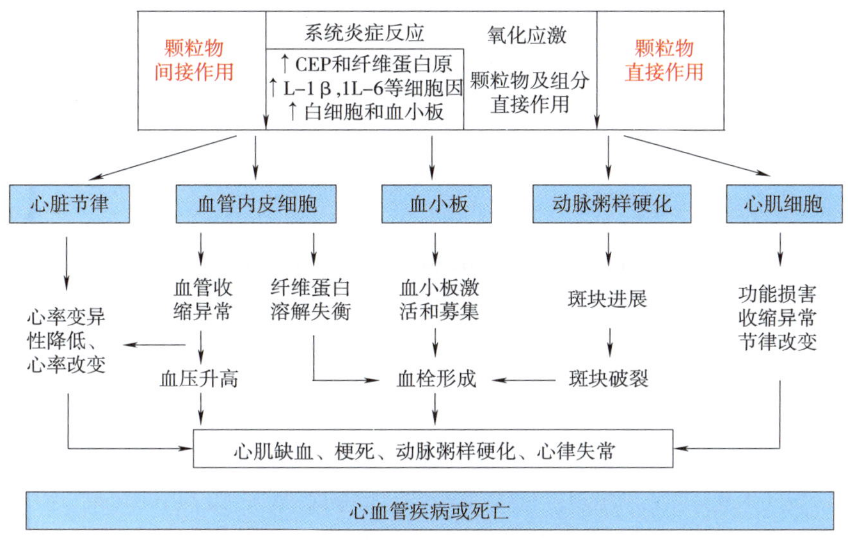

图3－4　$PM_{2.5}$引起心血管病损伤机制

第四节　环境污染暴露水平危害性评估指标体系

一、三级指标（1个）

按照公共健康危险因素分类（见第一部分第二章），设立环境和气候变化危险因素评估指标（$H_{2.4.2}$）为$H_{2.4}$三级指标。

二、四级指标(4 个)

按照环境污染健康危害基本理论和环境有害物质健康危害机理及其分类，环境污染危险因素设立 O_3 年均浓度($H_{2.4.2.1}$)、NO_2 年均浓度($H_{2.4.2.2}$)、$PM_{2.5}$年均浓度($H_{2.4.2.3}$)、PM_{10}年均浓度($H_{2.4.2.4}$)4 个四级指标。

三、五级指标

五级指标作为四级指标的数据源(单位)和具体指标的判定依据(见表 1－1. 公共健康危害性评估指标和分值体系与评估基准及依据)。

第五节　北京地区环境污染暴露水平危害性评估

改革开放以来,北京城市建设步伐加快,城市总体规划要求淘汰落后产业,将资源污染型企业外移,以及产业结构调整,带来高新技术产业加快发展。特别是北京奥运会结束之后,城市建设规模不断扩大,新兴交通环路高速发展,医院数量和服务量持续提升,京津冀城市群快速形成,在给首都城市带来经济腾飞、社会繁荣、人们生活和医疗卫生服务需求保障水平提高的同时,也加剧了区域环境污染,空气质量明显下降,城市病逐步显现。2012 年以来,中共中央、国务院高度重视环境保护,明确首都城市核心功能定位,提出京津冀协同发展战略、北京疏解非首都功能和北京城市副中心区建设意见与工作部署。环境污染治理加快,空气质量逐步改善,除 O_3 以外,$PM_{2.5}$、PM_{10}、NO_2、SO_2 等主要环境短期污染物浓度开始出现明显下降趋势。

一、O_3 逐年上升超过国家标准和 WHO 标准

2016 年,北京地区环境空气 O_3 年均浓度达到 199.00ug/m^3，比 2010 年增加 80.91%，年均增长速度 13.48%，超过《国家环境质量标准》O_3 标准 24.38%，超过《WHO 空气质量准则》O_3 标准近 1 倍[10－12]。北京市环境空气主要污染物中,只有 O_3 浓度呈上升水平,而其他污染物均呈下降趋势(见图 3－5)。由此提示,机动车尾气排放和石油裂解能源已经替代燃煤能源成为新的环境污染物。

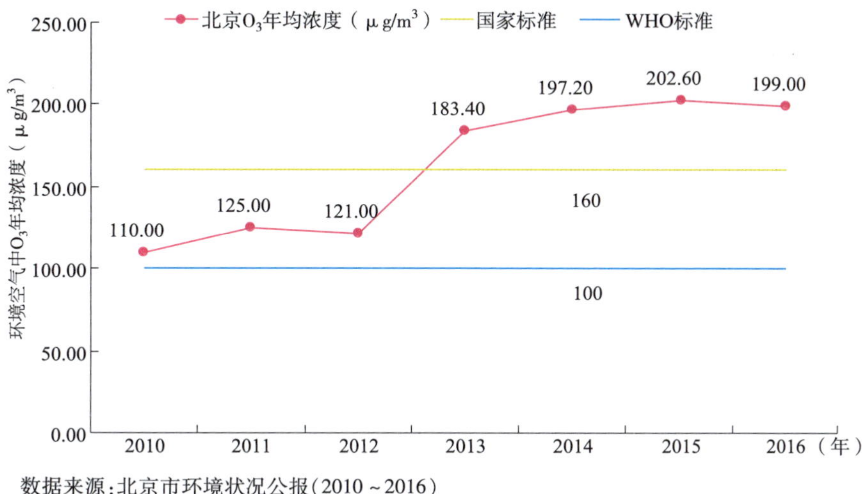

数据来源：北京市环境状况公报（2010～2016）

图3－5　2010～2016年北京地区环境空气中 O_3 年均浓度变化和标准值比较

二、NO_2 逐年下降但仍超过国家和WHO标准

2016年，北京地区环境空气中 NO_2 年均浓度为48.00ug/m^3，比2001年下降32.39%，年均降低速度2.16%，但仍超过《国家环境质量标准》和《WHO空气质量准则》NO_2 标准20.00%[10－12]（见图3－6）。环境空气 NO_2 污染水平自2008年降到较低水平，但仍高于国家标准和国际标准9ug/m^3，此后一直徘徊在48～57 ug/m^3 水平。NO_2 控制任务仍然比较艰巨。

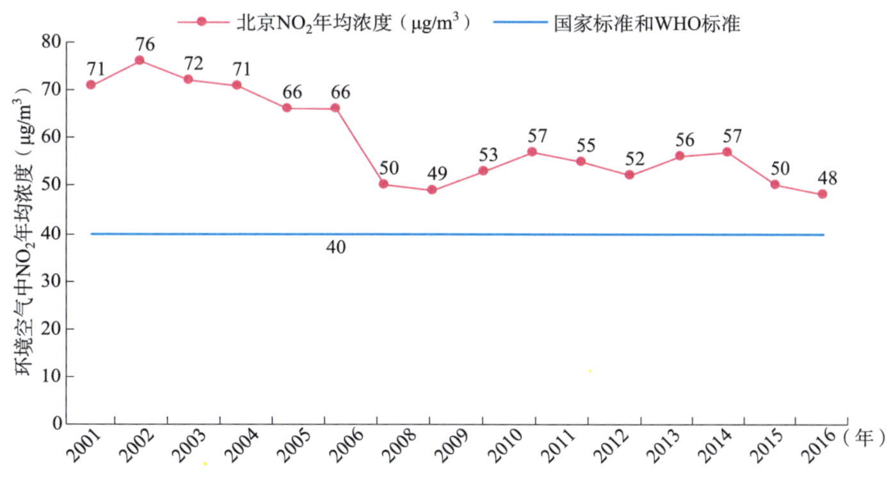

数据来源：北京市环境状况公报（2001～2016）

图3－6　2001～2016年北京地区环境空气中 NO_2 年均浓度变化和标准值比较

O_3 和 NO_2 污染已经成为北京市环境空气主要污染物。机动车尾气和石油裂解能源是造成北京市环境污染的主要来源。由此提示:①石油裂解能源和汽车尾气污染是主要环境污染目标指示物;②加快控制石油裂解能源和汽车尾气污染是当前环境治理的首要任务。

三、$PM_{2.5}$呈下降趋势但仍明显高于国家标准和 WHO 标准

2016 年,北京地区环境空气中 $PM_{2.5}$浓度为 73.00ug/m^3,比 2001 年下降 46.75%,年均降低速度 3.12%,但仍显著超过《国家环境质量标准》$PM_{2.5}$标准 1.09 倍,超过《WHO 空气质量准则》$PM_{2.5}$标准 6.30 倍[10-12](见图 3-7)。环境空气 $PM_{2.5}$污染得到明显控制,暴露水平持续走低。如果进一步加快石油裂解和汽车尾气污染控制,还会对 $PM_{2.5}$下降起到更加至关重要的作用。

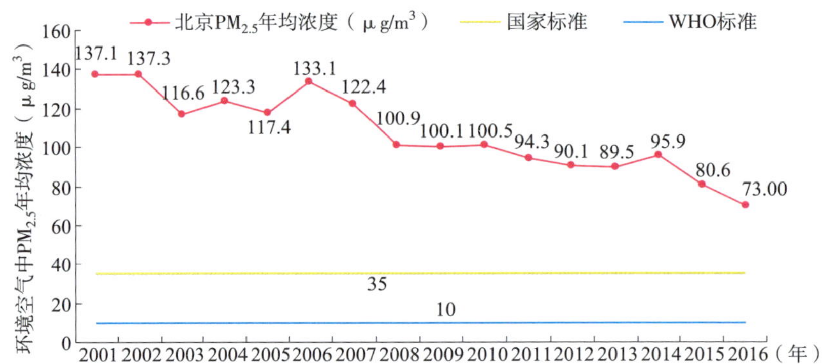

数据来源:北京市环境状况公报(2001~2016)

图 3-7 2001~2016 年北京地区环境空气中 $PM_{2.5}$年均浓度变化和标准值比较

四、PM_{10}呈下降趋势但仍明显高于国家和 WHO 标准

2016 年,北京地区环境空气中 PM_{10}年均浓度为 92.00ug/m^3,比 2001 年下降 44.24%,年均降低速度 2.95%,但仍超过《国家环境质量标准》PM_{10}标准 31.43%,超过《WHO 空气质量准则》PM_{10}标准 3.60 倍[10-12](见图 3-8)。环境空气 PM_{10}污染控制成效明显,暴露水平逐步向标准逼近。

五、SO_2 浓度逐年下降低于 WHO 标准　燃煤能源污染的时代宣告结束

2016 年,北京地区环境空气中 SO_2 年均浓度为 10.00ug/m^3,比 2001 年下降 84.38%,年均降低速度 5.63%,达到国家标准和 WHO 标准以下[10-12](见图

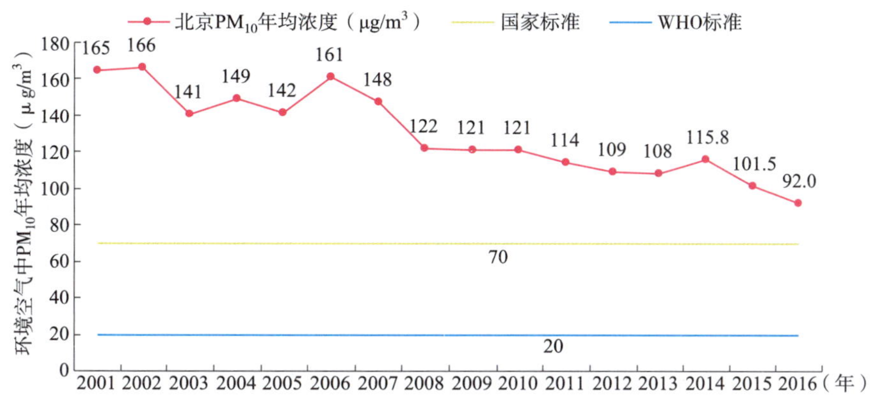

数据来源：北京市环境状况公报（2001～2016）

图3－8　2001～2016年北京地区环境空气中 PM_{10} 年均浓度变化和标准值比较

3－9）。环境空气 SO_2 污染控制效果最为显著，达到国际标准要求，以燃煤能源污染的时代宣告结束。这是北京地区控制环境污染治理取得明显效果的重要标志。由此向世界表明，北京环境污染治理已经得到有效控制，治理思路正确、技术方法先进、治理措施有力，为打好环境治理、根治城市病攻坚战，增强了信心、勇气和力量，并提供了可借鉴、可推广的经验与模式。

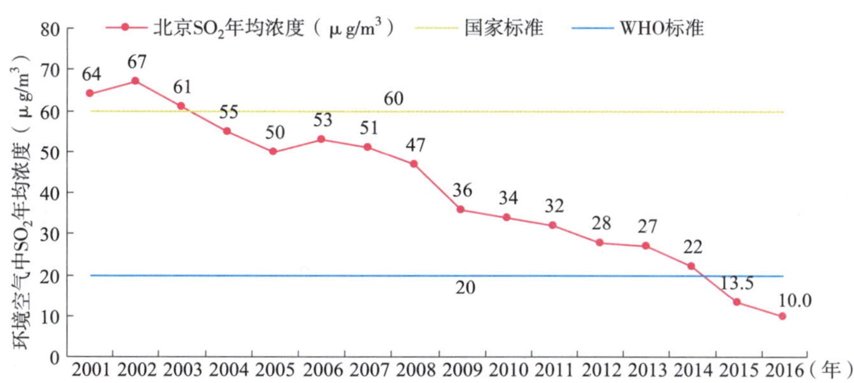

数据来源：北京市环境状况公报（2001～2016）

图3－9　2001～2016年北京地区环境空气中 SO_2 年均浓度变化和标准值比较

第二章　气候变化暴露水平危害性评估理论及指标体系

第一节　气候变化健康危害性定义和判断依据

一、气候变化定义及其判断依据

气候变化是指气候平均状态随时间的变化，即气候平均状态和离差（距平）两者中的一个或两个一起出现了统计意义上的显著变化。气候变化的科学事实包括温度、降雨量、相对湿度、风速、逆温层形成和极端事件强度、频率等改变[13]。全球气候变化判断主要依据联合国气候变化框架公约（UNFCCC）等相关法律法规和世界气象组织（WMO）、政府间气候变化专门委员会（IPCC）等的规则、标准规范与专业定义等。全国及北京市气候变化判断在上述依据基础上，主要依据国家气象法等相关法律法规和国家气象局、北京市气象局等规章、标准规范和专业定义等。

二、气候变化对公共健康危害定义及多重立体影响

气候变化公共健康危害是指由于温度升高、二氧化碳等温室气体、短期气候污染物浓度增加，引起高温热浪、静稳的雾霾天气等极端天气灾害事件以及海平面上升等所致气候变化，导致意外伤害、食物中毒、水中毒和全人群、全生命周期、疾病全过程受到伤害，更有甚者造成残疾或死亡等健康影响。例如，高温热浪导致热相关疾病和死亡、心血管衰竭等；空气污染导致哮喘、心血管疾病

等;媒介生物系统改变导致疟疾、登革热等病媒传染病增加;过敏原引起哮喘、过敏性鼻炎、过敏性肺炎增加等;水质恶化使霍乱等疫情与中毒事件发生;水和食物供应改变或污染导致营养不良、腹泻等[14](见图3-10)。

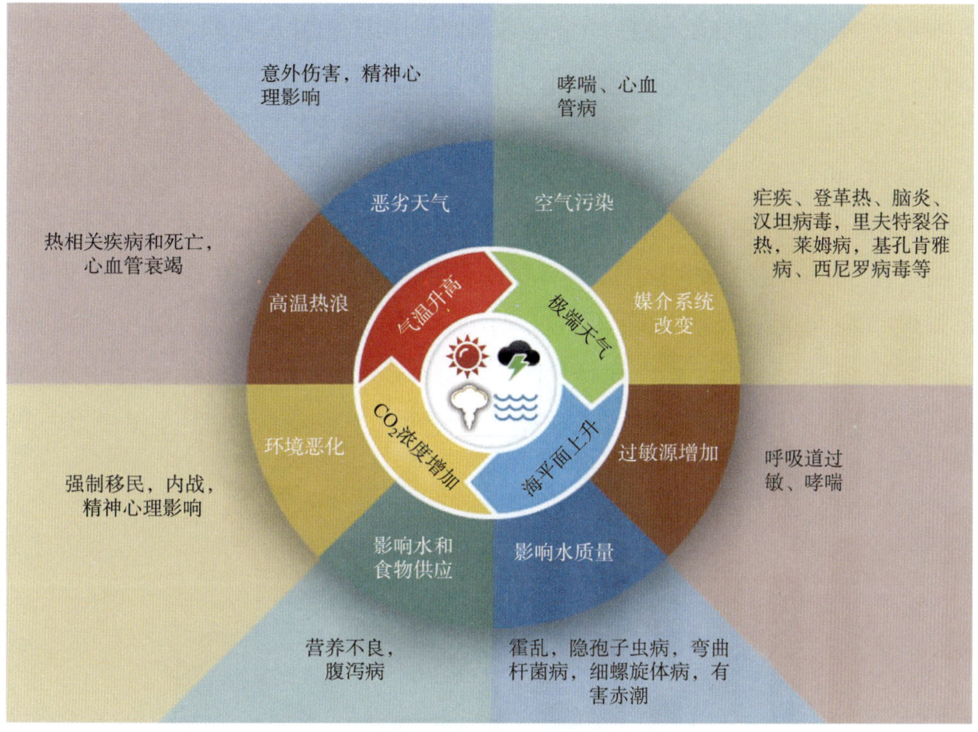

资料来源:美国CDC climate change program(2014)

图3-10 气候变化对环境和人类健康造成的多重立体影响

第二节 气候变化健康危害性分类和机理

一、气候变化健康危害性分类

气候变化健康危害性分类主要按照气温改变、城市热岛效应、高温天气和静稳的雾霾天气等不同类型气候变化对区域人群产生健康损害性质和作用类型分类。这里主要揭示和阐明高温热浪引起热相关疾病和死亡,病媒生物引起疟疾、登革热、寨卡病毒病、黄热病和埃博拉等动物与人共患疾病,以及感染性腹泻等[15]。

二、气候变化对公共健康危害作用机制

(一)环境热暴露机制

环境热暴露机制是指随着环境温度升高引起暴露人群机体热失衡和热稳态紊乱。在正常气温条件下,由于受到下丘脑体温调节中枢控制,人体温度通常维持在不超过37℃。一般情况下,机体基础代谢、体力活动和劳动与运动等产生的热量,可以通过皮肤血管扩张、排汗、呼吸、排泄等生理作用,以辐射、传导、对流和蒸发等方式调节机体热量散发,保持体温平衡。然而,在较长时间温度和湿度增高的气候条件下,机体温度调节机制难以维系,并逐渐出现失衡,进而导致热蓄积。当气象温度高于28℃时,人体就会产生不适感;温度持续升高,进一步导致烦躁、精神紊乱等症状。当气温持续高于34℃,逐步引起中暑,使心脏病、脑血管病和呼吸系统疾病发病率上升,死亡率明显增加[14](见图3-11)。因此,建立热浪和健康预警指导值。

热交换通路

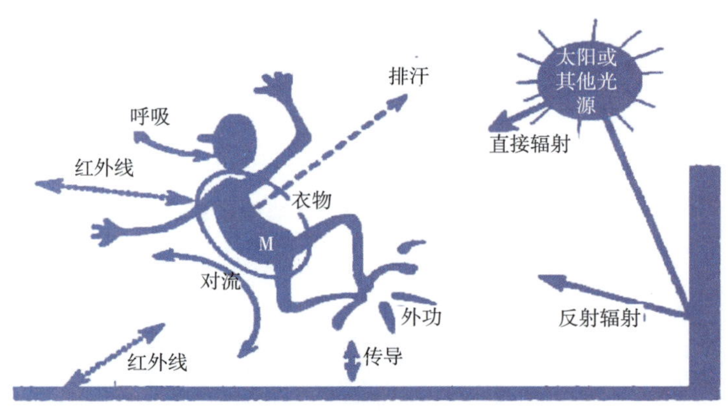

资料来源:《热浪和健康:预警系统建立的指导》(2015)

图3-11 人体热生理调节和失衡机制

(二)天气温度与死亡率"V"型理论

高级动物发展到一定阶段后,体温逐渐变为恒温,建立内稳态机制,一般把这种动物称之为恒温动物。人类是恒温动物发展的最高阶段,体温最适温度为26℃,也称"致适温度"(温度阈值)。Honda等(2014)《热相关死亡模型对气候变化影响预测报告》表明,人口死亡率与天气温度之间存在"V"字形关

联性。当天气温度达到致适温度时，人口死亡率最低。环境温度低于致适温度时，人口死亡率也会随着温度降低而升高。高于致适温度时，人口死亡率随着环境温度升高同样增加[16]（见图3-12）。

致适温度的健康意义在于当天气温度达到致适温度时，机体处于最佳健康状态，人口死亡率最低。它的医学意义在于高于或低于致适温度时，都可以使人口死亡率增加。由此可见，温度对人体健康影响十分敏感，意义重大，揭示了健康与医学的联系和区别，这也是巴黎气候变化峰会特别强调提出全球控制温度目标的原因，即平均温度较工业化前水平相比控制在2℃以内。因此，控制管理温度是保护人类健康的最重要基础工作。

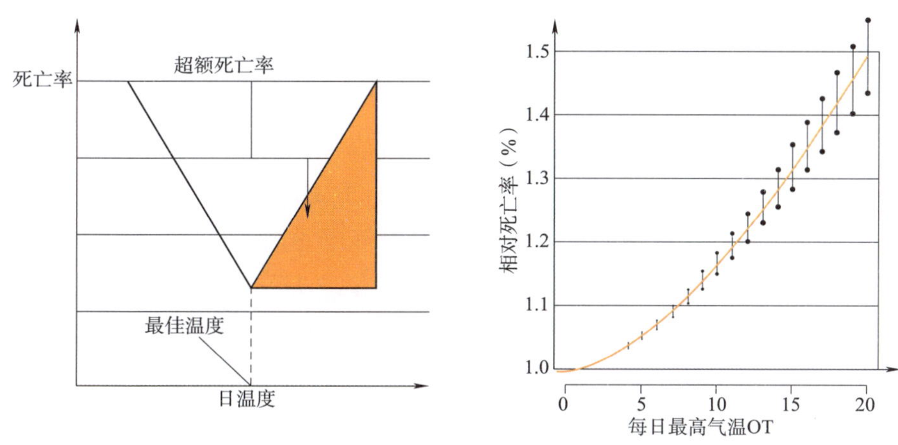

资料来源：《气候变化影响预测的热相关死亡风险模型》（2014）

图3-12　气象温度和人口死亡率相关关系模式示意图

（三）城市热岛效应公共健康危害作用机制

1. 城市热岛。城市热岛一般是指从近地面气象温度图上看，郊区气温变化小，而城区气温明显增高，就像是突出海面的岛屿，故形象地称之为城市热岛[17]。

2. 城市热岛效应。城市热岛效应是指城市天气温度明显高于城市外郊区的现象，通常用热岛强度表示。城市热岛强度是指城市中心温度最高值与郊区温度最高值的差值。城市热岛效应对环境质量和人群健康产生很大影响[17]。

3. 城市热岛效应机制。城市热岛效应机制主要表现为热岛中心区气温高，大气呈上升运动，与周围形成气压差，周围大气向中心区辐合，从而在热岛中心区形成低压旋涡。由此引起大量污染物在热岛中心聚集，浓度增加，引起呼吸道和心血管等相关疾病增加。城市热岛效应持续发展甚至会导致死亡。此外，还更容易引发烦躁、精神萎靡、忧郁压抑、记忆力减退等精神心理障碍[17]。

（四）静稳的雾霾天气公共健康危害定义及其作用机制

1. 雾霾定义。雾是一种最常见的天气现象，具有以下三个方面特征：①由无数悬浮于低空的细小水滴或冰晶组成；②水平能见度小于 1 千米；③相对湿度大于 90%[18]。霾是环境空气出现的普遍浑浊现象，具有以下三个方面特征：①由天空中均匀浮游的大量细微颗粒物组成；②水平能见度小于 10 千米；③相对湿度低于 80%。霾颗粒物空气动力学直径非常小，平均直径 1～2 微米，成分复杂，含有多种有害物质，如 SO_2、O_3、NO_2、CO 等气态污染物、挥发性有机物（VOC）、PM_{10}、$PM_{2.5}$ 等颗粒物、苯并芘、砷、六价铬等致癌物质，以及细菌、真菌、病毒等微生物。

2. 静稳的雾霾天气定义。静稳的雾霾天气是指气候环境相对稳定，而且雾和霾同时存在的一种极端天气灾害现象，具有以下五个方面特征：①风速降低；②形成逆温层；③雨量减少；④水平能见度小于 10 千米；⑤相对湿度 80%～90%。通常用空气中 $PM_{2.5}$ 浓度来反映雾霾天气严重程度[19]。

3. 静稳的雾霾天气健康危害作用机制。雾霾天气对人体健康危害性可分为短期（急性）毒作用、长期（慢性）毒作用、亲代毒作用和子代（生殖发育与遗传毒作用）毒作用。亲代毒作用主要表现为短期毒作用和长期毒作用。短期毒作用是指短时间严重雾霾天气引起人的健康危害，主要表现为急性上呼吸道炎症、急性肺炎、哮喘、突发心脑血管病事件等。长期毒作用是指长期轻中度雾霾天气对人体多系统、多脏器、多靶点产生的慢性毒作用，主要表现为心脑血管病、慢性呼吸道疾病、肺癌等。子代毒作用是指暴露雾霾天气的母体和父体生殖系统受到影响，而引起基因易感性或疾病基因组改变，产生一系列生殖和遗传毒效应。此外，父母共同孕育的胚胎、胎儿和子代发育受到影响而引起的一系列发育毒作用。

第三节　气候变化暴露水平危害性评估指标体系

一、三级指标（1 个）

按照公共健康危险因素分类（见第一部分第二章），设立环境和气候变化危险因素评估指标($H_{2.4.2}$)为 $H_{2.4}$三级指标(1 个)。

二、四级指标(6 个)

按照气候变化健康危害性分类和机理,气候变化危险因素设立年高温天气数($H_{2.4.2.5}$)、年最高温度($H_{2.4.2.6}$)、城市热岛效应($H_{2.4.2.7}$)、年平均温度($H_{2.4.2.8}$)、年最低温度($H_{2.4.2.9}$)和静稳的雾霾天气($H_{2.4.2.10}$)6 个四级指标。

三、五级指标

五级指标作为四级指标的数据源(单位)和具体指标的判定依据(见表 1－1. 公共健康危害性评估指标和分值体系与评估基准及依据)。

第四节　北京市气候变化暴露水平危害性评估

一、年高温天气数呈下降趋势

2016 年,北京地区年高温天气数(日最高气温≥35℃)为 8 天,比 2000 年降低 18 天,每年以 1.13 天的速度减少。2000～2016 年,北京地区平均高温天数为 10 天,其中,2000 年最高(26 天),2008 年(奥运会)最低(3 天),2014 年年底(北京 APEC 会议,6 天)。北京地区年高温天气数呈下降趋势(见图 3－13)。由此表明:①通过环境治理和产业结构调整,北京年高温天气数得到有效控制;②极端高温天气危害控制措施正确、有力;③国内外重大活动保障措施对遏制高温天气提供了可借鉴、可推广的思路、经验和模式。

二、年最高温度呈上升趋势

2016 年,北京地区夏季最高温度为 37.8℃,比 1978 年增加 0.30℃,每年以 0.03℃速度增长,分别高于我国北方(0.01℃/年)和北半球(0.02℃/年)年最高气温年均增长速度[20－22]。2005～2014 年之间,在 2008 年(北京奥运会)和 2011 年出现两个明显底谷。2006～2007 年和 2013～2014 年(APEC 会议期间),年最高气温下降,形成两个平台温度(37℃与 37.5℃)。此后,又都出现快速增长趋势,形成两个高峰,即“双谷双平台双峰”现象(见图 3－14)。这可能与北京举办重

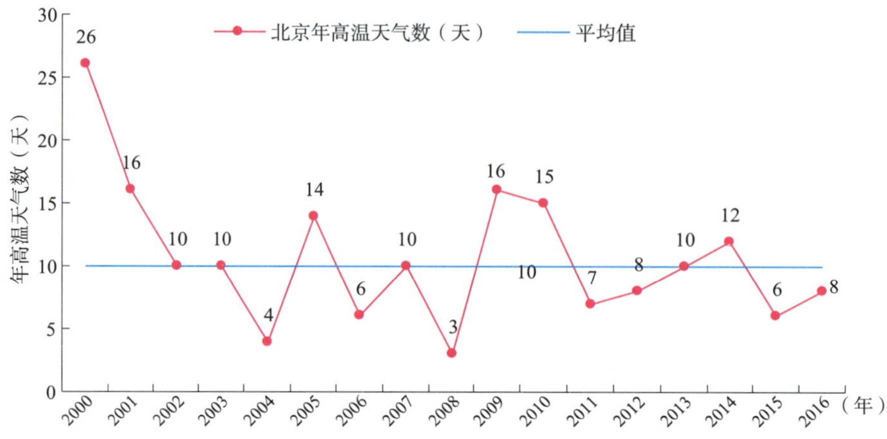

数据来源：北京市气候公报（2000～2016）

图 3－13　2000～2016 年北京地区年高温天气数变化趋势

大活动，采取关闭北京及周边省市高能耗污染企业，彻底淘汰不达标机动车和公交车等强制性治理污染源措施有密切关联性。

由此提示：①北京地区气温升高除城市化等不可能在短时间内改变的因素之外，主要与工业能源和交通尾气污染有关；②控制工业能源污染和交通机动燃油车尾气污染，是主要治理靶向和重点任务；③治理城市环境污染是一项长期艰巨的任务，要建立长效治理机制，防止运动式行为。

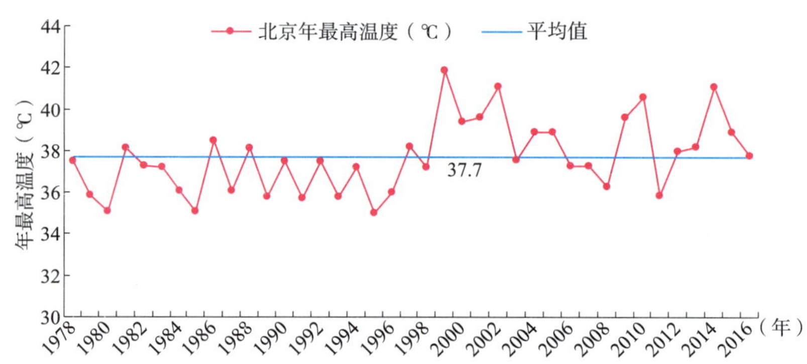

数据来源：北京市气候公报（1978～2016）

图 3－14　1978～2016 年北京地区气候年最高温度变化情况

三、城市热岛效应持续增高扩面

20 世纪 80 年代开始，北京开始出现了城市热岛效应现象，且强度逐年增加。截至 2015 年，热岛强度上升了 1.4℃，其中，春、夏、秋、冬四季分别上升

1.6℃、1.1℃、1.12℃、1.6℃。上升幅度为0.29℃/10年，一年四季分别为0.34℃/10年、0.12℃/10年、0.26℃/10年和0.33℃/10年。1984～2015年，北京城市热岛范围扩展了4.7倍，城乡热岛强度差异从1984年的1℃～2℃增加到2015年的3℃～6℃。（图3－15）

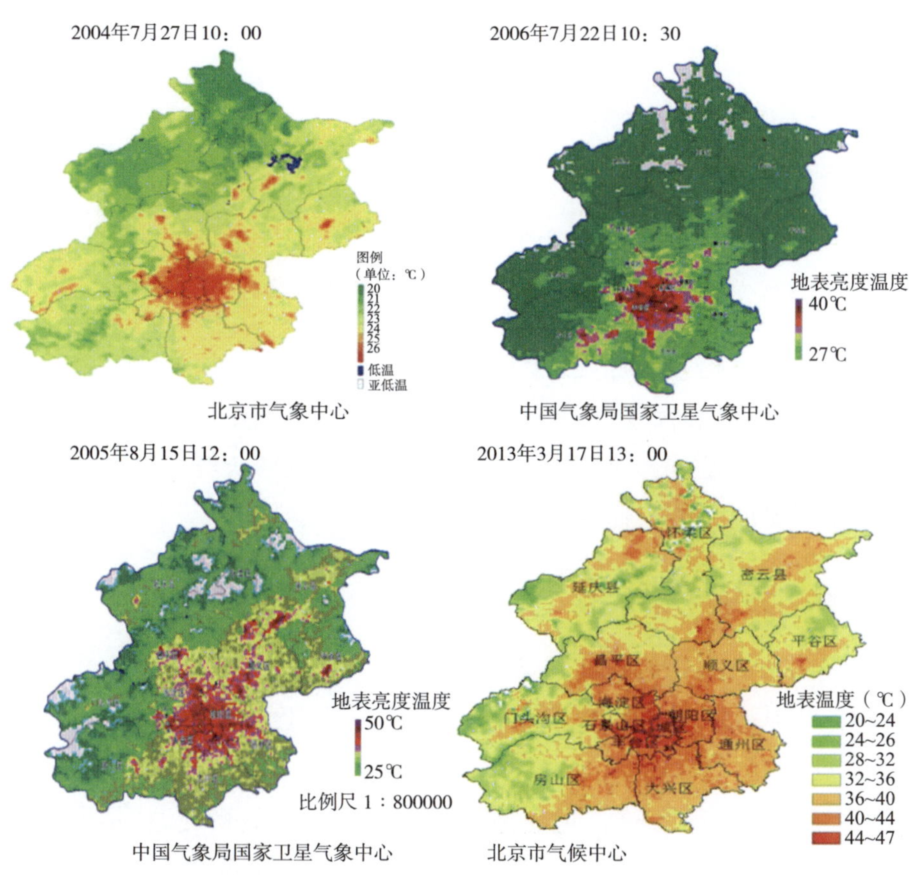

资料来源：中国天气网（2004年、2005年、2006年、2013年）

图3－15　北京地区城市热岛效应强度和波及范围

四、年平均气温呈持续增加态势

2016年，北京地区年平均气温为12.1℃，比1980年增加1.0℃，每年以0.03℃速度增长，高于我国北方水平（0.02℃/年）和北半球水平（0.01℃/年）[20]。1980～2016年北京地区年平均温度均值为12.84℃，高于全国北方（11.2℃）水平，低于北半球（13.5℃）水平[20－21]（见图3－16）。

由此表明：①北京地区36年以来，年平均气温增加1.1℃，高于北半球水

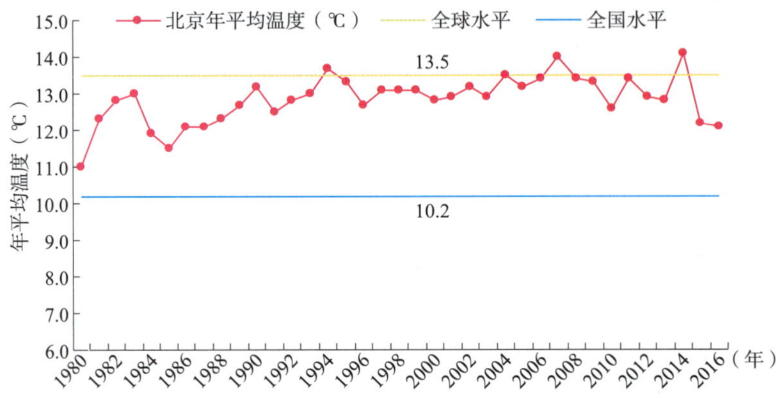

数据来源：北京市气候公报（1980～2016）

图3－16　1980～2016年北京地区气候年平均温度与我国北方和北半球比较

平；②北京气候变暖趋势增加，逐步接近北半球平均温度水平，导致高温热浪、静稳的雾霾天气等极端天气事件频发，从而引发气候变化相关疾病发（患）病和死亡率增加，应当引起高度重视；③控制年平均气温增长是气候变化减缓、适应、恢复的主要靶向和重点任务。

五、年最低气温升高明显

2016年，北京地区年最低气温－15.2℃，比1980年（36年间）升高了0.2℃，每年以0.05℃的速度升高，高于平均温度（0.04℃）和最高温度（0.03℃）增长幅度[20－22]。北京地区年最低气温升高最为明显。由此表明：①北京地区年气温出现“三高”现象，即年平均气温、年最高气温、年最低气温呈回升趋势；②气温变化已经成为北京地区公共安全问题（见图3－17）。

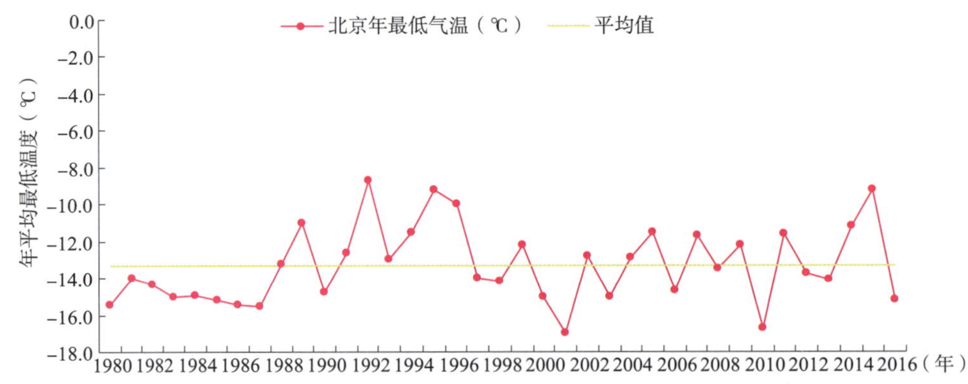

数据来源：北京市气候公报（1980～2016）

图3－17　1980～2016年北京地区气候年最低温度变化情况

六、静稳的雾霾天气数持续增加

2016 年，北京地区报告年静稳的雾霾天气数 167 天，比 2008 年增加 83.52%，年均增长速度 10.44%。重度雾霾天气呈频发态势，特别是在全球气候变化巴黎峰会期间，北京市政府首次发布雾霾红色预警，此后，又连续暴表（$PM_{2.5}$大于 300 $\mu g/m^3$），最高值超过 1000$\mu g/m^3$ 以上，市政府共发布两次红色预警（见图 3－18）。

由此提示：雾霾天气形成的原因主要有两个方面：①基础原因，北京“三面环山，一面平原”的特殊地理位置；②直接原因，大规模水泥城市化进程加快，城市人口高度聚集，汽车尾气和石油裂解能源排放导致城市环境污染；③北京周边地区工业污染；④其他因素。

应对雾霾天气的主要策略主要有六个方面：①城市人口向人口稀疏的远郊区疏解；②控制和减少核心区与中心区水泥城市建筑；③开发新兴清洁能源代替石油裂解能源，限制使用柴油发动机，严格机动车和汽车尾气排放标准；④发展远郊区生态健康城市，恢复和加快建设新北京生态健康城市；⑤加快经济结构调整，发展生态健康经济、生态健康服务业、生态健康学校、生态健康医院等；⑥加快推进京津冀协同发展、调整产业结构、控制和淘汰落后产能及污染型企业。

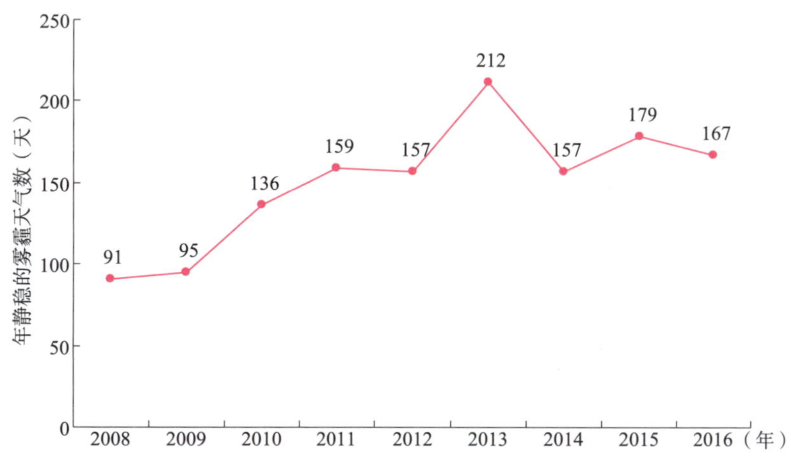

数据来源：北京市气候公报（2008～2016）

图 3－18　2008～2016 年北京地区年静稳的雾霾天气数变化情况

第五节　北京环境污染和气候变化危险因素暴露危害性评估小结

北京环境污染和气候变化危险因素暴露危害主要是由于过度城市开发、过快“水泥”城市建设、大型医疗机构设置过渡扩张和新兴产业不合理布局、机动车数量过多等因素造成生态破坏、环境质量恶化和气候变化，给区域人口健康带来严重影响，也是造成城市病和呼吸系统疾病与NCDs增加的重要原因。

一、环境污染暴露水平健康危害性中等

北京地区环境污染暴露水平危害性依次为$PM_{2.5}$、NO_2、O_3、PM_{10}。其中，按照国家标准评估，环境空气$PM_{2.5}$年均浓度暴露危害性中等，O_3、PM_{10}和NO_2年均浓度暴露危害性低；按照WHO标准，环境空气$PM_{2.5}$、PM_{10}年均浓度暴露危害性极高等，O_3年均浓度暴露危害性中等，NO_2年均浓度暴露危害性低水平。

二、气候变化暴露水平健康危害性高

北京地区气候变化暴露水平危害性依次为气候温度、城市热岛效应、静稳的雾霾天气和年高温天气。其中，年最高气温、年最低气温、年静稳的雾霾天气暴露水平危害性高；城市热岛效应、年高温天气数和年平均气温暴露水平危害性中等。

三、环境污染和气候变化暴露健康危害性中等

用分层加权评分法对北京环境污染和气候变化危险因素暴露危害性评估，得1.26分，占环境污染和气候变化危险因素总分42.00%。按照公共健康危害性评估矩阵指数表(H_M－1)，环境污染和气候变化暴露健康危害性等级为中等危害性，表示健康危害严重程度中等且不太可能发生(见表3－1)。

表 3-1 1978～2016 年北京地区环境污染和气候变化危险因素暴露水平评估结果

健康危险因素指标	北京数据	北京危害性评估分值和等级		
		评估分值(分)	危害指数(%)	评估等级
1. 环境污染和气候变化危险因素暴露水平指标		**1.26**	**42.00**	**中等**
1.1 O_3 年均浓度超过国家(际)标准倍数,倍	0.24	0.20	25.00	低
	0.99*	0.40*	50.00*	中等*
1.2 NO_2 年均浓度超过国家(际)标准倍数,倍	0.20	0.15	33.00	低
1.3 $PM_{2.5}$ 年均浓度超过国家(际)标准倍数,倍	1.00	0.25	50.00	中等
	6.30*	0.50*	100.00*	极高
1.4 PM_{10} 年均浓度超过国家(际)标准倍数,倍	0.31	0.10	25.00	低
	3.60*	0.40*	100.00*	极高
1.5 年高温天气数,天	8.00	0.15	50.00	中等
1.6 年最高温度,℃	37.80	0.15	75.00	高
1.7 城市热岛效应强度,℃	1.20	0.05	50.00	中等
1.8 年平均温度,℃	12.10	0.02	40.00	中等
1.9 年最低温度,℃	-15.20	0.02	66.66	高
1.10 年静稳的雾霾天气数,天数	167.00	0.02	75.00	高

* 表示按照 WHO 标准,北京实测值及评估结果

小结
北京市人口健康危害性综合评估

综合第一至三部分,北京市人口健康危害是由多种危险因素长期交互作用导致的十分复杂的全方位、立体化的系统健康影响,从健康损害到疾病、致残和致死全过程,形成了鲜明的特大型城市病带来的全人群、全生命周期和疾病全过程的健康损害特征,与环境友好型城市(安徽省合肥市)、老年友好型城市(法国里昂市)、生态健康城市(瑞士日内瓦)有明显反差。

用分层加权评分法对北京市人口健康危害性综合评估,健康危害严重程度得37.50分,健康危险因素暴露水平危害性得35.64分,总分为73.14分。按照公共健康危害性评估矩阵指数表(H_M-1),健康危害性等级为高危害性,表示健康危害严重程度很高且不太可能发生。主要依据以下两个方面:

一、NCDs健康危害严重程度高

主要依据心脏病、脑血管病、恶性肿瘤、慢性阻塞性呼吸系统疾病等NCDs严重程度危害性高水平。

二、危险因素暴露水平健康危害性高

主要依据公共疾病致死因素危害性高、公共疾病致残危险因素危害性高、公共疾病致病危险因素暴露健康危害性高、社会决定因素暴露健康危害性高、生物遗传危险因素暴露健康危害性高(见表3-2)。

表 3-2　北京市人口健康危害性综合评估结果

公共健康危害性评估指标	北京综合危害性评估分值和等级		
	评估分值(分)	危害指数(%)	评估等级
1. 健康危害严重程度	37.50	75.00	高
2. 健康危险因素暴露水平	35.64	71.28	高
3. 总分	73.14	73.14	高

参考文献

[1] 全国人民代表大会常务委员会. 中华人民共和国环境保护法[Z]. 全国人民代表大会常务委员会公报 ,2014.

[2]孟紫强. 现代环境毒理学[M]. 中国环境出版社,2015.

[3]董芳,李芳芳,祁晓霞,等. 环境毒理学研究进展[J]. 生态毒理学报,2011(1):9~17.

[4]Bernd Markert,王美娥,Simone Wünschmann,等. 环境质量评价中的生物指示与生物监测[J]. 生态学报, 2013(1):33~44.

[5]李阳,贾光. 用职业暴露矩阵综合分析环境暴露评价和生物暴露评价——以职业性铬酸盐接触为例[A]. 中华预防医学会劳动卫生与职业病分会. 第十三次全国劳动卫生与职业病学术会议论文汇编,2014:10.

[6]张金良,吴海磊,胡永华. 健康危险度评价在建立环境健康指标中的作用[J]. 国外医学(卫生学分册), 2004(4):193~198.

[7] Xu J,Ma J Z,Zhang X L,et al. Measurements of ozone and its precursors in Beijing during summertime: impact of urban plumes on ozone pollution in downwind rural areas[J]. Atmospheric Chemistry and Physics, 2011,11 (23): 12241.

[8]Yuyu Chen,Avraham Ebenstein,Michael Greenstone,et al. Evidence on the impact of sustained exposure to air pollution on life expectancy from China's Huai River policy[J]. Proceedings of the National Academy of Sciences. 2013, 110(32): 12936~12941.

[9]Mooibroek D, Schaap M, Weijers EP, et al. Source apportionment and spatial variability of $PM_{2.5}$ using measurements at five sites in the Netherlands[J]. Atmos Environ, 2011,45(25):4180~4191.

[10]北京市环保局. 2016 年北京环境状况公报[R]. 北京市环保局, 2017.

[11]环境保护部与国家质量监督检验检疫总局. 国家环境空气质量标准[S]. 中国环境科学出版社, 2012.

[12]WHO. Air quality guidelines for particulate matter, ozone, nitrogen dioxide and sulfur dioxide Global update 2005[M]. Geneva: WHO Press, 2006.

[13]Christopher Field, Vicente Barros , Katharine Mach , et al. Climate change 2014: impacts, adaptation, and vulnerability [M]. Intergovernmental Panel on Climate Change, 2014.

[14] G. R. McGregor, lead editor P. Bessemoulin, K, et al. Heatwaves and Health: Guidance on Warning-System Development. Geneva: WMO and WHO press, 2015.

[15] Wilhelm Kirch B. Menne , R. Bertollini. Extreme Weather Events and Public Health Responses[R]. Springer; Softcover reprint of hardcover 1st ed, 2005: 69 ~ 80.

[16] Ebi KL, Mills D. Winter mortality in a warming climate: a reassessment[J]. WIRES Climate Change, 2013(4):203 ~ 212.

[17] 白杨,王晓云,姜海梅,等. 城市热岛效应研究进展[J]. 气象与环境学报,2013(2):101 ~ 106.

[18] 庄颜. 雾霾天气变化特征观测与分析[J]. 气象水文海洋仪器, 2016(3):58 ~ 62.

[19] 贾星灿,郭学良. 人为大气污染物对一次冬季浓雾形成发展的影响研究[J]. 大气科学,2013,36(5):995 ~ 1008.

[20] 北京市气象局. 2016 年北京市气候公报[R]. 北京市气象局,2017.

[21] 葛全胜,刘浩龙,郑景云,等. 中国过去 2000 年气候变化与社会发展[J]. 自然杂志. 2013(1):9 ~ 21.

PART4 THE VULUNERABILITY ASSESSMENT OF PUBLIC HEALTH

第四部分

公共健康脆弱性评估

引 言

按照风险评估理论，公共健康影响是由危害性和脆弱性两个因素所决定。因此，仅仅了解和认识危害性还不够全面，尚需要考虑到造成健康危害性的固有薄弱因素所导致的叠加影响，即脆弱性因素[1]。重大疾病和突发公共卫生事件防控实践证明，如果在脆弱性强的情况下，危害性可能带来更严重的灾难。因此，脆弱性对风险的贡献更大，而往往又容易被忽视。这是风险评估的重要意义所在。脆弱性由四个要素决定：一是人口高敏感性；二是控制管理能力脆弱性；三是危险因素暴露水平脆弱性；四是公共健康水平脆弱性。由此可见，加强脆弱性研究和评估，对预防和控制公共健康影响，提高控制管理能力，有效降低风险，保护和促进人类健康非常必要，意义重大。

21 世纪以来，随着人类社会经济发展、科技进步腾飞、人口数量急剧增加和人口老龄化与城市化进程加快，人口高敏感性明显增加[2-4]。环境污染、生态破坏和气候变化加剧，导致危险因素暴露水平脆弱性不断攀升，进而催生病媒生物快速繁殖，引发基因突变和新发（或再发、输入性）传染病疫情增加，食品安全、水安全、环境安全等问题越来越突出，甚至造成城市病、营养不良、NCDs、老年病和精神心理疾患等多重严重危害[5]。在中低收入发展中国家，还表现为健康和医疗卫生服务能力明显不足与缺失[6-7]。这些多元化脆弱性，极易造成更大灾难。因此，加快认识和控制脆弱性迫在眉睫，势在必行。

然而，全球，特别是发展中国家对公共健康脆弱性评估起步较晚，缺少公共健康脆弱性评估基本理论、指标体系和技术与方法。为有效预防和控制公共健康影响，保护和促进人类健康，实现联合国持续发展目标和党的十九大确定的两个百年目标、健康中国 2030 规划纲要与健康北京 2030 规划纲要目标[8-9]，我们对公共健康脆弱性进行了系统研究与评估，找出了人口高敏感性、健康影响控制管理能力脆弱性、危险因素暴露水平脆弱性和公共健康水平脆弱性的关键控制领域、控制阶段、控制环节和控制点，力求为开展公共健康风险评估奠定良好基础，提供科学依据。

第一章　公共健康脆弱性评估新理念和理论体系框架

按照ISO风险评估标准和WHO公共健康风险评估指南，通过对人口高敏感性、控制管理能力脆弱性、危险因素暴露水平脆弱性和公共健康水平脆弱性及其相互作用的立体性、多样化、多层次分析，提出公共健康脆弱性评估新理念和理论体系框架。

第一节　脆弱性概念及评估理论模型

一、脆弱性概念

ISO风险评估标准提出，脆弱性是指处于暴露危险因素的事物本身所具有的结构缺陷和功能不足[10]。因此，当暴露危险因素时，这类事物造成的危害性会比正常事物受到的损害（灾难）范围更大、程度更严重。因此，脆弱性与危害性形成叠加效应，造成更大灾难。

二、脆弱性评估基础理论模型

按照ISO风险评估标准，脆弱性用以下公式表示：

$$V=\frac{H\times R}{C} \qquad (V-1)$$

其中，V表示脆弱性，H表示危害性，C表示控制管理能力，R表示风险。当控制管理能力越小(趋于零)时,脆弱性越大;当脆弱性越大时,风险也越大;当危害性越大、控制管理能力越小时,脆弱性造成的灾难远大于风险,$V \gg R$。由此提示,脆弱性是造成灾难的本质属性和超大范围的根源。

第二节　公共健康脆弱性评估新理念

一、公共健康脆弱性概念

WHO 公共健康风险评估指南提出,公共健康脆弱性是指区域人口生理、心理、社会、精神道德适应能力的缺失和不足。公共健康脆弱性具有以下四层含义:①自身受到遗传因素影响,在出生时表现为免疫缺陷和功能不足;②经济社会、环境、行为等不健康因素导致公共健康高敏感性和危险因素暴露水平脆弱性增加;③个体或群体无力应对或受到健康影响不可恢复的程度;④控制管理能力脆弱性加剧人口健康不均等化和技术不可及性[1]。

二、公共健康脆弱性评估新理念

综上所述,在风险评估和风险管理过程中,要想全面认识公共健康影响,不仅需要了解危害性,更要关注脆弱性,同时还要掌控控制管理能力,而其中的关键因素是脆弱性。因为脆弱性是导致损害(灾难)的内在(先天)原因,同时涉及人口高敏感性、健康影响控制管理能力脆弱性、危险因素暴露水平脆弱性和公共健康水平脆弱性等诸多方面要素。如果不对脆弱性加以有效控制,可能会造成更大的灾难。相反,若加以有效控制,就能够使灾难减小到最低水平。

因此,提出公共健康脆弱性评估新理念:①脆弱性是灾难发生的内在固有原因。因此,防控风险,不仅要控制危害性,更要预防脆弱性。②脆弱性具有潜隐性,很难直接发现、甄别和具体把控,所以,在防控风险时,不仅要关注危害性本身,更要注重造成风险或灾难的内在薄弱点。③脆弱性涉及人口高敏感性、健康影响控制管理能力脆弱性、危险因素暴露水平脆弱性、人口健康水平脆弱性四个维度因素,彼此之间会产生交互影响和叠加作用,是导致灾难扩大的关键因素,而危害性是相对独立的因素。因此,与危害性相比,脆弱性更难以被控制。

第三节　公共健康脆弱性评估理论体系框架

在脆弱性评估新理念指引下，按照 ISO 风险评估标准和 WHO 公共健康风险评估指南，结合全球健康发展历程和实践经验，以及我国和北京市实际，总结凝练出公共健康脆弱性评估理论体系框架。

一、公共健康脆弱性评估理论分类体系框架

按照人口高敏感性、健康影响控制管理能力结构缺失和功能不足、危险因素暴露水平脆弱性和人口健康水平脆弱性彼此间的关联性与交互作用及相对危险进行分类，形成公共健康脆弱性评估理论体系框架，主要包括人口高敏感性理论、控制管理能力脆弱性理论（见第五部分第一章）、危险因素暴露水平脆弱性理论（见第六部分第一章、第七部分第一章）和脆弱性相互作用理论。下面重点阐述人口高敏感性理论和脆弱性相互作用理论。

二、人口高敏感性理论

借鉴联合国政府间气候变化专门委员会（IPCC）《气候变化 2014：影响，适应能力和脆弱性报告》和《WHO 应对气候变化保护公众健康报告（2012）》基本理论与实践经验，结合实际，提出人群高敏感性理论[11-12]。人口高敏感性是指某地区人口中存在的高危人口、敏感人口和弱势人口及其危险因素暴露脆弱性所致健康过度影响的程度与作用。

（一）高危人群高敏感性理论

高危人群是指暴露于高危险因素的人群，主要包括 50 岁以上的自然人口，特殊生理期人口，接触危险因素、有免疫缺陷和患有基础病的人口等。例如，老龄人群因生理、生化、免疫等多系统、多脏器逐渐退行性变，比其他普通人群容易受到高温天气、雾霾天气和环境污染等外界刺激而造成更严重的过度损害[13]。由此，增加了非传染性疾病和老年性疾病风险。孕产妇处于特殊生理期，受到高温天气、雾霾天气和环境污染等外界刺激产生不良反应和病理生理改变，更容易增加妊娠高血压、大出血和感染等疾病风险[14]。患有基础病人群

作为疾病的病因和并发症基础，自身免疫力明显降低，当受到高温天气、雾霾天气和环境污染等外界刺激时，极易产生损害，更会加重疾病严重程度和残疾[15]。

(二)敏感人群高敏感性理论

敏感人群是指暴露较低水平的危险因素就能引起过度反应的人群，主要包括儿童人群、特殊生理期人群、精神心理承受力薄弱人群等。儿童正处于生长发育阶段，其呼吸道、造血、神经等组织器官系统解剖结构和生理功能不健全，神经、免疫、内分泌调节系统尚未形成，与成人有很大差别。受到高温天气、雾霾天气和环境污染等外界刺激更敏感，造成的危害更严重[16]。

例如，胎儿期肺脏发育依次为胚胎期(3.5～6周)、假腺期(6～17周)、微管期(15～34周)和囊状期(24～38周)。37周之前出生的胎儿，肺脏未发育成熟，无自主呼吸功能，容易高发新生儿呼吸窘迫症。胎儿出生后，肺脏发育进入肺泡期(36周至8周岁)，新生儿肺泡数量10×10^6个，经增生膨胀，至8周岁达300×10^6个。8周岁之后，儿童期肺脏发育进入成熟阶段(见图4－1)。这一时期的胎儿和儿童受到外界环境空气中二手烟、$PM_{2.5}$、O_3、NO_X等危险因素刺激，更容易产生健康损害。

精神心理承受能力薄弱人群，暴露外界高温天气、雾霾天气和环境污染等时，更容易产生情绪波动、抑郁、烦躁等心理疾患[13]。

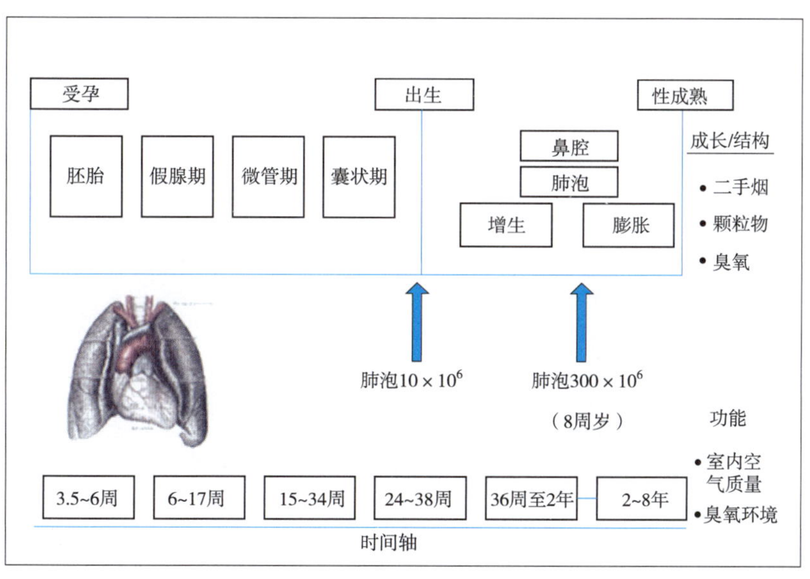

图4－1　胎儿期和儿童期肺脏发育成熟过程及对环境污染物敏感性作用过程

（三）弱势人群高敏感性理论

弱势人群是指在政治、社会和经济上处于弱势地位的人群，主要包括妇女、儿童、贫困人群、低文化程度人群和残疾人群等。贫困人群由于经济水平低，暴露危险因素高、营养不良发生频率高，小病不去看，大病看不起，会明显增加疾病负担，甚至导致因病致贫、因病返贫的灾难[17]。低文化程度人群健康素养低，防控意识不强，不卫生习惯和习俗、不健康饮食和不健康生活方式比例较高，更容易增加非传染性疾病和伤害风险。残疾人群由于自身结构和功能缺陷，受到高温天气、雾霾天气和环境污染等外界刺激时，抵抗力明显不足，更易增加疾病（伤害）和死亡风险[18]。

正常人群暴露相同水平危险因素时，由于身心组织器官系统和免疫能力处于正常状态，因此一般不会造成健康影响。由此可见，人群受到的健康损害程度与其高敏感性水平有密切关联，是造成人类健康影响的最根本原因和最大因素。IPCC 气候变化第五次评估报告对脆弱性研究结果提示，每增加一种高敏感性因素，脆弱性就会相应增高。敏感性因素越多，脆弱性就越大，二者之间呈线性关系[12]（见图 4－2）。

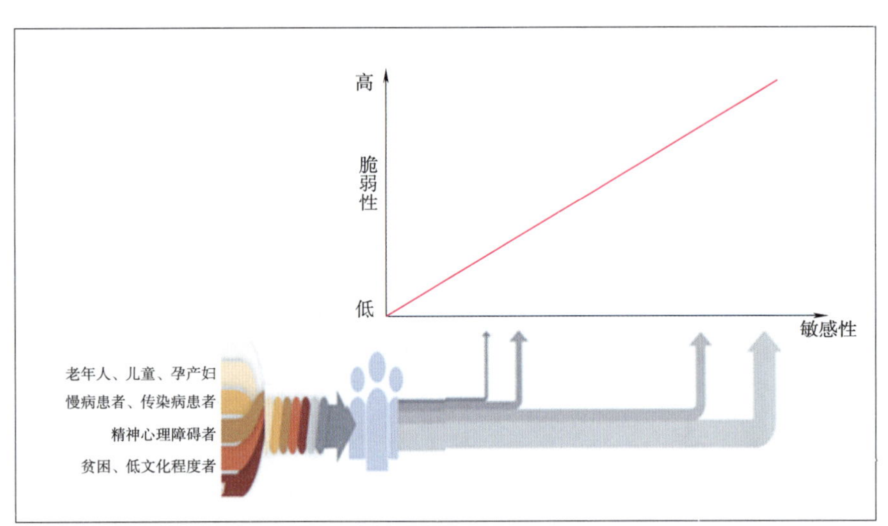

资料来源：IPCC《气候变化 2014：影响、脆弱性和适应能力评估（2015）》

图 4－2　人群高敏感性和脆弱性的关联性

三、脆弱性相互作用理论

脆弱性相互作用理论又称人群高敏感性和危险因素暴露水平脆弱性叠加理论。Brown 等在《气候变化健康影响评估》（2014）提出，每个地区人口都有基础健康损害、疾病发病和死亡数据资料(基线值)。当人群高敏感性和危险因素暴露水平脆弱性增加时,都会使区域人口超额发病,甚至死亡[20]。其中,在相同增幅下,单纯人口高敏感性增加导致的超额发病或死亡程度,远远高于单纯危险因素暴露水平脆弱性增加导致的超额发病或死亡。例如,65 岁及以上人口增加时,人群超额死亡率是基线值的 5 倍。在相同情况下,正常人暴露于高温天气时,人群超额死亡率只有基线值的 1 倍。而当人口高敏感性和高温暴露水平同时增加时,将会产生叠加放大效应,可使超额死亡率达到基线值 7 倍以上(见图 4 -3)。

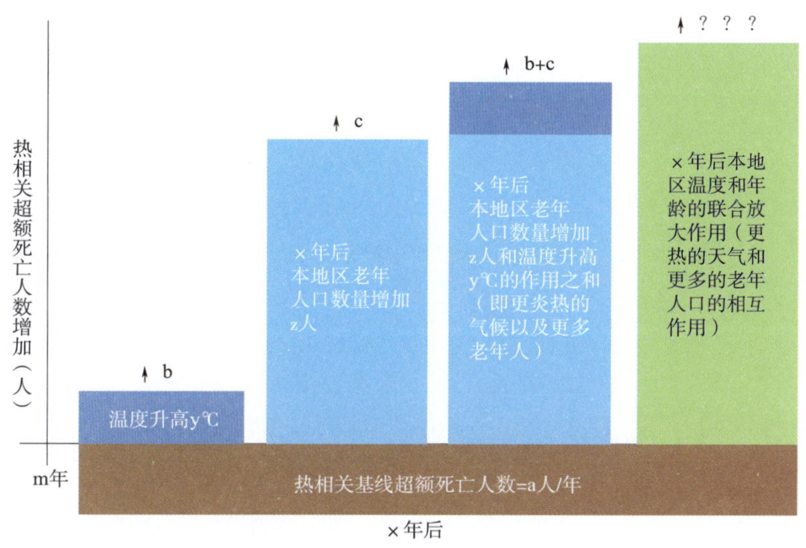

资料来源:Campbell-Lendrum D. 2007

图 4 -3　人群高敏感性和暴露脆弱性叠加放大效应模式

四、重要意义和应用指导价值

通过公共健康脆弱性全面系统研究,弥补了对危害性和健康影响控制管理能力认识不足和工作缺陷,加深了对重(特)大灾难的理解。实践证明,开展脆弱性评估是十分必要的。它将以往单纯从问题和挑战分析事物,提升到全面系统的理论认识和实践检验,为从根本上减少危害、能力提升起到了不可替代的作用。因此,脆弱性评估是助推科学决策的方法论、系统论和整体论,推动了科学进步、理论提升和哲学发展。加强脆弱性研究,有利于提高对健康影响系统完整的规律性认识;有利于控制和减少健康扩大影响,避免更大灾难;有利于查找问题和薄弱点，推动公共健康公平性、均等化和可及性，推进统筹协调发展；有利于科学制定公共健康相关法律法规和政策制度、服务体系和资源规划。对避免认识上的缺失、不足和偏见，防止决策失误，提高决策能力和执行力有十分重要意义和应用指导价值。

第二章　公共健康脆弱性评估指标体系

以全球、地区、国家和地方公共健康脆弱性相关资料为基础，确定评估指标选择基准、原则和依据，构建脆弱性评估指标体系。

第一节　公共健康脆弱性评估指标选择基准原则和依据

一、指标选入基准

主要依据以下六个方面：

1. 公共健康风险评估原理；

2. 按照人口高敏感性、健康影响控制管理能力脆弱性、危险因素暴露水平脆弱性、人口健康水平脆弱性指标分类；

3. 指标代表性和可操作性；

4. 数据来源科学性、准确性和可获得性；

5. 参考国内外相关文献涉及的公共健康脆弱性指标；

6. 健康影响中没有明显差异性的指标不纳入脆弱性评估范围。

二、指标排序原则

坚持以下三个方面：

1. 对每类指标按照疾病流行病学相对危险度、毒作用机制/发病机制、临床表现和诊断分类（分型/期）等排序；

2. 参考国内外相关文献(件)涉及的公共健康脆弱性排序;

3. 按照数据资料属性,分为定性指标、半定量指标(分层加权指标)和定量指标。

三、数据源判定基准

主要依据以下三个方面:

1. 基础数据或信息评价基准;

2. 实测数据范围、暴露强度/剂量/水平;

3. 全球、OECD 国家和国家等同类数据资料的最低水平和最高水平等综合考量。

第二节　公共健康脆弱性评估指标体系

一、第二类指标(V)

依据 ISO 风险评估标准、WHO 公共健康风险评估指南和重大疾病防控指南,选择脆弱性(V)为第二类评估指标。

二、一级指标(4 个)

将 V 按照人口高敏感性(V_1)、控制管理能力脆弱性(V_2)、危险因素暴露水平脆弱性(V_3)和人口健康水平脆弱性(V_4)设立 4 个一级指标。

三、二级指标(19 个)

V_1 按照高危人口($V_{1.1}$)、弱势人口($V_{1.2}$)、敏感人口($V_{1.3}$)设立 3 个二级指标。

V_3 按照社会经济因素暴露脆弱性($V_{3.1}$)、环境污染暴露脆弱性($V_{3.2}$)、气候变化暴露脆弱性($V_{3.3}$)、行为危险因素暴露水平脆弱性($V_{3.4}$)、生物危险因素暴露水平脆弱性($V_{3.5}$),设立 5 个二级指标。

V_4 按照平均期望寿命脆弱性($V_{4.1}$)、孕产妇死亡脆弱性($V_{4.2}$)、婴儿死亡脆弱性($V_{4.3}$)、恶性肿瘤脆弱性($V_{4.4}$)、心脑血管病脆弱性($V_{4.5}$)、慢性呼吸道疾病脆弱性($V_{4.6}$)、糖尿病患病脆弱性($V_{4.7}$)、高血压患病脆弱性($V_{4.8}$)、传染病发病脆弱性($V_{4.9}$)、精神心理疾患患病和死亡脆弱性($V_{4.10}$)、创伤与中毒发病和死亡脆弱性($V_{4.11}$),设立 11 个二级指标。

四、三级指标(39 个)

$V_{1.1}$按照患有基础病人口($V_{1.1.1}$)、精神疾患人口($V_{1.1.2}$)、老龄人口($V_{1.1.3}$)、孕产妇人口($V_{1.1.4}$),设立 4 个三级指标。

$V_{1.2}$按照残疾人口($V_{1.2.1}$)、贫困人口($V_{1.2.2}$)、低文化水平人口($V_{1.2.3}$),设立3 个三级指标。

$V_{1.3}$设立儿童人口($V_{1.3.1}$)1 个三级指标。

$V_{3.4}$按照人群吸烟脆弱性($V_{3.4.1}$)、被动吸烟脆弱性($V_{3.4.2}$)、食盐摄入脆弱性($V_{3.4.3}$)、植物油摄入脆弱性($V_{3.4.4}$)、糖摄入脆弱性($V_{3.4.5}$)、高热量摄入脆弱性($V_{3.4.6}$)、蔬菜摄入脆弱性($V_{3.4.7}$)、水果摄入脆弱性($V_{3.4.8}$)、体育活动不足脆弱性($V_{3.4.9}$)、有害饮酒脆弱性($V_{3.4.10}$),设立 10 个三级指标。

$V_{3.5}$按照 60 岁及以上人口分布脆弱性($V_{3.5.1}$)、0 ~ 14 岁人口分布脆弱性($V_{3.5.2}$)、男女比例分布脆弱性($V_{3.5.3}$),设立 3 个三级指标。

$V_{4.1}$按照男性与女性差异($V_{4.1.1}$)、城区和远郊区差异($V_{4.1.2}$),设立 2 个三级指标。

$V_{4.2}$按照城区和远郊区差异($V_{4.2.1}$),设立 1 个三级指标。

$V_{4.3}$按照城区和远郊区差异($V_{4.3.1}$),设立 1 个三级指标。

$V_{4.4}$按照死亡率差异($V_{4.4.1}$)、发(患)病率差异($V_{4.4.2}$),设立 2 个三级指标。

$V_{4.5}$按照死亡率差异($V_{4.5.1}$)、发(患)病率差异($V_{4.5.2}$),设立 2 个三级指标。

$V_{4.6}$按照死亡率差异($V_{4.6.1}$)、发(患)病率差异($V_{4.6.2}$),设立 2 个三级指标。

$V_{4.7}$指标按照发(患)病率差异($V_{4.7.1}$),设立 1 个三级指标。

$V_{4.8}$指标按照发(患)病率差异($V_{4.8.1}$),设立 1 个三级指标。

$V_{4.9}$指标按照死亡率差异($V_{4.9.1}$)、发(患)病率差异($V_{4.9.2}$),设立 2 个三级指标。

$V_{4.10}$指标按照死亡率差异($V_{4.10.1}$)、发(患)病率差异($V_{4.10.2}$),设立 2 个三级指标。

$V_{4.11}$指标按照死亡率差异($V_{4.11.1}$)、发(患)病率差异($V_{4.11.2}$),设立 2 个三级指标。

五、四级指标(143 个)

$V_{1.1.1}$按照基础病人口总数($V_{1.1.1.1}$)、基础病人口构成比($V_{1.1.1.2}$),设立 2 个四级指标。

$V_{1.1.2}$按照精神疾患人口总数($V_{1.1.2.1}$)、精神疾患人口构成比($V_{1.1.2.2}$),设立 2 个四级指标。

以此类推,共 143 个四级指标。

由此形成公共健康脆弱性评估指标体系及分值(见表 4 - 1)。

六、五级指标

五级指标作为四级指标的数据源(单位)和具体指标的判断依据(见表 4 - 1. 公共健康脆弱性评估指标和分值体系与评分基准及依据)。

表 4-1　公共健康脆弱性评估指标和分值体系与评分基准及依据（Rv-1）

一级指标，分值	二级指标，分值	三级指标，分值	四级指标，单位，分值	五级指标（评分基准和依据）
人口高敏感性（V_1），40.00 分	高危人口（$V_{1.1}$），25.00 分	基础病人口（$V_{1.1.1}$），8.00 分	总数，万人（$V_{1.1.1.1}$），4.50 分	4.50 分：≥600.00；3.50 分：<600.00；2.50 分：≤100.00；1.50 分：≤30.00（国家或地方慢性病状况报告 2016[30]，WHO 全球 NCDs 状况报告 2014[31]）
			构成，%（$V_{1.1.1.2}$），3.50 分	3.50 分：≥30.00；2.50 分：<30.00；1.50 分：≤20.00；0.50 分：≤10.00（国家或地方慢性病状况报告 2016，WHO 全球 NCDs 状况报告 2014）
		精神疾患人口（$V_{1.1.2}$），7.00 分	总数，万人（$V_{1.1.2.1}$），4.00 分	4.00 分：≥250.00；3.00 分：<250.00；2.00 分：≤50.00；1.00 分：≤10.00（国家或地方精神心理疾患状况报告 2016，WHO 世界精神卫生报告 2016[32]）
			构成，%（$V_{1.1.2.2}$），3.00 分	3.00 分：≥15.00；2.00 分：<15.00；1.00 分：≤10.00；0.50 分：≤5.00（国家或地方精神心理疾患状况报告 2016，WHO 世界精神卫生报告 2016）
		老龄人口（$V_{1.1.3}$），6.00 分	总数，万人（$V_{1.1.3.1}$），3.50 分	3.50 分：≥300.00；2.50 分：<300.00；1.50 分：≤100.00；1.00 分：≤20.00（WHO 中国老龄化和健康国家评估报告 2015，世界银行老龄人口统计 2016）
			构成，%（$V_{1.1.3.2}$），2.50 分	2.50 分：≥20.00；1.50 分：<20.00；1.00 分：≤15.00；0.50 分：≤10.00（WHO 中国老龄化和健康国家评估报告 2016，世界银行老龄人口统计报告 2016）
		孕产妇人口（$V_{1.1.4}$），4.00 分	总数，万人（$V_{1.1.4.1}$），2.50 分	2.50 分：≥60.00；1.60 分：<60.00；1.20 分：≤30.00；0.50 分：≤10.00（国家或地方孕产妇健康状况报告，联合国妇女署：全球孕产妇死亡评估报告 2016[33]）
			构成，%（$V_{1.1.4.2}$），1.50 分	1.50 分：≥3.00；1.00 分：<3.00；0.70 分：≤2.00；0.20 分：≤1.00（国家或地方孕产妇健康状况报告 2016，联合国妇女署：全球孕产妇死亡评估报告 2016）
	弱势人口（$V_{1.2}$），10.00 分	残疾人口（$V_{1.2.1}$），5.00 分	总数，万人（$V_{1.2.1.1}$），3.00 分	3.00 分：≥150.00；2.00 分：<150.00；1.00 分：≤50.00；0.50 分：≤10.00（国家或地方残疾人概况 2016，WHO 全球残疾情况报告 2011[18]）
			构成，%（$V_{1.2.1.2}$），2.00 分	2.00 分：≥15.00；1.50 分：<15.00；1.00 分：≤10.00；0.50 分：≤5.00（国家或地方残疾人概况 2016，WHO 世界残疾报告 2011，WHO 残疾与健康）

续表

一级指标，分值	二级指标，分值	三级指标，分值	四级指标，单位，分值	五级指标（评分基准和依据）
人口高敏感性（V_1），40.00分	弱势人口（$V_{1.2}$），10.00分	贫困人口（$V_{1.2.2}$），3.00分	总数，万人（$V_{1.2.2.1}$），2.00分	2.00分：≥100.00；1.50分：<100.00；1.00分：≤50.00；0.50分：≤20.00（国家或地方贫困人口状况报告2016，世界银行全球贫困人口统计报告2016）
			构成，%（$V_{1.2.2.2}$），1.00分	1.00分：≥10.00；0.80分：<10.00；0.60分：≤5.00；0.20分：≤1.00（国家或地方贫困人口状况报告2016，世界银行全球贫困人口统计报告2016）
		低文化水平人口（$V_{1.2.3}$），2.00分	总数，万人（$V_{1.2.3.1}$），1.50分	1.50分：≥1000.00；1.00分：<1000.00；0.50分：≤100.00；0.10分：≤25.00（国家或地方统计年鉴2016，世界银行全球人口受教育程度统计报告2016）
			构成，%（$V_{1.2.3.2}$），0.50分	0.50分：≥70.00；0.40分：<70.00；0.30分：≤40.00；0.25分：≤20.00（国家或地方统计年鉴2016，世界银行全球人口受教育程度统计报告2016）
	敏感人口（$V_{1.3}$），5.00分	儿童人口（$V_{1.3.1}$），5.00分	总数，万人（$V_{1.3.1.1}$），3.00分	3.00分：≥400.00；2.00分：<400.00；1.00分：≤100.00；0.50分：≤10.00（国家或地方国民经济和社会发展统计公报2016，联合国全球儿童人口统计报告2016）
			构成，%，（$V_{1.3.1.2}$），2.00分	2.00分：≥45.00；1.50分：<45.00；1.00分：≤25.00；0.50分：≤15.00（国家或地方国民经济和社会发展统计公报2016，联合国全球儿童人口统计报告2016）
控制管理能力脆弱性（V_2）25.00分	人群健康相关法律及政策制度空位（$V_{2.1}$），7.00分	公共健康相关法律法规缺失或不足（$V_{2.1.1}$），4.00分	突发公共卫生事件应对相关法律缺失或不足（$V_{2.1.1.1}$），1.00分	1.00分：缺失；0.50分：不足（国家或地方突发公共卫生事件应急条例和预案，WHO突发公共卫生事件应对框架2013[14]）
			健康保护和促进相关法律缺失或不足（$V_{2.1.1.2}$），0.80分	0.80分：缺失；0.40分：不足（国家或地方健康保护和促进相关法律法规，WHO健康保护和促进相关法律）
			环境污染和气候变化相关疾病防控法律缺失或不足（$V_{2.1.1.3}$），0.60分	0.60分：缺失；0.30分：不足（国家或地方环境污染和气候变化相关疾病防控法律法规，WHO环境污染和气候变化相关疾病防控法律）
			医疗卫生相关法律缺失或不足（$V_{2.1.1.4}$），0.50分	0.50分：缺失；0.25分：不足（国家或地方医疗卫生相关法律法规，WHO医疗卫生相关法律）

续表

一级指标，分值	二级指标，分值	三级指标，分值	四级指标，单位，分值	五级指标(评分基准和依据)
控制管理能力脆弱性(V_2)25.00分	人群健康相关法律及政策制度空位($V_{2.1}$)，7.00分	公共健康相关法律法规缺失或不足($V_{2.1.1}$)，4.00分	职业病防治相关法律缺失或不足($V_{2.1.1.5}$)，0.45分	0.45分：缺失；0.15分：不足(国家或地方职业病防治相关法律法规2012，国际劳工安全公约)
			环境保护相关法律缺失或不足($V_{2.1.1.6}$)，0.35分	0.35分：缺失；0.20分：不足(国家或地方环境保护相关法律法规，国际环境保护法)
			控烟相关法律缺失或不足($V_{2.1.1.7}$)，0.30分	0.30分：缺失；0.10分：不足(国家或地方控制吸烟条例，WHO烟草使用框架公约2005[38])
			健康保险相关法律缺失或不足($V_{2.1.1.8}$)，0.20分	0.20分：缺失；0.10分：不足(国家或地方健康保险管理办法，WHO健康2016：健康保险)
		公共健康政策制度缺失或不足($V_{2.1.2}$)，3.00分	突发公共卫生事件应对制度缺失或不足($V_{2.1.2.1}$)，0.80分	0.80分：缺失；0.40分：不足(国际卫生条例(2005)WHO突发公共卫生事件应对框架2013，中国突发公共卫生事件应对制度2014)
			基本医疗卫生相关政策制度缺失或不足($V_{2.1.2.2}$)，0.60分	0.60分：缺失；0.30分：不足(WHO国际卫生条例，国家基本医疗卫生服务制度)
			职业健康安全保护相关制度缺失或不足($V_{2.1.2.3}$)，0.50分	0.50分：缺失；0.25分：不足(中国职业健康保护相关政策制度，国际劳工组织职业安全保护公约，WHO劳动者健康安全)
			健康保护和促进相关政策制度缺失或不足($V_{2.1.2.4}$)，0.40分	0.40分：缺失；0.20分：不足(国家健康保护和促进政策，WHO健康保护和促进相关政策)
			健康保险制度缺失或不足($V_{2.1.2.5}$)，0.30分	0.30分：缺失；0.15分：不足(国家健康保险意见，WHO健康2016：健康保险[39]，OECD Better Ways to Pay for Health Care2016[40])
			健康财税制度缺失或不足($V_{2.1.2.6}$)，0.25分	0.25分：缺失；0.15分：不足(国家健康财税制度，WHO健康2016：健康财税[39])
			健康和医疗卫生金融制度缺失或不足($V_{2.1.2.7}$)，0.15分	0.15分：缺失；0.10分：不足(国家健康和医疗卫生金融制度，WHO健康2016：健康和医疗卫生金融[39])
	健康风险应对理念和评估理论脆弱性($V_{2.2}$)，6.00分	健康风险应对理念缺失或不足($V_{2.2.1}$)，3.50分	持续发展理念缺失或不足($V_{2.2.1.1}$)，1.00分	1.00分：缺失；0.50分：不足(国家持续发展议程2016～2030，联合国持续发展目标2016～2030[41])
			以健康人为核心理念缺失或不足($V_{2.2.1.2}$)，0.80分	0.80分：缺失；0.40分：不足(健康中国以健康为核心理念，WHO健康为核心理念)

续表

一级指标，分值	二级指标，分值	三级指标，分值	四级指标，单位，分值	五级指标（评分基准和依据）
控制管理能力脆弱性（V_2）25.00分	健康风险应对理念和评估理论脆弱性（$V_{2.2}$），6.00分	健康风险应对理念缺失或不足（$V_{2.2.1}$），3.50分	基层医疗卫生服务为中心理念缺失或不足（$V_{2.2.1.3}$），0.60分	0.60分：缺失；0.30分：不足［国家卫生与健康工作方针，中国医疗服务体系规划纲要（2015～2020年），WHO健康2016：全球卫生体系］
			大医院为主理念存在或摒弃，（$V_{2.2.1.4}$），0.50分	0.50分：存在；0.00分：摒弃［中国医疗卫生服务体系规划纲要（2015～2020年），WHO健康2016：卫生体系］
			患者为中心理念存在或摒弃，（$V_{2.2.1.5}$），0.30分	0.30分：存在；0.00分：摒弃（国家卫生与健康工作方针，WHO以健康人群为中心的倡导[42]）
			重治轻防理念存在或摒弃，（$V_{2.2.1.6}$），0.20分	0.20分：存在；0.00分：摒弃（国家卫生与健康工作方针，WHO以预防疾病为主的倡导）
			崇尚专家理念存在或摒弃，（$V_{2.2.1.7}$），0.10分	0.10分：有；0.00分：摒弃（国家卫生与健康工作方针，WHO健康2015：全民健康覆盖）
		评估理论缺失或不足（$V_{2.2.2}$），2.50分	公共健康风险评估理论缺失或不足，（$V_{2.2.2.1}$），0.70分	0.70分：缺失；0.35分：不足（国家公共健康风险评估学科和技术指南，WHO公共健康风险评估指南2006）
			系统防控理论缺失或不足，（$V_{2.2.2.2}$），0.60分	0.60分：缺失；0.35分：不足（国家慢性病防治工作规划，WHO健康2015：从千年发展目标到可持续发展目标2016）
			整体防控理论缺失或不足，（$V_{2.2.2.3}$），0.50分	0.50分：缺失；0.25分：不足（中国医疗卫生服务体系规划纲要（2015～2020），WHO健康2015：从千年发展目标到可持续发展目标2016）
			综合防控理论缺失或不足，（$V_{2.2.2.4}$），0.40分	0.40分：缺失；0.20分：不足（国家慢性病防控学科和技术指南，WHO健康2015：从千年发展目标到可持续发展目标2016）
			精准防控理论缺失或不足，（$V_{2.2.2.5}$），0.30分	0.30分：缺失；0.15分：不足（国家或地方精准医学学科与技术指南）
	标准规范缺失和不足（$V_{2.3}$），5.00分	突发公共卫生事件标准缺失或不足（$V_{2.3.1}$），1.60分	事件判定标准缺失或不足（$V_{2.3.1.1}$），0.60分	0.60分：缺失；0.30分：不足（国家突发事件应对法及实施细则，WHO突发公共卫生事件应对框架2013）
			事件分类分级标准缺失或不足（$V_{2.3.1.2}$），0.40分	0.40分：缺失；0.20分：不足（依据国家突发事件应对法及实施细则，国家突发公共卫生事件应急预案，WHO突发公共卫生事件应对框架2013）
			应对处置标准缺失或不足（$V_{2.3.1.3}$），0.30分	0.30分：缺失；0.15分：不足（WHO突发公共卫生事件应对框架2013，国家突发公共卫生事件应急条例2003）

续表

一级指标，分值	二级指标，分值	三级指标，分值	四级指标，单位，分值	五级指标（评分基准和依据）
控制管理能力脆弱性（V_2）25.00分	标准规范缺失和不足（$V_{2.3}$），5.00分	突发公共卫生事件标准缺失或不足（$V_{2.3.1}$），1.60分	预警预测标准缺失或不足（$V_{2.3.1.4}$），0.20分	0.20分：缺失；0.10分：不足（WHO突发公共卫生事件应对框架2013，国家突发事件应对法及实施细则）
			事件信息收集分析报送通报标准缺失或不足（$V_{2.3.1.5}$），0.10分	0.10分：缺失；0.05分：不足（WHO突发公共卫生事件应对框架2013，国家突发公共卫生事件应急条例）
		健康标准缺失或不足（$V_{2.3.2}$），1.40分	健康城市标准缺失或不足（$V_{2.3.2.1}$），0.45分	0.45分：缺失；0.25分：不足（国家或地方健康城市标准，WHO健康城市标准2015[43]）
			生态健康医院标准缺失或不足（$V_{2.3.2.2}$），0.35分	0.35分：缺失；0.20分：不足（国家或地方生态健康医院标准，WHO生态健康医院标准2015）
			健康社区标准缺失或不足（$V_{2.3.2.3}$），0.30分	0.30分：缺失；0.15分：不足（国家或地方健康社区标准，WHO健康社区标准2015）
			健康住宅标准缺失或不足（$V_{2.3.2.4}$），0.20分	0.20分：缺失；0.10分：不足（国家健康住宅标准，WHO健康住宅标准2015）
			健康服务标准缺失或不足（$V_{2.3.2.5}$），0.10分	0.10分：缺失；0.05分：不足（国家或地方健康服务标准，WHO全球健康覆盖）
		疾病标准缺失或不足（$V_{2.3.3}$），1.20分	重大疾病和健康问题诊疗标准缺失或不足（$V_{2.3.3.1}$），0.50分	0.50分：缺失；0.25分：不足（国家重大疾病和健康问题诊断标准和治疗原则，国际疾病分类10，WHO重大疾病和健康问题诊疗指南2015）
			重大疾病防治系列指南缺失或不足（$V_{2.3.3.2}$）0.40分	0.40分：缺失；0.20分：不足（国际疾病分类10，WHO重大疾病防治系列指南2015，国家或地方重大疾病防治系列指南）
			环境相关疾病评估指南缺失或不足（$V_{2.3.3.3}$）0.20分	0.20分：缺失；0.10分：不足（国家或地方环境相关疾病评估指南，WHO通过健康环境防控疾病：全球环境相关疾病负担评估报告2016[45]）
			重大疾病分类标准缺失或不足（$V_{2.3.3.4}$）0.10分	0.10分：缺失；0.05分：不足（国家重大疾病分类标准，国际疾病分类10，WHO重大疾病分类分级指南2015）
		环境污染与气候变化标准缺失或不足（$V_{2.3.4}$）0.80分	基于公共健康的环境质量标准缺失或不足（$V_{2.3.4.1}$），0.35	0.35分：缺失；0.20分：不足（WHO环境空气污染：全球暴露水平和疾病负担评估2016[46]，国家环境健康质量标准）
			基于公共健康的气候变化标准缺失或不足（$V_{2.3.4.2}$），0.30分	0.30分：缺失；0.10分：不足（联合国气候变化框架公约2015，WMO气候变化相关标准2012，国家或地方气候变化相关标准）
			监测预警标准缺失或不足（$V_{2.3.4.3}$），0.20分	0.20分：缺失；0.05分：不足（中国环保局监测预警指南，中国气象局监测预警指南，WHO气候变化监测预警标准，UNEP环境污染监测预警标准）

续表

一级指标，分值	二级指标，分值	三级指标，分值	四级指标，单位，分值	五级指标（评分基准和依据）
控制管理能力脆弱性（V_2）25.00分	医疗卫生服务体系和健康服务体系缺失或不足（$V_{2.4}$），4.00分	医疗卫生服务体系缺失或不足（$V_{2.4.1}$），2.50分	基本医疗卫生机构缺失（$V_{2.4.1.1}$），0.60分	0.60分：缺失；0.30分：部分缺失［国家或地方基本医疗卫生机构设置标准，中国医疗服务体系规划纲要（2015～2020年），Health at a Glance 2015：OECD Indicators］
			基本医疗服务职能缺失或不足（$V_{2.4.1.2}$），0.45分	0.45分：缺失；0.25分：不足［国家或地方基本医疗卫生机构设置标准，中国医疗卫生服务体系规划纲要（2015～2020年），关于推进分级诊疗制度建设的指导意见，Health at a Glance 2015：OECD Indicators］
			公共卫生机构缺失，（$V_{2.4.1.3}$），0.40分	0.40分：缺失；0.20分：部分缺失［国家或地方公共卫生机构设置标准，中国医疗卫生服务体系规划纲要（2015～2020年），国家基本公共卫生服务规范2011，Health at a Glance 2015：OECD Indicators］
			公共卫生服务职能缺失或不足，（$V_{2.4.1.4}$），0.35分	0.35分：缺失；0.18分：不足［国家或地方公共卫生机构设置标准，中国医疗服务体系规划纲要（2015～2020年），国家基本公共卫生服务规范2011，Health at a Glance 2015：OECD Indicators］
			康复护理体系缺失或不足，（$V_{2.4.1.5}$），0.30分	0.30分：缺失；0.15分：不足［国家或地方康复护理机构设置标准，中国医疗服务体系规划纲要（2015～2020年），关于开展建立完善康复医疗服务体系试点工作的通知（2011），Health at a Glance 2015：OECD Indicators］
			急救体系缺失或不足，（$V_{2.4.1.6}$），0.25分	0.25分：缺失；0.13分：不足［国家或地方医疗急救体系规划，国家院前医疗急救管理办法，中国医疗服务体系规划纲要（2015～2020年），Health at a Glance 2015：OECD Indicators］
			临终关怀体系缺失或不足，（$V_{2.4.1.7}$），0.15分	0.15分：缺失；0.08分：不足［Health at a Glance 2015：OECD Indicators，中国医疗服务体系规划纲要（2015～2020年）］
		健康服务体系缺失或不足（$V_{2.4.2}$），1.50分	健康服务机构缺失（$V_{2.4.2.1}$），1.00分	1.00分：缺失；0.50分：部分缺失［健康中国规划2020纲要或地方健康规划，Health at a Glance 2015：OECD Indicators］
			健康服务网络缺失或不足（$V_{2.4.2.2}$），0.50分	0.50分：缺失；0.25分：不足（WHO全民健康覆盖：框架与指标监测2014，健康中国2030规划纲要或地方健康规划）
	防控技术能力和管理水平缺失或不足（$V_{2.5}$），3.00分	重大疾病和健康问题诊疗技术缺失或不足（$V_{2.5.1}$），1.20分	NCDs早期诊疗技术缺失或不足（$V_{2.5.1.1}$），0.60分	0.60分：缺失；0.30分：不足（国家或地方NCDs早期诊疗指南，WHO NCDs类型和诊疗指南2015[47]）
			精神疾患诊疗技术缺失或不足（$V_{2.5.1.2}$），0.30分	0.30分：缺失；0.15分：不足（国家或地方精神疾患防治指南，WHO精神异常分类标准和诊疗指南2010[48]）
			伤害和中毒诊疗技术缺失或不足（$V_{2.5.1.3}$），0.20分	0.20分：缺失；0.10分：不足（国家或地方伤害和中毒防治指南，WHO伤害与中毒分类标准和诊疗指南2015）
			新发传染病诊疗技术缺失或不足（$V_{2.5.1.4}$），0.10分	0.10分：缺失；0.05分：不足（国家或地方新发传染病诊疗原则与工作方案，WHO新发传染病临床评估和应对框架2016[49]）

续表

一级指标，分值	二级指标，分值	三级指标，分值	四级指标，单位，分值	五级指标（评分基准和依据）
控制管理能力脆弱性（V_2）25.00分	防控技术能力和管理水平缺失或不足（$V_{2.5}$），3.00分	健康和医疗卫生信息技术滞后（$V_{2.5.2}$），1.00分	报送分析监测预警技术缺失或不足（$V_{2.5.2.1}$）0.40分	0.40分：缺失；0.20分：不足（国家或地方健康和医疗卫生信息技术文件及报告，WHO健康2015：健康和医疗卫生信息报送分析与监测预警）
			大数据库缺失或不足（$V_{2.5.2.2}$），0.30分	0.30分：缺失；0.15分：不足（国家和地方健康与医疗卫生统计，WHO健康2015：全球健康和医疗卫生统计数据）
			综合服务平台缺失或不足（$V_{2.5.2.3}$），0.20分	0.20分：缺失；0.10分：不足（国家和地方健康信息平台统计报告，WHO健康2015：健康和医疗卫生综合服务平台）
			辅助决策系统缺失或不足（$V_{2.5.2.4}$），0.10分	0.10分：缺失；0.05分：不足（WHO健康2015：健康服务辅助决策系统，国家或地方健康服务辅助决策系统）
		个体和群体防护技术缺失或不足（$V_{2.5.3}$），0.80分	高毒物质防护技术缺失或不足（$V_{2.5.3.1}$），0.30分	0.30分：缺失；0.15分：不足（国家和地方高毒物质防护技术指南，WHO高毒物质防护指南2012）
			烈性传染病防护技术缺失或不足（$V_{2.5.3.2}$），0.25分	0.25分：缺失；0.12分：不足（国家和地方甲类传染病防护指南，WHO烈性传染病防护指南2012）
			病媒生物监测技术缺失或不足（$V_{2.5.3.3}$），0.15分	0.15分：缺失；0.10分：不足（国家和地方病媒生物防护指南，WHO病媒生物监测指南2010）
			新发传染病监测技术缺失或不足（$V_{2.5.3.4}$）0.10分	0.10分：缺失；0.05分：不足（国家新发传染病防护指南，WHO新发传染病监测指南2015）
危险因素暴露水平脆弱性（V_3）20.00分	社会经济因素暴露脆弱性（$V_{3.1}$），6.00分	人口发展脆弱性（$V_{3.1.1}$），2.50分	城区和农村（远郊区）数量差异，（$V_{3.1.1.1}$），1.00分	1.00分：≥100.00%；0.70分：≤99.99%；0.50分：≤50.00%；0.20分：≤10.00%（联合国粮农组织和世界银行2015年世界各国人口密度统计，国家和地方统计年鉴）
			城区和农村（远郊区）密度差异（$V_{3.1.1.2}$），0.60分	0.60分：≥10.00倍；0.40分：≤10.00倍；0.20分：≤5.00倍；0.05分：≤1.00倍（联合国世界城市人口密度统计2016，中国统计年鉴2016：人口密度指标）
			人口结构不稳定（$V_{3.1.1.3}$），0.50分	0.50分：倒橄榄形；0.30分：橄榄形；0.25分：馒头形；（依据WHO全球老龄化和健康2015，中国人口统计报告2016）
			流动人口比例，%（$V_{3.1.1.4}$），0.40分	0.40分：≥60.00%；0.30分：＜60.00%；0.20分：≤40.00%；0.10分：≤20.00%（中国统计局：2015年全国流动人口统计，联合国人口基金世界人口状况报告）

续表

一级指标，分值	二级指标，分值	三级指标，分值	四级指标，单位，分值	五级指标（评分基准和依据）
危险因素暴露水平脆弱性（V_3）20.00分	社会经济因素暴露脆弱性（$V_{3.1}$），6.00分	经济发展脆弱性（$V_{3.1.2}$），2.00分	城区和农村（远郊区）居民收入差异（$V_{3.1.2.1}$），1.20分	1.20分：≥2.00倍；0.80分：<2.00倍；0.60分：≤50.00%；0.10分：≤20.00%（世界银行：2016年全球经济报告，中国统计局：2015～2016年居民收入统计）
			卫生总费用增长速度（$V_{3.1.2.2}$），0.80分	0.80分：≥20.00%；0.60分：<20.00%；0.40分：≤10.00%；0.20分：≤5.00%（国家或地方卫生总费用报告2010～2016，WHO全球卫生总费用情况2016和Health at a Glance 2015：OECD Indicators）
		教育水平脆弱性（$V_{3.1.3}$），1.50分	城区和农村（远郊区）初中及以下人群比例差异（$V_{3.1.3.1}$），1.50分	1.50分：≥30.00%；1.20分：<30.00%；0.80分：≤15.00%；0.40分：≤5.00%（国家或地方人口受教育情况报告2015～2016，联合国教科文组织、世界银行全球人口受教育情况统计2015，Health at a Glance 2015：OECD Indicators）
	环境污染暴露脆弱性（$V_{3.2}$），4.50分	O_3年均浓度脆弱性（$V_{3.2.1}$），1.50分	城区和农村（远郊区）差异，%（$V_{3.2.1.1}$），1.50分	1.50分：≥35.00%；1.00分：<35.00%；0.80分：≤20.00%；0.40分：≤10.00%（国家或地方环境质量报告2006～2016，WHO环境空气污染：全球暴露水平和疾病负担评估2016）
		NO_2年均浓度脆弱性（$V_{3.2.2}$），1.20分	城区和农村（远郊区）差异，%（$V_{3.2.2.1}$），1.20分	1.20分：≥30.00%；0.80分：<30.00%；0.40分：≤15.00%；0.10分：≤5.00%（国家或地方环境质量报告2006～2016，WHO环境空气污染：全球暴露水平和疾病负担评估2016）
		$PM_{2.5}$年均浓度脆弱性（$V_{3.2.3}$），1.00分	城区和农村（远郊区）差异，%（$V_{3.2.3.1}$），1.00分	1.00分：≥40.00%；0.70分：<40.00%；0.40分：≤25.00%；0.10分：≤10.00%（国家或地方环境质量报告2010～2016，WHO环境空气污染：全球暴露水平和疾病负担评估2016）
		PM_{10}年均浓度脆弱性（$V_{3.2.4}$），0.60分	城区和农村（远郊区）差异，%（$V_{3.2.4.1}$），0.60分	0.60分：≥30.00%；0.40分：<30.00%；0.20分：≤15.00%；0.05分：≤5.00%（国家或地方环境质量报告2006～2016，WHO环境空气污染：全球暴露水平和疾病负担评估2016）
		SO_2年均浓度差异（$V_{3.2.5}$），0.20分	城区和农村（远郊区）差异，%（$V_{3.2.5.1}$），0.20分	0.20分：≥35.00%；0.10分：<35.00%；0.05分：≤20.00%；0.01分：≤10.00%（国家或地方环境质量报告2006～2016，WHO环境空气污染：全球暴露水平和疾病负担评估2016）
	气候变化暴露脆弱性（$V_{3.3}$），4.00分	年高温天气数脆弱性（$V_{3.3.1}$），1.20分	城区和农村（远郊区）差异，%（$V_{3.3.1.1}$），1.20分	1.20分：≥40.00%；0.80分：<40.00%；0.40分：≤25.00%；0.10分：≤10.00%（国家或地方气象统计报告2006～2016，WMO全球气候状况统计2015[50]）
		年最高温度脆弱性（$V_{3.3.2}$），1.00分	城区和农村（远郊区）差异，%（$V_{3.3.2.1}$），1.00分	1.00分：≥30.00%；0.70分：<30.00%；0.50分：≤20.00%；0.10分：≤10.00%（国家或地方气象统计报告1980～2016，WMO全球气候状况统计2015）

续表

一级指标，分值	二级指标，分值	三级指标，分值	四级指标，单位，分值	五级指标（评分基准和依据）
危险因素暴露水平脆弱性（V_{3}）20.00分	气候变化暴露脆弱性（$V_{3.3}$），4.00分	城市热岛效应差异（$V_{3.3.3}$），0.80分	城区和农村（远郊区）强度差异%（$V_{3.3.3.1}$），0.80分	0.80分：≥30.00%；0.60分：<30.00%；0.30分：≤15.00%；0.10分：≤5.00%（国家或地方气象统计报告2006~2016，WMO全球气候状况统计2015）
		年平均温度差异（$V_{3.3.4}$），0.60分	城区和农村（远郊区）差异，%（$V_{3.3.4.1}$），0.60分	0.60分：≥40.00%；0.40分：<40.00%；0.30分：≤30.00%；0.10分：≤15.00%（国家或地方气象统计报告2006~2016，WMO全球气候状况统计2015）
		年最低温度差异（$V_{3.3.5}$），0.30分	城区和农村（远郊区）年低温天气数差异，%（$V_{3.3.5.1}$），0.30分	0.30分：≥35.00%；0.20分：<35.00%；0.15分：≤20.00%；0.05分：≤10.00%（国家或地方气象统计报告2006~2016，WMO全球气候状况统计2015）
		静稳的雾霾天气数差异（$V_{3.3.6}$），0.10分	城区和农村（远郊区）差异，%（$V_{3.3.6.1}$），0.10分	0.10分：≥2.00倍；0.08分：<2.00倍；0.05分：≤1.00倍；0.02分：≤50.00%（国家或地方气候变化监测报告2006~2016，国家和地方环境质量监测报告，WMO全球气候状况统计2015）
	行为危险因素暴露水平脆弱性（$V_{3.4}$），3.50分	吸烟差异性（$V_{3.4.1}$），0.80分	性别差异程度，%（$V_{3.4.1.1}$），0.50分	0.50分：≥10.00倍；0.30分：<10.00倍；0.20分：≤5.00倍；0.10分：≤2.00倍（国家或地方吸烟流行状况报告2015~2016，WHO全球吸烟流行状况2015[51]，Health at a Glance 2015：OECD Indicators）
			城区和农村（远郊区）差异程度，%（$V_{3.4.1.2}$）0.30分	0.30分：≥40.00%；0.12分：<40.00%；0.10分：≤20.00%；0.05分：≤10.00%（国家或地方吸烟流行状况报告2015~2016，WHO全球吸烟流行状况2015，Health at a Glance 2015：OECD Indicators）
		被动吸烟差异性（$V_{3.4.2}$），0.50分	性别差异程度，%（$V_{3.4.2.1}$），0.30分	0.30分：≥30.00%；0.20分：<30.00%；0.15分：≤15.00%；0.10分：≤10.00%（国家或地方吸烟流行状况报告2015~2016，WHO全球吸烟流行状况2015，Health at a Glance 2015：OECD Indicators）
			城区和农村（远郊区）差异，%（$V_{3.4.2.2}$），0.20分	0.20分：≥40.00%；0.18分：<40.00%；0.10分：≤25.00%；0.05分：≤10.00%（国家或地方吸烟流行状况报告2015~2016，WHO全球吸烟流行状况2015，Health at a Glance 2015：OECD Indicators）

续表

一级指标，分值	二级指标，分值	三级指标，分值	四级指标，单位，分值	五级指标（评分基准和依据）
危险因素暴露水平脆弱性（V_3）20.00 分	行为危险因素暴露水平脆弱性（$V_{3.4}$），3.50 分	食盐摄入脆弱性（$V_{3.4.3}$），0.45 分	性别差异，%（$V_{3.4.3.1}$）0.25 分	0.25 分：≥20.00%；0.20 分：<20.00%；0.15 分：≤10.00%；0.10 分：≤5.00%（国家或地方食盐摄入情况统计报告 2010～2016，WHO 全球食盐摄入情况统计报告 2015）
			城区和农村（远郊区）差异，%（$V_{3.4.3.2}$）0.20 分	0.20 分：≥35.00%；0.18 分：<35.00%；0.15 分：≤20.00%；0.10 分：≤10.00%（国家或地方食盐摄入情况统计报告 2010～2016，WHO 全球食盐摄入情况统计 2015）
		植物油摄入脆弱性（$V_{3.4.4}$），0.40 分	性别差异，%（$V_{3.4.4.1}$）0.25 分	0.25 分：≥25.00%；0.20 分：<25.00%；0.15 分：≤15.00%；0.10 分：≤5.00%（国家或地方植物油摄入情况统计报告 2010～2016，WHO 全球植物油摄入情况统计 2011）
			城区和农村（远郊区）差异，%（$V_{3.4.4.2}$）0.15 分	0.15 分：≥35.00%；0.10 分：<35.00%；0.05 分：≤20.00%；0.01 分：≤10.00%（国家或地方植物油摄入情况统计报告 2010～2016，WHO 全球植物油摄入情况统计 2011）
		糖摄入脆弱性（$V_{3.4.5}$），0.35 分	性别差异程度，%（$V_{3.4.5.1}$）0.20 分	0.20 分：≥25.00%；0.15 分：<25.00%；0.10 分：≤10.00%；0.05 分：≤5.00%（国家或地方糖摄入情况统计报告 2010～2016，WHO 全球糖摄入情况统计 2013）
			城区和农村（远郊区）差异，%（$V_{3.4.5.2}$）0.15 分	0.15 分：≥35.00%；0.10 分：<35.00%；0.05 分：≤15.00%；0.01 分：≤10.00%（国家或地方糖摄入情况统计报告 2010～2016，WHO 全球糖摄入情况统计 2013）
		高热量摄入脆弱性（$V_{3.4.6}$），0.30 分	性别差异程度，%（$V_{3.4.6.1}$）0.20 分	0.20 分：≥20.00%；0.15 分：<20.00%；0.10 分：≤12.00%；0.05 分：≤4.00%（国家或地方热量摄入情况统计报告 2010～2016，WHO 全球热量摄入情况统计报告 2012）
			城区和农村（远郊区）差异，%（$V_{3.4.6.2}$）0.10 分	0.10 分：≥25.00%；0.08 分：<25.00%；0.04 分：≤15.00%；0.01 分：≤5.00%（国家或地方热量摄入情况统计报告 2010～2016，WHO 全球热量摄入情况统计 2012）
		蔬菜摄入脆弱性（$V_{3.4.7}$），0.25 分	性别差异程度，%（$V_{3.4.7.1}$）0.15 分	0.15 分：≥10.00%；0.10 分：<10.00%；0.08 分：≤5.00%；0.02 分：≤1.00%（国家或地方蔬菜摄入情况统计报告 2010～2016，WHO 全球蔬菜摄入情况统计 2011）
			城区和农村（远郊区）差异，%（$V_{3.4.7.2}$）0.10 分	0.10 分：≥15.00%；0.07 分：<15.00%；0.03 分：≤8.00%；0.01 分：≤3.00%（国家或地方蔬菜摄入情况统计报告 2010～2016，WHO 全球蔬菜摄入情况统计 2011）

续表

一级指标，分值	二级指标，分值	三级指标，分值	四级指标，单位，分值	五级指标(评分基准和依据)
危险因素暴露水平脆弱性(V_3)20.00分	行为危险因素暴露水平脆弱性($V_{3.4}$)，3.50分	水果摄入脆弱性($V_{3.4.8}$)，0.20分	性别差异程度，%($V_{3.4.8.1}$)0.15分	0.15分：≥50.00%；0.12分：<50.00%；0.08分：≤20.00%；0.05分：≤10.00%(国家或地方水果摄入情况统计报告2010～2016，WHO全球水果摄入情况统计2011)
			城区和农村(远郊区)差异，%($V_{3.4.8.2}$)，0.05分	0.05分：≥15.00%；0.03分：<15.00%；0.02分：≤10.00%；0.01分：≤5.00%(国家或地方水果摄入情况统计报告2010～2016，WHO全球水果摄入情况统计2011)
		体育活动不足脆弱性($V_{3.4.9}$)，0.15分	性别差异程度，%($V_{3.4.9.1}$)，0.10分	0.10分：≥30.00%；0.07分：<30.00%；0.05分：≤20.00%；0.02分：≤10.00%(国家或地方身体活动不足统计报告2010～2016，全民健身活动状况调党公报2010～2016，WHO全球身体活动不足统计2011)
			城区和农村(远郊区)差异，%($V_{3.4.9.2}$)，0.05分	0.05分：≥40.00%；0.03分：<40.00%；0.02分：≤25.00%；0.01分：≤10.00%(国家或地方身体活动不足统计报告2010～2016，全民健身活动状况调党公报2010～2016，WHO全球身体活动不足统计2011)
		有害饮酒脆弱性($V_{3.4.10}$)，0.10分	性别差异，倍($V_{3.4.10.1}$)，0.06分	0.06分：≥10.00倍；0.04分：<10.00倍；0.02分：≤5.00倍；0.01分：≤1.00倍(国家或地方酒精使用和健康状况统计报告2010～2016，WHO全球酒精使用和健康状况报告2014[52]，Health at a Glance 2015：OECD Indicators)
			城区和远郊区(乡)差异，%($V_{3.4.10.2}$)，0.04分	0.04分：≥30.00%；0.03分：<30.00%；0.02分：≤15.00%；0.01分：≤10.00%(国家或地方酒精使用和健康状况统计报告2010～2016，WHO全球酒精使用和健康状况报告2014，Health at a Glance 2015：OECD Indicators)
	生物危险因素暴露水平脆弱性($V_{3.5}$)，2.00分	65岁以上人口分布($V_{3.5.1}$)，1.00分	城区和远郊区(乡)差异，%($V_{3.5.1.1}$)，1.00分	1.00分：≥100.00%；0.70分：<99.99%；0.50分：≤50.00%；0.03分：≤20.00%(国家或地方老龄人口状况报告2016，世界银行全球老龄人口统计2016)
		0～14岁人口分布($V_{3.5.2}$)，0.60分	城区和远郊区(乡)差异，%($V_{3.5.2.1}$)，0.60分	0.60分：≥50.00%；0.40分：<50.00%；0.30分：≤30.00%；0.20分：≤10.00%(国家或地方儿童人口状况报告2016，世界银行全球儿童人口统计2016)
		男女比例分布($V_{3.5.3}$)，0.40分	城区和农村(远郊区)差异，%($V_{3.5.3.1}$)，0.40分	0.40分：≥20.00%；0.30分：<20.00%；0.20分：≤10.00%；0.10分：≤5.00%(国家或地方人口状况报告2016，世界银行全球人口统计2016)

续表

一级指标，分值	二级指标，分值	三级指标，分值	四级指标，单位，分值	五级指标（评分基准和依据）
人口健康水平脆弱性(V_4)，15.00分	平均期望寿命脆弱性($V_{4.1}$)，2.20分	男性与女性差异($V_{4.1.1}$)，1.20分	差异程度，岁($V_{4.1.1.1}$)，1.20分	1.20分：≥10.00岁；1.00分：＜10.00岁；0.60分：≤6.00岁；0.20分：≤3.00岁（国家或地方卫生和计划生育事业发展统计公报2006～2016，世界银行全球平均期望寿命统计2016，Health at a Glance 2015：OECD Indicators）
		城区和农村（远郊区）差异($V_{4.1.2}$)，1.00分	差异程度，岁($V_{4.1.2.1}$)，1.00分	1.00分：≥8.00岁；0.70分：＜8.00岁；0.50分：≤5.00岁；0.30分：≤2.00岁（国家或地方卫生和计划生育事业发展统计公报2006～2016，WHO健康统计年报2015～2016，世界银行全球平均期望寿命统计2016，Health at a Glance 2015：OECD Indicators）
	孕产妇死亡脆弱性($V_{4.2}$)，2.10分	城区和农村（远郊区）差异($V_{4.2.1}$)，2.10分	差异程度，倍($V_{4.2.1.1}$)，2.10分	2.10分：≥3.00倍；1.50分：＜3.00倍；1.10分：≤2.00倍；0.50分：≤0.50倍（国家或地方卫生和计划生育事业发展统计公报2006～2016，WHO健康统计年报2015～2016，WHO世界卫生统计2016，世界银行孕产妇死亡2016统计，Health at a Glance 2015）
	婴儿死亡脆弱性($V_{4.3}$)，1.90分	城区和农村（远郊区）差异($V_{4.3.1}$)，1.90分	差异程度，倍($V_{4.3.1.1}$)1.90分	1.90分：≥1.50倍；1.40分：＜1.50倍；1.00分：≤1.00倍；0.50分：≤0.50倍（卫生和计划生育事业发展统计公报，WHO健康统计年报2015～2016，WHO世界卫生统计2016，Health at a Glance 2015：OECD Indicators）
	恶性肿瘤脆弱性($V_{4.4}$)，1.80分	死亡率差异($V_{4.4.1}$)，1.00分	性别差异，倍($V_{4.4.1.1}$)0.60分	0.60分：≥1.50倍；0.45分：＜1.50倍；0.30分：≤80.00%；0.10分：≤30.00%（国家或地方癌症统计年报2006～2016，IARC全球癌症统计2014，WHO全球NCDs状况统计2014，Health at a Glance 2015：OECD Indicators）
			城区和农村（远郊区）差异，倍($V_{4.4.1.2}$)0.40分	0.40分：≥1.00倍；0.35分：＜1.00倍；0.20分：≤50.00%；0.10分：≤15.00%（国家或地方癌症统计年报2006～2016，IARC全球癌症统计2014、WHO全球NCDs状况统计2014，Health at a Glance 2015：OECD Indicators）
		发病率差异($V_{4.4.2}$)，0.80分	性别差异($V_{4.4.2.1}$)0.50分	0.50分：≥40.00%；0.35分：＜40.00%；0.25分：≤25.00%；0.10分：≤10.00%（国家或地方癌症统计年报2006～2016，IARC全球癌症统计2014，WHO全球NCDs状况统计2014，Health at a Glance 2015：OECD Indicators）
			城区和农村（远郊区）差异，%($V_{4.4.2.2}$)0.30分	0.30分：≥50.00%；0.20分：＜50.00%；0.15分：≤25.00%；0.10分：≤10.00%（国家或地方癌症统计年报2006～2016，IARC全球癌症统计2014，WHO全球NCDs状况统计2014，Health at a Glance 2015：OECD Indicators）

续表

一级指标，分值	二级指标，分值	三级指标，分值	四级指标，单位，分值	五级指标（评分基准和依据）
人口健康水平脆弱性（V_{4}），15.00分	心脏病脆弱性（$V_{4.5}$），1.60分	死亡率差异（$V_{4.5.1}$），0.90分	性别差异，%（$V_{4.5.1.1}$）0.50分	0.50分：≥40.00%；0.35分：<40.00%；0.25分：≤25.00%；0.15分：≤15.00%（国家或地方心血管病统计年报2006～2016，WHO全球心血管病统计2015，Health at a Glance 2015：OECD Indicators）
			城区和农村（远郊区）差异，%（$V_{4.5.1.2}$）0.40分	0.40分：≥40.00%；0.30分：<30.00%；0.20分：≤20.00%；0.10分：≤10.00%（国家或地方心血管病统计年报2006～2016，WHO全球心血管病统计2015，Health at a Glance 2015：OECD Indicators）
		高血压患病差异（$V_{4.5.2}$），0.70分	性别差异，倍（$V_{4.5.2.1}$）0.40分	0.40分：≥1.50倍；0.30分：<1.50倍；0.20分：≤80.00%；0.10分：≤30.00%（国家或地方心血管病统计年报2006～2016，国家或地方心血管病统计年报2006～2016，WHO全球心血管病统计2015，Health at a Glance 2015：OECD Indicators）
			城区和农村（远郊区）差异，%（$V_{4.5.2.2}$）0.30分	0.30分：≥60.00%；0.20分：<60.00%；0.15分：≤40.00%；0.10分：≤20.00%（国家或地区心血管病统计年报2006～2016，WHO全球心血管病统计2015，Health at a Glance 2015：OECD Indicators）
	脑血管病脆弱性（$V_{4.6}$），1.60分	死亡率差异（$V_{4.6.1}$），0.90分	性别差异，%（$V_{4.6.1.1}$）0.50分	0.50分：≥80.00%；0.35分：<80.00%；0.25分：≤40.00%；0.15分：≤25.00%（国家或地方心血管病统计年报2006～2016，WHO全球心血管病统计2015，Health at a Glance 2015：OECD Indicators）
			城区和农村（远郊区）差异，%（$V_{4.6.1.2}$）0.40分	0.40分：≥1.50倍；0.30分：<1.50倍；0.20分：≤1.00倍；0.10分：≤50.00%（国家或地方心血管病统计年报2006～2016，WHO全球心血管病统计2015，Health at a Glance 2015：OECD Indicators）
		脑卒中患病差异（$V_{4.6.2}$），0.70分	性别差异，%（$V_{4.6.2.1}$）0.40分	0.40分：≥40.00%；0.30分：<40.00%；0.20分：≤25.00%；0.10分：≤10.00%（国家或地方心血管病统计年报2006～2016，WHO全球心血管病统计2015，Health at a Glance 2015：OECD Indicators）
			城区和农村（远郊区）差异，%（$V_{4.6.2.2}$）0.30分	0.30分：≥2.00倍；0.20分：<2.00倍；0.15分：≤1.20倍；0.10分：≤50.00%（国家或地方心血管病统计年报2006～2016，WHO全球心血管病统计2015，Health at a Glance 2015：OECD Indicators）
	COPD脆弱性（$V_{4.7}$），1.40分	死亡率差异（$V_{4.7.1}$），0.80分	性别差异，倍（$V_{4.7.1.1}$）0.30分	0.30分：≥1.00倍；0.30分：<1.00倍；0.25分：≤50.00%；0.15分：≤25.00%（国家或地方NCDs统计报告2006～2016，WHO全球COPD统计2015，Health at a Glance 2015：OECD Indicators）
			城区和农村（远郊区）差异，%（$V_{4.7.2.1}$）0.30分	0.30分：≥1.50倍；0.20分：<1.50倍；0.15分：≤80.00%；0.08分：≤30.00%（国家或地方NCDs统计报告2006～2016，WHO全球COPD统计2015，Health at a Glance 2015：OECD Indicators）

续表

一级指标，分值	二级指标，分值	三级指标，分值	四级指标，单位，分值	五级指标（评分基准和依据）
人口健康水平脆弱性（V_{4}），15.00分	COPD脆弱性（$V_{4.7}$），1.40分	发病率差异（$V_{4.7.2}$），0.60分	性别差异，%（$V_{4.7.2.1}$）0.35分	0.35分：≥1.50倍；0.25分：<1.50倍；0.18分：≤80.00%；0.09分：≤30.00%（国家或地方NCDs统计报告2006～2016，WHO全球COPD统计2015，Health at a Glance 2015：OECD Indicators）
			城区和农村（远郊区）差异，倍（$V_{4.7.2.2}$）0.25分	0.25分：≥2.00倍；0.18分：<2.00倍；0.13分：≤1.00倍；0.07分：≤50.00%（国家或地方NCDs统计报告2006～2016，WHO全球COPD统计2015，Health at a Glance 2015：OECD Indicators）
	糖尿病脆弱性（$V_{4.8}$），1.20分	死亡率差异（$V_{4.8.1}$），0.70分	性别差异，%（$V_{4.8.1.1}$）0.40分	0.40分：≥20.00%；0.30分：<20.00%；0.20分：≤10.00%；0.10分：≤5.00%（国家或地方NCDs统计报告2006～2016，WHO全球糖尿病状况报告2015，Health at a Glance 2015：OECD Indicators）
			城区和农村（远郊区）差异，%（$V_{4.8.1.2}$）0.30分	0.30分：≥50.00%；0.20分：<50.00%；0.15分：≤30.00%；0.08分：≤10.00%（国家或地方NCDs统计报告2006～2016，WHO全球糖尿病状况报告2015，Health at a Glance 2015：OECD Indicators）
		患病率差异（$V_{4.8.2}$），0.50分	性别差异，%（$V_{4.8.2.1}$）0.30分	0.30分：≥30.00%；0.20分：<30.00%；0.15分：≤20.00%；0.10分：≤10.00%（国家或地方NCDs统计报告2006～2016，WHO全球糖尿病状况报告2015，Health at a Glance 2015：OECD Indicators）
			城区和农村（远郊区）差异，%（$V_{4.8.2.2}$）0.20分	0.20分：≥60.00%；0.15分：<60.00%；0.10分：≤30.00%；0.06分：≤15.00%（国家或地方NCDs统计报告2006～2016，WHO全球糖尿病状况报告2015，Health at a Glance 2015：OECD Indicators）
	传染病脆弱性（$V_{4.9}$），0.80分	死亡率差异（$V_{4.9.1}$），0.50分	性别差异，倍（$V_{4.9.1.1}$）0.35分	0.35分：≥3.00倍；0.25分：<3.00倍；0.20分：≤1.50倍；0.10分：≤80.00%（国家或地方法定传染病报告2006～2016，世界卫生统计报告2016，中国法定传染病概况2016）
			城区和农村（远郊区）差异，倍（$V_{4.9.1.2}$）0.15分	0.15分：≥2.00倍；0.10分：<2.00倍；0.08分：≤1.00倍；0.04分：≤50.00%（中国法定传染病概况2016，世界卫生统计报告2016）
		发病率差异（$V_{4.9.2}$），0.30分	性别差异，倍（$V_{4.9.2.1}$）0.20分	0.20分：≥2.50倍；0.15分：<2.50倍；0.10分：≤1.20倍；0.05分：≤60.00%（国家或地方法定传染病报告2006～2016，世界卫生统计报告2016，中国法定传染病概况2016）
			城区和农村（远郊区）差异，%（$V_{4.9.2.2}$）0.10分	0.10分：≥1.50倍；0.07分：<1.50倍；0.05分：≤80.00%；0.03分：≤40.00%（中国法定传染病概况2016，世界卫生统计报告2016）

续表

一级指标，分值	二级指标，分值	三级指标，分值	四级指标，单位，分值	五级指标（评分基准和依据）
人口健康水平脆弱性（V_4），15.00分	精神疾患脆弱性（$V_{4.10}$），0.60分	患病率差异（$V_{4.10.1}$），0.60分	性别差异，倍（$V_{4.10.1.1}$）0.35分	0.35分：≥2.00倍；0.25分：<2.00倍；0.20分：≤1.00倍；0.10分：≤50.00%（国家或地方精神卫生统计报告2006～2016，WHO精神卫生统计报告2014，Health at a Glance 2015：OECD Indicators）
			城区和农村（远郊区）差异，倍（$V_{4.10.1.2}$）0.25分	0.25分：≥1.00倍；0.18分：<1.00倍；0.13分：≤50.00%；0.05分：≤20.00%（国家或地方精神卫生统计报告2006～2016，WHO精神卫生统计报告2014，Health at a Glance 2015：OECD Indicators）
	伤害与中毒脆弱性（$V_{4.11}$），0.40分	死亡率差异（$V_{4.11.1}$），0.25分	性别差异，倍（$V_{4.11.1.1}$）0.15分	0.15分：≥4.00倍；0.10分：<4.00倍；0.08分：≤2.00倍；0.04分：≤1.00倍（国家或地方创伤与中毒年报2006～2016，WHO健康2015：伤害与中毒报告，Health at a Glance 2015：OECD Indicators）
			城区和农村（远郊区）差异，倍（$V_{4.11.1.2}$），0.10分	0.10分：≥1.20倍；0.07分：<1.20倍；0.05分：≤60.00%；0.02分：≤30.00%（国家或地方创伤与中毒年报2006～2016，WHO健康2015：伤害与中毒报告，Health at a Glance 2015：OECD Indicators）
		发病率差异（$V_{4.11.2}$），0.15分	性别差异，%（$V_{4.11.2.1}$）0.08分	0.08分：≥50.00%；0.06分：<50.00%；0.04分：≤30.00%；0.02分：≤10.00%（国家或地方创伤与中毒年报2006～2016，WHO健康2015：伤害与中毒，Health at a Glance 2015：OECD Indicators）
			城区和农村（远郊区）差异，倍（$V_{4.11.2.2}$），0.07分	0.07分：≥1.00倍；0.05分：<1.00倍；0.04分：≤50.00%；0.02分：≤20.00%（国家或地方创伤与中毒年报2006～2016，WHO健康2015：伤害与中毒统计报告，Health at a Glance 2015：OECD Indicators）

第三节　公共健康脆弱性评估指标分数设定分配和评分原则

一、分数设定和分值体系及依据

公共健康脆弱性评估采用百分制和评估指数两种方法。百分制按照产生脆弱性大小，赋予人口高敏感性 40 分、健康影响控制管理能力脆弱性 25 分、危险因素暴露水平脆弱性 20 分、人口健康水平脆弱性 15 分。以下各类各级指标合计分数等于上一级指标分数，形成分类分级指标分值体系。

评估指数是指脆弱性评估最终结果合计分值，即表示脆弱性大小。按照严重程度和发生可能性构成风险矩阵等级评估指数。评估指数所在表中的位置表示脆弱性等级（见表 4－2）。

二、分数分配原则

遵循以下两个方面：

1. 纵向分数按照人口高敏感性、健康影响控制管理能力脆弱性、危险因素暴露水平脆弱性、人口健康水平脆弱性，由高到低排序权重，确定权重系数和分值。

2. 横向分数按照指标分类分级由高到低排序权重，确定权重系数和分值。

三、评分原则

遵循以下三个方面：

1. 对有标准的数据资料和证据指标，按照超过和低于标准值的倍差，确定分值。一般将超过标准 3 倍的评为最高分数，视为最高风险或高风险；超过标准 2 倍的评为中等分数，视为中等风险；超过标准 1 倍的评为低等分数，视为低风险；对符合国家（或国际）标准的，评为 0 分，视为极低风险或无风险。

2. 对缺少数据资料和证据指标，视为不可确定因素，认为是最高风险（仅限疾病严重程度和危险因素强）或高风险，评为最高分数或高分数。

3. 对无法寻求评估标准依据的或有数据但无评估标准的，运用德尔菲等方法评定分值。

第三章　公共健康脆弱性评估技术与方法

公共健康脆弱性评估采用分层加权评分法、定量评估法和定性评估法三种方法。

第一节　公共健康脆弱性分层加权评分法

公共健康脆弱性分层加权评分法适用于半定量资料，按照人口高敏感性、控制管理能力缺失与不足、危险因素暴露水平脆弱性和人口健康水平脆弱性分类。在每一类当中又按照疾病流行病学相对危险度、毒作用机制/发病机制、临床表现和诊断分类（分型/期）等进行分层排序，然后，再进行逐级逐层赋分，最终将评估所得分值相加，得出综合评分，即表示公共健康脆弱性大小。

根据公共健康脆弱性评估需要，可以分别进行单因素、多因素和综合因素分析。通过 R_V-1、R_V-2、R_V-3 公式，建立单因素脆弱性评估法、多因素脆弱性评估法和综合因素脆弱性评估法，从而确定单因素、多因素和综合因素脆弱性大小。

一、单因素脆弱性评估法

（一）建立单因素脆弱性评估理论模型

1. 单因素脆弱性评估分值理论模型。根据需要选择相应的某一类指标，将分层加权分值，代入

$$R_{v_i} = \sum_{j_i} X_{v_{i,j_i}} \qquad (\mathrm{R_V} - 1)$$

计算出脆弱性评估评分。其中，R_{v_i} 表示 v_i 中小计评估分值，$X_{v_{i,j_i}}$ 表示 v_i 的下一级指标的各自评估分值，j_i 表示 v_i 中下一级指标的小计个数。

2. 单因素脆弱性指数理论模型。在单因素脆弱性评估分值理论模型基础上，建立单因素脆弱性矩阵指数理论模型：

$$M_{R_{v_i}} = \frac{R_{v_i}}{S_{v_i}} \times 100\% \qquad (\mathrm{M_v} - 1)$$

计算单因素脆弱性矩阵指数。其中，$M_{R_{v_i}}$ 表示 v_i 指标的矩阵指数，R_{v_i} 表示 v_i 指标小计评估分值，S_{v_i} 表示 v_i 指标的权重分数。

（二）重要意义和应用指导意义

公共健康单因素脆弱性评估主要体现以下两方面重要意义和应用指导价值：

1. 数学意义。表示某一类脆弱性因素对公共健康脆弱性的贡献数值大小。

2. 强调各行业、各系统和各单位应用价值。由于人类生活和工作在社会经济政治巨大复杂的系统当中所处地位和工作岗位不同，暴露危险因素水平不同，而且各单位、各系统、各部门、各行业、各级政府分工不同，所需要认识和掌握脆弱性的作用点也不一样。

因此，可以按照各自的需求或职责划分选择相应的脆弱性评估指标，得到相关脆弱性大小。然后，再按照各自职责，研究制定和实施相应的控制对策，为探索脆弱性对健康影响的作用机理和控制管理能力提升提供科学依据。

二、多因素脆弱性评估法

（一）建立多因素脆弱性评估理论模型

1. 多因素脆弱性评估分值理论模型。根据需要或职责划分选择两类以上指标，将分层加权分值，代入

$$R_{v_x} = \sum_{j_i} X_{v_{i,j_i}} + \sum_{j_k} X_{v_{k,j_k}} + \sum_{j_l} X_{v_{l,j_l}} + \cdots = \sum_{n_x} \sum_{j_x} X_{v_{x,j_x}} \qquad (\mathrm{R_V} - 2)$$

计算出相应的脆弱性评估评分。其中，R_{v_x} 表示分类指标 v_x 交互作用的小计评估分值，$X_{v_{x,j_x}}$ 表示分类指标 v_x 中下一级指标的各自评估分值，j_x 表示下一级指标的小计个数。

2. 多因素脆弱性指数理论模型。在多因素脆弱性评估分值理论模型基础

上，建立多因素脆弱性矩阵指数理论模型：

$$M_{R_{v_x}} = \frac{R_{v_i} + R_{v_k} + R_{v_l} + \cdots}{S_{v_i} + S_{v_k} + S_{v_l} + \cdots} \times 100\% = \frac{R_{v_x}}{S_{v_x}} \times 100\% \qquad (\mathrm{M_v} - 2)$$

计算多因素脆弱性矩阵指数。其中，$M_{R_{v_x}}$ 表示 X 个脆弱性指标联合作用的矩阵指数，R_{v_i}、R_{v_k}、R_{v_l} 表示 v_i、v_k、v_l 指标评估分值，S_{v_i}、S_{v_k}、S_{v_l} 表示 v_i、v_k、v_l 指标的权重分数。

（二）重要意义和应用指导意义

公共健康多因素脆弱性评估主要体现以下两方面重要意义和应用指导价值：

1. 数学意义。该方法主要用于评估两类以上公共健康脆弱性指标的相互作用，找出多种脆弱性因素交互作用的关联性及对公共健康脆弱性贡献的数值大小，以便采取优先控制措施。主要体现以下三个方面：①揭示人口高敏感性和危险因素暴露水平脆弱性之间的因果联系与协同作用；②阐明脆弱性与公共健康危害性之间的协同作用；③说明脆弱性与控制管理能力的拮抗作用。

2. 跨领域、跨部门、跨行业应用价值。公共健康风险是由生活和工作在经济社会政治发展巨大复杂系统中的全人口、全生命周期、疾病全过程暴露于共同的危险因素所致公共健康危害。人口暴露因素各种各样，危害程度也不尽相同，且存在个体差异。

因此，不同脆弱性因素之间的联合作用是造成公共健康风险的基础条件和本质特征。各部门、各行业、各系统应履行的职责与分工不同，对公共健康风险的管理也有其各自的重点，需要彼此之间相互评价、相互交流、联动合作，有效控制所辖领域、行业和部门的脆弱性，为研究制定重点人群、重点领域、重点行业、重点部门控制管理对策提供科学依据。

三、综合因素脆弱性评估法

（一）建立综合因素脆弱性评估理论模型

1. 综合因素脆弱性评估分值理论模型。根据需要或职责划分选择所有分类分级指标，将分层加权分值，代入

$$R_v = R_{v_1} + R_{v_2} + R_{v_3} + R_{v_4} = \sum_{n_1}\sum_{j_1} X_{v_{1j_1}} + \sum_{n_2}\sum_{j_2} X_{v_{2j_2}} + \sum_{n_3}\sum_{j_3} X_{v_{3j_3}} + \sum_{n_4}\sum_{j_4} X_{v_{4j_4}} \qquad (\mathrm{R_V} - 3)$$

计算出脆弱性评估综合评分。其中，R_v 表示脆弱性评估综合分值，R_{v_1} 表示人口高敏感性评估分值，R_{v_2} 表示控制管理能力缺失和不足评估分值，R_{v_3} 表示危险因素暴露超敏感性评估分值，R_{v_4} 表示公共健康水平差异性评估分值，$X_{v_{1,j_i}}$ 表示 R_{v_1} 下一级指标各自的评估分值，$X_{v_{2,j_i}}$ 表示 R_{v_2} 下一级指标各自的评估分值，$X_{v_{3,j_i}}$ 表示 R_{v_3} 下一级指标各自的评估分值，$X_{v_{4,j_i}}$ 表示 R_{v_4} 下一级指标的各自评估分值。

2. 综合因素脆弱性指数理论模型。在综合因素脆弱性评估分值理论模型基础上，建立综合因素脆弱性矩阵指数理论模型：

$$M_{R_v} = \frac{R_{v_1} + R_{v_2} + R_{v_3} + R_{v_4}}{S_{v_1} + S_{v_2} + S_{v_3} + S_{v_4}} \times 100\% \qquad (M_v - 3)$$

计算综合因素脆弱性矩阵指数。其中，M_{R_v} 表示综合因素脆弱性矩阵指数，R_{v_1} 表示人口高敏感性指标评估分值，R_{v_2} 表示控制管理能力缺失与不足指标评估分值，R_{v_3} 表示危险因素暴露水平超敏感性指标评估分值，R_{v_4} 表示公共健康水平差异性指标评估分值。S_{v_1} 表示人口高敏感性指标权重分数，S_{v_2} 表示控制管理能力缺失与不足指标权重分数，S_{v_3} 表示危险因素暴露水平超敏感性指标权重分数，S_{v_4} 表示公共健康水平差异性指标权重分数。

（二）意义和应用指导价值

公共健康综合因素脆弱性评估主要体现以下两方面意义和应用指导价值：

1. 数学意义。该方法主要用于评估各类各级各层脆弱性指标联合作用的集成和公共健康综合脆弱性数值大小，是人口高敏感性、控制管理能力缺失与不足、危险因素暴露脆弱性和人口健康水平脆弱性相互作用、相互制约的最终结果。

2. 政府、权威机构、专业机构和专业团队应用价值。将不同分类、不同层级的单个因素、多个因素脆弱性评估结果全部融合，回归升级形成最终脆弱性评估综合评分，即表示公共健康综合脆弱性大小。这对法律和政策研究制定者、执法监督人员、疾病控制人员和公共管理人员、环境保护、气象、社会经济工作者和健康促进相关人员等，全面系统深刻认识公共健康整体脆弱性和可能造成的更大灾难，以及整体控制管理能力提升，提供理论支持和技术支撑，具有重要指导价值，为开展公共健康脆弱性预测和制定控制管理对策提供科学依据。

四、公共健康脆弱性等级确定

（一）建立公共健康脆弱性评估矩阵指数表

公共健康脆弱性等级确定采用风险矩阵法。依据 ISO 风险评估标准和

WHO 公共健康风险评估指南，研究建立公共健康脆弱性评估矩阵指数表（V_M -1）。该表是由公共健康脆弱性严重程度和发生可能性两个维度组成。其中，公共健康脆弱性严重程度分为六个级别，发生可能性分为五个层次（见表 4 -2）。公共健康脆弱性严重程度和发生可能性两个维度的交叉点作为脆弱性矩阵指数，即脆弱性等级，用 0 ~ 100 来表示。

表 4 -2　公共健康脆弱性评估矩阵指数分布（V_M -1）

			严重程度					
			极低(1)	低(2)	中等(3)	高(4)	很高(5)	极高(6)
可能性	极可能发生	(A)	Ⅳ -29	Ⅲ -45	Ⅱ -60	Ⅰ -80	Ⅰ -90	Ⅰ -100
	很可能发生	(B)	Ⅳ -20	Ⅲ -40	Ⅲ -55	Ⅱ -76	Ⅰ -86	Ⅰ -97
	可能发生	(C)	Ⅴ -14	Ⅳ -34	Ⅲ -49	Ⅱ -70	Ⅱ -79	Ⅰ -94
	不太可能发生	(D)	Ⅴ -8	Ⅳ -25	Ⅲ -43	Ⅲ -59	Ⅱ -73	Ⅰ -88
	罕见发生	(E)	Ⅴ -4	Ⅴ -19	Ⅳ -39	Ⅲ -52	Ⅱ -64	Ⅱ -68

注：公共健康脆弱性严重程度指数：脆弱性分级水平 6—极高（68 ~ 100）；水平 5—很高（64 ~ 90）；水平 4—高（52 ~ 80）；水平 3—中等（39 ~ 60）；水平 2—低（19 ~ 45）；水平 1—极低（4 ~ 29）。

公共健康脆弱性发生可能性指数：脆弱性分级 A—极可能发生（29 ~ 100）；B—很可能发生（20 ~ 97）；C—可能发生（14 ~ 94）；D—不太可能发生（8 ~ 88）；E—罕见发生（4 ~ 68）。

脆弱性评估指数：Ⅰ—极高脆弱性（80 ~ 100），用红色表示；Ⅱ—高脆弱性（60 ~ 79），用橙色表示；Ⅲ—中等脆弱性（40 ~ 59），用黄色表示；Ⅳ—低脆弱性（20 ~ 39），用蓝色表示；Ⅴ—极低脆弱性（或实际无脆弱性）（4 ~ 19），用绿色表示。

（二）矩阵指数含义及其意义和应用指导价值

矩阵指数具体含义。用矩阵指数确定脆弱性等级含义，有以下五个方面：

1. 脆弱性等级Ⅰ级（极高脆弱性）。极高脆弱性表示健康脆弱性严重程度高及以上且极可能发生，健康脆弱性严重程度很高及以上且很可能发生，健康脆弱性严重程度极高、可能发生及以下。

2. 脆弱性等级Ⅱ级（高脆弱性）。高脆弱性表示健康脆弱性严重程度中等、极可能发生，健康脆弱性严重程度高、可能发生或很可能发生，健康脆弱性严重程度很高、可能发生及以下，健康脆弱性严重程度极高、罕见发生。

3. 脆弱性等级Ⅲ级（中等脆弱性）。中等脆弱性表示健康脆弱性严重程度高、不太可能发生及以下，健康脆弱性严重程度中等、很可能发生及以下，健康脆弱性严重程度低、很可能发生及以上。

4. 脆弱性等级Ⅳ级（低脆弱性）。低脆弱性表示健康脆弱性严重程度中等、罕见发生，健康脆弱性严重程度低、可能发生及以下，严重程度极低、很可能发生及以上。

5. 脆弱性等级Ⅴ级(极低脆弱性)。极低脆弱性表示健康脆弱性严重程度低、罕见发生,健康脆弱性严重程度极低、可能发生及以下。

从矩阵指数确定脆弱性等级含义分析,可以得出以下四个方面意义和应用指导价值:

1. 决定脆弱性大小和等级的主要因素是健康脆弱性的严重程度;

2. 危险因素暴露水平处于从属地位;

3. 从临床医学、公共卫生和健康科学角度,研究制定控制管理健康脆弱性策略,应当首先强化人口敏感性防控,其次提高控制管理能力水平,然后控制和减少危险因素暴露水平,最终推进区域人口健康水平均等化和技术可及性;

4. 只有全方位、立体化做好脆弱性防控工作,才能将风险降低到最低水平。

第二节　公共健康脆弱性定量评估法

公共健康脆弱性定量评估是将各级各类脆弱性因素的计量资料,按照区域人口暴露危险因素所致公共健康危害的性质和程度,进行分类和数理统计分析,建立数学模型,找出计量 - 效应关系、计量 - 反应关系和计量 - 时间 - 反应(暴露水平 - 反应)关系,探索和揭示危险因素暴露水平和健康脆弱性严重程度之间的关联性及其发生发展规律,为确定脆弱性特征、风险评估、制定法律法规、标准规范、政策制度、体系规划和提升技术能力提供科学依据。

通过公共健康脆弱性分析,建立以下三个理论模型:老龄人口数与居民死亡相关模型,流动人口数与艾滋病人数相关模型,林木绿化率与 $PM_{2.5}$ 年均浓度下降相关模型。

一、老龄人口与户籍居民死亡相关及归因模型

(一)老龄人口与户籍居民死亡相关理论模型建立

高星、董博锋等依据60岁及以上老龄人口数和户籍居民死亡数,建立老龄人口与户籍居民死亡相关模型:

$$Y_{mt} = 134.5X_{age \geq 60} + 42693.8 \qquad (Y_{mt} - 1)$$

其中，Y_{mt}表示户籍居民死亡数，$X_{age\geq60}$表示60岁及以上老龄人口数，$\beta_{age\geq60}$表示回归系数(134.5)，即老龄人口每增加1万人，户籍居民死亡人口增加134.5人。

(二)年龄别人口死亡理论模型建立

依据老龄人口与户籍居民死亡相关模型，建立户籍居民死亡年龄别死亡理论模型：

$$Y_{age\geq60}=X_{age\geq60}\times\beta_{age\geq60} \qquad (Y_{age\geq60}-1)$$

其中，$Y_{age\geq60}$表示60岁及以上老龄人口死亡总数，$X_{age\geq60}$表示60岁及以上老龄人口数，$\beta_{age\geq60}$表示回归系数。

(三)归因理论模型建立

依据年龄别人口死亡理论模型，建立户籍居民死亡归因老龄人口理论模型：

$$H_{age\geq60}=\frac{Y_{age\geq60}}{Y_{mt}}\times100\% \qquad (H_{age\geq60}-1)$$

其中，$H_{age\geq60}$表示60岁及以上老龄人口死亡归因总死亡的比例，$Y_{age\geq60}$表示60岁及以上老龄人口死亡总数，Y_{mt}表示户籍居民死亡总数。

(四)意义和揭示的规律

1. 从老龄人口与户籍居民死亡相关模型分析表明：①60岁及以上老龄人口数与户籍居民死亡数呈线性正相关，即60岁及以上老龄人口数越多，户籍居民死亡数越大；②年龄一般作为不可变因素，随着年龄增高，非传染性疾病、老年退行性疾病等发病率和死亡率明显增加；③探索老龄人口与人群死亡之间的相互联系，并在此基础上进一步提升到函数关系，从而由定性评估转向定量评估，为制定老龄人口管理制度和老年病防控对策提供科学依据。

2. 通过归因理论模型分析表明：①60岁及以上人群属于疾病、残疾和死亡高危人群；②加强60岁及以上人群健康保护及其重大疾病防控工作，是控制和减少老年病、残疾和人口死亡风险的重要措施之一。

二、流动人口与艾滋病患病人数相关及归因模型

(一)流动人口数量与艾滋病患病人数相关理论模型建立

高星、董博锋等依据流动人口数量与艾滋病患病人数，建立了流动人口与

艾滋病患病人数相关模型：

$$Y_{AIDS}=7.3X_{LD}-3749.6 \qquad (Y_{AIDS}-1)$$

其中，Y_{AIDS}表示艾滋病患病人数，X_{LD}表示流动人口总数，β_{LD}表示回归系数为(7.3)，即流动人口每增加1万人，艾滋病增加7.3人。

(二)流动人口中的艾滋病患病人数理论模型建立

依据流动人口与艾滋病患病人数相关模型，建立流动人口中的艾滋病患病人数理论模型：

$$Y_{LD}=X_{LD}\times\beta_{LD}-3749.6 \qquad (Y_{LD}-1)$$

其中，Y_{LD}表示流动人口中的艾滋病患病人数，X_{LD}表示流动人口总数，β_{LD}表示回归系数。

(三)艾滋病患病人数归因流动人口理论模型建立

依据流动人口艾滋病患病理论模型，建立艾滋病患病人数归因流动人口理论模型：

$$H_{LD}=\frac{Y_{LD}}{Y_{AIDS}}\times 100\% \qquad (H_{LD}-1)$$

其中，H_{LD}表示艾滋病患病人数归因流动人口的比例，Y_{LD}表示流动人口艾滋病数量患病人数，Y_{AIDS}表示艾滋病患病人数。

(四)意义和揭示的规律

1. 从流动人口与艾滋病患病人数相关模型分析表明：①流动人口与艾滋病患病人数线性正相关，即流动人口数越多，艾滋病患病人数越高；②流动人口属于社会决定脆弱性因素，是导致公共健康危害的基础因素之一；③探索流动人口数量与艾滋病人数之间相互联系，并在此基础上进一步提升到函数关系，从而由定性评估转向定量评估，为制定艾滋病防控对策提供科学依据。

2. 通过归因理论模型分析表明：①流动人口是艾滋病患病高危人群；②加强流动人口管理工作，是控制和减少艾滋病患病的重要措施之一。

三、林木绿化率与 $PM_{2.5}$ 年均浓度下降相关及归因模型

(一)林木绿化率与 $PM_{2.5}$ 年均浓度下降相关理论模型建立

高星、董博锋等依据林木绿化率和 $PM_{2.5}$ 年均浓度，建立了林木绿化率与 $PM_{2.5}$ 年均浓度相关模型：

$$Y_{PM_{2.5}} = -0.34X_{lv} + 105.7 \qquad (Y_{PM_{2.5}} - 1)$$

其中，$Y_{PM_{2.5}}$表示 $PM_{2.5}$年均浓度（$\mu g/m^3$），X_{lv}表示林木绿化率，β_{lv}表示回归系数为 -0.34，即林木绿化率每减少 10%，$PM_{2.5}$年均浓度增加 3.4 $\mu g/m^3$。

（二）林木绿化率不足对控制 $PM_{2.5}$年均浓度影响理论模型建立

依据林木绿化率与 $PM_{2.5}$年均浓度相关模型，建立林木绿化率不足对控制 $PM_{2.5}$年均浓度影响理论模型：

$$Y_{lv} = (1 - X_{lv}) \times \beta_{lv} \qquad (Y_{lv} - 1)$$

其中，Y_{lv}表示林木绿化率不足对控制 $PM_{2.5}$年均浓度影响程度，X_{lv}表示林木绿化率，β_{lv}表示回归系数。

（三）控制 $PM_{2.5}$年均浓度影响归因林木绿化率不足理论模型建立

依据林木绿化率不足，$PM_{2.5}$年均浓度增加理论模型，建立控制 $PM_{2.5}$年均浓度影响归因林木绿化率不足理论模型：

$$H_{lv} = \frac{Y_{lv}}{Y_{PM_{2.5}}} \times 100\% \qquad (H_{lv} - 1)$$

其中，H_{lv}表示控制 $PM_{2.5}$年均浓度影响归因林木绿化率不足的比例，Y_{lv}表示林木绿化率不足的 $PM_{2.5}$年均浓度，$Y_{PM_{2.5}}$表示 $PM_{2.5}$年均浓度。

（四）意义和揭示的规律

1. 从林木绿化率与 $PM_{2.5}$年均浓度相关模型分析表明：①林木绿化率与 $PM_{2.5}$年均浓度线性负相关，即林木绿化率越高，$PM_{2.5}$年均浓度越低；②林木绿化不足是导致健康影响控制管理能力脆弱性重要因素之一；③探索林木绿化率与 $PM_{2.5}$年均浓度之间相互联系，并在此基础上进一步提升到函数关系，从而由定性评估转向定量评估，为制定环境污染治理和气候变化减缓与适应对策提供科学依据。

2. 通过归因理论模型分析表明：①加强园林绿化是改善环境质量重要措施之一，为发展绿色生态健康城市奠定生态文明基础；②环境质量提升不仅为人类提供健康环境，而且还有利于控制和减少 NCDs 和环境污染相关疾病。

第三节　公共健康脆弱性定性评估法

一、适用范围

公共健康脆弱性定性评估适用于临床表现、发病机制、突发公共卫生事件和典型案例等计数资料和定性需要。

二、判定依据

依据国际、地区、国家和地方相关法律政策、标准规范、体系规划、技术能力和管理，对人口高敏感性、控制管理能力脆弱性、危险因素暴露脆弱性和公共健康水平脆弱性进行评估，并做判别分析，由此确定公共健康脆弱性大小。

三、评估原理

依据 Honda 等《高温与人群死亡定性评估报告（2014）》，结合实际，提出公共健康脆弱性定性评估原理，即当人群高敏感性（a）、控制管理能力缺失和不足（b）、危险因素暴露脆弱性（c）、公共健康水平脆弱性（d）程度越大时，公共健康脆弱性（e）越高。相反，公共健康脆弱性越低（见图 4－4）。

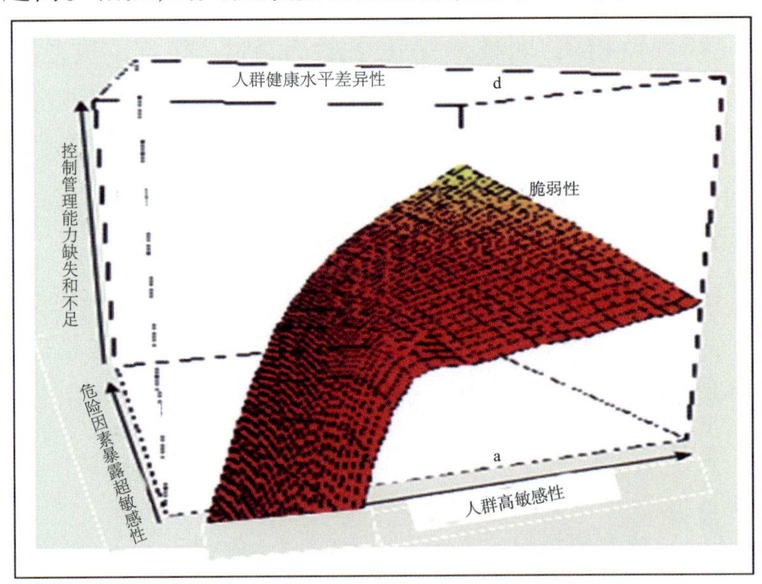

资料来源：Hoda 等《高温与人群死亡定性评估报告（2014）》

图 4－4　公共健康脆弱性多维定性评估模型

第四章　北京市人口健康脆弱性评估

北京作为中国的政治中心、文化中心、国际交往中心和科技创新中心，经济社会发展走在全国前列，医疗卫生资源丰富，医疗卫生技术服务能力达到国际先进水平，居民期望寿命已经超过 OECD 国家水平，孕产妇死亡率和婴儿死亡率低于 OECD 国家水平。然而，城区和远郊区却存在明显差异。心脑血管病、恶性肿瘤、糖尿病、高血压等发病率和血脂异常、肥胖检出率高于全国水平。除脑血管病死亡率呈下降趋势外，其他 NCDs 死亡率均呈上升趋势，而且不同地区、不同人群健康水平差异较大。由此表明，同一敏感人群居住地区不同，不同敏感人群危险因素暴露不同，所致健康影响有较大差异，公共健康影响存在明显脆弱性。开展人口健康脆弱性评估十分必要。

第一节　人口高敏感性评估

一、高危人口敏感性持续攀升

（一）以 NCDs 为显著特征的慢性病人口比例处于全国和全球高位

截至 2016 年年底，北京市 15 岁及以上慢性病患病人数 567.8 万人，患病率达 29.1%，高于全国（27%）和全球水平（25.5%）[21-23]。由此表明，以往发达国家随着社会经济快速发展而出现的慢性病增长趋势，已经在北京出现，且发展势头要比发达国家来得还要迅猛，并成为严重威胁居民健康最重要的危害。北京高于全国、全国高于全球。

（二）精神障碍人口比例明显低于全国和全球水平

截至2016年年底，北京市常住人口精神障碍（心理障碍、重型抑郁障碍、精神分裂症、酒精依赖性和滥用障碍、精神发育迟滞等）终身患病237.4万人（12.1%），时点患病147.1万人（7.5%）[21-22,24]。精神障碍终身患病率明显低于全国（17.5%）和全球（25%）水平。由此表明：①北京市户籍人口精神障碍患病水平低；②精神障碍患病与经济发展水平、教育文化程度和社会文明呈负相关，即经济发展水平、教育文化程度和社会文明越低，精神障碍患病越高。相反，则精神障碍患病越低；③加快地区经济社会发展，提高人口受教育水平和社会文明程度，是控制与减少健康脆弱性的重要措施之一。

在报告的精神疾病新诊断患者中，京籍患者2919例，高于非京籍患者19倍。20～59岁年龄组高发，占新诊断患者77.7%。城区1681例，高于远郊区17.9%[21]。由此表明：①精神疾病新诊断患者以本地人群为主；②职业人群中精神疾病患者新诊断高发；③城区高于远郊区；④精神疾患与城市化进程、产业化发展、生活节奏加快、家庭压力增加等有密切关联性；⑤为防控精神疾患关键人群、关键行业、关键区域、关键环节采取有针对性措施提供了科学依据。

（三）户籍老龄人口比例高于全国水平且略低于OECD国家

2016年，北京市60岁及以上户籍老龄人口总数达329.20万人，占户籍人口总数24.10%，超出联合国教科文组织老龄化人口城市标准（>10%）1.41倍，明显高于全国水平（16.70%）[21-22]。2016年比2012年增加25.22%，年均增长速度6.30%（见图4-5）。由此表明：①北京已经进入老龄化城市，位于全国高位；②人口老龄化步入高速增长期；③医疗卫生服务水平和经济社会文化发展程度高，老年死亡率相对较低，而疾病风险明显增加；④生育率低，连续21年呈下降趋势，处于全国低位，使得低龄人群比例变小，形成上大下小“倒橄榄型”人口结构，给人口结构不稳定性带来更大风险。

北京市65岁及以上户籍老龄人口比例15.6%，逐步接近OECD国家水平（16.2%）[25]。由此表明：①北京市老龄化正在朝着超级老龄化方向发展；②老龄化程度与OECD国家接近；③北京市医疗卫生服务水平与社会经济文化发展程度较OECD国家低，更加剧疾病风险。

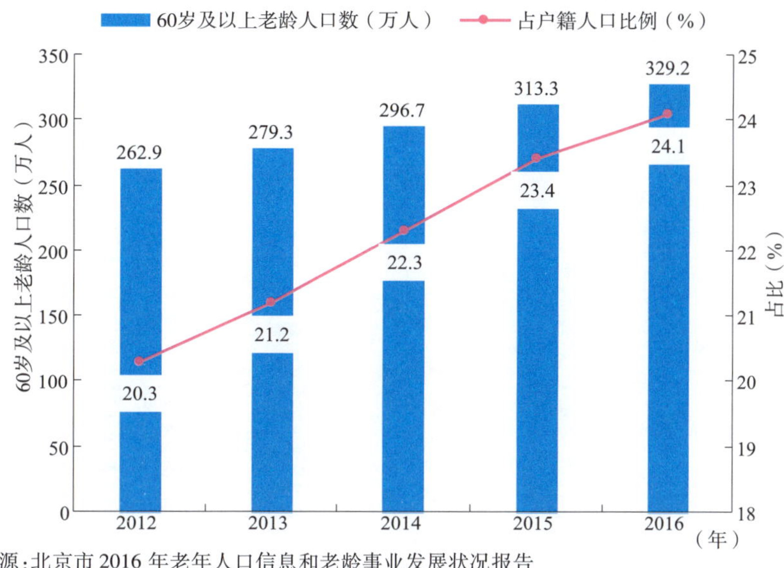

数据来源：北京市2016年老年人口信息和老龄事业发展状况报告

图4-5 2012~2016年北京市60岁及以上户籍人口总数与增长速度变化情况

（四）孕产妇人口低于全国和OECD国家水平

2015年，北京市落实国家“单独二孩”生育政策后，孕产妇人口总数约达30万人，占人口总数1.4%，低于全国（1.7%）和OECD国家（1.67%）水平[22,25-26]。2016年，北京落实国家全面放开二孩生育政策，孕产妇约达40万人，比上一年增加10万人。生育政策调整具有“双刃剑”作用：一方面，高龄高危孕产妇数量明显增加（2016年比2015年增加33%），脆弱人口增高；另一方面，低龄人口比例也将随之明显提升，对未来调整人口结构逐步趋于合理化，对补充劳动力后劲不足起到重要推动作用。统筹协调，平衡发展至关重要。

二、弱势人口低于全国和全球水平

（一）残疾人口处于全国和全球低位且以职业人群和男性为主

2016年，北京市残疾人口122.6万人（占常住人口5.7%），低于全国（6.3%）和全球水平（15%）。残疾人群集中在40~60年龄组（46.5%），男性（56%）高于女性1倍[21,30]。由此表明：①北京市残疾人口处于全国低位；②残疾人群多为成年，职业和意外伤害危险因素是导致残疾的重要原因；③为研究和制定残疾人口康复政策和制度指明了方向及有效路径。

（二）低保人口明显低于全国和全球水平且呈持续下降趋势

北京市民政事业发展统计报告显示，截至2016年年底，低保人口总数

12.9万人，占常住人口0.6%，明显低于全国（6.3%）和全球（10.7%）水平。2016年比2010年下降39.90%，年均下降速度6.65%。其中，城市低保人数8.19万人，高于农村75.20%[27]（见图4-6）。

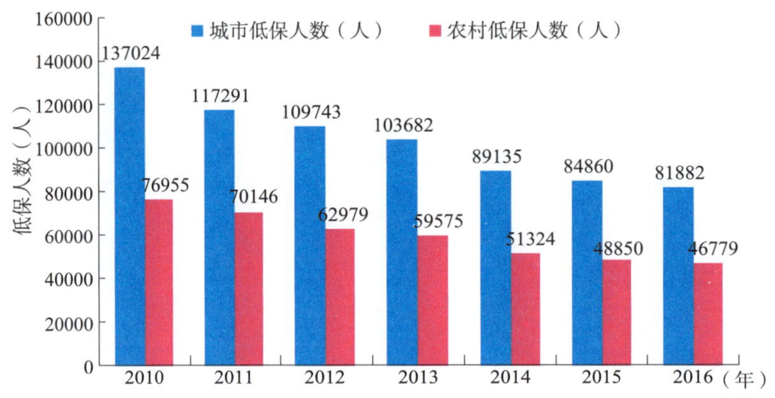

数据来源：2016年北京市民政事业发展统计公报

图4-6　2010～2016年北京市城市和农村低保人数变化情况

由此表明：①北京市已提前实现消除贫困人口的目标；②低保人群处于全国低位；③低保人群数量呈明显下降趋势；④低保人群以城市为主；⑤失（待）业人员和无业老龄人群是主要低保人群；⑥低保人口脆弱性逐步走低，因贫致病明显减少；⑦政府城乡社会保障均等化水平明显提升，是有效控制和减少低保人群健康危害的重要措施。

三、敏感人口明显低于全国和OECD国家水平

截至2016年年底，北京0～14岁儿童人口223.80万人，占常住人口10.30%，比2010年增加28.30%，年均增长速度4.72%（见图4-7）。儿童人口比例明显低于全国（17.70%）和OECD国家（18.2%）水平[25,28-29]。

1. 儿童人口比例低的驱动力主要体现在以下七个方面：①生育和培养孩子成本高，家庭负担重；②北京城市房价过高，对未来孩子成家立业会产生重大影响；③按照中国望子成龙的传统文化教育理念，现代培养孩子需要付出很大代价和艰辛经历；④成才竞争力强，成功风险大；⑤大城市育龄妇女人群生育率相对较低；⑥发达国家经验表明，文化程度高，生育率相对较低；⑦社会保障程度越高，老年生活和疾病负担明显减轻，使得生育率相对较低，生孩预防养老的传统观念逐渐改变。

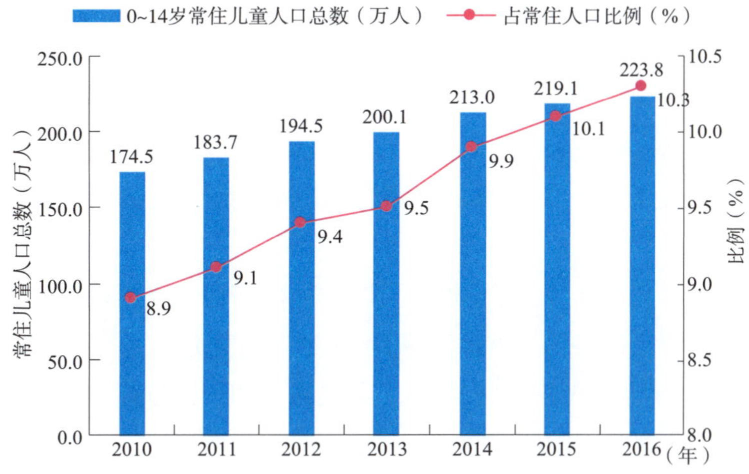

数据来源：北京市国民经济和社会发展统计公报（2010～2016）

图4－7 2010～2016年北京市0～14岁儿童人口变化情况

2. 儿童人口比例低具有双刃剑作用：一方面，可以减少区域人群高敏感性风险；另一方面，由于人口基数减少，导致人口“倒橄榄形”不稳定性结构，且使劳动人口数量下降，老龄人口抚养比增加。由此表明：①人口结构带来的社会问题比人群高敏感性更为突出；②从当前对全面落实“二孩”生育政策意义的认识和重要作用来看，更应当重视其社会经济发展的影响。

四、疾病负担持续高速攀升

（一）患病人群增长率与人口增长率逼近增加疾病负担

2011～2016年，北京市户籍人口中以非传染性疾病为主的慢性病患病增长速度1.72%，与同期常住人口平均增长速度相似（1.75%）。由此提示：①当前和今后相当长时期，以老龄人口快速增加为主的带病问题越来越突出；②加快防控老龄化快速增长及其带来的老年病和NCDs风险迫在眉睫；③应当加快调整重大疾病防控战略、运行机制和服务模式；④紧抓深化医药卫生体制改革和健康北京、健康中国发展规划实施的良好机遇，构建新的健康服务体系，进一步完善医疗卫生服务体系，优化城乡资源配置，提高技术服务可及性和医疗卫生资源均等化水平。

（二）人口健康损失年（YLLs）比重高且明显高于OECD国家水平

截至2015年年底，北京市18岁户籍人口期望寿命62年，而健康期望寿命仅43年。健康期望寿命损失为19年,明显高于OECD国家水平(10年)。按其预估,18岁户籍人口健康期望寿命损失417.3万人年,以此类推,18岁以上户籍人口健康期望寿命损失共8895.3万人年(见图4－8)。健康期望寿命损失占全生命周期比重为24%。由此表明:①北京市1/4的人口带病生存;②疾病负担增加是导致人口健康水平下降和医疗费用过快增长与制约经济社会良性发展的主要原因之一。

北京市人口早死(70岁以前死亡)比例为63.4%,分别高于全国6个百分点和全球8个百分点。由此表明,健康期望寿命损失过大不仅给区域人口健康造成严重损害,也给医疗费用过快增长、家庭负担和医保过度增加,以及经济发展和社会安定等带来巨大压力。

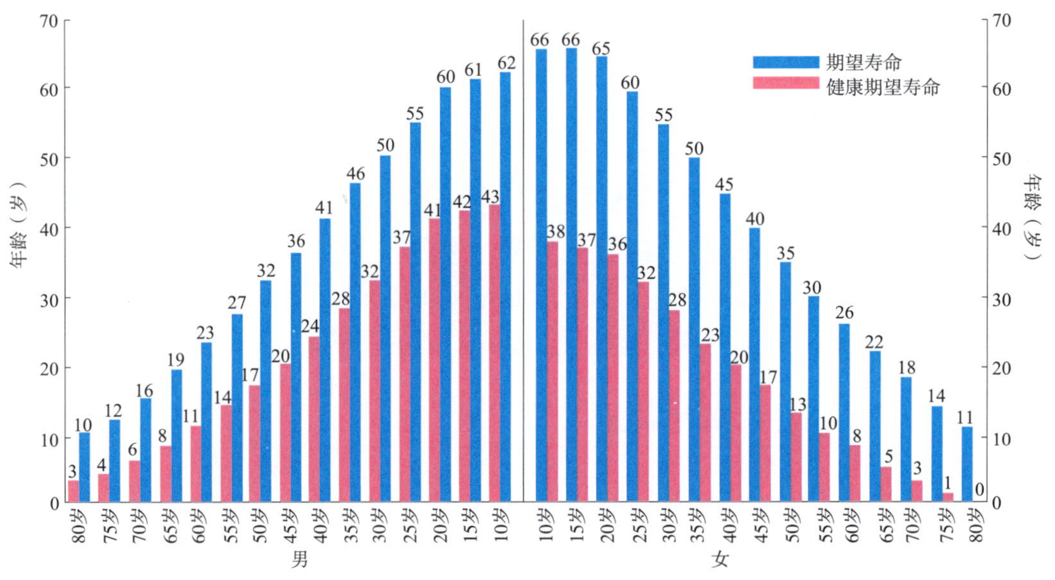

资料来源:北京市2016年度卫生与人群健康状况报告

图4－8　2015年北京市18岁及以上户籍居民健康期望寿命及健康损失年分布情况

第二节　行为和生物危险因素暴露水平脆弱性评估

北京市人口行为危险因素暴露水平脆弱性主要开展了人口吸烟、被动吸烟、蔬菜水果摄入、身体活动不足、有害饮酒等评估。生物危险因素暴露水平脆弱性主要开展了年龄、性别等评估。

一、行为危险因素脆弱性评估

（一）吸烟暴露水平脆弱性评估

1. 男性吸烟率高于女性。截至2016年年底，北京市18~79岁常住人口男性吸烟率34.1%，高出女性20倍[21]。由此表明：①北京市烟民主要以男性为主；②吸烟是导致NCDs等重大疾病发病率和死亡率高的重要原因之一。

男性吸烟率高的主要原因可能有以下五个方面：①教育文化程度低对吸烟健康危害认识不足；②工人和农民人群较高（特别是外来务工人群），与体力劳动为主、缓解疲劳、增进沟通与交流有关；③农村高于城市，农村接触烟草机会较多，劳动强度大，对吸烟健康危害了解较少；④男性社会交往多、应酬多、好面子、嗜好较多、生活和工作压力大；⑤男性青年在青春期好奇感强，表现欲高。

2. 远郊区吸烟率高于城区。2016年，北京市远郊区18~79岁常住人口吸烟率为31.6%，高于城区19.9%[21]。由此表明：①北京市烟民以远郊区居民吸烟为主；②吸烟是导致远郊区NCDs等发病率和死亡率高的重要原因之一。

由此表明：①在远郊区男性吸烟率高、环境污染与气候变化水平低（见第六部分第二章第三节）、医疗资源配置和技术服务水平低的情况下，恶性肿瘤死亡率却明显低于城区（见本章第三节）。由此提示，主要原因可能有以下三个方面：恶性肿瘤死亡与医疗救治能力、资源配置没有必然联系，吸烟对恶性肿瘤发病和死亡的贡献可能性不如环境污染与气候变化；②加强环境治理、提高适应气候变化能力是控制和减少恶性肿瘤发病与死亡的重要措施之一；③恶性肿瘤病死率高，且在我国早发现能力不足，一旦发现多数为中晚期，5年生存率较低，所以死亡率近乎可以反映发病情况。

（二）被动吸烟暴露水平脆弱性评估

1. 男性被动吸烟率略高于女性。2016年，北京市18~79岁常住人口男性被动吸烟率39.9%，与全国水平接近（40.6%），高于女性8.0%，而且与20世纪90年代相比，被动吸烟率明显下降[21,34]。由此表明：①被动吸烟性别差异较明显；②被动吸烟是导致女性肺癌和其他恶性肿瘤、心脑血管病等重大疾病发病率和死亡率高的原因之一；③控制和减少被动吸烟是防控NCDs发生与死亡的重要对策之一。

2. 远郊区被动吸烟率高于城区。2016年，北京市远郊区18~79岁常住人

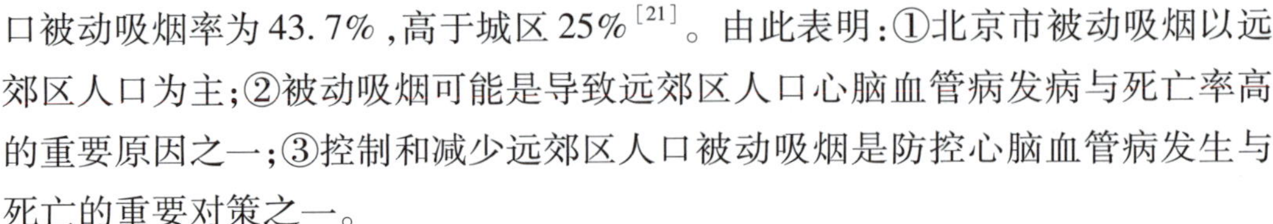

口被动吸烟率为43.7%,高于城区25%[21]。由此表明:①北京市被动吸烟以远郊区人口为主;②被动吸烟可能是导致远郊区人口心脑血管病发病与死亡率高的重要原因之一;③控制和减少远郊区人口被动吸烟是防控心脑血管病发生与死亡的重要对策之一。

(三)蔬菜摄入暴露水平脆弱性评估

1. 男性蔬菜摄入比例与女性接近。2015年,北京市18~79岁常住人口女性每天摄入蔬菜比例89.1%,与男性相近(88.90%)[21]未见统计学显著性差异($P<0.05$)。由此表明,蔬菜摄入性别无明显差异。

2. 远郊区蔬菜摄入比例略高于城区。2015年,北京市远郊区18~79岁常住人口每天摄入蔬菜比例93.3%,高于城区7.5个百分点,统计学无显著性差异($P<0.05$)[21]。由此表明,北京市常住人口蔬菜摄入地区差异不明显。

(四)水果摄入脆弱性评估

1. 男性水果摄入低于女性。2015年,北京市18~79岁常住人口男性每天摄入水果比例26.2%,比女性低47.3%[21]。由此表明:①北京市水果摄入不足以男性为主;②水果摄入量不足可能是导致男性NCDs发病率高的原因之一;③增加水果摄入是防控NCDs发病的重要措施之一。

2. 远郊区水果摄入比例略低于城区。2015年,北京远郊区18~79岁常住人口每天摄入水果比例36.8%,比城区低7.5个百分点[21],无统计学显著性差异($P<0.05$)。由此表明,北京市常住人口水果摄入地区差异不明显。

(五)身体活动不足暴露水平脆弱性评估

1. 男性身体活动不足高于女性。截至2015年年底,北京市18~79岁常住人口男性身体活动不足率27.9%,高于女性16.0%[21]。由此表明:①北京市身体活动不足以男性为主;②身体活动不足是导致男性NCDs发病率高的原因之一;③增加身体活动是防控NCDs发病重要措施之一。

2. 城区身体活动不足高于远郊区。截至2015年年底,北京城区18~79岁常住居民身体活动不足率27.9%,高于远郊区20.0%[21]。由此表明:①北京市身体活动不足以城区为主;②身体活动不足是导致城区居民NCDs发病率高的原因之一;③加强城区居民身体活动是控制和减少NCDs发病的重要措施之一。

(六)有害饮酒暴露水平脆弱性评估

1. 男性有害饮酒明显高于女性。截至2015年年底,北京市18~79岁常住人口男性有害饮酒率3.8%，高于女性18倍[21]。由此表明：①北京市有害饮酒以男性为主；②有害饮酒是导致男性NCDs发病与死亡、精神疾患发病率高的原因之一；③控制有害饮酒是防控NCDs和精神疾患发病的重要措施之一。

2. 远郊区有害饮酒高于城区。2015年，北京市远郊区18～79岁常住人口有害饮酒率2.2%，高于城区10.0%[21]。由此表明：①北京市有害饮酒以远郊区居民为主；②有害饮酒可能是导致远郊区人口死亡、心脑血管病死亡和精神疾患发病率高原因之一；③控制有害饮酒是防控远郊区人口死亡、心脑血管病死亡和精神疾患发病的重要措施之一。

二、生物危险因素暴露水平脆弱性评估

（一）老龄人口城区高于远郊区

2016年，北京市城区60岁及以上户籍老龄人口总数206.9万人，高于远郊区0.9倍。由此表明：①北京市60岁及以上老龄人口主要集中在城区；②老龄人口可能是导致城区心脑血管病、恶性肿瘤发病率高的重要原因之一；③在加快提升远郊区医疗服务水平同时，加快城区老龄人口向远郊区转移是控制城区心脑血管病、恶性肿瘤发病的重要措施之一。

（二）儿童人口城区高于远郊区而感染性疾病远郊区却高于城区

2016年，北京市城区0～14岁常住儿童人口总数125.7万人，高于远郊区34.1%。由此表明：①城区儿童人口数量明显高于远郊区；②感染性疾病发（患）病以儿童为主，而远郊区感染性疾病发（患）病率高于城区的原因，可能与远郊区人口生活条件与卫生状况，以及饮用水污染、食品污染等致病危险因素暴露水平高有关联；③加强饮用水、食品安全监测和管理，是控制和减少感染性疾病发生的重要措施之一；④加快落实疏解非首都功能，特别是教育向远郊区转移十分必要。

（三）城区男女比例与远郊区接近

2016年，北京市城区户籍人口中男女比例为100.5∶100.0，略高于远郊区（100.3∶100.0），未见统计学显著差异（$P<0.05$）。由此表明：男女比例地区差异不明显。

第三节　人口健康水平脆弱性评估

一、人均预期寿命脆弱性评估

(一)男性明显低于女性

2016 年,北京市男性户籍人口人均预期寿命达 79.83 岁,低于女性 4.48 岁[33]。由此表明:①北京市人均预期寿命男性较低;②基于以上行为危险因素分析,可能与男性吸烟、饮酒、身体活动不足、水果摄入不足等不健康行为所致 NCDs 死亡率高有关,为揭示 NCDs 发生原因和发展规律提供了科学证据;③加强男性吸烟、饮酒、身体活动不足、水果摄入较低等不健康危险因素及其所致 NCDs 综合防控是提高健康期望寿命的重要措施。

(二)远郊区明显低于城区

2016 年,北京市远郊区户籍人口平均期望寿命达 80.2 岁,低于城区水平(83.5 岁)和 OECD 国家水平(80.6 岁),但明显高于全国水平(76.5 岁)[21,22,25](见图 4－9)。由此表明:①北京市居民平均期望寿命远郊区较低,可能与远郊区居民吸烟、被动吸烟、有害饮酒、水果摄入不足等不健康行为所致心脑血管病、恶性肿瘤死亡率高有关;②远郊区人口平均期望寿命较低与医疗卫生资源配置不足有关;③加强远郊区吸烟、被动吸烟、有害饮酒、水果摄入不足等不健康行为危险因素及其所致心脑血管病、恶性肿瘤综合防控是提高远郊区期望寿命的重要措施。

二、远郊区婴儿死亡高于城区

2016 年,北京市远郊区婴儿死亡率 2.75‰,高于城区 18.6 个百分点[26]。由此表明:①婴儿死亡率远郊区较高;②新生儿和儿童医疗卫生资源短缺、服务能力不足是导致远郊区婴儿死亡率高的重要原因之一;③加快城区优质医疗资源向远郊区转移,推广适宜技术是控制和降低远郊区婴儿死亡率的重要措施之一。

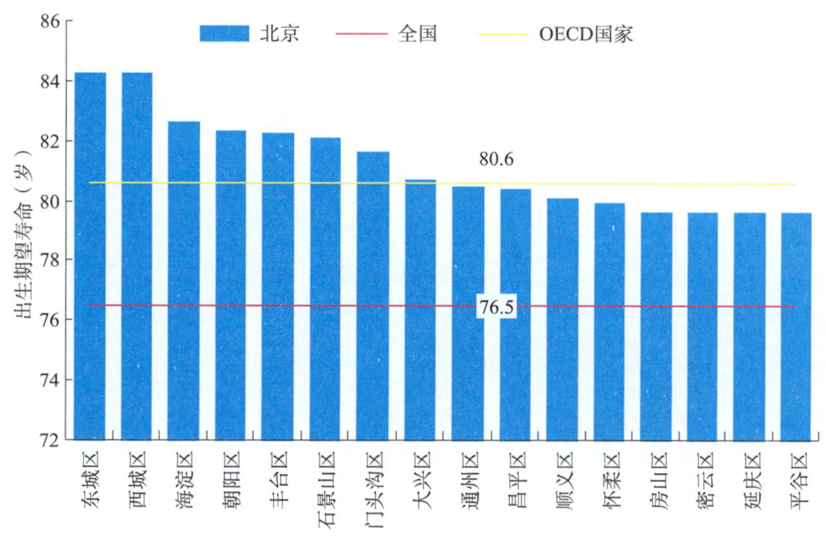

数据来源：北京市2016年度卫生与人群健康状况报告，中国统计年鉴2017，OECD国家健康统计报告2017

图4－9 2016年北京各区户籍居民平均期望寿命分布与全国和OECD国家比较

三、远郊区孕产妇死亡高于城区

2016年，北京市远郊区孕产妇死亡率11.72/10万，高于城区95.60%[26]。由此表明：①孕产妇死亡率远郊区较高；②妇产科医疗卫生资源短缺和服务能力不足是导致远郊区孕产妇死亡率高的重要原因之一；③加快城区优质医疗资源向远郊区转移，推广适宜技术是控制和降低远郊区孕产妇死亡的重要措施之一。

四、男性早死明显高于女性

2015年，北京市30～70岁户籍人口恶性肿瘤、心血管疾病、糖尿病、慢性呼吸系统疾病四类NCDs早死52 394人，占总死亡63.4%。其中，男性68.7%，高于女性54个百分点。由此表明：①NCDs早死以男性为主，可能与男性吸烟、有害饮酒、身体活动不足、水果摄入不足等不健康行为有关；②男性劳动强度、精神心理压力大以及环境暴露水平高等导致男性过劳死、环境污染相关疾病死亡等发生率高有关；④加强男性疾病防控是控制和降低早死的重要措施之一。

五、恶性肿瘤发病和死亡脆弱性评估

（一）恶性肿瘤男性和女性发病顺位存在明显差异

1. 首位癌差异。男性首位癌为肺癌，女性为乳腺癌（第二位肺癌）[21]。由此表明:①北京市全人群威胁最大的癌症为肺癌(男性第一,女性第二);②肺癌高发与环境污染和二手烟暴露水平有关联,且以环境为主;③防控肺癌的主要措施是加强环境治理和公共场所、社区家庭吸烟控制,特别是二手烟防控更为重要;④北京市女性乳腺癌第一,与全球相一致。由此表明,由于全球乳腺癌的发病原因尚不十分清楚,防控重点主要是加强早筛查、早发现、早诊断、早治疗,实践证明已经取得很好效果;⑤不同癌症发病机制有差异性,决定所采取的防控对策各异。

2. 发病率男性高于女性的恶性肿瘤。男性恶性肿瘤发病率高于女性的肿瘤,依次是肝癌(男性 26.7/10 万,高于女性 2 倍)、胃癌(男性 25.1/10 万,高于女性 1.2 倍)、结直肠癌(男性 42/10 万,高于女性 23.9%)[21]。由此表明:①消化代谢系统癌增加锁定男性为主,可能与男性偏爱高热量、高脂肪、熏炸烧烤、凉饮料和食品等不健康食物摄入过高,以及过度饮酒等不健康行为有关;②男性精神心理压力大,免疫、神经和内分泌系统受干扰程度较高(见图 4-10)。

发病率女性高于男性的恶性肿瘤。女性恶性肿瘤发病率高于男性的恶性肿瘤是甲状腺癌,女性发病率 33.9/10 万,高于男性 2 倍[21]。由此表明甲状腺癌增加锁定女性为主。

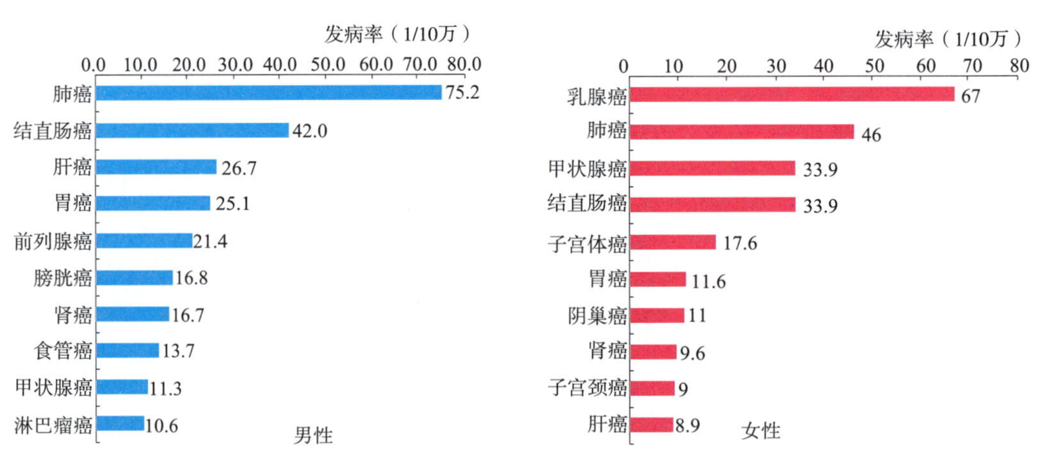

图 4-10　2015 年北京市居民男性(蓝色)和女性(红色)恶性肿瘤发病率分布情况

(二)恶性肿瘤发病和死亡城区均高于远郊区

2015 年,北京市城区户籍人口恶性肿瘤发病率 341.2/10 万,高于远郊区 24.8%[21](见图 4-11)。由此表明:①恶性肿瘤发病城区较高,与环境污染和气候变化、身体活动不足和不健康饮食等危险因素暴露水平高有关;②加强环境治理、提高气候变化适应能力、增强体育活动、增加水果摄入等是降低城区恶性肿瘤高发的重要措施之一；③加强生态健康城市建设和生态健康社区、生态健康医院建设，提高公共卫生服务能力，构建与基层医疗卫生机构和大医院系统服务与防治网络，是防控恶性肿瘤高发的方向和工作重点。

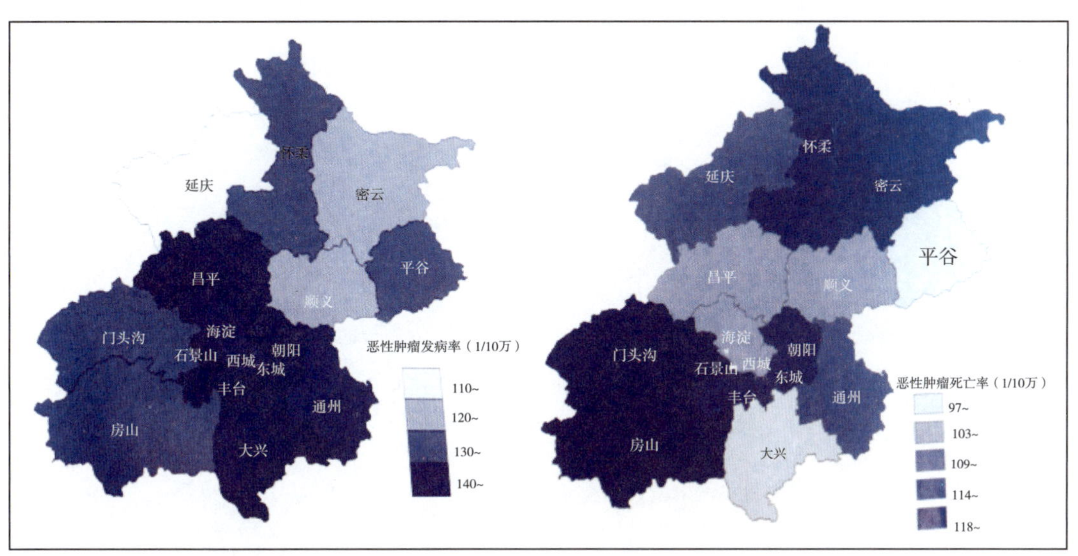

资料来源：北京市2016年度卫生与人群健康状况报告

图4－11　2015年北京市户籍居民恶性肿瘤发病率和死亡率分布情况

北京市户籍人口恶性肿瘤死亡率182.6/10万，高于远郊区20.9%[21]。由此表明：①恶性肿瘤死亡城区较高；②医疗卫生资源和技术对降低晚期恶性肿瘤死亡率作用不明显；③根据医疗资源脆弱性分析，加强一级医院和基层医疗卫生机构恶性肿瘤早发现、早诊断、早治疗、早康复，是提高恶性肿瘤5年生存率的重要措施之一；④在医疗资源和技术作用不明显的情况下，加强组织管理，标准修订（我国医疗卫生机构设置标准规定只有在二级以上机构开设肿瘤专科）和结构调整更为重要。

六、心脑血管病发病和死亡脆弱性评估

（一）脑卒中患病率差异性评估

1. 女性患病率高于男性。2015年，北京市18～79岁常住人口女性脑卒中患病率为1.5%，高于男性7个百分点[21]。由此表明：①女性脑卒中患病高；②女性脑卒中患病率增加可能与人口老龄化加剧、被动吸烟率高等因素增加有

关联；③加强老年女性健康筛查、健康和致病危险因素监测、应急救护培训与自我管理，以及院前医疗急救网络建设是控制和降低脑卒中患病的重要措施之一。

2. 远郊区患病高于城区。2015 年，北京市 18 ~ 79 岁常住人口脑卒中患病率远郊区为 1.9%，高于城区 0.73 倍[21]。由此表明：①远郊区脑卒中患病率高，与医疗卫生资源配置不足和适宜技术不可及，以及自我监测、自我管理等能力低有关联；②加强优质医疗资源和院前急救网络向远郊区转移，以及适宜技术普及、健康教育、健康促进，是降低远郊区脑卒中患病的重要措施。

（二）心脑血管病死亡率脆弱性评估

心脏病死亡率远郊区高于城区。2016 年，北京远郊区户籍人口心脏病死亡率 187.7/10 万，高于城区 18.6 个百分点[21]（见图 4－12）。由此表明：①远郊区心脏病死亡率高，与致死危险因素高、医疗卫生资源配置不足和适宜技术不可及有关联；②加强优质医疗资源和院前急救网络向远郊区转移，以及适宜技术普及，是降低远郊区心脏病死亡的重要措施之一。

（三）脑血管病死亡率远郊区高于城区

2016 年，北京市远郊区户籍人口脑血管病死亡率 166/10 万，高于城区 46.5%[21]（见图 4－12）。由此表明：①远郊区脑血管病死亡率高，与致死危险因素高、医疗卫生资源配置不足和适宜技术不可及有关联；②加强优质医疗资源和院前急救网络向远郊区转移，以及适宜技术普及是降低远郊区脑血管病死亡的重要措施之一。

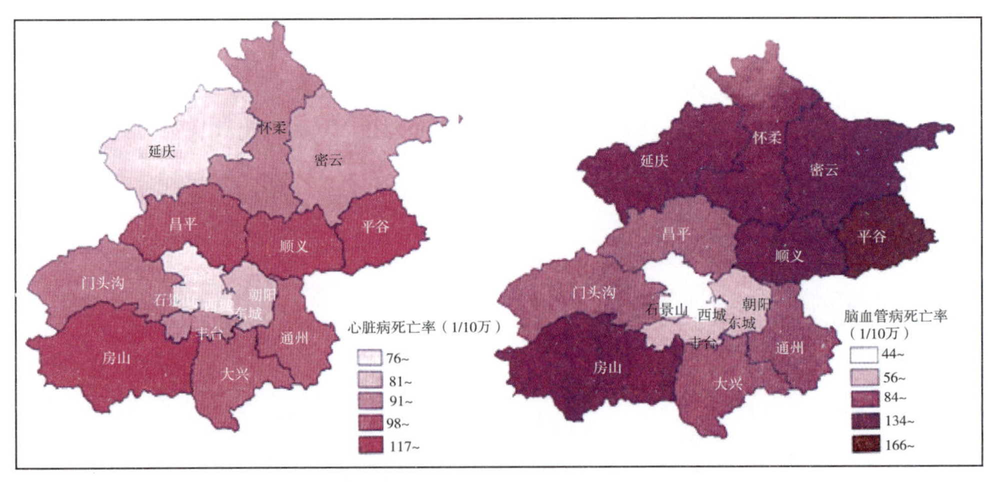

资料来源：北京市 2016 年度卫生与人群健康状况报告

图 4－12　2016 年北京市各区户籍居民心脑血管病死亡率分布情况

七、COPD死亡率城区高于远郊区

2016年，北京市户籍人口COPD城区75.6/10万，高于远郊区35.3%[21]。由此表明：①城区COPD死亡率高；②医疗卫生资源对降低COPD死亡率作用不明显；③城区环境污染严重、静稳的雾霾天气频发可能是COPD死亡的原因之一；④改善城区环境质量，加强生态健康城市建设，是控制和降低COPD死亡的重要措施之一；⑤控制COPD重在防，加快推进大型医院转型发展更为重要，更加迫切。

八、糖尿病患病脆弱性评估

（一）男性糖尿病患病高于女性

2016年，北京市18～79岁常住人口男性糖尿病患病率为9.4%，高于女性11.0个百分点[21]。由此表明：①男性糖尿病患病率高；②基于以上不健康行为危险因素分析，可能与男性不健康饮食、吸烟、有害饮酒、身体活动不足等不健康行为暴露水平高有关联；③加强男性不健康行为防控，是控制和降低糖尿病患病的重要措施之一。

（二）远郊区糖尿病患病高于城区

2016年，北京市远郊区18～79岁常住人口糖尿病患病率为10%，高于城区21.0个百分点[21]。由此表明：①远郊区糖尿病患病率高；②基于以上危险因素分析，可能与远郊区居民不健康饮食、吸烟、被动吸烟、有害饮酒等不健康行为暴露水平高有关；③控制远郊区人口不健康行为危险因素暴露水平，是控制和降低糖尿病患病的重要措施之一。

九、高血压患病率脆弱性评估

（一）男性高血压患病明显高于女性

2016年，北京市18～79岁常住人口男性高血压患病率为41.9%，高于女性0.52倍[21]。由此表明：①男性高血压患病率高；②基于以上危险因素分析，可能与男性身体活动不足、蔬菜水果摄入不足、工作强度大、过度饮酒、精神紧张与工作压力大等不健康行为暴露水平高有关联；③加强男性不健康行为危险因素防控，合理分配工作时间及劳动负荷，减少精神紧张等，是控制和降低高血压患病的重要措施之一。

（二）远郊区高血压患病高于城区

2016年，北京远郊区18～79岁常住人口高血压患病率为37.5%，高于城区13.0个百分点[21]。由此表明：①远郊区高血压患病率高，可能与远郊区居民吸烟、被动吸烟、有害饮酒、水果摄入不足等健康危险因素暴露水平高有关联；②加强远郊区居民不健康行为危险因素防控，是控制和降低高血压患病重要措施之一。

十、传染病发病远郊区高于城区

2016年，北京市远郊区常住人口甲乙丙类传染病发病率730.3/10万，高于城区19.0个百分点[21]。由此表明：①远郊区传染病发病率高，可能与远郊区居民生活条件、卫生状况、饮用水污染、食品污染等致病危险因素暴露水平高有关联；②加强饮用水、食品安全监测和管理，改善居民生活条件和卫生状况是控制和减少传染性疾病发生的重要措施之一。

第四节 人口健康脆弱性与公共健康危害协同作用及归因分析

以上分别阐述了北京市人口高敏感性、控制管理能力脆弱性、危险因素暴露水平脆弱性、人口健康水平脆弱性表现和原因。下面应用老龄人口和户籍人口死亡、流动人口与艾滋病患病人数、林木绿化率与$PM_{2.5}$年均浓度变化理论模型做关联性及归因分析，从而全面系统地认识人口健康脆弱性，为从根本上防控公共健康影响提供科学依据。

一、老龄人口和户籍人口死亡关联性与归因分析

（一）老龄人口与户籍人口死亡关联性分析

应用老龄人口与户籍人口死亡相关模型：

$$Y_{mt} = 134.5X_{age \geq 60} + 42\,693.8 \qquad (Y_{mt} - 1)$$

对北京市相关数据进行测算。将2010～2016年北京市户籍人口死亡总数和60岁及以上老龄人口数（见图4－13），代入（Y_{mt}－1）公式，计算得出老龄人

口数与户籍人口死亡总数相关系数 R = 0.92，具有统计学显著性差异（$P < 0.05$）。由此表明：①人口死亡与年龄密切相关；②随着年龄增加，人口死亡率也随之增长；③保护老龄人口健康是减少人口死亡的重要措施之一。

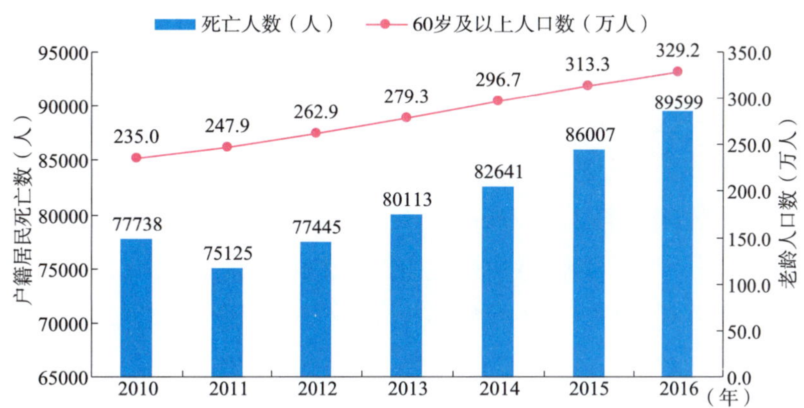

数据来源：北京市老年人口信息和老龄事业发展状况报告（2010～2016 年）

图 4－13　2010～2016 年北京市户籍居民死亡数和老龄人口数变化情况

（二）人口年龄别死亡分析

应用户籍人口死亡年龄别死亡理论模型：

$$Y_{age \geqslant 60} = X_{age \geqslant 60} \times \beta_{age \geqslant 60} \qquad (Y_{age \geqslant 60} - 1)$$

对北京市相关数据进行测算。2016 年，北京市 60 岁及以上老龄人口数 $X_{age \geqslant 60}$ 为 329.2 万人，回归系数 $\beta_{age \geqslant 60}$ 为 134.5。代入（$Y_{age \geqslant 60} - 1$）公式，计算得出 60 岁及以上老龄人口死亡数 $Y_{age \geqslant 60}$ 为 44 277 人。

（三）户籍人口死亡归因老龄人口分析

应用户籍居民死亡归因老龄人口理论模型：

$$H_{age \geqslant 60} = \frac{Y_{age \geqslant 60}}{Y_{mt}} \times 100\% \qquad (H_{age \geqslant 60} - 1)$$

对北京市相关数据进行测算。2016 年，北京市全人口总死亡人数 Y_{mt} 为 89 599 人，60 岁及以上老龄人口死亡 $Y_{age \geqslant 60}$ 为 44 277 人。代入（$H_{age \geqslant 60} - 1$）公式，计算得出 $H_{age \geqslant 60}$ 为 48.6%，即全人口总死亡中归因于 60 岁及以上老龄人口的比例为 48.6%。由此表明：①北京市人口死亡将近一半是 60 岁及以上人口；②老龄人口死亡归因明显高于其他人群；③降低人口死亡重点是保护老龄人口健康；④研究制定保护和促进老龄人口健康对策，是区域健康发展的重要内容之一。

二、流动人口与艾滋病患病人数关联及归因分析

（一）流动人口与艾滋病患病关联性分析

应用流动人口与艾滋病患病人数相关模型：

$$Y_{AIDS} = 7.3X_{LD} - 3\,749.6 \qquad (Y_{AIDS} - 1)$$

对北京市相关数据进行测算。将 2010～2016 年北京市流动人口艾滋病患病总数和流动人口数（见图 4－14），代入（$Y_{AIDS} - 1$）公式，计算得出流动人口数与艾滋病患病总数相关系数 $R = 0.93$，具有统计学显著性差异（$P < 0.05$）。由此表明：①流动人口与艾滋病患病密切相关；②随着流动人口数量增加，艾滋病患病病毒感染率也随之增长；③做好流动人口艾滋病防控工作是防控艾滋病的重要措施之一。

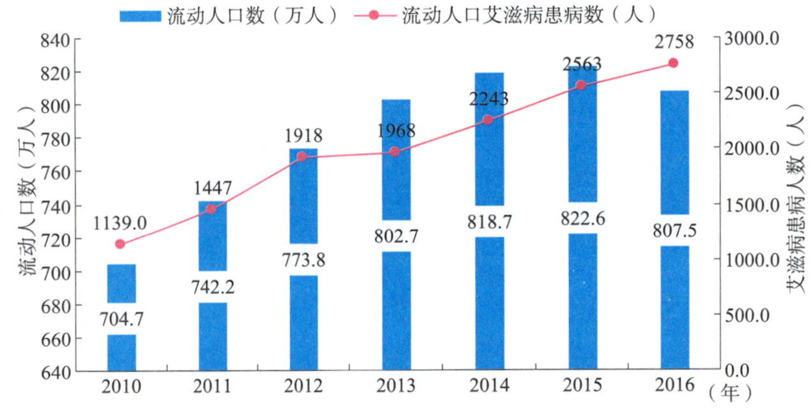

数据来源：北京市卫生事业发展统计公报（2010～2016 年）

图 4－14　2010～2016 年北京市流动人口艾滋病人数和流动人口数变化情况

（二）流动人口艾滋病患病人数分析

应用流动人口艾滋病患病理论模型：

$$Y_{LD} = X_{LD} \times \beta_{LD} - 3749.6 \qquad (Y_{LD} - 1)$$

对北京市相关数据进行测算。2016 年，北京市流动人口数 X_{LD} 为 807.5 万人，回归系数 β_{LD} 为 7.3。代入（$Y_{LD} - 1$）公式，计算得出流动人口中艾滋病患病人数 Y_{LD} 为 2 145 人，与 2016 年报告数据相比，符合率达 88%。由此可见，理论模型所得艾滋病病毒感染人数与实际情况基本接近。

(三)艾滋病患病人数归因流动人口分析

应用艾滋病病毒感染人数归因流动人口理论模型:

$$H_{LD} = \frac{Y_{LD}}{Y_{AIDS}} \times 100\% \qquad (H_{LD}-1)$$

对北京市相关数据进行测算。2016 年,北京市艾滋病患病总人数 Y_{AIDS} 为 3 135 人,流动人口中艾滋病患病实际报告数 Y_{LD} 为 2 758 人,代入($H_{LD}-1$)公式,计算得出 H_{LD} 为 87.9%,即艾滋病总患病人数中归因于流动人口的实际比例为 87.9%。由此表明:①北京市艾滋病患病人数大部分来自于流动人口;②流动人口对本市艾滋病病毒感染人数增加明显高于其他人群;③降低艾滋病病毒感染人数重点是做好流动人口艾滋病防控工作,特别是加强流动人口艾滋病管理至关重要;④研究制定保护和促进流动人口健康对策,是区域健康发展和艾滋病防治工作的重要内容之一。

三、林木绿化不足对控制环境空气 $PM_{2.5}$ 年均浓度影响关联性及归因分析

(一)林木绿化不足对控制环境空气 $PM_{2.5}$ 年均浓度影响关联性分析

应用林木绿化不足对控制环境空气 $PM_{2.5}$ 年均浓度影响相关模型:

$$Y_{PM_{2.5}} = -0.34X_{lv} + 105.7 \qquad (Y_{PM_{2.5}}-1)$$

对北京市相关数据进行测算。将 2016 年北京市 16 个区林木绿化率和环境空气 $PM_{2.5}$ 年均浓度数据(见图 4-15),代入($Y_{PM_{2.5}}-1$)公式,计算得出林木绿化不足对控制环境空气 $PM_{2.5}$ 年均浓度影响相关系数(R)为 0.68,具有统计学显著性差异($P<0.05$)。由此表明:①林木绿化不足对控制环境空气 $PM_{2.5}$ 年均浓度影响密切相关;②随着林木绿化率增加,$PM_{2.5}$ 年均浓度随之降低;③加强林木绿化,是降低环境空气 $PM_{2.5}$ 年均浓度的重要措施之一。

(二)林木绿化对降低 $PM_{2.5}$ 年均浓度水平的贡献率分析

应用林木绿化对降低 $PM_{2.5}$ 年均浓度水平的贡献率理论模型:

$$Y_{lv} = X_{lv} \times \beta_{lv} \qquad (Y_{lv}-1)$$

对北京市相关数据进行测算。2016 年,北京市林木绿化率 X_{lv} 为 59.3%,回归系数 β_{lv} 为 -0.34。代入($Y_{lv}-1$)公式,计算得出 Y_{lv} 为 -20.1 μg/m³,即林木绿化率为 59.3% 时,$PM_{2.5}$ 年均浓度降低 20.1 μg/m³。若将林木绿化率提升到 100%,$PM_{2.5}$ 年均浓度将降低 34 mg/m³。

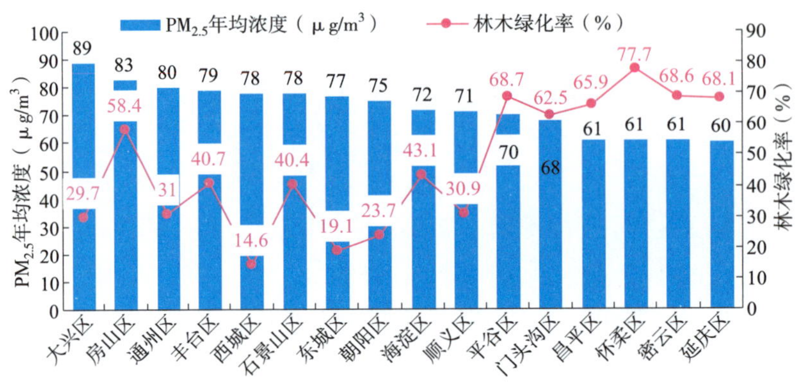

数据来源：北京市环保局，北京市园林绿化局

图 4－15　2016 年北京市 16 个区 $PM_{2.5}$年均浓度和林木绿化率变化情况

（三）控制环境空气 $PM_{2.5}$年均浓度水平归因于林木绿化分析

应用控制环境空气 $PM_{2.5}$年均浓度水平归因于林木绿化的理论模型：

$$H_{lv} = \frac{Y_{lv}}{Y_{PM_{2.5}}} \times 100\% \qquad (H_{lv}-1)$$

对北京市相关数据进行测算。2016 年，北京市林木绿化率的 $PM_{2.5}$年均浓度为 Y_{lv} 为 20.1μg/m³，$PM_{2.5}$年均浓度 $Y_{PM_{2.5}}$ 为 73.0 μg/m³，代入（$H_{lv}-1$）公式，计算得出 H_{lv} 为 27.6%，即控制 $PM_{2.5}$ 年均浓度水平归因于林木绿化的比例为 27.6%。若将林木绿化率提升到 100%，$PM_{2.5}$年均浓度下降归因于林木绿化率的比例为 40.7%。由此表明：①林木绿化对降低 $PM_{2.5}$起到了一定作用，但是还有相当大的差距；②林木绿化对降低 $PM_{2.5}$最大贡献（上限值）为 34 μg/m³；③林木绿化不足会影响 $PM_{2.5}$年均浓度水平降低；④目前，$PM_{2.5}$暴露水平防控依靠增加林木绿化最低能达到 49.5 μg/m³ 水平，仍高于国家标准 41.4%，超过 WHO 标准 3.9 倍；⑤控制和降低该 $PM_{2.5}$暴露水平还必须寻求其他有效途径和措施。

第五节　北京市人口健康脆弱性评估小结

一、人口高敏感性脆弱性高

高危人口高敏感性脆弱性高。主要依据基础病人口、精神疾患人口、老龄人口、孕产妇人口高敏感性脆弱性高。

弱势人口高敏感性脆弱性中等。主要依据疾病残疾人口和低文化水平人口高敏感性中等;低保人口高敏感性脆弱性极低。

敏感人口高敏感性中等。主要依据儿童人口高敏感性脆弱性中等。

用分层加权评分法对北京市人口高敏感性评估得26.8分,占人口高敏感性总分67.00%。按照公共健康脆弱性评估矩阵指数表(V_M - 1),为高脆弱性,表示严重程度很高、罕见发生。由此表明:北京市人口高敏感性增加主要归因于两个方面:①老龄人口数量大、比例高,所患相关疾病高;②儿童人口数量过少、比例过低,形成人口"倒橄榄形"不稳定型结构,增加人口高敏感性。由此提示,加快落实全面二孩生育政策和老龄人口控制管理对策,是进一步降低人口敏感性的主要措施之一。

二、行为危险因素暴露水平脆弱性高

主要依据北京市人口吸烟、食盐摄入、植物油摄入、糖摄入、高热量摄入、有害饮酒、水果摄入暴露水平脆弱性高;被动吸烟、身体活动不足暴露水平脆弱性中等。

行为危险因素暴露地区脆弱性主要是城区身体活动不足水平高于远郊区,远郊区吸烟、被动吸烟、有害饮酒、水果摄入不足水平高于城区;行为危险因素暴露性别脆弱性主要是男性吸烟、被动吸烟、蔬菜水果摄入不足、身体活动不足、有害饮酒水平高于女性。

用分层加权评分法对北京市行为危险因素暴露水平脆弱性评估得2.56分,占行为危险因素暴露水平脆弱性总分73.14%。按照公共健康脆弱性评估矩阵指数表(VM - 1),为高脆弱性,表示严重程度很高、不太可能发生。

三、生物危险因素暴露水平脆弱性高

主要依据北京市65岁及以上老龄人口分布、0~14岁儿童人口城区和远郊区分布脆弱性高;性别差异脆弱性低。男性高于女性的行为危险因素为吸烟、被动吸烟、蔬菜水果摄入不足、身体活动不足、有害饮酒。

用分层加权评分法对北京市生物危险因素暴露水平脆弱性评估得1.30分,占生物危险因素总分65.00%。按照公共健康脆弱性评估矩阵指数表(VM - 1),为高脆弱性,表示严重程度很高、罕见发生(见表4 - 3)。

表 4－3　2009～2016 年北京市人口健康脆弱性评估结果

公共健康脆弱性评估指标	北京数据	北京脆弱性评估分值和等级		
		评估分值（分）	脆弱指数（%）	评估等级
1. 人口高敏感性脆弱性指标		**26.80**	**67.00**	高
1.1 基础病人口总数，万人	561.80	3.50	77.78	高
1.2 基础病人口构成，%	29.10	2.50	71.43	高
1.3 精神疾患人口总数，万人	237.40	3.00	75.00	高
1.4 精神疾患人口构成，%	12.10	2.00	66.67	高
1.5 60 岁及以上老龄人口总数，万人	208.90	2.50	71.43	高
1.6 60 岁及以上老龄人口构成，%	24.10	1.50	60.00	高
1.7 孕产妇人口总数，万人	40.00	1.60	64.00	高
1.8 孕产妇人口构成，%	1.40	0.75	50.00	中等
1.9 疾病残疾人口总数，万人	122.60	2.00	66.67	高
1.10 疾病残疾人口构成，%	5.70	0.50	0.00	中等
1.11 贫困人口总数，万人	13.40	0.50	25.00	极低
1.12 贫困人口构成，%	0.60	0.20	20.00	极低
1.13 低文化水平人口总数，万人	843.40	1.00	66.67	高
1.14 低文化水平人口构成，%	39.20	0.25	50.00	中等
1.15 儿童人口总数，万人	219.10	1.5	66.67	高
1.16 儿童人口构成，%	10.30	0.50	20.00	低
2. 行为危险因素暴露水平脆弱性指标		**2.56**	**73.14**	高
2.1 吸烟性别差异，倍	20.00	0.40	85.00	高
2.2 吸烟城区和农村（远郊区）差异，%	19.90	0.05	25.00	低
2.3 被动吸烟性别差异，%	8.00	0.10	33.33	低
2.4 被动吸烟城区和农村（远郊区）差异，%	25.00	0.15	55.00	中等
2.5 食盐摄入性别差异，%	－	0.25	≥78.00	高
2.6 食盐摄入城区和农村（远郊区）差异，%	－	0.20	≥75.00	高
2.7 植物油摄入性别差异，%	－	0.25	≥76.00	高
2.8 植物油摄入城区和农村（远郊区）差异，%	－	0.15	≥73.00	高
2.9 糖摄入性别差异，%	－	0.20	≥75.00	高
2.10 糖摄入城区和农村（远郊区）差异，%	－	0.15	≥74.00	高
2.11 高热量摄入性别差异，%	－	0.20	≥74.00	高

续表

公共健康脆弱性评估指标	北京数据	北京脆弱性评估分值和等级		
		评估分值(分)	脆弱指数(%)	评估等级
2.12 高热量摄入城区和农村(远郊区)差异,%	–	0.10	≥72.00	高
2.13 蔬菜摄入性别差异,%	0.10	0.02	13.33	极低
2.14 蔬菜摄入城区和农村(远郊区)差异,%	7.50	0.03	33.33	低
2.15 水果摄入性别差异,%	90.00	0.15	79.00	高
2.16 水果摄入城区和农村(远郊区)差异,%	6.00	0.02	50.00	中等
2.17 体育活动不足性别差异,%	16.00	0.05	50.00	中等
2.18 体育活动不足城区和农村(远郊区)差异,%	20.00	0.02	40.00	中等
2.19 有害饮酒性别差异,倍	18.00	0.06	100.00	极高
2.20 有害饮酒城区和农村(远郊区)差异,%	10.00	0.01	25.00	低
3. 生物危险因素暴露水平脆弱性指标		**1.30**	**65.00**	**高**
3.1 65 岁以上人口城区和农村(远郊区)差异,%	90.00	0.70	70.00	高
3.2 0~14 岁人口城区和农村(远郊区),%	32.10	0.40	66.67	高
3.3 男女比例城区和农村(远郊区),%	3.10	0.20	25.00	低

注:"—"表示数据缺失

四、人口健康水平城乡和性别脆弱性高

平均期望寿命脆弱性高。主要依据平均期望寿命性别和地区差异性高。

孕产妇死亡水平脆弱性高。主要依据孕产妇死亡率城区和远郊区差异性高。

婴儿死亡水平脆弱性中等。主要依据婴儿死亡率城区和远郊区差异性中等。

恶性肿瘤危害脆弱性高。主要依据恶性肿瘤死亡性别和地区差异性高;男性高于女性的重大疾病为肺癌、肝癌、胃癌、结直肠癌;女性高于男性的重大疾病为乳腺癌、甲状腺癌。

心脏病危害脆弱性中等。主要依据心脏病死亡性别差异性中等,性别差异性中等。

脑血管病危害脆弱性高。主要依据脑血管病死亡率地区差异性高,脑卒中患病地区差异性高。

慢性呼吸系统疾病危害脆弱性高。主要依据慢性呼吸系统疾病发病地区

和性别差异性高。

糖尿病危害脆弱性中等。主要依据糖尿病死亡地区差异性中等、性别差异性低，糖尿病患病地区和性别差异性中等。

传染病危害脆弱性中等。主要依据感染性疾病死亡与发病地区和性别差异性中等。

精神疾患危害脆弱性低。主要依据精神疾患患病城区和远郊区差异性中等而性别差异性低等。

伤害与中毒危害脆弱性高。主要依据伤害与中毒死亡性别差异性高；发病地区差异性高。

用分层加权评分法对北京市人口健康水平脆弱性评估得 10.00 分，占人口健康水平差异性总分 66.7%。按照公共健康脆弱性评估矩阵指数表（V_M-1），公共健康水平差异性评估等级为高脆弱性，表示严重程度很高、罕见发生（见表 4－4）。

表 4－4　2006～2016 年北京市人口健康水平脆弱性评估结果

公共健康脆弱性评估指标	北京数据	北京脆弱性评估分值和等级		
		评估分值（分）	脆弱指数（%）	评估等级
1. 公共健康水平差异性指标		**10.00**	**66.67**	高
1.1 平均期望寿命男性与女性差异，岁	4.35	0.90	75.00	高
1.2 平均期望寿命城区和农村（远郊区）差异，岁	4.00	0.70	70.00	高
1.3 孕产妇死亡城区和农村（远郊区）差异，倍	1.00	1.50	71.43	高
1.4 婴儿死亡城区和农村（远郊区）差异，%	15.00	1.00	52.63	中等
1.5 恶性肿瘤死亡率性别差异，%	49.71	0.45	72.00	高
1.6 恶性肿瘤死亡率城区和农村（远郊区）差异，%	37.39	0.30	75.00	高
1.7 恶性肿瘤发病率性别差异，%	1.96	0.15	30.00	低
1.8 恶性肿瘤发病率城区和农村（远郊区）差异，%	24.75	0.20	55.00	中等
1.9 心脏病死亡率性别差异，%	12.67	0.25	50.00	中等
1.10 心脏病死亡率城区和农村（远郊区）差异，%	0.98	0.10	25.00	低
1.11 高血压患病率性别差异，%	51.81	0.30	75.00	高
1.12 高血压患病率城区和农村（远郊区）差异，%	13.29	0.15	50.00	中等

续表

公共健康脆弱性评估指标	北京数据	北京脆弱性评估分值和等级		
		评估分值(分)	脆弱指数(%)	评估等级
1.13 脑血管病死亡性别差异,%	25.00	0.25	50.00	中等
1.14 脑血管病死亡城区和农村(远郊区)差异,%	73.39	0.30	75.00	高
1.15 脑卒中患病率性别差异,%	7.14	0.15	30.00	低
1.16 脑卒中患病城区和农村(远郊区)差异,%	72.73	0.22	73.33	高
1.17COPD 死亡率性别差异,%	33.40	0.30	55.00	中等
1.18COPD 死亡率城区和农村(远郊区)差异,%	36.42	0.20	53.33	中等
1.19COPD 发病率性别差异,%	-	0.35	≥79.00	高
1.20COPD 发病率城区和农村(远郊区)差异,%	-	0.25	≥78.00	高
1.21 糖尿病死亡率性别差异,%	1.32	0.15	33.33	低
1.22 糖尿病死亡率城区和农村(远郊区)差异,%	29.23	0.25	50.00	中等
1.23 糖尿病患病率性别差异,%	10.59	0.20	50.00	中等
1.24 糖尿病患病率城区和农村(远郊区)差异,%	20.48	0.15	50.00	中等
1.25 传染病死亡性别差异,%	85.25	0.20	57.14	中等
1.26 传染病死亡城区和农村(远郊区)差异,%	68.00	0.08	53.33	中等
1.27 传染病发病性别差异,%	92.35	0.10	50.00	中等
1.28 传染病发病城区和农村(远郊区)差异,%	45.60	0.05	50.00	中等
1.29 精神疾患患病率性别差异,%	15.10	0.10	28.57	低
1.30 精神疾患患病率城区和农村(远郊区)差异,%	17.96	0.25	20.00	中等
1.31 创伤与中毒死亡性别差异,%	44.35	0.20	76.67	高
1.32 创伤与中毒死亡城区和农村(远郊区)差异,%	48,08	0.15	50.00	中等
1.33 创伤与中毒发病性别差异,%	5.32	0.02	25.00	低
1.34 创伤与中毒发病城区和农村(远郊区)差异,%	38.87	0.10	57.14	高

由此表明:①重大疾病和危险因素暴露水平区域脆弱性远郊区更高;②医疗资源配置不均等性和技术不可及性脆弱性远郊区更高;③人口健康风险评估

结果表明,多种因素脆弱性增高是导致远郊区人口出生期望寿命低于城区的重要原因;④加强远郊区供给侧结构改革,是医改的重点和突破口。国家新医改方向和新时期卫生与健康工作方针非常正确,应当加快推进,扎实落地。

附录　公式及编码

脆弱性评估基础理论模型:$V = \frac{H \times R}{C}$ (V - 1)

单因素脆弱性评估理论模型:$R_{v_i} = \sum_{j_i} X_{v_{i,j_i}}$ (R_V - 1)

多因素脆弱性评估理论模型:

$R_{v_x} = \sum_{j_i} X_{v_{i,j}} + \sum_{j_k} X_{v_{k,j}} + \sum_{j_l} X_{v_{l,j}} + \cdots = \sum_{n_x} \sum_{j_x} X_{v_{x,j}}$ (R_V - 2)

综合因素脆弱性评估理论模型:

$R_v = R_{v_1} + R_{v_2} + R_{v_3} + R_{v_4} = \sum_{n_1} \sum_{j_1} X_{v_{1,j}} + \sum_{n_2} \sum_{j_2} X_{v_{,j}} + \sum_{n_3} \sum_{j_3} X_{v_{,j}} + \sum_{n_4} \sum_{j_4} X_{v_{4,j}}$ (R_V - 3)

老龄人口与居民死亡相关模型:$Y_{mt} = 134.5X_{age \geq 60} + 42693.8$ (Y_{mt} - 1)

居民死亡年龄别死亡理论模型:$Y_{age \geq 60} = X_{age \geq 60} \times \beta_{age \geq 60}$ ($Y_{age \geq 60}$ - 1)

居民死亡归因老龄人口理论模型:$H_{age \geq 60} = \frac{Y_{age \geq 60}}{Y_{mt}} \times 100\%$ ($H_{age \geq 60}$ - 1)

流动人口与艾滋病患病人数相关模型:$Y_{AIDS} = 7.3X_{LD} - 3749.6$ (Y_{AIDS} - 1)

流动人口艾滋病患病理论模型:$Y_{LD} = X_{LD} \times \beta_{LD} - 3749.6$ (Y_{LD} - 1)

艾滋病患病人数归因流动人口理论模型:$H_{LD} = \frac{Y_{LD}}{Y_{AIDS}} \times 100\%$ (H_{LD} - 1)

林木绿化率与 $PM_{2.5}$ 年均浓度相关模型:

$Y_{PM_{2.5}} = -0.34X_{lv} + 105.7$ ($Y_{PM_{2.5}}$ - 1)

林木绿化率不足对控制 $PM_{2.5}$ 年均浓度影响理论模型:

$Y_{lv} = (1 - X_{lv}) \times \beta_{lv}$ (Y_{lv} - 1)

控制 $PM_{2.5}$ 年均浓度影响归因林木绿化率不足理论模型:

$H_{lv} = \frac{Y_{lv}}{Y_{PM_{2.5}}} \times 100\%$　(H_{lv} - 1)

参考文献

[1] WHO. Risk Reduction and Emergency Preparedness: WHO Six - year Strategy for the Health Sector and Community Capacity Development[M]. Geneva: WHO press, 2007: 7 ~ 13.

[2] World Health Organization. A Conceptual Framework for Action on the Social Determinants of Health

[M]. Geneva:WHO Press,2010.

[3]World Bank. World development report 2011: conflict, security, and developmen[EB/OL]. http://siteresources. worldbank. org/INTWDRS/Resources/WDR2011 _ Full _ Text. pdf, accessed 16 September 2015.

[4]WHO. World report on ageing and health[M]. Geneva:WHO Press, 2015.

[5]WHO. World health statistics 2014[M]. Geneva:WHO Press, 2014.

[6]WHO. The Global Burden of Disease:2004 Update[M]. Geneva:WHO Press,2008.

[7]WHO. State of inequality: reproductive, maternal, newborn and child health[M]. Geneva: WHO Press,2015.

[8]UN. Sustainable development goals – 17 goals to transform our world[EB/OL]. http://www. un. org/sustainabledevelopment/sustainable – development – goals/2015 – 09 – 25.

[9]中共中央,国务院．健康中国 2030 规划纲要[R]. 中共中央,国务院印发, 2016.

[10]International standard(IEC/ISO 31010):Risk Managementrisk Assessment Techniques [M]. Geneva: IEC Central Office,2009.

[11]IPCC. Climate change 2014: impacts, adaptation, and vulnerability [M]. IPCC,2014.

[12] World Health Organization. Protecting health from climate change: vulnerability and adaptation assessment[M]. Geneva:WHO Press, 2013.

[13]G. R. McGregor, lead editor P. Bessemoulin, K, et al. Heatwaves and Health: Guidance on Warning – System Development[M]. Geneva: WMO and WHO press, 2015.

[14]WHO. Global Health Risks:Mortality and Burden of Disease Attributable to Selected Major Risks[M]. Geneva:WHO Press,2009.

[15]Wang L. Association between the incidence of typhoid and paratyphoid fever and meteorological variables in Guizhou, China[J]. Chinese Medical Journal,2012,125(3): 455.

[16]United Nations Children's Fund. Ending child marriage: progress and prospects[EB/OL]. http://www. unicef. org/media/files/Child_Marriage_Report_7_17_LR. pdf,accessed18September2015.

[17]World Bank and International Monetary Fund. Global monitoring report 2014/2015: ending poverty and sharing prosperity[M]. World Bank and International Monetary Fund, 2015.

[18]WHO. World report on disability[M]. Geneva:WHO Press,2011.

[19]WHO. Health in 2015: from MDGs, Millennium Development Goals to SDGs, Sustainable Development Goals[M]. Geneva: WHO Press, 2015.

[20]Brown H, Spickett J. Health consequence scales for use in health impact assessments of climate change [J]. Public Health , 2014(11): 9607 ~9620.

[21]北京市人民政府．北京市 2016 年度卫生与人群健康状况报告[R]. 人民卫生出版社, 2017.

[22]中华人民共和国国家统计局．中国统计年鉴 2017[M]. 中国统计出版社, 2017.

[23]WHO. Noncommunicable Diseases Progress Monitor 2015[EB/OL]. http://apps. who. int/iris/bitstream/10665/184688/1/9789241509459_eng. pdf? ua = 1,WHO accessed 14 October 2015.

[24]WHO. Mental health action plan 2013 - 2020[M]. Geneva:WHO Press,2013.

[25]OECD. Health at a Glance 2015 OECD indicators[M]. Paris: OECD Publishing, 2015.

[26]Yang M. A current global view of environmental and occupational cancers [J]. J Environ Sci Health C Environ Carcinog Ecotoxicol Rev,2011,29(3):223 ~ 249.

[27]北京市民政局. 2016 年北京市民政事业发展统计公报[R]. 北京市民政局, 2017.

[28]国家统计局. 2016 年国民经济和社会发展统计公报[R]. 国家统计局,2017.

[29]北京市统计局. 北京市 2016 年暨“十二五”时期国民经济和社会发展统计公报[R]. 北京市统计局, 2017.

[30]国家卫生计生委. 中国居民营养与慢性病状况报告(2015)[R]. 国家卫生计生委,2015.

[31]World Health Organization. Global status report on noncommunicable diseases 2014[M]. Geneva: World Health Organization Press. 2014.

[32]World Health Organization. Mental health atlas 2016[M]. Geneva: World Health Organization Press. 2016.

[33]World Health Organization. Trends in maternal mortality: 1990 to 2015: estimates by WHO, UNICEF, UNFPA, World Bank Group and the United Nations Population Division[M]. Geneva: World Health Organization Press. 2016.

[34]World Health Organization. Emergency Response Framework(ERF)[M]. Geneva: World Health Organization Press. 2013.

[35]World Health Organization. Preventing disease through healthy environments: a global assessment of the burden of disease from environmental risks[M]. Geneva: World Health Organization Press. 2016.

[36]World Health Organization. WHO Framework Convention on Tobacco Control. Geneva: World Health Organization Press. 2005.

[37]World Health Organization. World health statistics 2016: health insurance, tax and finance [M]. Geneva: World Health Organization Press. 2016.

[38] OECD. Better Ways to Pay for Health Care, OECD Health Policy Studies. OECD Publishing, Paris, 2016.

[39]UN. 17 Sustainable Development Goals to Transform Our World. UN, 2015.

[40]World Health Organization. Global strategy on people - centred and integrated health services[M]. Geneva: World Health Organization Press. 2015.

[41]World Health Organization. National Healthy Cities Networks in the WHO European Region: Promoting health and well - being throughout Europe. World Health Organization, 2015.

[42] World Health Organization. Global Green and Healthy Hospitals. [EB/OL] http://greenhospitals. net/ . 2016.

[43]World Health Organization. Preventing disease through healthy environments: a global assessment of the burden of disease from environmental risks[M]. Geneva: World Health Organization Press. 2016.

[44]World Health Organization. Ambient air pollution: a global assessment of exposure and burden of dis-

ease[M]. Geneva: World Health Organization Press. 2016.

[45] World Health Organization. Essential medicines and basic health technologies for noncommunicable diseases: towards a set of actions to improve equitable access in Member States[M]. Geneva: World Health Organization Press. 2015.

[46] World Health Organization. mh GAP intervention guide for mental, neurological and substance use disorders in non-specialized health settings: Mental Health Gap Action Programme (mh GAP)[M]. Geneva: World Health Organization Press. 2010.

[47] World Health Organization. The WHO Emerging Diseases Clinical Assessment and Response Network (EDCARN). World Health Organization, 2016.

[48] World Meteorological Organization. WMO Statement on the Status of the Global Climate in 2015[M]. World Meteorological Organization Press. 2016.

[49] World Health Organization. WHO report on the global tobacco epidemic, 2015: raising taxes on tobacco[M]. Geneva: World Health Organization Press. 2015.

[50] World Health Organization. Global status report on alcohol and health - 2014 ed[M]. Geneva: World Health Organization Press. 2014.

PART5 THE VULUNERABILITY ASSESSMENT OF CONTROL AND MANAGEMENT CAPACITY ON PUBLIC HEALTH

第五部分

公共健康影响控制管理能力脆弱性评估

第一章 公共健康影响控制管理能力脆弱性评估理论及指标体系

第一节 公共健康影响控制管理能力脆弱性定义和基本原理

一、公共健康影响控制管理能力脆弱性定义及分类

公共健康影响控制管理能力脆弱性是指由于控制管理对策及相应措施不足或缺失、防治处置技术与管理能力不可及等，导致人口健康损害或健康水平不均等[1]。其内容主要包括健康相关法律法规和政策制度空位、健康相关标准规范不足或缺失、控制管理理念和理论相对滞后、健康服务体系和医疗卫生服务体系不健全、资源配置不合理、管理运行低效、技术能力不可及等。

二、公共健康影响控制管理能力脆弱性评估基本原理

WHO《2015 年卫生：从千年发展目标到持续发展目标》提出，公共健康相关法律法规及政策制度是控制管理能力的基础，覆盖面最广，影响力最大，涉及诸多方面。当法律法规和政策制度缺失或不足时，人口健康受影响最大。按照脆弱性对健康影响程度，依次为公共健康相关法律法规、理论与理念、标准规范、服务体系、资源配置、技术能力和管理水平缺失与不足等[2]（见图 5 – 1）。

由此提示：①提高控制管理能力应当注重加强系统管理、有序管理、分类分层管理工作；②要加强公共健康脆弱性理念和理论研究及学科与人才建设，研究制定法律法规与标准规范体系和不同层级服务适宜技术；③要合理均等优化

配置资源，提高适宜技术可及性和健康均等化水平；④加强服务系统建设和监管。

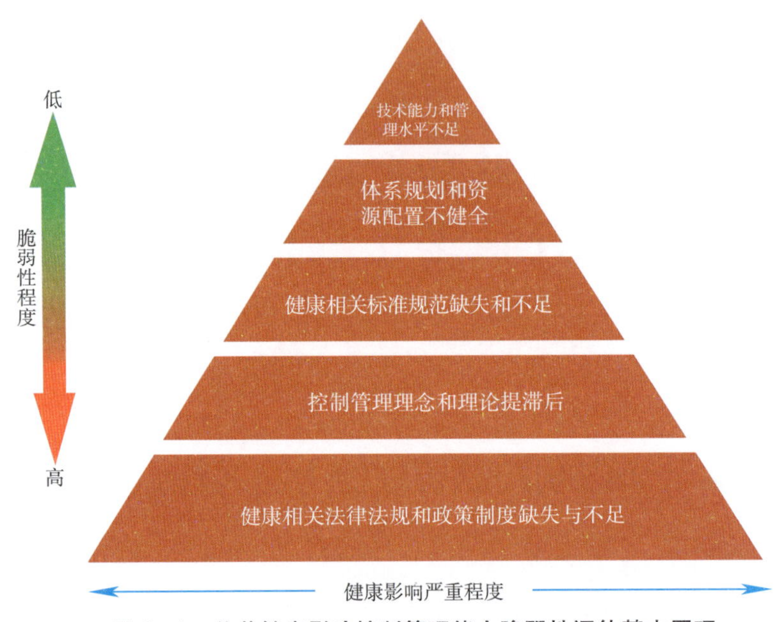

图 5－1　公共健康影响控制管理能力脆弱性评估基本原理

第二节　公共健康影响控制管理能力脆弱性评估理论框架

一、公共健康影响控制管理能力脆弱性评估理论框架

依据公共健康影响控制管理能力脆弱性定义和基本原理，以健康损害、重大疾病和突发公共卫生事件严重程度为基础，收集整理地区健康相关法律法规和政策制度、标准规范、控制管理理念和理论、健康服务体系和医疗卫生服务体系、资源配置、管理运行和技术能力相关数据资料，进行分级分类分析，寻找控制管理能力缺失或不足与健康损害的关联性和归因，确定控制管理能力脆弱性大小和等级，从而评价控制管理能力脆弱性对健康损害的决定程度、原因和产生机制，进一步揭示公共健康脆弱性发生发展规律，为研究制定健康保护、重大疾病防控和突发公共卫生事件应急政策制度、服务体系建设及技术能力提升等提供科学依据。

二、重要意义和应用指导价值

随着城市化、工业化、人口老龄化、全球化快速发展，在推进人类经济社会繁荣富强的同时，也带来了公共健康危害持续攀升的风险[3-6]。某些发展中国家和欠发达地区对重大疾病和健康损害防控，往往只强调发展临床技术和资源配置，而忽视法律法规及相关政策制度、理念和理论指导、标准规范、体系规划等全面系统的基础建设，问题更为突出[7]。因此，面临公共健康危害时常常不能及时有效应对，造成更大灾难[8-10]。

通过公共健康影响控制管理能力脆弱性全面系统评估，对建立和完善政府主导、全社会参与、专业指导、企业支持、多元化补偿、行业监管、社区、家庭与自我管理相互融合、联动合作、协同发展的现代治理新机制，对指导供给侧结构性改革、健康服务体系建立、医疗卫生服务体系整合重构，以及促进健康科学、整体医学、系统医学、智慧健康医疗等全面发展具有十分重要的意义和应用指导价值。

第三节 公共健康影响控制管理能力脆弱性评估指标体系

一、一级指标(1 个)

按照公共健康脆弱性评估理论分类体系框架，设立公共健康影响控制管理能力脆弱性评估指标(V_2)为 V 的一级指标。

二、二级指标(5 个)

基于公共健康影响控制管理能力脆弱性基本原理和评估理论，按照健康相关法律法规及政策制度空位($V_{2.1}$)、健康影响控制管理理念和评估理论缺失或相对滞后($V_{2.2}$)、健康相关标准规范缺失或不足($V_{2.3}$)、健康服务体系与医疗卫生服务体系不健全($V_{2.4}$)、防控技术能力和管理水平缺失或不均等($V_{2.5}$)，设立 5 个二级指标。

三、三级指标(13 个)

$V_{2.1}$按照健康相关法律法规缺失或不足($V_{2.1.1}$)、健康相关政策制度缺失或不足($V_{2.1.2}$),设立2个三级指标。

$V_{2.2}$按照健康影响控制管理理念缺失或相对滞后($V_{2.2.1}$)、评估理论缺失或相对滞后($V_{2.2.2}$),设立2个三级指标。

$V_{2.3}$按照突发公共卫生事件标准($V_{2.3.1}$)、健康标准($V_{2.3.2}$)、疾病标准($V_{2.3.3}$)、气候变化与环境污染标准($V_{2.3.4}$)的缺失或不足,设立4个三级指标。

$V_{2.4}$按照医疗卫生服务体系不健全($V_{2.4.1}$)和健康服务体系缺失($V_{2.4.2}$)程度,设立2个三级指标。

$V_{2.5}$按照重大健康问题和疾病诊疗技术薄弱($V_{2.5.1}$)、健康和医疗卫生信息技术滞后($V_{2.5.2}$)、个体和群体防护技术缺失或不足($V_{2.5.3}$),设立3个三级指标。

四、四级指标(64个)

$V_{2.1.1}$指标按照突发公共卫生事件应对相关法律($V_{2.1.1.1}$)、健康保护和促进相关法律($V_{2.1.1.2}$)、环境污染和气候变化相关疾病防控相关法律($V_{2.1.1.3}$)、医疗卫生相关法律($V_{2.1.1.4}$)、职业病防治相关法律($V_{2.1.1.5}$)、环境保护相关法律($V_{2.1.1.6}$)、控烟相关法律($V_{2.1.1.7}$)、健康保险相关法律($V_{2.1.1.8}$),设立8个四级指标。

$V_{2.1.2}$按照突发公共卫生事件应对制度($V_{2.1.2.1}$)、基本医疗卫生政策制度($V_{2.1.2.2}$)、职业健康安全保护相关政策制度($V_{2.1.2.3}$)、健康保护和促进相关政策制度($V_{2.1.2.4}$)、健康保险制度($V_{2.1.2.5}$)、健康财税制度($V_{2.1.2.6}$)、健康金融制度($V_{2.1.2.7}$),设立7个四级指标。

以此类推,共64个四级指标。

五、五级指标

五级指标作为四级指标的数据源(单位)和具体指标的判定依据(见表4-1,公共健康脆弱性评估指标和分值体系与评估基准及依据)。

第二章　北京市健康影响控制管理能力脆弱性评估

北京市健康影响控制管理能力脆弱性评估，主要开展了健康相关法律法规和政策制度、控制管理理念和评估理论、标准规范、健康服务体系和医疗卫生服务体系、控制管理技术能力和管理水平等缺失或不足评估。

第一节　健康相关法律法规及政策制度脆弱性评估

一、健康相关法律法规和政策制度空位

我国尚未建立国家健康法律制度，缺少相关系统政策制度支持。健康服务机构开展健康保护和促进工作，缺少相关法律制度与财政投入、资源配置、服务体系等政策支持；面对气候变化和环境污染带来的风险，尚未建立卫生健康、气象、环境、发展改革等部门长效联防联控制度及机关、学校、企事业单位携手应对制度；缺少健康保险、健康金融、健康财税等多元化多渠道补偿制度。

二、基本医疗卫生制度和现代医院管理制度亟待建立健全

我国基本医疗卫生制度和现代医院管理制度正在建立，医疗服务和管理行为与医药、医保、价格、财政补偿等保障联动机制亟待完善。基本医疗卫生服务制度、基本医疗保险制度、基本药物制度与药品耗材采购配送制度、基本医疗卫生服务价格制度、基本医疗卫生财政制度、医疗卫生监管制度、符合行业特点的

人事薪酬制度等与国家医改目标和健康中国战略要求，还有一定差距。将健康融入所有政策的理念尚未得到普及，机制尚未形成。以人民为中心，以健康为核心，推动经济、社会、政治、文化、生态文明持续发展的五位一体总体布局有待加快。WHO 倡导的蔬菜水果等补贴政策、控烟限酒等健康损害加税政策尚未得到全面落实[11]。公立医院法人治理结构亟待推进，依法行医、依规管理能力迫切需要提高。公共健康风险评估、预测和管理制度尚未建立。

第二节　健康影响控制管理理念和理论脆弱性评估

一、健康影响控制管理理念滞后

在由计划经济向市场经济转型过程中，以大医院为中心的理念非但没有改变，反而强势发展，重治轻防理念根深蒂固。城市核心区和功能拓展区中央、军队（武警）、央企等国家医学中心和市属大型医院聚集。基层医疗卫生服务和健康体检服务与管理薄弱，促进了患者有病到城市大医院找名专家的就医理念形成和发展。不仅影响了就医秩序，增加了患者负担，也给城市交通和环境带来很大压力，与 20 世纪 70 年代 WHO 提出的健康新理念和由以大医院为中心转向以基层为重点的发展理念相悖[12]。

二、控制管理理论相当薄弱

长期以来，中医药边缘化和大型中医院西化问题凸显。我国传统医学长期形成的宝贵经验和理论体系、思想体系、文化体系、哲学体系、核心价值体系传承亟待加强。现代医学和健康科学发展理念亟待传播和推广，理论体系亟待完善和创新发展。面对现代疾病谱变化，遵循其发生发展防控规律，迫切需要建立系统防控、整体防控、综合防控、精细防控、精准防控理论体系和健康风险评估理论体系，用于指导改革和发展实践。体制机制和服务模式创新动力不足，政策制度精准把握不够，综合治理执政能力不强，是新医改以来就医秩序改善等成效不显著、各方面获得感亟待提高的原因之一。

第三节　健康相关标准规范脆弱性评估

一、环境污染与气候变化等重大疾病防治标准缺失

WHO 和 WMO(世界气象组织)、联合国环境规划署(UNEP)及其他健康相关组织分别制定并颁布了公共健康影响指南、公共健康评价指南、气候变化对公共健康影响评估指南、环境污染对公共健康影响评估指南等[13-15]。然而,我国尚未建立雾霾天气与环境污染等人群健康影响和相关疾病防治指南及标准规范等。

二、疾病分类标准差异明显

某些发展中国家和中低收入国家心血管病、精神心理疾患、传染病等重大疾病分类标准与国际疾病分类存在较大差异,有碍于全球疾病大数据综合分析,由于疾病分类不同,对本国了解世界,世界了解本国,都会产生很大影响。特别是在疾病全球化、医学国际化的今天,探索建立标准统一、规范管理的新机制、新模式是十分必要的。

三、环境质量标准亟待完善

我国虽已建立了国家环境质量标准,但均缺少以健康为基础的依据,与WHO 和 OECD 国家相关标准有很大差异(见第七部分第三章)[16]。

四、气候变化和环境污染监测预警及其相关疾病诊疗标准缺失

主要表现在以下四个方面:

1. 缺少以公共健康为基准的气候变化和环境质量标准及监测预警规范;

2. 气候变化和环境污染等相关疾病诊断标准和治疗原则亟待建立;

3. 缺少 NCDs、精神心理疾患、环境污染相关疾病分类分级规范化归因分析技术和方法;

4. 缺少公共健康和突发气象灾害极端事件或环境污染事件卫生应急处置等标准规范。

第四节 医疗卫生服务体系和健康服务体系脆弱性评估

虽然,中央机关、解放军、武警部队、央企等国家医学中心绝大部分都在北京,但区域医疗卫生体系仍不尽完善、医疗卫生服务结构不合理、基本医疗卫生服务与非基本医疗服务标准缺位、紧急救治体系有待加强、医疗卫生服务尚未形成合力。

一、医疗卫生服务以公立医院为主社会力量办医服务明显不足

北京市经济社会发展处于全国高位,人民群众对医疗卫生服务需求形式多样,医疗服务能力和管理水平较高,供需双方发展强势。虽然社会办医数量明显高于政府办医,但医疗服务量明显不足。床位数仅为全市 21. 1% ,医疗服务量占全市 10. 4% ,与公立医院相比仍有相当大差距,特别是在远郊区更为明显[17](见图 5 -2)。

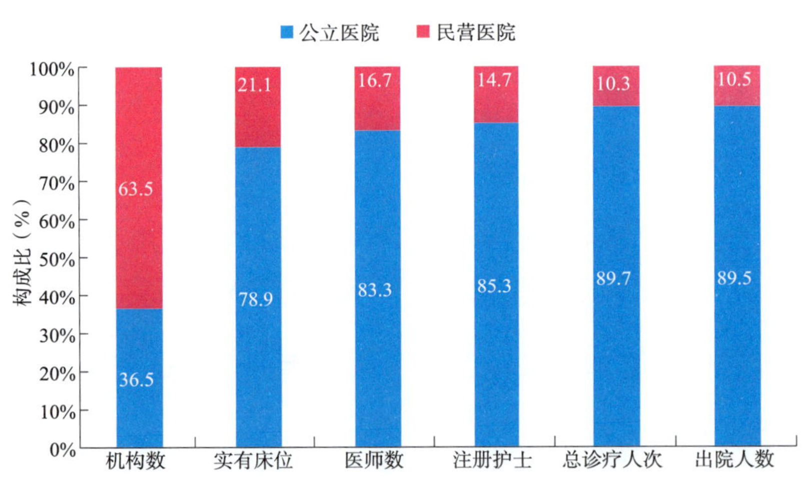

数据来源:2016 年北京市卫生事业发展统计公报

图 5 -2 2016 年北京市公立与民营医院资源配置和服务量情况比较

(一)导致公立医疗机构发展强势的原因

1. 我国医疗卫生服务制度脱胎于计划经济管理体制,以政府办公立医院为主体,特别是大型公立医院发展强势,形成垄断地位,使社会办医边缘化或发展

缓慢。

2. 办医理念相对滞后，对疾病谱变化带来的持续上升风险和防治规律缺少全面系统的认识。

3. 把公益性和实现公益性的路径固化为公立医院唯一的特征，忽视非公立医院也可以履行公益性职能，影响了社会办医发展和市场机制形成。

4. 社会办医起步晚，相关政策制度支持落地不到位。

5. 某些社会办医公信力较低，使许多患者不习惯，也不适应到社会办医机构就诊，导致资源利用率不高，而大型公立医院又人满为患，出现资源浪费与不足并存的现象（康复机构尤为突出）。

6. 学科建设滞后，基层和全科、优质人才不足，服务能力和管理水平亟待提高。

7. 基本医疗服务和非基本医疗服务界限不清，基本医疗几乎包揽了医疗服务整个市场，使得多样化、多层次的医疗服务模式难以形成，健康保险难以得到应有的发展。

（二）社会办医服务不足的影响

主要表现以下四个方面

1. 不能满足人民群众对医疗卫生服务多样化、多层次需求；

2. 难以应对现代疾病谱变化带来的巨大威胁；

3. 政府财政压力过大，基本医疗保险负担过重，面临崩盘风险；

4. 医疗卫生服务低水平重复现象严重，影响了大医院，特别是国家（和首都）医学中心解决疑难重症疾病能力和科技攻关发展，以及人才教育培养和使用。

二、大医院强势发展集中在城市且资源配置不合理

（一）大医院强势发展集中在城市

截至2016年年底，北京市三级医院达到113家（包括中央机关、解放军队/武警部队和央企等在京医院），比2010年增加了47家，发展速度之快、规模之大，在全球实属罕见。大医院患者和医护人员人才“双虹吸效应”凸显，成为医师和护士等聚集高地，加剧远郊区人才不足[17]。

（二）医疗资源配置不合理

1. 北京市医疗资源配置呈“倒三角形”不稳定结构和相对单一配置，与

WHO 提出的以基层为重点，完善康复护理体系相悖。

2. 床位配置以大医院为主。2016 年，北京市一、二、三级医院编制床位总数为 114 943 张，其中，三级医院 70 455 张（61.3%），二级医院 27 524 张（23.9%），一级医院 15 575 张（13.6%）[17]（见图 5－3）。由此表明：①床位数配置以大医院为主，呈“倒三角形”不稳定结构；②难于应对 NCDs、老年病、精神心理疾病和环境污染相关疾病为主的疾病谱变化威协。

3. 医师配置以大医院为主。2016 年，北京市一、二、三级医院执业（助理）医师总数 71 052 人。其中，三级医院 48 718 人（68.6%），二级医院 13 632 人（19.2%），一级医院 8 075 人（11.4%）[17]（见图 5－3）。由此表明：①医师配置以大医院为主，呈“倒三角形”不稳定结构；②导致基层医师明显不足，服务能力长期低下；③助推患者流向大医院，是造成患者无序就医的重要原因之一。

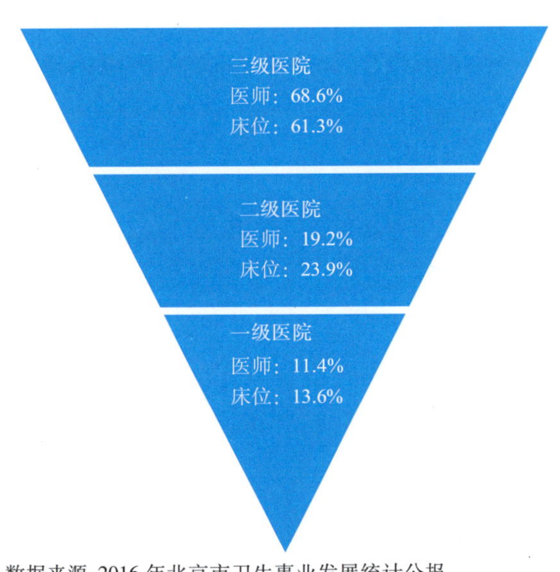

数据来源：2016 年北京市卫生事业发展统计公报

图 5－3　2016 年北京市一二三级医院资源配置分布情况

4. 医疗机构费用支出结构呈倒三角形。2016 年，北京市医疗机构支出达 1 816.5 亿元，其中，三级医院 1 211.6 亿元（66.7%），二级医院 285.6 亿元（15.7%），社区卫生服务中心（站）和乡镇卫生院（村卫生室）171.8 亿元，占 9.5%[17]。

5. 居民基本医疗保险支出持续高速增加，面临崩盘风险。2016 年，北京市居民基本医疗保险支出 820.8 亿元，与 2010 年相比增长了 1.83 倍，年均增长率为 21.8%，高于全国水平（17.8%）。其中，三级医院 525.3 亿元（64%），二级医院 139. 5 亿元(17%),一级及以下医疗机构支出 155. 9 亿元(19%)。居民基本医疗保险基金滚存结余 144. 9 亿元。根据国家有关规定,基本医保基金累计结余风险预警指标,应保证不低于6~9个月的平均支付水平。即使按6个月底线计算,本市基本医保基金累计结余至少应达到 324. 18 亿元,目前尚缺近 180 亿元。医保负担压力过大,基本医疗保障风险很高(见图 5-4)。

上述情况表明:①基本医疗保险支出增长过快,处于全国高位;②基本医疗保险支出呈“倒橄榄形”,大医院成为基本医疗保险支出的主要机构;③在公立医院分级分类情况下,缺少基本医疗卫生服务和非基本医疗卫生服务职责定位与任务分工,导致医院错位发展;④基本医疗保险费用应当主要用于提供基本医疗卫生服务的二级医院和基层医疗卫生机构;⑤三级医院则主要服务于复杂疑难疾病诊断治疗,需要提供多样化、多层次医疗服务,其基本医疗服务仅占其中的一部分,更应该强化商业医疗保险和补充医疗保险的支付,慈善捐助科研开发及教育资助等的支撑,从而减轻基本医疗保险不合理增长;⑥基本医疗保险支出“包打天下”,已经突破底线,面临“崩盘”风险。

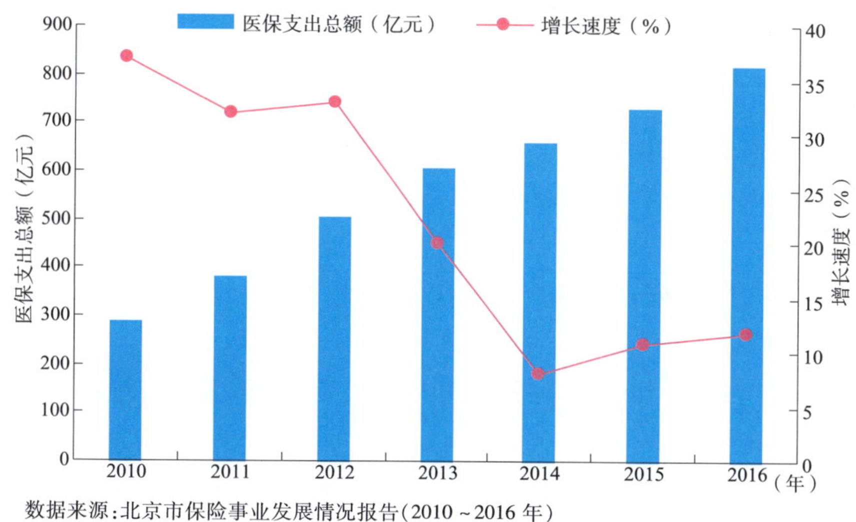

数据来源:北京市保险事业发展情况报告(2010~2016 年)

图 5-4 2010~2016 年北京市医疗保险支出总量及增长速度变化

(三)形成“倒橄榄形”的危害性和原因

1. 在全社会,以大医院为中心的错位发展理念仍占主导地位,不同级别医疗机构人员、职责任务和准入标准缺少差异化与精准定位。然而,在收入待遇、实际能力、社会地位和认可度等方面,基本医疗卫生机构和一级医院均不敌大医院,成为引导基层患者和医务人员流向大医院,促进大医院不断扩大规模和数量的基本原因。

2. 医疗卫生服务行为、药品报销目录和使用指南、服务价格调控、医保支付方式、财政补偿制度等标准规范和政策制度等的研究制定，主要由大型公立医院和“大”专家参与，基层医疗卫生机构和专业人员被边缘化，缺少话语权和表达机会，是造成医疗费用支出不合理增长的外在因素。

3. 在由计划经济向市场经济转型过程中，政府财政补偿机制不到位和扭曲，以药补医机制带来的逐利行为尚未得到有效控制（影响因素）。

4. 新医改以来，部分地区仍然提出以城市大医院为核心医院，建立区域医联体和专科医联体，在分级诊疗制度不完善和无序就医情况下，更加促进以大医院为主的医疗卫生服务体系偏态发展。

5. 实施大医院基本医疗保险放开由患者自主选择制度，并且将医疗机构等级与医疗技术种类和数量准入制度及药品和医保报销目录挂钩，促进患者向大医院流动，造成基本医疗保险支出不合理增长，影响了人民群众健康利益保障。

6. 导致基层医疗卫生人员收入、社会地位、职业体面和认同感低，医疗卫生人员积极性、主动性和创造性及人才队伍建设受到明显影响，基层医疗卫生机构履行常见病、多发病、慢性病、康复等基本医疗服务和基本公共卫生服务职能难以实现。

7. 国内外实践证明，大医院医疗费用明显高于基层医疗卫生机构是普遍规律，以大医院为中心的服务体制机制和工作模式是造成看病难看病贵的重要原因之一。

8. 强化医疗资源配置以供方为导向，导致医师、床位数、医保支付和医疗卫生支出全方位“倒三角”。

9. 医院运行效率、患者就医秩序和医疗服务市场整体宏观调控机制有待完善。

10. 缺少区域人口健康风险评估及患者就医需求分析和相关政策支持。

11. 医疗卫生资源集中在大城市、大医院、大门诊，使得基层医疗卫生机构难以履行早发现、早诊断、早治疗和康复护理转归处置职能，与发达国家大医院基本不设普通门诊，而主要在社区开展服务工作有明显差异。

12. 强化大医院发展大综合、小专科模式，导致专科医院（心脑血管病、肿瘤、儿科、产科、创伤与中毒、传染病等）、康复医院、护理院、老年病医院、临终关怀机构等体现公益性的公共医疗机构发展滞后。

13. 缺乏政府公益性投入标准和目录清单，资金分配缺少科学性和合理性。

（四）医院内部收入结构不合理

2013 年，北京市政府办医疗机构收入 766.97 亿元。其中，运营成本费 630.01 亿元，占 82.3%，其中，药品收入 374.2 亿元（48.9%），检查化验收入 137.56 亿元（18%），卫生材料收入 118.25 亿元（15.4%），而医疗服务性收入（挂号费、诊疗费、手术费等）仅有 122.56 亿元（16%），其他收入 13.4 亿元（1.7%）（见图 5-5）。

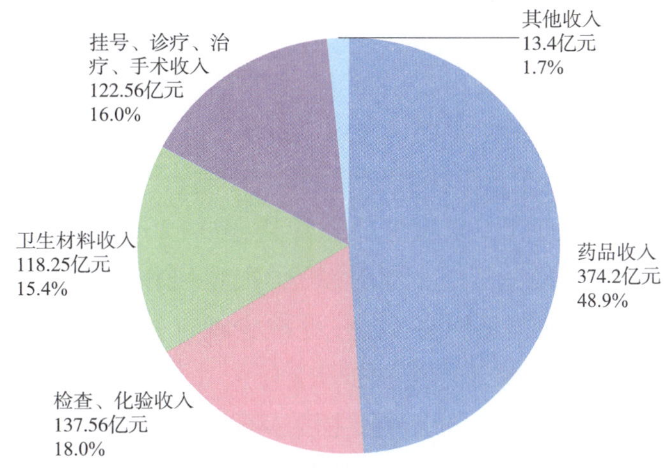

图 5-5 2013 年北京市政府办公立医院收入结构构成

由此表明：①公立医院运行成本过高，且以药品、耗材、检查为主；②医疗服务性收入过低；③医疗服务性收入结构明显不合理；④与发达国家医院收入结构差异明显。

医院内部收入结构不合理造成的影响：

1. 医疗成本 - 效益过低，极大地刺激了医疗费用过快增长，加剧了财政、医保和个人负担。

2. 不合理现象持续时间长，而且得不到及时有效调整，与市场规律、医疗服务规律、价值规律相悖离，导致医务人员、行为不规范。在医疗质量控制和诊疗规范执行力相对薄弱的情况下，给开大处方和过度医疗带来可乘之机，使医务人员精神心理健康和职业道德行为受到影响，与医学神圣职责相悖，甚至突破了医疗卫生服务道德底线。

3. 严重挫伤医疗卫生人员的积极性、主动性和创造性，影响了医学科研、学科建设、教育培训发展和人才队伍成长，导致重大疑难复杂疾病系统防治能力和管理水平提升迟缓，人民群众健康保护和重大疾病防控保障受到明显影响，

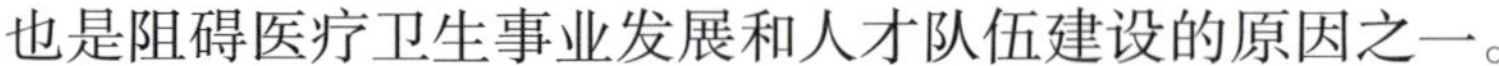

也是阻碍医疗卫生事业发展和人才队伍建设的原因之一。

4. 甚至某些公立医院成为药品、医疗器械和医疗卫生材料供应商牟利的场所，也是导致医疗商业贿赂和腐败的原因之一。

5. 公立医院医务人员承担高技术、高质量、高风险、高水平而低价值的劳动服务，充分体现政府办医公益性职责，然而却被医疗收费高成本所掩盖，并且得不到应有的薪酬待遇补偿。既造成社会公众不满意，又挫伤了医务人员的积极性，使医院发展缺少后劲和公信力。

三、护士数量明显不足且种类单一

2016 年，北京市注册护士总数为 117 760 人，每千人口护士数 5.4 人，低于 OECD 国家水平（9.1 人）。医护比为 1∶1.2，低于北京市医疗机构设置规划（2012 ~ 2015）和《全国医疗卫生服务体系规划纲要（2015 ~ 2020）》要求（1∶2.5）及 OECD 国家（1∶2.8）水平[18,20]。同时，护士配置以临床为主，而产科护士、儿科护士、口腔护士等专科数量明显不足，更缺少社区护士、职业健康护士、康复护士、老年病护士、男护士等其他类别护士。

护士数量不足和种类缺乏的影响，主要表现在以下八个方面：

1. 临床护理质量和患者医疗安全得不到保障；

2. 医疗服务人力资源配置不合理，面对疾病谱变化，从防控重大疾病需求系统分析，院外医疗护理服务明显不足，难以适应公共卫生、社区和家庭康复与专业化护理服务需要；

3. 重医轻护反而导致医生代替护士劳动，造成优质医疗资源浪费，也影响了医生技术能力提高；

4. 加剧医患矛盾；

5. 对护理工作在治疗、康复护理中的独特作用与价值认识不足，护理服务价格过低，驱使医院有控制护士数量的欲望和动力；

6. 护士工作劳动强度大、收入偏低，影响了工作积极性和人才队伍发展；

7. 对现代疾病谱变化及其防治规律缺乏足够认识，系统服务模式和资源配置与管理理念尚未建立；

8. 社会对护士职业认同感低，使其得不到应有的体面和尊重。

四、延续性医疗服务机构资源配置明显不足

康复机构、老年病护理机构和生命关怀（临终关怀）机构等短缺、发展缓慢、

动力不足，增加 NCDs、意外伤害、老年病、精神疾病、骨骼与肌肉相关疾病等致残和死亡风险。

（一）康复护理医疗机构短板及其危害性和原因

康复机构短板。2016 年，北京市有康复医院、护理院和疗养院 21 家，占全市医疗机构总数 1.4%，其他开设康复学科的医疗机构 145 家，康复床位 2175 张，每千人口床位数 0.11 张。

按照《北京市医疗机构设置规划（2012 ~2015）》要求，康复医院和护理院等延续性医疗机构编制床位的配置标准为每常住千人口 0.5 张，需要配置 10 758 张，缺少8 336 张。

现有康复医学专业医师 279 人，按照原国家卫生部《康复医院基本标准（2012 办）》和《综合医院康复学科基本标准（试行）》要求，三级、二级综合医院康复学科每床至少配备 0.25 名医师、0.5 名康复护理师、0.3 名护士；二级康复医院每床至少配置 0.15 名医师、0.3 名康复治疗师、0.3 名护士。按照三级康复医院康复医师床位比，每床至少配备 0.2 名计算，需要配备 2 152 人，缺少 1 873 人。按照二级康复医院康复医师床位比，每床至少配备 0.15 名计算，需要配备 1614 人，缺少 1 335 人。现有康护治疗师 587 人，按照三级康复医院康复治疗师床位比，每床至少配备 0.4 名计算，需要配备 4 304 人，缺少 3 717 人。按照二级康复医院康复治疗师比例每床至少配备 0.3 名计算，需要配备 3 227 人，缺少 2 640 人。

护理院建设和护理服务亟待加强。2016 年，北京市仅有 10 家护理院，均为社办医疗机构，开展业务服务工作非常有限。

康复护理机构不足的影响，主要表现在以下两个方面：

1. 北京市康复医院数量明显不足，资源配置匮乏，影响患者三个质量，即生命质量、生活质量和工作生命质量。

2. 康复资源配置结构不合理，患者缺少康复，主要集中在综合医院，造成医疗资源过度浪费。

康复护理机构不足的原因，主要表现在以下两个方面：

1. 国家康复护理、临终关怀、财政补偿、医保支持、价格调控等专项政策制度不完善，是造成康复医疗机构发展滞后和公立医院转型康复医院难的瓶颈问题，同时，也是康复医疗机构维系和发展滞后的主要原因。

2. 随着疾病谱变化、非传染性疾病、创伤与中毒、老年病快速增长，疾病致残越来越突出，对康复护理要求更为迫切。然而，我国医疗服务体系相对单一，医疗机构设置主要为综合医院。

康复护理面临的挑战,主要表现在以下两个方面:

1. 社会办康复护理机构资源使用效率低,医疗服务量明显不足,而到公立医院就医的患者却人满为患。由于主办主体不同,特别是在医疗服务需求旺盛、供给严重不足的情况下,仍然存在如此不均衡问题,进一步表明改革的复杂性、艰难性和必要性。

2. 康复护理临终关怀服务机构短板问题依然明显,各级各类康复护理医疗机构职能定位和任务亟待明晰,专业技术人员数量亟待增加,区域和基层医疗卫生机构康复护理仪器设备配置亟待加强,技术服务能力和管理水平亟待提高。

(二)老年病医院数量明显不足且学科发展滞后

2016 年,在北京市 16 个区中,每个区只有一个老年健康指导中心(或老年病医院),二级医院缺少老年病科室,一级医院缺少老年病门诊。老年病学科发展滞后,人才队伍短缺。每万人老年病护理院床位数 1.4 张,仅为 OECD 国家 1/33。

由此表明:①北京市缺少老年病医院,远郊区更为突出,与 OECD 国家有非常大差距;②老年病是当前和未来人类疾病数量和种类最多、复杂程度最高、治疗风险最大、需要服务项目最全、医疗费用支出最高的一类综合性晚年退行性疾病,需要利用更多的资源,使用更高的先进技术,攻克更大的风险;③从生命价值和公共道德来讲,促进复杂疑难高层次医学发展十分必要,但从经济学角度来看,对现代医学的发展则应强调质量、效率的协调性和统一性;④医疗卫生服务体系是由医疗服务的供方和卫生财政、医保等支付方多种要素共同组成,既要满足患者生命安全保障需求,又要做好资金持续保障工作;⑤我国老年病学科起步晚,体系不健全,机构和人才队伍短缺,资源配置明显不足,面对快速增长的老年病风险,难以适应,是导致人口残疾和死亡的重要危险因素,也是人口脆弱性增加的主要原因。

五、专科医疗服务机构资源配置明显不足

精神病院、传染病院、妇幼保健院、儿童医院、肾病防治院、创伤机构,以及心脑血管病、肿瘤、糖尿病、骨科疾病、神经疾病等专科医院数量明显不足,学科发展和人才队伍建设相对滞后,相关配套政策制度及补偿机制不完善是导致疾

病发展、致残和致死的重要因素，也是造成人类健康影响和增加患者负担的主要原因。

（一）精神病医院资源配置亟待改善

2016 年，北京市现有 23 个精神病医院，其中，三级精神病医院 3 个，均集中在城区。北京市 16 个区内各设有 1 所精神病防治院（所）。编制床位数 6848 张（实有床位 7 567 张）。按照国家精神病院床位数设置标准，每千人口设置1 张，需要配置 21 516 张，缺少 14 668 张。按照 WHO 全球精神心理科床位数设置标准（每千人口 2. 29 张），则缺少 4 万张。现有卫生技术人员 3 698 人，其中，执业（助理）医师 883 人，注册护士 2 088 人，医护比为 1:2. 4。由此表明：①床位数量明显不足，与国家要求差距较大，与 WHO 标准要求差距甚大；②按照医床比和医护比要求，医护人员数量明显不足；③优质资源配置不均衡，城区明显高于远郊区。由此提示：①在现有国家精神卫生法律法规和标准规范的情况下，精神卫生资源配置仍然存在明显不足的问题；②全市各级政府及相关部门贯彻落实国家法律法规和政策制度亟待增强；③相关问责机制有待改进。

（二）十四个区缺少传染病医院

北京市 3 家三级传染病医院，主要集中在城区（丰台区 2 家、朝阳区 1 家）。编制床位数 1 430 张（实有 1 346 张）。按照《北京市医疗机构设置规划（2012 ~ 2015）》标准（每千人口 1 张），需要配置 21 516 张，编制床位数缺少 20 086 张。14 个区没有传染病院，只是在区医院设立了感染疾病科（传染病分院）[20]。现有卫生技术人员 2 112 人。其中，执业（助理）医师 668 人，注册护士 1 074 人，医护比1:1. 6。由此表明：①远郊区缺少传染病医院；②远郊区传染病床位数、卫生技术人员数明显不足；③远郊区应对以儿童和老年人口为主的感染性疾病和痢疾等传染病高发风险能力明显不足；④面对全球气候变化和新发传染病事件不断增加风险，传染病防控能力和管理水平亟待加强。

（三）儿童医疗资源配置明显不足及其原因及影响

儿童医疗资源配置明显不足。2016 年，北京市有儿童医院 12 家，其中，政府办三级甲等儿童医院两家，均集中在城区。开设儿科门诊医院 181 家，开设儿科病房的医院 96 家。床位 3 179 张，达到《北京市医疗机构设置规划（2012 ~ 2015）》标准（每千儿童人口 1 张）。儿科医师 2 264 名，每千儿童人口约 1 人，达到国家标准要求（每千儿童 0. 69 人），低于美国（每千儿童人口 2. 5 人）。儿科护士 2 261 人，医护比 1:1，低于国家标准（1:2）。

儿童医疗资源配置不足的影响，可能有以下四个方面：

1. 儿童医疗卫生资源配置总量不足且不均衡，10 个远郊区尤为突出，增加了婴儿死亡风险；

2. 加剧患病儿童就医难，医疗服务质量和安全有待提升；

3. 儿童健康和疾病防控受到威胁，影响后备劳动力数量和健康素养提高；

4. 导致人口结构和社会发展不稳定。

儿童医疗资源不足的原因，有以下五个方面：

1. 由于我国长期实行计划生育政策，儿童数量明显减少，需求量减少；

2. 医学院校取消儿童专业，儿科学科和人才培养逐步萎缩，特别是新生儿专业和医护人员明显不足；

3. 在由计划经济体制向市场经济体制转型过程中，儿科医疗服务价格、基本医疗保障水平、医疗财政补偿等均偏低，在政府投入不足的情况下，使得医院压缩儿童病房和门诊，更有甚者，取消儿科设置；

4. 儿科收益低、工作强度大，医护人员待遇较低，职业认同感差，使得医务人员不愿意从事儿童科工作；

5. 儿童患病风险高，医疗责任大，处置风险高。

（四）妇幼保健和产科资源配置亟待加强及其影响和原因

妇幼保健和产科资源配置亟待加强。2016 年，北京市有妇幼保健院总数 20 家，其中，三级妇产医院 2 家，均集中在城区，二级妇产医院 18 家，医疗卫生技术人员 5 482 人，编制床位数 2 627 张。按照《北京市医疗机构设置规划（2012 ~ 2015）》标准（每千人口 1 张），需要配置 21 516 张，缺少 19 127 张。如果均按照二级机构计算（国家三级医院床医比 1:1. 5，二级医院床医比 1:1. 4，一级医院床医比1:1. 3）要求，需要配备 30 122 名医师，缺少 25 122 名医师。特别是产科助产士数量明显不足，且按护士技术职称系列管理，与国际上按临床医师系列管理不同，影响了助产士积极性和队伍发展。

妇产科和妇幼保健医疗卫生资源配置不足的影响，可能有以下五个方面：

1. 医疗卫生资源配置总量不足且不均衡，10 个远郊区尤为突出，增加了孕产妇死亡风险；

2. 妇产科疾病种类多、危害大、风险高，特别是落实国家“全面二孩”生育政策带来高危、高龄产妇突增，使原来已经脆弱的妇幼保健系统和产科、新生儿科面临更大压力和更严峻的挑战；

3. 孕产妇和新生儿就医难，妇产科医生工作量大，职业风险高；

4. 产妇和新生儿健康受到严重影响，阻碍了重大疾病防治工作发展；

5. 影响后备劳动力数量和健康素养提高。

妇产科和妇幼保健医疗卫生资源配置不足的原因，可能有以下四个方面：

1. 由于我国长期实行独生子女计划生育政策，使孕产妇数量明显降低，导致产科规模和人才数量逐步萎缩，特别是新生儿专业和医护人员明显不足；

2. 在由计划经济体制向市场经济体制转型过程中，科技含量不高，创造的经济价值也不高，在医院得不到重视，发展受限；

3. 产科工作强度大，职业风险高，生育保险和医疗服务收费价格长期处于较低水平，职业认同感低且医护人员收入水平不高，影响了医务人员积极性和人才队伍发展。

4. 医院建设发展与党的十八大提出的“五大理念”和党的十九大确定的统筹推进“五大建设格局”尚有较大差距。

（五）心血管病医疗资源配置不均衡且远郊区技术可及性亟待提高

2016 年，北京市心血管病医院两家（中国医学科学院阜外心血管病医院、北京安贞医院），床位数 1 298 张，卫生技术人员2 761 人（执业医师 687 人，注册护士1 597 人）。二级及以上医院大部分都设有心内科、心外科、神经内科（脑血管病）、神经外科（脑外科）和介入科，且主要集中在城区。一级医院和社区卫生服务中心设有内科诊室。由于心血管风险高、技术难度大，机构与岗位职责不明晰，实际开展工作受到一定限制。由此表明：①10 个远郊区心血管病医疗资源较六个城区相差甚远；②城区和远郊区医疗资源配置不均等，远郊区技术可及性有待提高；③导致远郊区心脑血管病死亡率明显高于城区。

（六）肿瘤医疗资源配置不均衡且远郊区技术可及性亟待提高

2016 年，北京市肿瘤医院 8 家，设有中国医学科学院肿瘤医院国家癌症医学中心和北京大学肿瘤医院（北京市肿瘤研究所）。床位数 3 432 张，卫生技术人员 4 355 人（执业医师 1 326 人，注册护士 2 197 人）。按照国家卫生计生委肿瘤医疗机构设置标准要求，只在三级和二级医院设有肿瘤科，在北京主要集中在城区，而一级医院缺少肿瘤科或肿瘤门诊，使其处于真空地带。由此导致肿瘤早发现、早诊断、早治疗职能难以履行，防治任务难以落实，是造成恶性肿瘤死亡率居高不下的原因之一，切不可忽视。

医疗资源主要集中在城区，而恶性肿瘤死亡率城区却明显高于远郊区。这与心脑血管病医疗资源配置所导致的健康不均等性有明显差异。由此提示：①恶性肿瘤死亡率与大型医院医疗资源配置没有显著性关联；②对于恶性肿瘤控制，应强调一级预防和二级预防，而不应该全部把重点放在大医院临床治疗上；③对于医疗资源配置必须遵循疾病发生发展及其防控规律。不同疾病由于发生发展规律不同，因此防控策略也应当有所差异，实行精细化、精准化、系统化、整体化管理十分必要；④应对恶性肿瘤应当由大型医院和专科医院转向一级医院与基层医疗卫生机构，加快建立健全上下联动、分工协作、双向转诊机制，提高早发现、早诊断、早处置、早治疗、早康复能力。

（七）缺少生态健康医院系统及其影响和原因

缺少生态健康医院系统。近年来，WHO 高度关注不健康、不持续经济社会发展所致气候变化和环境污染对公共健康的影响，明确提出建立生态健康医院系统。北京市大型医疗机构数量众多，但缺少生态健康医院。大医院主要集中在以水泥建筑和柏油马路交通为主的核心区和功能拓展区，建筑设置和布局不合理，绿化面积明显不足，生活环境和职业环境有待改善，医疗用品、耗材和废弃物处理安全性有待提高，生态环境和健康保护设施亟待改善和加快提升。

生态健康医院缺失影响，可能有以下四个方面：

1. 应对公共健康领域气候变化和环境污染能力不足，导致医疗卫生供给能力脆弱性增加和重（特）大灾害风险增高；

2. 医疗机构建设标准明显滞后，环境和医疗服务质量安全风险较大；

3. 医疗卫生机构基础建设和运营能力与 OECD 国家有较大差距；

4. 医院建设发展与党的十八大提出的“五大理念”和党的十九大确定统筹推进五大建设格局尚有较大差距；

生态健康医院缺失的原因，可能有以下三个方面：

1. 医疗机构发展理念滞后，缺少对生态健康医院的了解和认知；

2. 国家经济社会发展水平相对较低，对病人诊疗仅强调疾病临床服务，而忽视病人整体服务与管理；

3. 缺少生态健康医院相关政策制度、标准规范和行动计划，相关学科和人才队伍建设与技术能力薄弱，管理水平较低。

六、区域医疗卫生服务结构不合理患者就医无序

（一）大医院服务量增长过快及其影响和原因

大医院服务量增长过快。2012～2016 年，三级医院总诊疗人次占比从 40.9%上升到 50.3%，住院从 65.8%上升到 77.4%，分别上升了 9.4 个百分点和 11.6 个百分点[17]。

大医院服务量增长过快的影响，可能有以下三个方面：

1. 大医院人满为患。大医院普通门诊量过多，强势吸引患者和二级以下医疗卫生机构医护人员，加剧无序就医形成。促使医务人员长期处于疲惫的战时状态，身心健康受到严重影响，难以持续发展。同时，导致看病难。

2. 造成大处方、过度检查、过度医疗现象越来越突出，助推医疗费用过度浪费和快速增长，给患者个人负担、家庭经济、医保基金和财政带来多重压力加剧，导致看病贵。

3. 普通门诊过大，占据许多优质资源，影响了医学科研、学科建设、教育培训发展和人才队伍成长，导致重大疑难复杂疾病系统防治能力和管理水平提升迟缓，人民群众健康保护和重大疾病防控保障受到阻碍。

大医院服务量增长过快的原因，有以下七个方面：

1. 以大医院为中心错位发展理念根深蒂固。20 世纪 70 年代，WHO 倡导的以发展基层为重点的现代医疗卫生发展理念，长期得不到有力有效贯彻落实。

2. 由于疾病管理粗放，缺乏标准规范，使得医生成为服务患者责任的主要担当者。

3. 医生过度依赖医学检验和影像学检查等执业环境发展的工作方式，限制和阻碍了医生独立思考和应对处置能力。

4. 在由计划经济向市场经济转型过程中，由于政府补偿机制不到位和以药补医机制错位并存，助长公立医院趋利行为。

5. 国家医药卫生政策、标准规范、发展规划、服务能力和质量安全管理、医疗保险支付调节、药品目录报销比例、医疗服务价格调控、医疗服务财政补偿机制等研究制定，主要由公立大医院和大专家参与，具有很大影响力和话语权，助推了大医院超大规模发展、重点医学学科和高层次人才过度聚集。

6. 某些地方新医改提出以城市大医院为核心医院，建立区域医联体和专科医联体，在有序就医和分级诊疗制度尚未建立健全和有效实施的情况下，进一

步提升了大医院的主导地位和吸引二级以下医院患者与医务人员流向大医院的“双虹吸效应”。

7. 全社会缺少对大医院发展的正确认识,单纯强调疾病诊断的复杂性、误诊率和服务能力与管理水平,而忽视了财政、医保和价格补偿的有限责任,更缺乏对过度发展超大规模医院带来的长远影响和深层次危害的认识与预估。

(二)基层医疗卫生机构服务能力不足及其原因和影响

基层医疗卫生机构服务能力不足。2012~2016年,基层医疗卫生机构总诊疗人次占比从29.9%下降到27.9%,住院从1.4%下降到0.7%,门急诊和住院服务量占全市总量分别下降2个百分点和0.7个百分点[17]。

基层医疗卫生服务能力不足和下降的原因和影响,可能有以下六个方面:

1. 大医院过度强势发展,使国家新医改提出的“保基本、强基层、建机制”要求,难以得到贯彻落实,基层医疗卫生服务网底难以形成,健康“守门人”制度难以实施,给国家医疗卫生服务体系构建和系统防控重大疾病带来很大影响,使基层医疗卫生机构履行常见病、多发病、慢性病康复等职能难以实现,倒逼患者向大医院流动,加剧无序就医态势发展。

2. 广大人民群众主动到基层就医的理念尚未形成,有病到大医院找名医的思维定式助推患者向大医院流动。

3. 基层医疗卫生机构职责、岗位设置标准、工作任务范围不明晰。用基层医疗卫生人员的形象比喻为“基层医疗卫生机构就是一个筐,无论什么都可以往里面装”。基层医疗卫生工作任务越来越多,待遇却很难增加,主要原因可能有下以三个方面:第一,由于我国尚未建立健康制度,缺少健康服务机构和服务体系,健康服务边界和健康管理边界不清;第二,大医院门诊普遍诊疗常见病、多发病。第三,社区康复护理、临终关怀、医养结合等机构职责界限和工作岗位分类分级标准缺位。

4. 基层医疗卫生机构工作岗位设置、人员配置和薪酬分配制度与大医院也有较大差距,劳动贡献和价值、社会地位、尊重程度、认同感未能普遍得到充分体现。

5. 在城区医疗卫生服务需求和供给要素双强势的情况下,长期实行收支两条线制度,工作任务完成情况和质量与劳动待遇不挂钩,影响了医疗卫生人员劳动积极性、主动性和创造性,消极怠工现象较为明显。

6. 基层医疗卫生机构医保支付报销制度、医疗服务价格调控制度等不完善，与大医院形成较大差距。

七、急救站总体数量不足且城乡配置不均衡

截至2016年年底，北京市共有319个急救站，其中，北京急救中心（120）网络在城区东西南北和10个远郊区各设立一个急救分中心，共有139个急救站，实行指挥调动系统垂直和人、财、物分级管理。北京市红十字会紧急救援中心（999）网络设立180个急救站（包括50处突维稳急救站），实行垂直管理。其中，两个急救中心站点80%分布在城区，远郊区不足20%[17]。按照国家急救站配置标准，每18平方公里设置1个急救站，城区只需要76个急救站，而实际超额179个急救站。按照每50平方公里设置1个急救站标准，远郊区则缺少246个。如果将城区急救站重新调整，只需要增加67个急救站。由此表明：①北京市急救站设置不合理，城区明显高于远郊区，是导致远郊区人口死亡率、心脑血管病死亡率、婴儿死亡率和孕产妇死亡率高的主要原因。②远郊区急救资源短缺，急救网络建设亟待加强，优化城区医疗急救资源向远郊区转移。③院前医疗急救电话号码制度设计有待完善，像北京这样高速发展、规模迅速拓展的特大型城市，按照原国家卫生计生委《院前医疗急救管理办法》规定，一个城市只能设立一个号码，难以满足院前医疗服务需求。

北京999急救中心使用国家原邮电部电信局批准的999急救号码，强化品牌建设和素质提升，紧抓机遇，急救站数量和院前医疗服务量已经占到北京市半壁江山。实践证明，市场在资源配置中起决定性作用和发挥政府作用是完全正确的，符合客观实际需要，有利于加快建设社会主义市场经济体制。2016年北京市人大颁布了《北京市院前医疗急救服务条例》，明确提出社会力量可以参与院前医疗急救工作，并确立了北京999急救中心具体法律定位，充分体现首都城市的创新引领作用。

第五节　控制技术能力和管理水平脆弱性评估

控制技术能力和管理水平脆弱性评估主要针对远郊区重大疾病和健康问题诊疗技术薄弱且可及性差，防护基础薄弱；健康和医疗卫生信息化、网络化与智慧平台建设滞后；烈性传染病、放射性疾病、高毒等重（特）大突发公共卫生事

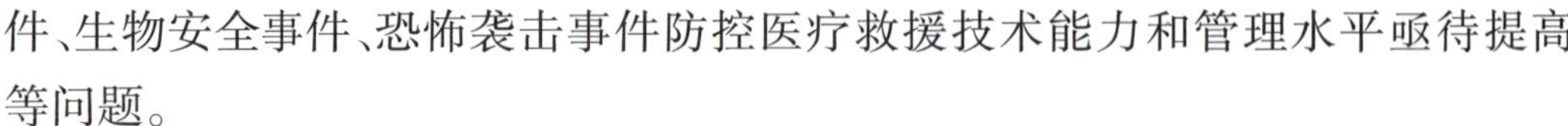

件、生物安全事件、恐怖袭击事件防控医疗救援技术能力和管理水平亟待提高等问题。

一、重大疾病和健康问题诊疗与归因技术薄弱

联合国及其世界卫生组织（WHO）、世界气象组织（WMO）、国际粮农组织（FAO）设立了专门组织机构和专家委员会，建立了相应监测和评价技术与网络。个体检测诊疗技术、全球、地区、国家及地方人口健康和重大疾病监测网络、流行病学调查分析、毒理学安全性评价、风险评估技术与管理等规范化技术与方法普遍推广使用，定期发布全球年度工作报告和专题报告。

然而，我国在此方面还较薄弱。主要表现为，高温天气、静稳的雾霾天气与环境污染事件相关营养不良、食品安全、水安全、突发病媒生物传染病疫情，以及 NCDs、呼吸道疾病、感染性疾病、精神心理疾患等诊断治疗技术与病因学、病原（源）学归因技术能力有待提高；肺癌、乳腺癌、肝癌、消化道癌、小儿白血病等恶性肿瘤和心脑血管病、糖尿病筛查、早期诊断指标和技术方法亟待健全。

二、不同区域重大疾病防治技术可及性亟待提高

心脑血管病、肿瘤、呼吸系统疾病、精神心理疾病、创伤与中毒、妇产科与儿科相关疾病等诊疗技术，在北京市的 10 个远郊区与城区有较大差距，特别是儿童感染性疾病和急危重症、高龄高危孕妇和新生儿急危重症、急性冠心病事件和急性脑卒中事件处理能力明显不足。由此表明：远郊区医疗卫生资源配置薄弱，技术可及性较差，特别是院前医疗急救能力较低，是导致远郊区人口死亡率、心脑血管病死亡率、呼吸系统疾病死亡率、孕产妇死亡率、婴儿死亡率等高于城区的主要原因。

三、个体和群体生态健康防护技术与设施设备缺失或不足

持续频发的高温天气、雾霾天气和重度环境污染，充分暴露出人群健康防护技术和设施明显不足。例如，公众使用标准防护口罩、防护帽等基本防护用品还主要信赖国外进口，而国内产品质量与国际标准尚有一定差距，特别是对老年、儿童、孕产妇、残疾等脆弱人群的特殊防护技术更需要加强；生态健康公共设施设备、居民住宅和城市建筑及其防护门窗、建筑隔热抗振、防护材料等健康保护产品短缺；医疗卫生机构应对气候变化和环境污染等防护设施与技术能力亟待增强。

四、健康与医疗卫生信息技术亟待建立和完善

21 世纪以来,WHO 建立了大数据、综合服务平台和辅助决策系统,主要包括全球公共健康和食品安全、水安全、环境安全、职业健康安全与 NCDs、传染病、精神心理疾患等重大疾病防控信息报送网络、工作流程、统计分析、监测预警、专题报告、信息沟通与传媒发布等工作机制和服务模式。

与其相比,我国人口健康信息报送和通讯网络系统亟待建立和完善;标准化区域人群电子健康档案和电子病历数据库及信息处理技术,与 OECD 国家和 WHO 电子信息管理系统有相当差距;区域综合健康医疗信息服务平台及辅助决策系统亟待建立;重大疾病、健康问题和突发公共卫生事件与危险因素暴露水平监测网络、信息报告系统、统计分析模型和技术方法亟待健全;气候变化与环境健康年报、公共健康及其危险因素年报、突发公共事件医学救援和卫生应急监测预警发布机制有待加强;健康体检机构、基层医疗卫生机构、一二三级综合医院、专科医院、康复护理、临终关怀机构分级诊疗、分工协作、上下联动的信息系统服务模式及相关政策制度保障有待完善。

五、烈性传染病 放射性疾病高毒防控技术和管理水平亟待提高

北京市缺少生物安全四级实验室,病媒生物监测、鼠传疾病等动物疫情监测系统亟待提升;埃博拉等新发烈性传染病病毒检测、病源学诊断、治疗、监测预警与防控技术亟待完善;烈性生物病原、放射性核素和高毒物质实验室检测与生物安全四级防护、放射性防护、高毒物质防护技术、设施和用品储备建设等亟待加强;媒体应对机制有待健全,应急处置能力亟待提高。

第六节 北京市健康影响控制管理能力脆弱性评估小结

北京市健康影响控制管理能力脆弱性的特征主要是健康相关法律法规制度缺失、大医院发展强势,医疗服务体系不完善,标准化和规范化工作薄弱,资源配置不均等化和不可及性程度较高,导致健康影响差异较明显。北京市健康影响控制管理能力评估为高脆弱性,主要依据以下五个方面:

一、法律法规制度脆弱性高

健康相关法律法规制度空位;基本医疗卫生法律制度有待加快建立;医疗、医药、基本医保、价格、财政补偿等公立医疗卫生机构保障政策制度与长期有效联动合作补偿调控机制亟待完善。

二、控制管理理念和理论脆弱性高

北京市优质医疗资源丰富,但主要集中在核心区和功能拓展区。以大医院为中心的发展理念和服务模式强势存在,基层医疗卫生服务能力与管理水平薄弱,促进了患者有病到大医院找名专家就医理念的形成和发展。面对现代疾病谱变化,缺少系统防控、整体防控、综合防控、精细防控、精准防控理论体系和健康风险评估理论与管理体系。

三、标准规范脆弱性高

人群健康相关标准健康产业标准、健康产品标准等健康标准缺位;国家气候变化和环境污染健康诊断和疾病诊断相关标准有待建立;国家环境质量标准与国际基于健康的环境质量标准有较大差异。

四、服务体系脆弱性高

健康服务体系亟待建立;区域整合型医疗卫生服务体系有待完善。大医院数量和发展规模越来越大,康复护理、临终关怀机构短板突出,特色专科医院数量不足;妇产医院、妇幼保健院、儿童医院和二级综合医院相关科室短缺,二级及以上综合医院医学体检中心(健康体检中心)、一级医院和基层医疗卫生机构缺少恶性肿瘤筛查(早发现、早诊断、早治疗、早康复)科室、岗位及相关医保、价格、财政补偿,以及岗位设定、职称评审等职能和政策制度保障。怀柔、密云等远郊区 11 个区域医疗中心的心脑血管病、肿瘤、糖尿病等非传染性疾病、创伤与中毒、神经疾病与老年病、精神心理疾患等科室和传染病分院建设亟待加强。医疗急救网络和资源配置有待完善。不同级别的医疗机构资源配置(财政投入、床位数、人员、医疗卫生费用支出、医保费用支出等)呈“倒三角形”结构,医护比偏低,护士数量明显不足。社会力量办医床位数、人员数、服务量、服务形式与北京城市发展和人民群众对健康服务和医疗卫生服务需求不相适应。转化医学平台机制、服务模式和相关政策制度配套保障亟待完善。无序就医现象长期存在，医疗秩序受到明显影响和挑战。

五、防控技术和管理水平脆弱性高

重大疾病与健康问题防控技术能力和管理水平与可及性有待提高。肺癌、乳腺癌、肝癌、消化道癌、小儿白血病等恶性肿瘤和心脑血管病等筛查、早期诊断指标和技术方法亟待完善。远郊区 NCDs、精神心理疾患和妇产科、新生儿、儿童复杂疑难疾病诊疗技术亟待提高。健康体检机构、基层医疗卫生机构、一二三级综合医院、专科医院、康复护理、临终关怀机构分级诊疗、分工协作、上下联动的系统服务模式有待完善。气候变化与环境污染相关疾病诊疗技术、个体与群体防控技术、烈性传染病、高毒、放射性物质防控技术等明显不足。基因、分子、量子精准诊疗技术研发和推广使用亟待加强。健康风险评估技术和方法亟待建立和推广应用。

用分层加权评分法对北京市健康影响控制管理能力脆弱性评估得 18.54 分，占控制管理能力脆弱性总分 74.16%。按照公共健康脆弱性评估矩阵指数表（V_M - 1），控制管理能力脆弱性评估等级为高脆弱性，表示严重程度高且很可能发生，这是北京市人群健康风险增加的主要决定因素（见表 5 - 1）。

表 5 - 1　2009 ~ 2016 年北京市人口健康影响防控能力脆弱性评估结果

公共健康脆弱性评估指标	北京数据	北京脆弱性评估分值和等级		
		评估分值（分）	脆弱指数（%）	评估等级
1. 控制管理能力缺失与不足指标		**18.54**	**74.16**	高
1.1 突发公共卫生事件应对相关法律缺失或不足	不足	0.50	50.00	中等
1.2 健康保护和促进相关法律缺失或不足	缺失	0.80	≥88.00	高
1.3 环境相关疾病防控法律缺失或不足	缺失	0.60	≥86.00	高
1.4 医疗卫生相关法律缺失或不足	不足	0.25	50.00	中等
1.5 职业病防治相关法律缺失或不足	不足	0.15	30.00	低
1.6 环境保护相关法律缺失或不足	不足	0.20	57.14	中等
1.7 控烟相关法律缺失或不足	不足	0.15	33.33	低
1.8 健康保险相关法律缺失或不足	不足	0.20	53.00	中等
1.9 突发公共卫生事件应对制度缺失或不足	不足	0.40	50.00	中等
1.10 基本医疗卫生相关制度缺失或不足	不足	0.30	50.00	中等
1.11 职业健康相关制度缺失或不足	不足	0.25	50.00	中等

续表

公共健康脆弱性评估指标	北京数据	北京脆弱性评估分值和等级		
		评估分值(分)	脆弱指数(%)	评估等级
1.12 健康保护和促进相关制度缺失或不足	不足	0.40	56.00	中等
1.13 健康保险制度缺失或不足	不足	0.30	52.00	中等
1.14 健康财税制度缺失或不足	缺失	0.25	≥80.00	高
1.15 健康金融制度缺失或不足	缺失	0.15	≥79.00	高
1.16 持续发展理念缺失或不足	不足	1.00	57.00	中等
1.17 健康为核心理念缺失或不足	缺失	0.80	≥76.00	高
1.18 社区服务为重点理念缺失或不足	不足	0.50	53.33	中等
1.19 大医院为主理念存在或摒弃	存在	0.50	≥80.00	高
1.20 患者为中心理念存在或摒弃	存在	0.30	≥81.00	高
1.21 重治轻防理念存在或摒弃	存在	0.20	≥78.00	高
1.22 崇尚专家理念存在或摒弃	存在	0.10	≥77.00	高
1.23 健康风险评估理论缺失或不足	缺失	0.70	≥76.00	高
1.24 系统防控理论缺失或不足	不足	0.30	50.00	中等
1.25 整体防控理论缺失或不足	不足	0.25	50.00	中等
1.26 综合防控理论缺失或不足	不足	0.20	50.00	中等
1.27 精准防控理论缺失或不足	不足	0.15	50.00	中等
1.28 突发事件判定标准缺失或不足	不足	0.3	50.00	中等
1.29 突发事件分类分级标准缺失或不足	不足	0.2	50.00	中等
1.30 应对处置标准缺失或不足	不足	0.15	50.00	中等
1.31 预警预测标准缺失或不足	不足	0.10	50.00	中等
1.32 事件信息收集分析报送通报标准缺失或不足	不足	0.05	50.00	中等
1.33 健康城市标准缺失或不足	不足	0.45	≥76.00	中等
1.34 生态健康医院标准缺失或不足	缺失	0.35	≥80.00	极高
1.35 健康社区标准缺失或不足	缺失	0.30	≥70.00	高
1.36 健康住宅标准缺失或不足	缺失	0.20	≥66.00	高
1.37 健康服务标准缺失或不足	缺失	0.10	≥76.00	极高
1.38 重大疾病和健康问题诊疗标准缺失或不足	不足	0.25	50.00	中等
1.39 重大疾病防治系列指南缺失或不足	不足	0.20	50.00	中等
1.40 环境相关疾病评估指南缺失或不足	缺失	0.20	≥77.00	高

续表

公共健康脆弱性评估指标	北京数据	北京脆弱性评估分值和等级		
		评估分值(分)	脆弱指数(%)	评估等级
1.41 重大疾病分类分级标准体系缺失或不足	不足	0.05	50.00	中等
1.42 基于公共健康的环境质量标准缺失或不足	缺失	0.35	≥75.00	高
1.43 基于公共健康的气候变化标准缺失或不足	缺失	0.30	≥66.00	高
1.45 监测预警标准缺失或不足	不足	0.10	50.00	中等
1.46 基本医疗卫生机构缺失或不足	不足	0.30	50.00	中等
1.47 基本医疗服务职能缺失或不足	不足	0.25	55.56	中等
1.48 公共卫生机构缺失或不足	不足	0.20	50.00	中等
1.49 公共卫生服务职能缺失或不足	不足	0.18	51.43	中等
1.50 康复护理体系缺失或不足	不足	0.30	≥66.00	高
1.51 急救体系缺失或不足	不足	0.13	52.00	中等
1.52 临终关怀体系缺失或不足	缺失	0.15	≥78.00	高
1.53 健康保护和促进体系缺失或不足	缺失	1.00	≥80.00	高
1.54 健康服务网络缺失或不足	缺失	0.50	≥86.00	高
1.55NCDs 早期诊疗技术缺失或不足	不足	0.30	50.00	中等
1.56 精神疾患诊疗技术缺失或不足	不足	0.15	50.00	中等
1.57 伤害和中毒诊疗技术缺失或不足	不足	0.10	50.00	中等
1.58 新发传染病诊疗技术缺失或不足	不足	0.05	≥76.00	高
1.59 报送分析监测预警技术缺失或不足	不足	0.20	50.00	中等
1.60 大数据库技术缺失或不足	不足	0.15	50.00	中等
1.61 综合服务平台技术缺失或不足	不足	0.10	50.00	中等
1.62 服务辅助决策系统技术缺失或不足	不足	0.05	50.00	中等
1.63 高毒和放射性物质防护技术缺失或不足	不足	0.30	100.00	中等
1.64 烈性传染病防护技术缺失或不足	不足	0.25	100.00	高
1.65 病媒生物监测技术缺失或不足	不足	0.08	53.33	中等
1.66 新发传染病病毒监测技术缺失或不足	不足	0.05	≥76.00	中等

参考文献

[1]WHO. Risk Reduction and Emergency Preparedness:WHO Six-year Strategy for the Health Sector and Community Capacity Development[M]. Geneva:WHO press, 2007.

[2]WHO. Health in 2015: from MDGs, Millennium Development Goals to SDGs, Sustainable Development

Goals[M]. Geneva: WHO press, 2015.

[3]United Nations Department of Economic and Social Affairs. World population prospects: the 2015 revision[EB/OL]. http://esa. un. org/unpd/wpp/, accessed 18 September 2015.

[4]WHO. Protecting health from climate change: vulnerability and adaptation assessment[M]. Geneva: WHO Press, 2013.

[5]E. L. Glaeser. A World of Cities:The Causes and Consequences of Urbanizationin Poorer Countries[J]. European Economic Association ,2013,12(5):1154 ~ 1199.

[6]Azusa Sato. Does socio-economic status explain use of modern and traditional health care services? [J]. Social Science & Medicine . 2012 , 75(8):1450 ~ 1459.

[7]Pereira, M. G. , Sena, J. A. , Freitas, M. A. V. , et al. Evaluation of the impact of access to electricity: A comparative analysis of South Africa, China, India and Brazil[J]. Renewable and Sustainable Energy Reviews,2011,,15(3), 1427 ~ 1441.

[8]World Bank. World development report 2011: conflict, security, and development[EB/OL]. http://siteresources. worldbank. org/INTWDRS/Resources/WDR2011_Full_Text.

[9]Jesper Jelle R? zer, Beate Volker, Does income inequality have lasting effects on health and trust? [J]. Social Science & Medicine, 2016, 149: 37 ~ 45.

[10]Prem Sikka. The hand of accounting and accountancy firms in deepening income and wealth inequalities and the economic crisis: Some evidence[J] Critical Perspectives on Accounting, 2015, 30:46 ~ 62.

[11]WHO. Global action plan for the prevention and control of noncommunicable diseases 2013 ~ 2020 [M]. Geneva: WHO Press, 2013.

[12]WHO. Assessing national capacity for the prevention and control of noncommunicable diseases: report of the 2010 global survey [M]. Geneva: WHO press, 2012.

[13]IPCC. Fifth assessment report 2015[EB/OL]. https://www. ipcc. ch/report/ar5/ 2015 – 9 – 16.

[14]WHO. Mental health action plan 2013 – 2020[M]. Geneva: WHO Press, 2013.

[15]IPCC. Climate change 2014: synthesis report. Contribution of IPCC Working Groups Ⅰ, Ⅱ and Ⅲ to the fifth assessment report of the Intergovernmental Panel on Climate Change [M]. Geneva: IPCC, 2014.

[16]WHO. Air quality guidelines for particulate matter, ozone, nitrogen dioxide and sulfur dioxide Global update 2005[M]. Geneva: WHO press, 2006.

[17]北京市卫生计生委. 2016 年北京市卫生事业发展统计公报[R]. 北京市卫生计生委,2017.

[18]OECD. Health at a Glance 2017 OECD indicators[M]. Paris: OECD Publishing, 2017.

[19]北京市政府办公厅. 北京市医疗机构设置规划(2012 ~ 2015)[R]. 北京市政府办公厅, 2012.

[20]国务院办公厅. 全国医疗卫生服务体系规划纲要(2015 ~ 2020)[R]. 国务院办公厅, 2015.

PART6 THE VULUNERABILITY ASSESSMENT OF SOCIAL DETERMINANTS FOR PUBLIC HEALTH

第六部分

公共健康社会决定因素脆弱性评估

第一章　健康社会决定因素脆弱性评估理论及指标体系

第一节　健康社会决定因素脆弱性定义和基本原理

一、健康社会决定因素脆弱性定义

健康社会决定因素脆弱性是指由于地区社会发展水平、经济状况等差异导致人口生理、心理、社会，甚至精神道德适应能力缺失和不足。社会决定因素脆弱性是决定健康损害和疾病的外在根本原因[1-2]。

二、健康社会决定因素脆弱性基本原理

WHO《用一代人时间弥合差距：针对健康的社会决定因素采取行动实现健康公平报告(2008)》提出人口－技术－经济超敏感性理论[3]。人口过快增加、技术过度开发、GDP高速增长都会导致人口高敏感性和危险因素暴露超敏感性升高[4-6]。用以下公式表示：

脆弱性(V)＝人口(P)×技术开发(T)×经济水平(E)

由此表明：①人口、技术和经济水平三个因素对公共健康能够产生叠加倍增影响；②每类因素增加都会使健康影响呈指数增长；③保护和促进人类健康，必须合理控制人口规模、把控科学技术研发适宜度、保持经济社会持续发展[7]；④为联合国提出持续发展目标提供理论支持[8]。发达国家汲取了资本积累初期环境污染、水泥城市发展给人类社会经济发展和科技进步带来的经验教训，

于20世纪70年代提出人口、社会、经济、环境和资源可持续协调发展的新理念，并由联合国召开世界环境与发展大会，提出《21世纪行动议程》。GDP长期低速增长，维护生态平衡，保护和美化环境，发展清洁高新技术新型能源，为全球经济社会可持续发展提供了可借鉴、可推广的经验与模式，对处于经济转型关键时期的国家供给侧结构性改革有很大启示（见图6－1）。

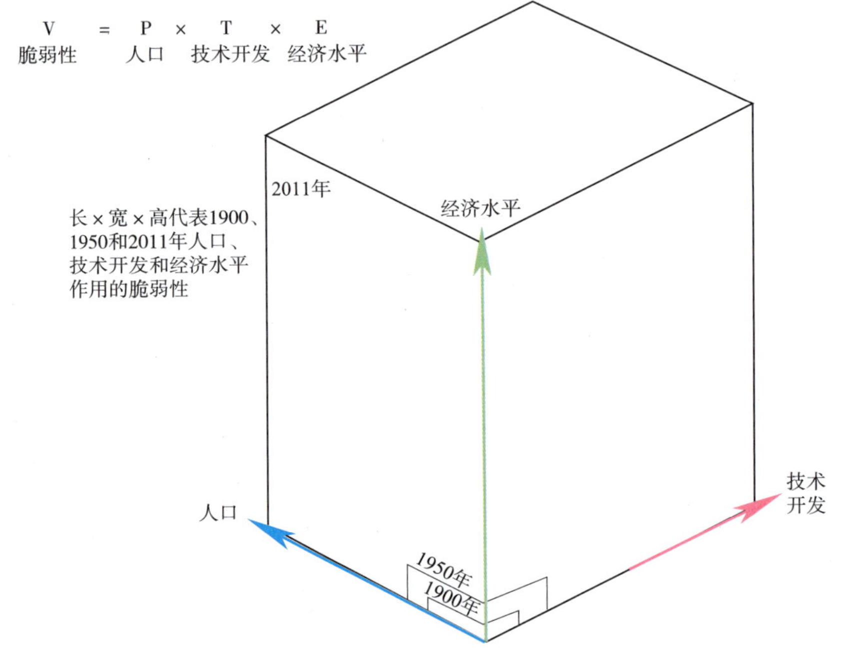

资料来源：WHO用一代人时间弥补差距：针对健康的社会决定因素采取行动实现健康公平报告（2008）

图6－1 人口－技术－经济和脆弱性的关联性

第二节 健康社会决定因素脆弱性评估理论框架

一、健康社会决定因素脆弱性评估理论框架

依据健康社会决定因素脆弱性定义和基本原理，以健康损害、重大疾病和突发公共卫生事件严重程度为基础，收集整理地区社会经济发展相关数据和资料，进行病因和病源学分级分类分析，寻找社会经济因素脆弱性与健康损害的关联性和归因，确定健康社会决定因素脆弱性大小和等级，从而评价社会经济

因素脆弱性对健康损害的决定程度、原因和产生机制，进一步揭示公共健康脆弱性发生发展规律及其对人口健康的影响，为研究制定健康保护、重大疾病防控和突发公共卫生事件应急处置政策制度、服务体系建设和技术能力提升提供科学依据。

二、意义和应用指导价值

在经济社会发展的历史长河中，特别是工业革命以来，在推进人类经济社会发展繁荣的同时，也带来了严重环境污染和气候变化等威胁人类生存与发展的全球重大公共安全问题。这些问题迫使联合国及其成员国积极探索经济社会发展与健康的关系，逐步认识到维系人类健康，应当保持经济、社会、环境、资源、行为等和谐发展，而不是一味追求经济高速增长、科技领先和跨越式发展[9-10]。现代人类社会要想做到持续发展，就必须妥善处理好经济、社会、政治、科技文化、生态和人类健康彼此之间的关系，形成相互促进、相互融合、相互制约、协同发展的新机制。这对保持科技引领、经济持续发展与社会和谐等全面发展具有十分重要的意义和应用指导价值。

第三节　健康社会决定因素脆弱性评估指标体系

一、二级指标(1 个)

按照公共健康危险因素暴露超敏感性分类，设立社会经济因素脆弱性评估指标($V_{3.1}$)为 V_3 的二级指标。

二、三级指标(4 个)

基于健康社会决定因素脆弱基本原理和公共健康社会决定因素脆弱性评估理论，按照区域人口、经济、教育和城镇化进程差异性，$V_{3.1}$设立人口发展水平差异($V_{3.1.1}$)、经济发展水平差异($V_{3.1.2}$)、教育水平差异($V_{3.1.3}$)、城镇化进程差异($V_{3.1.4}$)4 个三级指标。

三、四级指标(8 个)

$V_{3.1.1}$指标设立人口数量分布($V_{3.1.1.1}$)、人口密度分布($V_{3.1.1.2}$)、人口结构不

稳定性（$V_{3.1.1.3}$）和流动人口数量（$V_{3.1.1.4}$）4 个四级指标。

$V_{3.1.2}$指标设立居民收入水平差异（$V_{3.1.2.1}$）、地区卫生总费用增长速度（$V_{3.1.2.2}$）2 个四级指标。

$V_{3.1.3}$指标设立城区和远郊区初中及以下人群比例差异（$V_{3.1.3.1}$）1 个四级指标。

$V_{3.1.4}$指标设立城区和远郊区城镇人口数量差异（$V_{3.1.4.1}$）1 个四级指标。

四、五级指标

五级指标作为四级指标的数据源（单位）和具体指标的判定依据（见表 4－1. 公共健康脆弱性评估指标和分值体系与评估基准及依据）。

第二章　北京市人口健康社会决定因素脆弱性评估

第一节　人口发展水平脆弱性评估

一、人口分布不均且城区密度高

（一）人口分布不均

截至2016年年底，北京市常住人口总数2 172.9万人，超过世界超大型城市标准1倍，位居全球超过2 000万人口大城市第八位[11-12]。城市功能拓展区人口最多1 033.8万人，占总数47.6%，依次高于城市发展新区41.6%、首都功能核心区3.8倍和生态涵养区4.3倍[11]（见图6-2）。由此表明：①北京市人口主要集中城市功能拓展区和城市发展新区，是导致城市病的最重要原因；②生活在生态涵养区的人口数量最少；③加快人口疏解是落实党中央、国务院疏解北京非首都功能的首要措施。

（二）城区人口密度高

截至2016年年底，北京市常住人口密度1 324.1人/平方公里，其中，核心区人口密度最高23 127.7人/平方公里，依次高于城市功能拓展区1.8倍、城市发展新区18.9倍、生态涵养区102.7倍[11]（见图6-3）。由此表明：①北京市人口密度最高为核心区，是导致城市病的最重要原因之一；②疏解北京非首都功能首先要加快核心区和功能拓展区人口向生态涵养区与城市发展新区转移；③在生态涵养区和城市发展新区建设生态健康城市，发展生态健康经济，营造

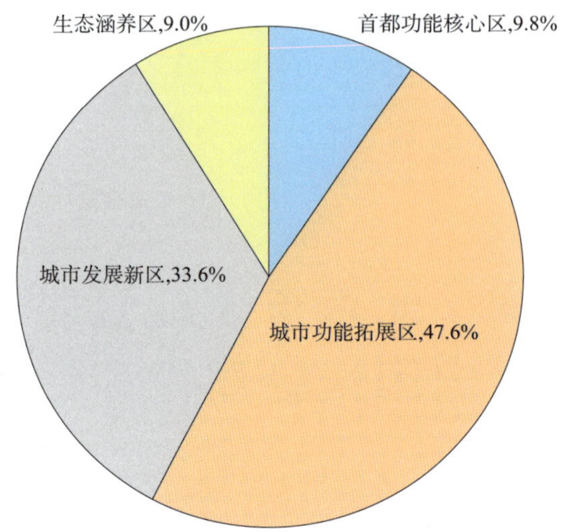

数据来源:2016 年北京市国民经济和社会发展统计公报

图 6-2　2016 年北京市四大功能区人口分布构成比

健康环境,培养健康生活方式是助推健康北京、绿色北京、人文北京和北京城市副中心区生态健康发展,重构新北京城市建设,根治特大城市病的根本措施。

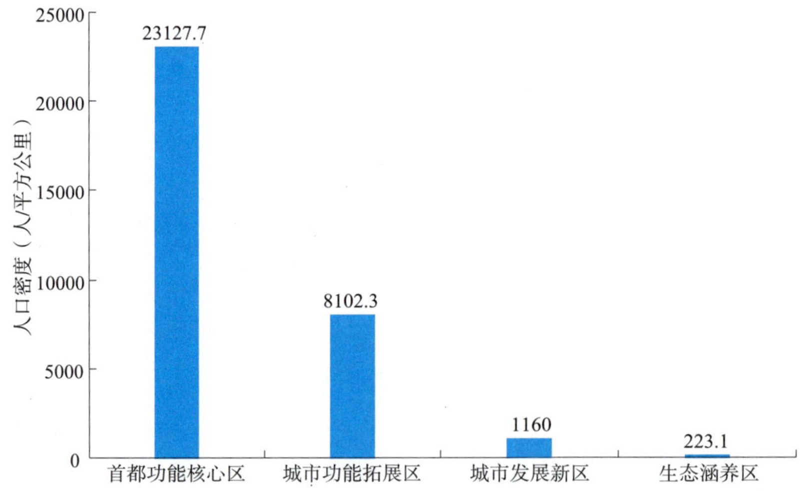

数据来源:2016 年北京市国民经济和社会发展统计公报

图 6-3　2016 年北京市四大功能区人口分布情况

二、人口结构呈"倒橄榄形"不稳定结构

截至 2016 年年底,北京市 60 岁以上常住老龄人口比例 16.0%,明显高于

儿童(10.3%),中间人口比例逐步缩小,形成不稳定型结构,是导致疾病负担明显增加,特别是影响经济社会发展的重要危险因素之一[11](见图6－4)。

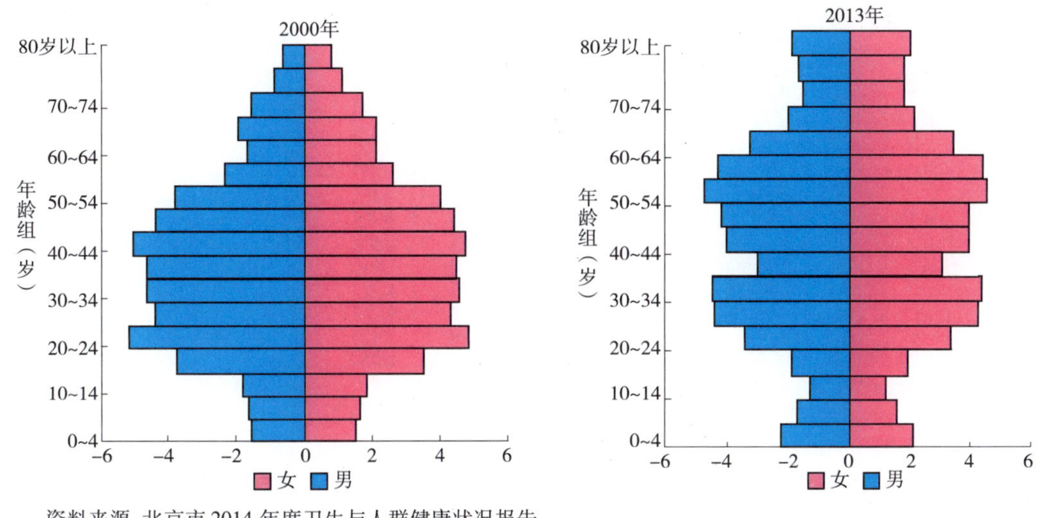

资料来源:北京市2014年度卫生与人群健康状况报告

图6－4　2000年与2013年北京市人口性别和年龄结构变化情况

三、流动人口比例过高且持续增加

截至2016年年底,北京市常住外来人口突破807.5万人,占常住人口37.2%,高于全国流动人口比例1.1倍。2009～2016年流动人口增加33.9%,年均增长速度5.7%(高于常住人口年均增长速度62.9%)[11]。由此表明:北京市人口增长主要源于常住外来人口。

导致常住外来人口增加的驱动力,有以下五个方面:①城市化、工业化、国际化高速发展;②医疗服务规模扩大和快速增长;③保姆、清洁工、建筑工、饮食服务、快递运输、零售批发行业等劳动力需求旺盛;④高新技术产业发展迅速,需要大量高新技术人员;⑤文化、教育、体育等快速发展,需要高素质、高竞争力人才。

由此表明:①北京市流动人口结构多层次;②流动人口需求多样化;③流动人口数量大且持续增加;④落实中央提出的首都核心功能定位要求,加快疏解北京非首都功能,从根本上完善城市治理结构是加快控制和减少流动人口的重要保障;⑤为实施人口战略转移明确了重点对象和应对策略(见图6－5)。

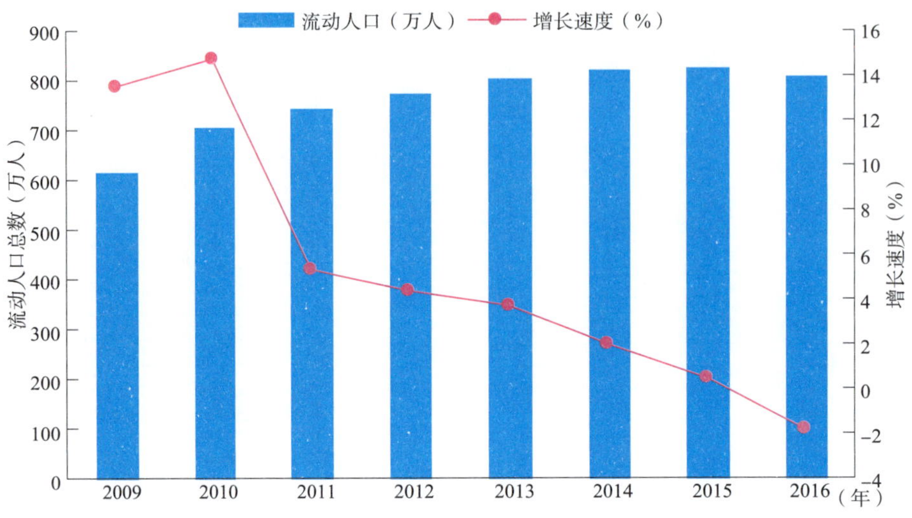

数据来源：北京市国民经济和社会发展统计公报（2009～2016）

图 6－5　2009～2016 年北京市流动人口总数和增长速度变化情况

第二节　经济发展水平脆弱性评估

一、城市居民收入水平差异性大且农村居民增长速度更快

截至 2016 年年底，北京城镇居民人均可支配收入 57 275 元，高于农村居民人均纯收入 1.56 倍。2012～2016 年，城镇居民人均可支配收入增加 57.1%（年均增长速度 7.3%）。农村居民人均纯收入增加 71.7%（年均增长速度 8.2%）。城镇居民收入增长速度低于农村[11]。由此表明：①北京市居民收入水平城镇明显高于农村；②城镇居民人均可支配收入水平与农村居民人均纯收入水平差距逐年减小；③发展生态健康城市，加快生态经济建设，引导老龄人口，吸引城镇高素质人才向生态涵养区和城市发展新区转移，带动农民致富，推动现代生态农业和农村就地城镇化发展，是提升农村居民收入、缩小城乡差距的根本措施（见图 6－6）。

二、地区卫生总费用过快增长显著高于 OECD 国家水平

2015 年，北京市人均卫生总费用 1 268 美元，高于全国 1.8 倍，低于 OECD

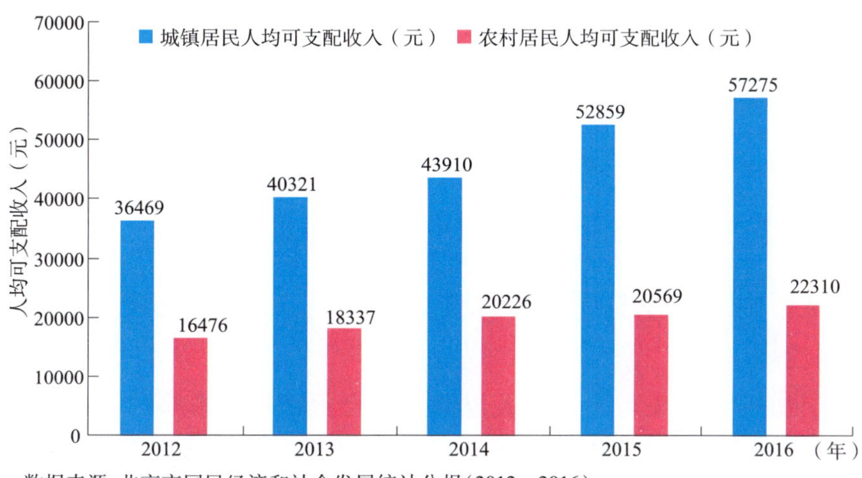

数据来源：北京市国民经济和社会发展统计公报（2012～2016）

图6－6　2012～2016年北京市城镇和农村居民收入变化情况

国家65.6%。2009～2015年，北京市卫生总费用年均增长率14.78%，而OECD国家地区卫生总费用年均增长率由2000～2009年的3.4%下降到2009～2013年的0.6%[13－14]。地区卫生总费用增长速度明显高地地区GDP增长速度，疾病负担明显增加，也成为影响经济社会发展的主要因素之一。由此表明：①北京市人均卫生总费用居全国高位；②卫生总费用增长速度过快，与OECD国家快速下降呈鲜明反差。卫生总费用不合理增长的影响有以下三个方面危害：一是造成医疗卫生资源浪费；二是增加了政府投入、医保支付和个人经济负担；三是导致医疗行为扭曲，阻碍医疗服务体系形成，助推无序就医行为的形成和发展。

第三节　北京市人口健康社会决定因素脆弱性评估小结

北京市人口健康社会决定因素脆弱性主要以城区人口高度聚集且收入明显高于远郊区，卫生总费用增长过快为特征。北京市人口健康社会决定因素评估为高脆弱性，主要依据以下三个方面。

一、人口发展健康脆弱性高

主要依据人口数量超大，城区和远郊区人口密度差异性极高、人口数量差异性中等；人口结构不稳定性程度中等；流动人口比例中等。

二、经济发展健康脆弱性高

主要依据城镇与农村居民收入差异性高；地区卫生总费用增长速度脆弱性高。

三、教育发展健康脆弱性高

主要依据城区和远郊区初中及以下文化程度人口差异性数据缺失，评为高分数，脆弱性高。

用分层加权评分法对北京市人口健康社会经济因素脆弱性评估，得4.5分，占社会经济因素脆弱性总分75.99%。按照公共健康脆弱性评估矩阵指数表(V_M-1)，社会经济因素脆弱性等级评估为高脆弱性，表示严重程度很高、不太可能发生。社会经济脆弱性是导致北京市人群健康风险增加的最根本原因（见表6-1）。

表6-1　2009～2016年北京市健康社会决定因素脆弱性评估结果

公共健康脆弱性评估指标	北京数据	北京脆弱性评估分值和等级		
		评估分值（分）	脆弱指数（%）	评估等级
1. 健康社会决定因素脆弱性指标		**4.50**	**75.99**	**高**
1.1 城区和农村（远郊区）人口数量差异，%	45.00	0.50	50.00	中等
1.2 城区和农村（远郊区）人口密度差异，倍	67.00	0.60	100.00	极高
1.3 人口结构不稳定程度	倒橄榄形	0.30	50.00	中等
1.4 流动人口比例，%	37.20	0.20	50.00	中等
1.5 居民收入差异，倍	1.56	0.80	66.67	高
1.6 城市地区卫生总费用增长速度，%	15.60	0.60	75.00	高
1.7 初中及以下人群比例差异，%	-	1.50	≥80.00	高

注："—"表示数据缺失

参考文献

[1] Byjesh M, Kumar SN, Aggarwal P. Simulating impacts, potential adaptation and vulnerability of maize to climate change in India[J]. Mitig Adapt Strateg Glob Chang, 2010, 15(5):413～431.

[2] Bele MY, Tiani AM, Somorin OA, et al. Exploring vulnerability and adaptation to climate change of communities in the forest zone of Cameroon[J]. Clim Chang, 2013, 119:875～889.

[3] WHO. Closing the gap in a generation: health equity through action on the social determinants of

health : final report of the commission on social determinants of health [M]. Geneva: WHO press, 2008.

[4] Monterroso A, Conde C, Gay C, et al. Two methods to assess vulnerability to climate change in the Mexican agricultural sector[J]. Mitig Adapt Strateg Glob Chang, 2014, 19(4):445 ~ 461.

[5] Campbell T, Campbell A. Emerging disease burdens and the poor in cities of the developing world[J]. Journal of Urban Health, 2007, 84:54 ~ 64.

[6] Frumkin H, Frank L, Jackson R, et al. Urban sprawl and public health: designing, planning and building for healthy communities[M]. Washington, DC, Island Press, 2004.

[7] Pandey R, Kumar S. Climate vulnerability index—measure of climate change vulnerability to communities: a case of rural Lower Himalaya, India[J]. Mitig Adapt Strateg Glob Chang, 2012, 17(5):487 ~ 506.

[8] UN. Transforming our world: the 2030 agenda for sustainable development [EB/OL]. https://sustainabledevelopment.un.org/post2015/transformingourworld, accessed 5 October 2015.

[9] UN. Millennium Development Goals report 2015 [EB/OL]. http://unstats.un.org/unsd/mdg/Resources/Static/Products/Progress2015/English 2015.

[10] Dr Douglas Bettcher Director. Transforming the world: Promoting healthy lifestyles and NCDs control [J]. United Nations sustainable development summit, 2015.

[11] 北京市统计局. 北京市2016年暨“十二五”时期国民经济和社会发展统计公报[R]. 北京市统计局, 2017.

[12] 国务院. 国务院关于调整城市规模划分标准的通知[R]. 国务院, 2014.

[13] 北京市卫生计生委. 2016年北京市卫生事业发展统计公报[R]. 北京市卫生计生委, 2017.

[14] OECD. Health at a Glance 2017 OECD indicators[M]. Paris: OECD Publishing, 2017.

PART7 THE VULUNERABILITY ASSESSMENT OF RISK FACTORS OF ENVIRONMENTAL POLLUT ION AND CLIMATE CHANGE

第七部分

环境污染和气候变化危险因素暴露脆弱性评估

第一章　环境污染和气候变化危险因素暴露脆弱性评估理论

第一节　环境污染和气候变化危险因素脆弱性定义

一、环境污染脆弱性定义

环境污染脆弱性是指地区环境容易受到有害因素影响而无力应对的程度[1]。

二、气候变化脆弱性定义

IPCC《气候变化 2014：影响、脆弱性和适应能力评估报告》提出，气候变化脆弱性是指地区气候容易受到气候变化的不利影响而无力应对的程度。气候变化脆弱性随地区气候变化的性质、幅度、速率、敏感性和适应能力变异而改变[2]。

第二节　环境污染和气候变化危险因素暴露脆弱性评估基本理论

一、高温天气暴露水平脆弱性理论

WHO《热浪和健康：建立预警系统指南（2015）》提出高温天气暴露水平脆

弱性理论[3-4]。该理论是指区域高温天气暴露，导致机体出现过度反应的过程和机制。

（一）环境热辐射暴露水平增加的主要途径

1. 太阳或其他热源（如工厂熔炉）直接辐射；
2. 建筑物等反射辐射；
3. 地面红外辐射等。

（二）环境热辐射产生的机制

太阳或其他热源热辐射直接作用于机体时，经过建筑物反射辐射和水泥、沥青等高吸热地面红外辐射后，热辐射强度和持续时间远远大于热源直接辐射，特别是高层建筑聚集、下垫面植被缺失等区域，这种情况更为严重，因而进一步揭示了人体热暴露过度反应的机制。

基于第三部分第三章环境热暴露理论，对于脆弱人群，随着环境温度暴露超敏感性增加，机体热平衡很快会被打破，特别是患有呼吸系统、心血管系统、排汗系统等疾病人群，会明显增加疾病严重程度和死亡的风险[5-6]。

二、城市热岛效应形成的脆弱性机制

城市热岛效应形成的脆弱性机制包括以下三个方面：①城市建筑和下垫面改变。随着城市化、工业化进程加快，城市形成以水泥、柏油路面和混凝土结构为主的建筑。人工构筑物吸热快，在相同太阳辐射条件下，吸收的热量明显高于自然下垫面，使城市近地层面空气中热量大量聚集，导致白天城市温度高于远郊区。同时，人工构筑物热容量低，在同一环境下，释放的热量明显高于自然下垫面，使城市夜间温度高于远郊区，打破了城市气候运行规律，形成显著的城市热岛效应。②城市人口快速增长，垃圾和热量排放不断增加，热辐射水平持续增高。热辐射直接向近地层大气释放热量，导致气温升高。同时，城市CO_2、N_2O、CH_4、全氟碳化物（PFCs）及六氟化硫（SF_6）等大量温室气体排放，增加了近地层大气对地表长波辐射吸收，导致城市热岛效应加剧。③地区气候影响。不同气候条件下的区域，热岛强度和变化规律等不同。城市气压场稳定，气压梯度小，形成无风无对流等静稳天气，使热量不易散发，加剧城市热岛效应[7-8]。

三、静稳的雾霾天气形成机制

静稳的雾霾天气形成机制包括以下三个方面：①特殊的地理位置，山凹、盆地、背风和下风向等区域特殊的地形地势，容易阻碍大气对流和互换，不利于污染物扩散。②静稳天气增加，静稳天气是指当大范围近地面大气层持续或超过24小时（甚至持续1周以上）时出现气压场较均匀、静风或风速较小的天气。随着高层建筑群增多，城市规模逐步扩大，使城市空间减小，改变了城市气流和风向，形成湍流。③城市热岛效应不断增强，工业和交通发展带来的环境污染物浓度增加，使风速下降，降水量减少，相对湿度降低，加速逆温层形成[9]。

第二章　环境污染和气候变化危险因素暴露脆弱性评估指标体系

第一节　环境污染暴露水平脆弱性评估指标体系

一、二级指标(1 个)

按照公共健康危险因素暴露水平脆弱性分类,设立环境污染暴露水平脆弱性评估指标($V_{3.2}$)为 V_3 的二级指标。

二、三级指标(5 个)

按照环境污染脆弱性定义和环境污染暴露水平脆弱性基本理论,以及国家对环境空气质量标准及管理要求,$V_{3.2}$ 设立地区环境空气 O_3 年均浓度差异($V_{3.2.1}$)、NO_2 年均浓度差异($V_{3.2.2}$)、$PM_{2.5}$ 年均浓度差异($V_{3.2.3}$)、PM_{10} 年均浓度差异($V_{3.2.4}$)和 SO_2 年均浓度差异($V_{3.2.5}$)5 个三级指标。

三、四级指标(5 个)

$V_{3.2.1}$ 指标设立城区和远郊区环境空气中 O_3 年均浓度差异($V_{3.2.1.1}$)1 个四级指标。

$V_{3.2.2}$ 指标设立城区和远郊区环境空气中 NO_2 年均浓度差异($V_{3.2.2.1}$)1 个四级指标。

$V_{3.2.3}$ 指标设立城区和远郊区环境空气中 $PM_{2.5}$ 年均浓度差异($V_{3.2.3.1}$)1 个四级指标。

$V_{3.2.4}$指标设立城区和远郊区环境空气中 PM_{10}年均浓度差异（$V_{3.2.4.1}$）1 个四级指标。

$V_{3.2.5}$指标设立城区和远郊区环境空气中 SO_2 年均浓度差异（$V_{3.2.5.1}$）1 个四级指标。

四、五级指标

五级指标作为四级指标的数据源（单位）和具体指标的判定依据（见表 4-1. 公共健康脆弱性评估指标和分值体系与评估基准及依据）。

第二节　气候变化暴露水平脆弱性评估指标体系

一、二级指标（1 个）

按照公共健康危险因素暴露水平脆弱性分类，设立气候变化暴露水平脆弱性评估指标（$V_{3.3}$）为 V_3 的二级指标。

二、三级指标（7 个）

按照气候变化脆弱性定义和气候变化暴露水平脆弱性基本理论，以及气候变化公约及监测要求，$V_{3.3}$ 设立年高温天气数差异（$V_{3.3.1}$）、年最高温度差异（$V_{3.3.2}$）、城市热岛效应差异（$V_{3.3.3}$）、年平均温度差异（$V_{3.3.4}$）、年低温天气数差异（$V_{3.3.5}$）、年最低温度差异（$V_{3.3.6}$）和静稳的雾霾天气数差异（$V_{3.3.7}$）7 个三级指标。

三、四级指标（7 个）

$V_{3.3.1}$指标设立城区和远郊区年高温天气数差异（$V_{3.3.1.1}$）1 个四级指标。

$V_{3.3.2}$指标设立城区和远郊区年最高温度差异（$V_{3.3.2.1}$）1 个四级指标。

$V_{3.3.3}$指标设立城区和远郊区热岛强度差异（$V_{3.3.3.1}$）1 个四级指标。

$V_{3.3.4}$指标设立城区和远郊区年平均温度差异（$V_{3.3.4.1}$）1 个四级指标。

$V_{3.3.5}$指标设立城区和远郊区年低温天气数差异（$V_{3.3.5.1}$）1 个四级指标。

$V_{3.3.6}$指标设立城区和远郊区年最低温度差异（$V_{3.3.6.2}$）1 个四级指标。

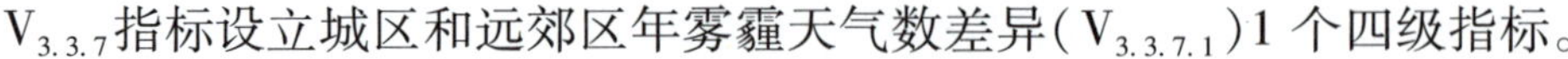

$V_{3.3.7}$指标设立城区和远郊区年雾霾天气数差异($V_{3.3.7.1}$)1 个四级指标。

四、五级指标

五级指标作为四级指标的数据源(单位)和具体指标的判定依据(见表 4-1. 公共健康脆弱性评估指标和分值体系与评分基准及依据)。

第三章　北京环境污染和气候变化危险因素暴露脆弱性评估

第一节　环境污染暴露水平脆弱性评估

一、环境空气 O_3 暴露脆弱性评估

（一）环境空气 O_3 暴露水平城区高于远郊区

2016 年，北京市城区环境空气 O_3 年均浓度为 214 μg/m^3，高于远郊区 11.6%，均高于国家和 WHO 标准[10]。导致 O_3 暴露水平持续上升的驱动力可能有以下两个方面：①环境空气中氮氧化合物（NOx）和挥发性有机物（VOC）在日光作用下，发生光化学反应生成 O_3。北京机动车排放的氮氧化物占全市氮氧化物排放总量 57%，VOC 占全市有机物总量 38%，且呈上升趋势。②机动车辆尾气污染水平明显增高。

（二）国家标准和 WHO 标准差异很大

2005 年，WHO 颁布基于保护全球人类健康为基础的《WHO 空气质量标准》，O_3 年均浓度 100 μg/m^3。2012 年，我国也颁布《国家环境质量标准》，O_3 年均浓度 160 μg/m^3[11-12]。该标准值是基于保护环境质量为基础，而不是以保护公共健康为基础。两个标准值保护对象和保护水平不同。我国 O_3 年均浓度标准值高出 WHO 标准 60%。因此，即使环境空气中 O_3 浓度达到我国环境质量标准，也不能达到保障公众健康水平的目的。这一点应当引起高度重视，需要进

一步完善。

二、环境空气 NO_2 暴露脆弱性评估

(一)环境空气 NO_2 暴露水平城区高于远郊区

2016 年,北京地区城区环境空气 NO_2 年均浓度为 52.7 μg/m^3,高于远郊区 24.6%。除生态涵养区外,环境空气 NO_2 年均浓度均高于国家和 WHO 标准。其中,海淀区最高(58 μg/m^3),其次是房山区、大兴区、通州区等[10]。导致城区 NO_2 年均浓度高的驱动力,主要表现以下四个方面:

1. 城市路网密度和机动车流量快速上升;
2. 城市建筑和工业化能源消耗明显增加;
3. 高新技术产业开发区不断扩大;
4. 园林森林覆盖和林木绿化率城区明显低于远郊区(见图 7-1)。

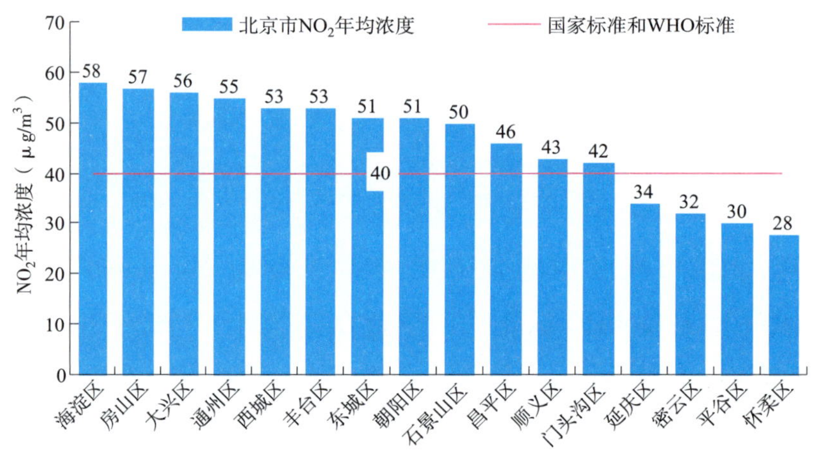

数据来源:2016 年北京市环境状况公报,WHO 环境空气质量准则(2005)

图 7-1 2016 年北京市 16 个区大气 NO_2 浓度分布情况和标准比较

三、环境空气 $PM_{2.5}$ 地区暴露脆弱性评估

(一)环境空气 $PM_{2.5}$ 暴露水平城区高于远郊区

2016 年,北京城区环境空气 $PM_{2.5}$ 年均浓度为 76.5 μg/m^3,高于远郊区 8.7%。16 个区 $PM_{2.5}$ 年均浓度都高于国家标准和 WHO 标准。其中,大兴区最高,其次是房山区和通州区等[10](见图 7-2)。

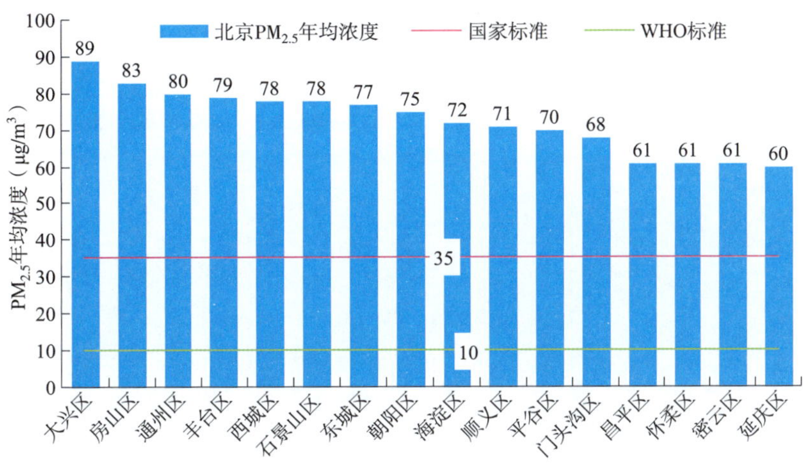

数据来源:2016 年北京市环境状况公报,WHO 环境空气质量准则(2005)

图 7－2 2016 年北京市 16 个区 $PM_{2.5}$ 年均浓度分布情况和国家标准与 WHO 标准比较

(二)国家标准和 WHO 标准差异很大

2005 年,WHO 颁布基于保护全球人类健康为基础的《WHO 空气质量标准》,$PM_{2.5}$年均浓度为 10 μg/m^3。2012 年,我国也颁布了《国家环境质量标准》,$PM_{2.5}$年均浓度为 35 μg/m^3,该标准值是基于保护环境质量为基础,而不是以保护健康为基础。这两个标准保护对象和保护水平是不同的。我国 $PM_{2.5}$ 年均浓度标准值高出 WHO 标准的 2.5 倍。由此可见,即使环境空气中 $PM_{2.5}$浓度达到国家环境质量标准,也不太可能达到保障公众健康水平的目的。

四、环境空气 PM_{10} 暴露脆弱性评估

(一)环境空气 PM_{10} 暴露水平城区高于远郊区

2016 年,北京市城区环境空气 PM_{10} 年均浓度为 96.2 μg/m^3,高于远郊区 9.8%。北京市 16 个区 PM_{10}年均浓度都高于国家标准和 WHO 标准,其中,石景山区最高(107.0 μg/m^3),其次是大兴区和房山区[10](见图 7－3)。

(二)国家标准和 WHO 标准差异很大

2005 年,WHO 颁布了基于保护全球人类健康为基础的《WHO 空气质量标准》,PM_{10}年均浓度为 20 μg/m^3。2012 年,我国也颁布《国家环境质量标准》,PM_{10}年均浓度为 70 μg/m^3。该标准值是基于保护环境质量为基础,而不是以保护健康为基础。两个标准值保护对象和保护水平不同。我国 PM_{10} 年均浓度标

准值高出 WHO 标准 2.5 倍。因此,即使空气中 PM_{10} 浓度达到我国环境质量标准,也不能达到保障公众健康水平的目的。

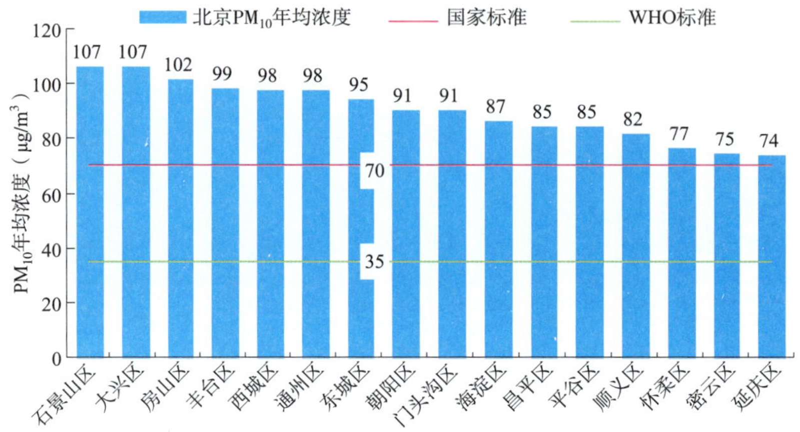

数据来源:2016 年北京市环境状况公报,WHO 环境空气质量准则(2005)

图 7-3 2016 年北京市 16 个区 PM_{10} 年均浓度分布情况和国家标准与 WHO 标准值比较

五、环境空气 SO_2 地区暴露水平脆弱性评估

(一)环境空气 SO_2 暴露水平城区高于远郊区

2016 年,北京市城区环境空气 SO_2 年均浓度 11.3 μg/m³,高于远郊区 3.6%。16 个区 SO_2 年均浓度均低于国家标准和 WHO 标准[10]。由此表明:①北京市环境空气 SO_2 年均浓度城区高于远郊区;②通过加强城区环境空气 SO_2 治理,明显改善环境空气质量(见图 7-4)。

(二)国家标准和 WHO 标准差异很大

2005 年,WHO 颁布了基于保护全球人类健康为基础的《WHO 空气质量标准》,SO_2 年均浓度 20 μg/m³。2012 年,我国也颁布了《国家环境质量标准》,SO_2 年均浓度为 60 μg/m³。该标准值是基于保护环境质量为基础,而不是以保护健康为基础。两个标准值保护对象和保护水平不同。我国 SO_2 年均浓度标准值高出 WHO 标准 2 倍。因此,即使空气中 SO_2 浓度达到我国环境质量标准,也很难达到保障公众健康水平的目的。北京市环境空气 SO_2 年均暴露水平已经符合国际标准的要求,预示以煤为能源污染环境的时代基本结束。

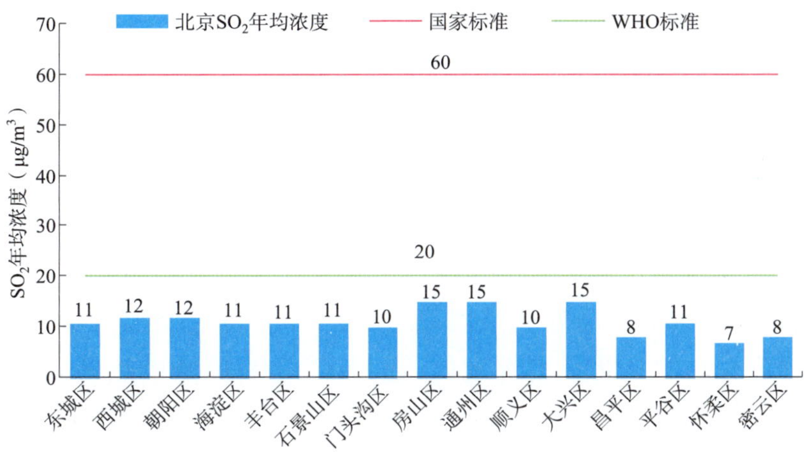

数据来源：2016 年北京市环境状况公报，WHO 环境空气质量准则（2005）

图 7 – 4　2016 年北京市 16 个区二氧化硫年均浓度分布变化情况与国家（际）标准比较

第二节　气候变化暴露水平脆弱性评估

一、年最高温度城区高于远郊区

2015 年，北京市城区年最高温度 40.5 ℃，高于远郊区 2.2 ℃。2015 年与 2000 年相比，城区年最高温度上升 4.5 ℃，高于远郊区 1.8℃。由此表明：①城区年最高温度高于远郊区；②城区升温比远郊区明显；③控制和减少城市气温上升是治理城市热岛效应的重要措施之一[13－14]（见图 7 – 5）。

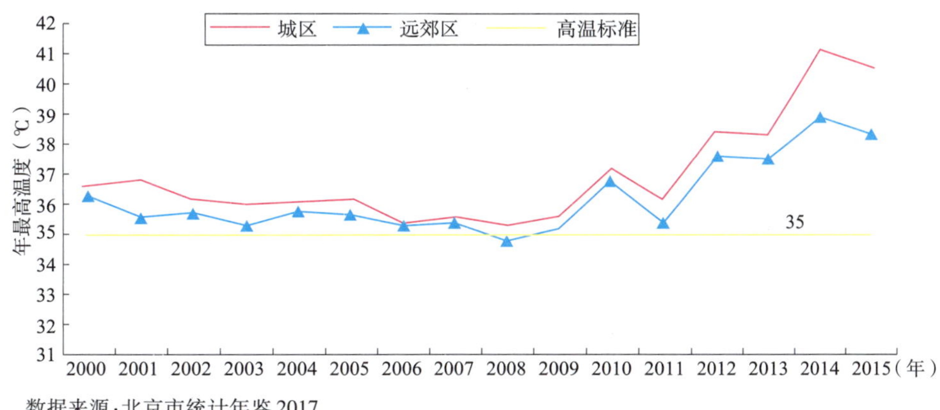

数据来源：北京市统计年鉴 2017

图 7 – 5　2000 ~ 2015 年北京市城区和远郊区年最高温度变化情况

二、东南部地区与核心区城市热岛效应持续增高

从20世纪80年代开始，北京市就出现了城市热岛效应，且强度逐年增加。城区年均温度增长率是郊区的7.7倍。热岛效应集中在通州区（北京城市副中心区）、房山区和核心区。1984～2015年，北京城市热岛范围扩展了4.7倍，城区和远郊区热岛强度差异从1984年的1～2℃增加到2015年的3～6℃。由此表明：①北京地区城市热岛效应强度高、覆盖面广，高于全国城市水平；②城市热岛效应强度最高的是北京南部地区，通州区；③治理城市热岛效应重点在北京东南部，尤其是通州区；④加快生态健康城市副中心区和城南开发建设，是治理城市热岛效应的根本措施[15-16]。

三、重度雾霾天气频发且城区明显高于远郊区

2015年11～12月，重度雾霾天气频发，连续暴表（$PM_{2.5}$ > 300 μg/m^3），最高值超过1000 μg/m^3，持续两周以上。其中，以通州区和大兴区（$PM_{2.5}$大于450 μg/m^3）最严重，是远郊区的5.6倍。这些地区城市化与工业化进程高速

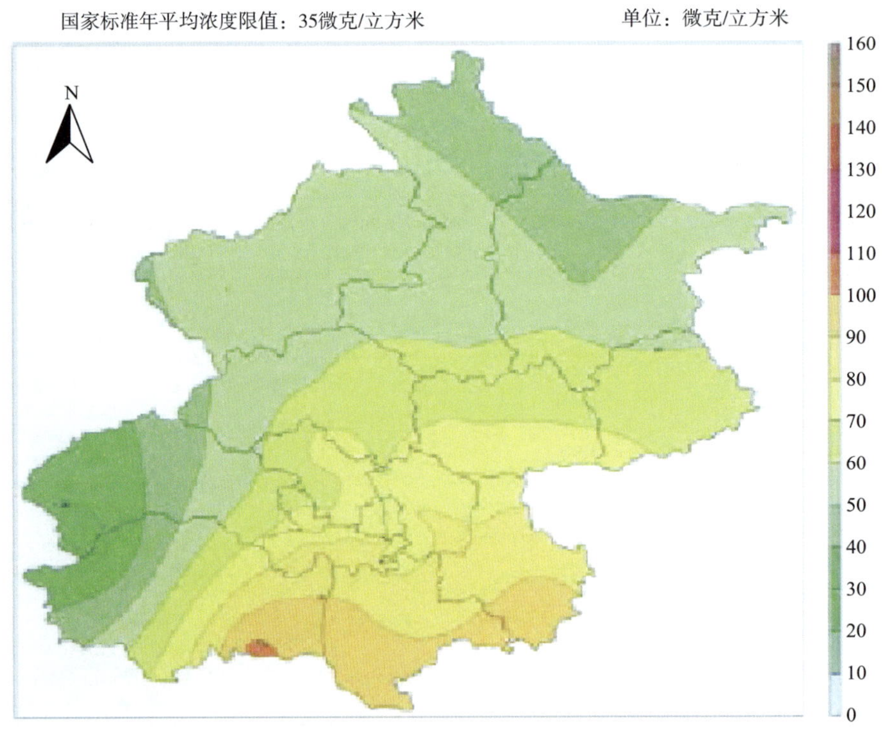

资料来源：2016年北京市环境状况公报，WHO环境空气质量准则（2005）

图7-6　2016年北京市各区$PM_{2.5}$年均浓度分布情况

发展，年气候主风向为下风向[17-18]（见图7-6）。由此表明：①近年来，北京市雾霾天气加重，甚至导致极端灾害天气事件；②城市南部和东南部地区是重灾区；③城市化与工业化进程加快是导致雾霾天气的外在人为因素；④地理位置低平且西、北受太行山脉和燕山山脉影响，年气候主风向为下风向，是导致雾霾天气形成的自然原因；⑤加快生态健康美丽城市副中心区和城南开发建设，是治理静稳的雾霾天气的根本措施。

第三节　环境污染与气候变化根源分析

一、北京地理地貌与生俱来的脆弱性特征

北京市西北部、北部和东北方向三面环山，西北高、东南低，由西北向东南形成了“北京湾”。朝阳、丰台、大兴、通州处于平原开阔地带。这种地势地貌特点决定了特殊的气象环境：①年主风向为西北向东南，偏东风或偏南风为主，特别是在春秋两季更为明显。除本地区环境污染物出现聚集现象外，还导致河北东南部环境污染物向通州区和大兴区聚集，加剧环境污染。②容易形成逆温层。城市建筑规模过大，空间减少，气流紊乱，风速减小，热空气和冷空气对流受阻，使污染物不易扩散，加剧静稳的雾霾天气形成[19]（见图7-7）。

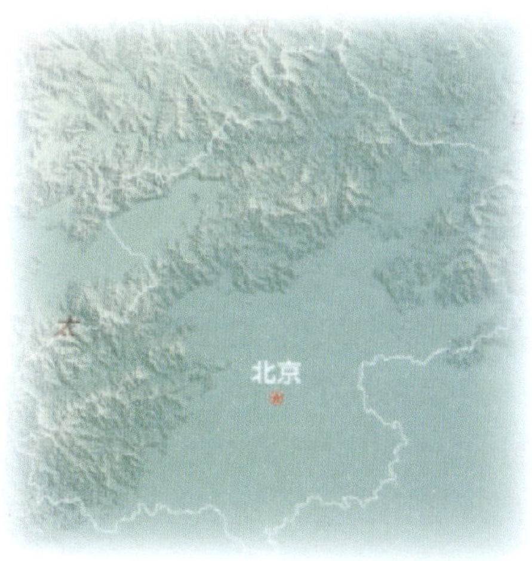

图7-7　北京市地理位置分布

二、城市“六大圈”不合理结构

城市“六大圈”不合理结构是导致北京特大型城市病综合征顽疾（详见第二部分第一章第四节）的人为外在影响因素。

三、天气因素

天气因素是静稳的雾霾天气形成和持续增加的直接原因，突出表现在以下五个方面的薄弱点：

（一）厄尔尼诺现象增强

厄尔尼诺是指太平洋赤道海域海水大范围持续异常升温的现象，一般要持续6个月以上或比往年同期偏高0.5 ℃以上。厄尔尼诺现象增加，使北京市冬季平均气温偏高，冷空气流动减少，污染物持续滞留。

（二）年均雨量减少

2016年，北京市降雨量为669.1 mm。1990～2016年，每年以3.76 mm速度下降。

（三）风速降低

2016年，北京市风速为2.1 m/s。1990～2016年，每年以0.008 m/s速度下降。

（四）相对湿度降低

2016年，北京市相对湿度为53%。1990～2016年，每年以0.13%速度下降。

（五）逆温层形成

逆温层是指在低层大气中，气温随高度增加而升高的现象。逆温层形成的主要原因：

1. 太阳短波辐射使近地面空气加热，造成近地面空气温度升高；
2. 静稳天气频繁，空气对流减弱；
3. 多发生在山谷或盆地，夜晚山坡降温快，冷空气沿斜坡流入低谷和盆地，使原来暖空气受挤抬升，出现温度倒置。逆温层形成，导致空气对流减弱，延迟静稳的雾霾天气存在。

四、生态环境受到恶性破坏

城市建设开发过度，使古都原有的绿地、林木、水源、河流、湖泊和湿地明显减少，植物空气净化能力减弱，城市环境负载能力大幅降低，使城市适应和减缓高温天气、城市热岛效应和静稳的雾霾天气能力明显不足。

五、温室气体效应加剧气候变暖

温室气体（GHG）是指大气中能吸收地面反射的太阳热量，并重新辐射的一些有害气体，例如 CO_2、N_2O、氯氟烃、氟利昂等。温室气体可以破坏大气臭氧层，增加紫外线暴露强度。同时，对太阳辐射的可见光具有高透过性和地球反射的长波辐射具有强吸收性，使地球温度升高。这种温室气体使地球变得更温暖的现象称为“温室效应”。由于人类过度砍伐森林、生物燃料和化石矿物焚烧和工业化进程，交通发展过快等产生二氧化碳等多种温室气体，导致气候逐步变暖。

第四节 北京环境污染与气候变化危险因素暴露脆弱性评估小结

一、环境污染暴露水平区域脆弱性中等

主要依据城区和远郊区环境空气 O_3 年均浓度暴露水平差异性中等、$PM_{2.5}$ 年均浓度暴露水平差异性高、PM_{10}年均浓度暴露水平差异性中等。用分层加权评分法对北京市环境污染暴露水平脆弱性评估，得 3 分，占环境污染暴露脆弱性总分的 54.44%。按照公共健康脆弱性评估矩阵指数表（V_M-1），为中等脆弱性，表示严重程度中等、可能发生（见表 7－1）。

二、气候变化暴露水平区域脆弱性高

主要依据城区和远郊区年高温天气数暴露水平差异性高、热岛效应强度差异性高、年平均气温暴露水平差异性中等、年最低气温暴露水平差异性中等、年静稳的雾霾天气暴露水平差异性极高。

用分层加权评分法对北京市气候变化暴露水平脆弱性评估，得2.65分，占气候变化暴露水平脆弱性总分66.25%。按照公共健康脆弱性评估矩阵指数表（V_M－1），为高脆弱性，表示严重程度很高、罕见发生（见表7－1）。

表7－1　1978～2016年北京市环境污染与气候变化危险因素脆弱性评估结果

公共健康脆弱性评估指标	北京数据	北京脆弱性评估分值和等级		
		评估分值（分）	脆弱指数（%）	评估等级
1. 环境污染危险因素暴露水平脆弱性指标		**2.45**	**54.44**	**中等**
1.1 O_3 年均浓度城区和农村（远郊区）差异，%	11.60	0.80	55.67	中等
1.2 NO_2 年均浓度城区和农村（远郊区）差异，%	24.60	0.60	50.33	低
1.3 $PM_{2.5}$ 年均浓度城区和农村（远郊区）差异，%	27.60	0.70	70.00	高
1.4 PM_{10} 年均浓度城区和农村（远郊区）差异，%	15.00	0.25	55.33	中等
1.5 SO_2 年均浓度城区和农村（远郊区）差异，%	19.90	0.10	25.00	极低
2. 气候变化危险因素暴露水平脆弱性指标		**2.65**	**66.25**	**高**
2.1 年高温天气数城区和农村（远郊区）差异，%	26.90	0.80	66.67	高
2.2 年最高温度城区和农村（远郊区）差异，%	10.20	0.50	50.00	中等
2.3 热岛强度城区和农村（远郊区）差异，%	25.40	0.60	75.00	高
2.4 年平均温度城区和农村（远郊区）差异，%	15.20	0.30	50.00	中等
2.5 年最低温度城区和农村（远郊区）差异，%	18.60	0.25	50.00	中等
2.6 雾霾强度城区和农村（远郊区）差异，倍	5.60	0.20	≥80.00	极高

小结
北京市人口健康脆弱性综合评估

综合第四至七部分，北京市人口健康综合脆弱性主要以人口高敏感性、健康影响控制管理能力、健康危险因素暴露水平和公共健康水平脆弱性高为特征。用分层加权评分法对北京市人口健康脆弱性综合评估，其中，人口高敏感性26.80分，健康影响控制管理能力脆弱性18.54分，公共健康水平脆弱性10.00分，危险因素暴露水平脆弱性13.46分，总分为68.8分。按照公共健康脆弱性评估矩阵指数表(V_M-1)，为高脆弱性，表示脆弱性严重程度高、可能发生。主要依据以下四个方面：

一、人口高敏感性高

主要依据高危人口高敏感性高等。这些因素对北京市人口健康脆弱性贡献率为38.96%。

二、健康影响控制管理能力脆弱性高

主要依据健康相关法律法规和政策制度脆弱性高、控制管理理念和理论体系脆弱性高、标准规范脆弱性高、健康服务体系脆弱性极高和医疗卫生服务体系脆弱性高等。这些因素对北京市人口健康脆弱性贡献率为26.95%。

三、健康危险因素暴露水平脆弱性高

主要依据社会经济因素健康脆弱性高、行为危险因素暴露水平健康脆弱性高、生物遗传因素暴露水平脆弱性高。这些因素对北京市人口健康脆弱性贡献率为19.56%。

四、公共健康水平脆弱性高

主要依据平均期望寿命脆弱性高、孕产妇死亡水平脆弱性高、恶性肿瘤危害脆弱性高、慢性呼吸系统疾病危害脆弱性高、心脏病危害脆弱性中等、脑血管病危害脆弱性中等、糖尿病危害脆弱性中等、传染病危害脆弱性中等、婴儿死亡水平脆弱性中等。这些因素对北京市人口健康脆弱性贡献率为14.53%（见表7－2）。

表7－2　北京市人口健康脆弱性综合评估结果

公共健康脆弱性评估指标	北京脆弱性评估分值和等级		
	评估分值（分）	脆弱指数（%）	评估等级
1. 人口高敏感性	24.80	67.00	高
2. 控制管理水平缺失与不足	18.54	74.16	高
3. 危险因素暴露水平超敏感性	13.46	67.30	高
4. 公共健康水平脆弱性	10.00	66.67	高
总分	68.80	68.80	高

参考文献

[1] Satish, U., M. J. Mendell, K. Shekhar, T, et al. Is CO_2 an Indoor Pollutant? Direct Effects of Low-to-Moderate CO_2 Concentrations on Human Decision-Making Performance[J]. Environmental Health Perspectives, 2012, 120(12), 1671～1677.

[2] Christopher Field, Vicente Barros, Katharine Mach, et al. Climate change 2014: impacts, adaptation, and vulnerability [M]. Intergovernmental Panel on Climate Change, 2014.

[3] G. R. McGregor. Heatwaves and Health: Guidance on Warning-System Development[M]. Geneva: WMO and WHO press, 2015.

[4] Hwang RL, Lin TP, Matzarakis A. Seasonal effects of urban street shading on long-term outdoor thermal comfort[J]. Build Environ, 2011, 46(4):863～870.

[5] Kenny GP, J Yardley, C Brown, et al. Heat stress in older individuals and patients with common chronic diseases[J]. Can. Med. Assoc. J., 2010, 182(10): 1053～1060.

[6] Kántor N, Egerhazi L, Unger J. Subjective estimation of thermal environment in recreational urban spaces-Part 1: investigations in Szeged, Hungary[J]. Int J Biometeorol, 2012, 56(6):1075～1088.

[7] Lin TP, de Dear R, Hwang RL. Effect of thermal adaptation on seasonal outdoor thermal comfort[J]. Int J Climatol, 2011, 31(2):302～312.

[8] Pandey R, Kumar S. Climate vulnerability index—measure of climate change vulnerability to communi-

ties: a case of rural Lower Himalaya, India[J]. Mitig Adapt Strateg Glob Chang, 2012, 17(5):487 ~ 506.

[9]Beelen R, Hoek G, van den Brandt PA, et al. Long-term effects of traffic-related air pollution on mortality in a Dutch cohort (NLCS-Air Study)[J]. Environ Health Perspect,2008, 116:196 ~ 202.

[10]北京市环保局. 2016 年北京环境状况公报. 北京市环保局, 2017.

[11]环境保护部与国家质量监督检验检疫总局. 国家环境空气质量标准[M]. 中国环境科学出版社, 2012.

[12]WHO. Air quality guidelines for particulate matter, ozone, nitrogen dioxide and sulfur dioxide Global update 2005[M]. Geneva: WHO press, 2006.

[13]胡保昆,窦以文,储伟. 北京城区气温变化特征[J]. 气象科技,2014,05:852 - 855 + 873.

[14]刘海涛,杨洁,叶彩华. 全球变暖下 1951—2014 年北京市的季节变化[J]. 中国农学通报,2016, 27:141 ~ 148.

[15]邱海玲. 北京城市热岛效应及绿地降温作用研究[D]. 北京林业大学,2014.

[16]王舒默. 基于 MODIS 数据的北京近地面气温反演及热岛效应研究[D]. 兰州大学,2015.

[17]叶秋敏,苏婧. 华北地区典型雾霾个例分析[A]. 中国气象学会. 第 32 届中国气象学会年会 S1 灾害天气监测、分析与预报[C]. 中国气象学会, 2015:9.

[18]王春云. 关于雾霾天气的形成原因、危害及应对措施分析[J]. 科学中国人,2016,06:183.

[19]Samson, J., D. Berteaux, B. J. McGill, et al. Geographic disparities and moral hazards in the predicted impacts of climate change on human populations[J]. Global Ecology and Biogeography, 2011, 20 (4), 532 ~ 544.

PART8 THE CONTROL AND MANAGEMENT CAPACI TY ASSESSMENT OF PUBLIC HEALTH

第八部分

公共健康影响控制管理能力评估

引　言

通过一至七部分对公共健康危害性和脆弱性评估分析，使我们对公共健康影响有了比较全面系统的认识，为公共健康影响增加的原因和驱动力评价提供了科学依据。然而，根据风险评估原理，还需对公共健康影响控制管理能力这一关键要素进行评估分析。因为控制管理能力是应对公共健康问题的驱动力，是控制和降低风险的重要对策和方式，也是人类在经济社会发展过程中面临各类风险挑战必须不断增强的基础能力与核心措施。为此，联合国协调各成员国不断增强能力建设，创造人类经济社会和谐发展美好的未来。

联合国继千年目标之后，2015 年 9 月又提出新的全球持续发展议程（2016 ~ 2030），在全世界树立“健康的地球，健康的人类”新理念[1]。2016 年 8 月 19 日至 20 日，中共中央召开了全国卫生与健康发展大会，首次提出把健康作为国家发展战略，确定了新时期卫生与健康工作方针：“以基层为重点，以改革创新为动力，预防为主，中西医并重，将健康融入所有政策，人民共建共享。”8 月 26 日，中共中央政治局又审议通过《健康中国 2030 规划纲要》，明确提出要坚持以人民为中心的发展思想，坚持健康优先、改革创新、科学发展、公平公正的原则，以提高人民健康水平为核心，从广泛的健康影响因素入手，全方位、全周期保障人民健康。构建健康服务体系，从根本上控制和消除环境有害因素，预防和控制重大疾病，提高区域人群健康水平。

北京市委、市政府全面落实习近平总书记关于北京作为国家政治中心、文化中心、国际交往中心、科技创新中心的首都核心功能定位指示精神和中共中央、国务院对《北京城市总体规划（2016 ~ 2030）》批复的要求，坚持以人民为中心，统筹推进经济建设、政治建设、文化建设、社会建设和生态文明建设五位一体总体布局，协调推进四个全面，加快推进京津冀协同发展，提速疏解北京非首都功能进程，着力打造北京城市副中心区，积极支持雄安新区建设。坚持以人的健康为核心，大力推进经济结构调整，加大环境污染和城市病治理力度，提高气候变化适应能力和公共健康风险控制管理水平，取得明显成效。

基于区域人口健康危害性和脆弱性研究，参考国际公共健康影响控制管理经验和理论[2-6]，结合我国和北京实际，按照 ISO 风险评估标准[7]和 WHO 公共

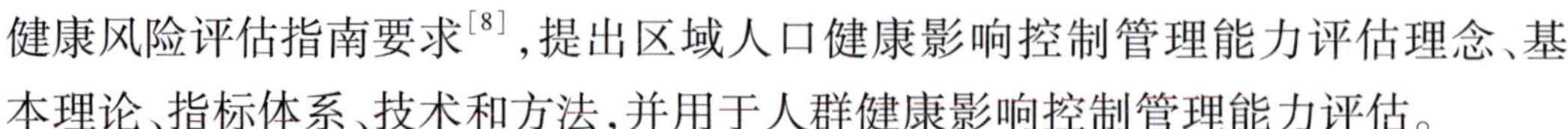

健康风险评估指南要求[8]，提出区域人口健康影响控制管理能力评估理念、基本理论、指标体系、技术和方法，并用于人群健康影响控制管理能力评估。

第一章　公共健康影响控制管理基本理论体系

第一节　公共健康影响控制管理理念

在某些发展中国家,长期以来对公共健康影响控制管理多强调资源配置、机构建设、技术能力提升,而忽视对危害性全过程分析和脆弱性认知,往往从健康危害或突发公共卫生事件造成的灾难进行评价。因此,这是一种粗放性、碎片式且效力不高的管理方式。随着风险评估管理理论的提出及推广应用,逐步形成公共健康影响控制管理新理念和新模式,为制定公共健康管理政策制度、区域健康服务体系和医疗卫生服务体系规划及资源配置,发展学科理论,加强人才队伍建设,指引了前进方向和实施路径。

公共健康影响控制评估理念有别于危害性控制评估。它是建立在对危害性和脆弱性全面评价分析基础上作出的系统综合性决策及全方位管理过程的评价,进而确定优先控制公共健康影响的能力和措施,为科学决策,推进供给侧结构性改革,做好应对准备和能力提升打下良好基础。

第二节　公共健康影响控制管理能力定义

一、控制管理能力定义

控制管理能力是在危害性和脆弱性评估基础上,研究制定控制管理对策及采取相应措施的实践能力。它是将已经明确或潜在的各种危害性和脆弱性优先排序，确定危险关键控制点，提出科学合理的控制管理对策与建议，并按照防控技术能力和管理水平、法律法规、政策制度、标准规范、理念和基本理论、体系规划和资源配置要求，实施监督、检查、考核评估和依法监管，最终评价危害性和脆弱性联合产生的影响控制效果。

二、公共健康影响控制管理能力评估定义

公共健康影响控制管理能力评估是在公共健康危害性和脆弱性评估基础上，按照国际组织规则和倡导、党和国家政府要求及公众、企事业单位、社区和社会各界的期盼，将各种公共健康影响控制管理能力分类分级，并把关键控制点由高到低优先排序和处理，提出科学合理的控制管理对策、规划、行动计划及实施方案和诊疗处置技术等综合措施与管理。依据这些对策和行动计划，开展危害性和脆弱性控制监管、督查，实施过程监测和效果评估，然后对存在的问题和不良效果再进行不断修改完善，建立周而复始，循环往复，持续改进的治理过程和运行机制。

第三节　公共健康影响控制管理理论体系

目前，在大多数发展中国家主要集中在疾病和死亡危害性控制，缺少公共健康影响控制管理工作，对危害性和脆弱性综合系统控制管理能力理论研究和探索更是不足。然而，随着城市化、工业化、人口老龄化、全球化快速发展，人类越来越面临重大疾病、健康问题和突发公共事件的威胁，公共健康风险持续攀升。在应对这些公共健康风险的实践中，深刻认识到应对公共健康风险带来的严重威胁，迫切需要基本理论支撑。公共健康影响的发生发展、转归和地球与人类经济社会发展的各个系统、关键环节有密切联系。因此，公共健康影响控制管理是一项十分复杂的社会民生与公共治理巨大系统工程。令人振奋的是，2015 年联合国首次提出持续发展目标，把健康和保护地球放在全球发展的首要位置。2016 年，中央召开的全国卫生与健康大会，特别是党的十九大对“实施健康中国战略”的部署，符合人类社会历史潮流的发展趋势。

通过梳理、总结、凝练联合国及 WHO 和 ISO、OECD 等国际组织与某些国家

公共健康影响控制管理有关文件(献)、理论和实践经验等系列成果,研究提出了公共健康影响控制管理理论体系框架,主要包括公共健康影响控制核心理论、基础管理理论、系统管理理论、需求质量费用协同制衡理论、综合管理理论、风险可改变理论、防控能力提升理论和中医治未病理论等八个方面的理论。

一、公共健康影响控制核心理论

按照 ISO 风险评估标准,假设当危害性与脆弱性趋于 0,即各自风险分值趋于 1 时,提出风险控制管理水平(风险防控能力)评估理论模型:

$$C(\text{防控能力}) = \frac{1}{R(\text{风险})} \tag{C-1}$$

由此公式表示,防控能力与风险成反比,即防控能力越高,风险越小;反之防控能力越低,风险越大。

该理论模型的重要意义和实际指导价值。风险是可以改变的,通过加强危害控制管理,提高防控能力,可以将风险降至零。为此,增强了人类应对风险的必胜信心、勇气和力量。加强防控能力建设是预防和降低风险最有效的对策。因此,各级党和政府要把防控能力建设作为应对风险的重要对策,全面推进供给侧结构性改革,制定实施区域医疗卫生规划和健康发展规划,不断完善服务体系,优化资源配置,提高技术能力和管理水平,发展新理念和新理论,加强学科和人才队伍建设,从根本上防控风险,将灾难降低到最低水平。

二、公共健康影响基础管理理论

通过对区域公共健康危害性评估和脆弱性评估分析,揭示现代重大疾病谱变化特点和致病原因。重大疾病的发生发展过程主要表现为一病多因,一因多病,多因多病,连锁病因(病因的病因),长期多因素交互作用,逐步向恶性不可逆程度发展。面对如此复杂的疾病,以往却采用简单型、粗放型、分散式管理对策,是难以有效达到防控之目的。因此,必须探索建立应对长期复杂多因素交互作用所致疾病多元化、多层次的控制管理理论,为制定相关法律和政策制度、标准规范、质量管理体系和健康服务体系与医疗卫生服务体系提供科学依据。公共健康基础管理理论主要包括病因控制理论、重大疾病与突发公共卫生事件防控理论和多元化多层次控制理论。

(一)病因控制理论

遵循人类发(患)病、致残和死亡规律,在危害性和脆弱性评估基础上,探索

对病源(原)和病因的系统控制机制:

1. 针对病因和危险因素进行致病因子及其关联性优先排序;

2. 针对疾病严重程度及其致病因子关联性优先控制;

3. 针对疾病严重程度和危险因素交互作用双优先排序控制管理;

4. 针对发病因子复杂程度和连锁反应进行病因的病因控制。

这四种优先控制对策相互依存、相互作用,从而全面系统控制疾病的发生发展,以达到不得病、少得病、晚得病、减少致残与死亡的目的。

(二)重大疾病和突发公共卫生事件防控理论

根据公共健康影响综合评估和全程分析,将重大疾病和突发公共卫生事件防控分为基础预防、一级预防、二级预防、三级预防和四级预防。

基础预防,也称零级预防或病源(原)预防。它比传统意义上的一级预防更前移,重点强调防病工作重心下移,关口前移,从源头抓起。当前,面对健康社会决定因素的严峻挑战,基础预防作用更为突显,党和政府主导作用更为重要。因此,近年来,WHO 提出将健康融入所有政策和健康社会决定因素的新理念,强化法律法规和政策制度在健康保护和促进工作中的基础地位与决定作用,从根本上提升健康服务和健康管理能力,创造绿色生态环境、持续发展经济、和谐文明社会,为防控致病原因,促进人类健康做出应有的贡献。

一级预防(亦称病因预防),是在疾病尚未发生时针对环境污染和气候变化,以及不健康行为和生物遗传等健康危险因素所采取的措施。2016 年,WHO 提出通过健康环境预防疾病的新理念[9],研究健康环境对预防控制疾病的作用、关联性和归因分析,持续推进“合理膳食、适量运动、戒烟限酒、心理平衡”健康行为措施,预防疾病发生。

二级预防(也称“三早”预防)。它是指早发现、早诊断、早治疗。通过对重点人群健康筛查、健康体检、重点人群医学筛查、医学体检和重大疾病早期诊断等手段,及早发现患者,尽早实施治疗,防止疾病发展,提高生存质量,使疾病尽快恢复到健康水平。

三级预防(也称“三及时”控制)。它是指及时急救、及时康复、及时护理。通过发展临床技术、急救措施、重症监护手段和康复护理、生命(或临终)关怀服务,减少疾病残疾,控制死亡,提高生命质量和生活质量,延长寿命,降低病死率、病残率,让不可挽救的生命减少痛苦。

四级预防(也称“突发事件”应对准备管理)。它是指通过对突发公共卫生事件全面系统预案管理，建立卫生应急和/或医学求助指挥调度、监测预警、信息通报和发布、应对处置、善后处理等机制，预防突发事件的发生发展，控制和减少事故灾难程度，尽可能使风险降到最低水平。

（三）多元化多层次控制理论

多元化多层次控制理论，也称“十化”理论，即体制多元化、机制融合化、机构网络化、规划一体化、模式多样化、城乡统筹化、规则国际化、管理属地化、程序规范化和服务信息化。如前所述，重大疾病和突发公共卫生事件防控是一项极其复杂的社会民生系统工程，必须坚持习近平健康观发展理念，遵循疾病发生发展和预防控制规律，推进健康和医疗卫生技术可及性、财政和医保费用支出可承受性、健康效果均等化，创新发展现代治理体制（体制多元化）、政府主导与市场配置资源相结合的新机制（机制融合化），建立和完善健康和医疗卫生服务网络（机构网络化），做好服务体系规划和资源配置优化（规划一体化），推进服务模式多样化（模式多样化），促进城乡卫生与健康统筹协调发展（城乡统筹化），创建国际卫生与健康新规则（规则国际化），落实属地化、全行业管理新要求（管理属地化），建设规范化工作流程（程序规范化），发展基于大数据的综合服务平台和辅助决策系统（服务信息化）（见图 8－1）。

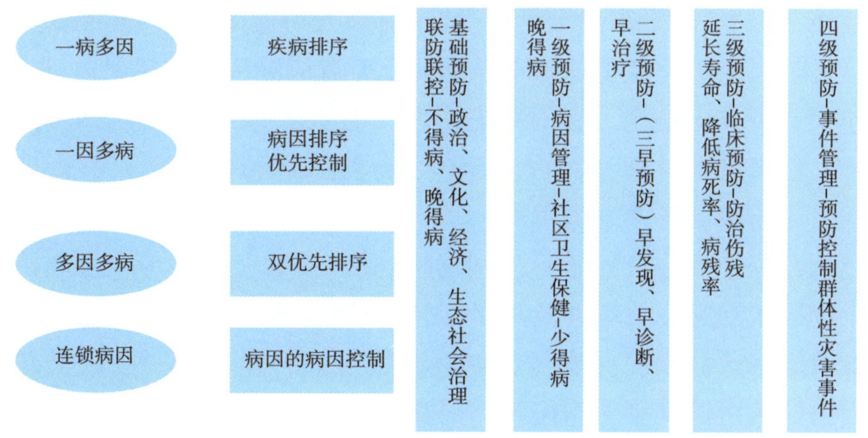

图 8－1　公共健康风险基础控制管理理论体系框架

三、公共健康影响系统管理理论

在许多发展中国家和资源欠发达地区，对于疾病和死亡的控制多半是以医疗机构为单元，形成各自为政的碎片式管理，尚未形成合力，造成医疗资源配置和服务能力不足与过度医疗浪费并存。面对经济社会和科学技术快速发展带来的疾病谱根本性变化、医疗费用高速增长和越来越沉重的疾病负担压力新挑战，现行医疗卫生服务能力和管理水平难以应对，面临很高风险。

全球健康发展的社会实践表明，防控疾病和死亡是人类社会重大民生系统工程。既包括对已发疾病的诊断治疗、康复、老年病护理、濒临死亡的生命关怀和急救，有效减少疾病发生发展和死亡，使疾病向健康和减少残疾的方向发展，又含有对致病因素的识别和控制，预防和减少疾病、残疾和死亡。通过双保险机制达到不得病、少得病、晚得病和保障健康的目的。

因此，对于人类重大疾病健康问题和突发公共事件风险的防控，必须进行系统设计、全面实施和综合管理。当前，更应该着力强调将履行不同职责的健康机构、公共卫生机构、中医药机构、基层医疗卫生机构和一级、二级、三级医疗卫生机构，以及发展改革、环境保护、园林绿化、气象监测、财政税收、金融保险、人力社保、编办、市场监管等有关部门及其专业机构有效衔接，整合优化资源，形成系统整体防控重大疾病和健康损害及突发公共事件的合力。

此外，作为政府更应该强化在全社会发展生态健康经济、生态健康城市，营造清洁环境，维护生态平衡和生物多样性，提高人口健康素养，发展职业与环境健康，优生优育，保护儿童健康和妇女健康，实施从健康人群到死亡人群（全人群）、全生命周期和疾病全过程的系统管理。构建新的大健康社会管理系统，主要包括个人健康终生管理、区域人群重大疾病综合管理、死亡人群管理和健康危险因素监测与控制管理系统集成。

通过大数据挖掘与全面分析，寻求健康损害和重大疾病与社会经济、环境、行为和生物因素之间的关联性及归因，创新发展疾病和健康危害控制与医疗卫生资源配置、服务行为、医保支付、价格调控、财政补偿、金融税收、公共传媒等治理能力的持续协调机制工作模式，为健康规划和医疗卫生服务体系规划及相关政策制度制定、监管、标准规范实施、监测评估、财政、价格、医保等联动合作、卫生健康传媒传播和健康服务业发展等提供科学依据（见图 8 –2）。

理论贡献、重要意义和应用指导价值。公共健康影响系统管理理论的建立，改变了以往单纯进行危害性评估和防控能力评估理念、基本理论，形成了区

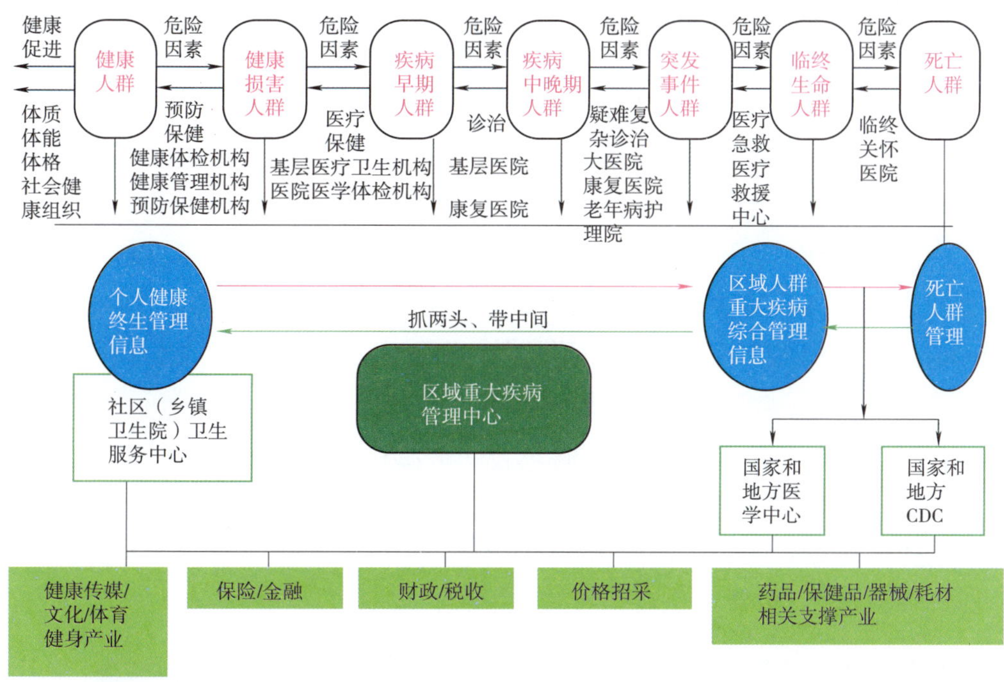

图 8－2　区域人群健康促进和重大疾病防治系统管理理论构架

域人口公共健康危害性、脆弱性和防控能力综合风险评估新理念、新理论。将人口敏感性与社会经济因素、环境因素、行为因素和生物因素等危险因素暴露水平联系起来，进行归因分析。同时，找出人群敏感性和暴露危险因素及防控能力脆弱性，并将两者结合起来，作为防控能力结构调整和能力提升的重要依据，最终形成风险大小，为政府宏观决策、政策制度与标准规范制定、服务体系与资源配置优化、技术能力提升提供科学依据。

评估公共健康影响控制管理能力，有利于推进整合优化区域资源，重构综合医疗、特色专科、康复护理、生命（临终）关怀、医疗急救、基层医疗卫生服务、医养结合等新体系；有利于推进妇女健康、生殖健康、儿童健康、老年健康、职业健康、环境健康等公共健康工作，建立健康体检、健康管理、养生保健、食品营养、健康文化、健康体育、健康旅游、健康传媒、健康环境、生态健康、控烟限酒等健康服务体系；有利于带动健康金融、健康保险、健康财税、生物医药、医疗器械、医用耗材、卫生用品等相关卫生健康支柱产业；有利于不断完善区域重大疾病防治和健康服务网络、综合服务平台及辅助决策系统。

四、公共健康影响控制需求质量费用协同制衡理论

当前，许多国家不仅面临医疗机构管理碎片化，还存在医疗卫生资源配置不均衡、服务能力可及性差、患者无序就医、医疗费用支出浪费过大等弊端。发达国家的经验、运行机制和工作模式正在逐步克服这些问题和难点，特别是21世纪以来，WHO等国际组织和OECD国家更强调以健康为核心的系统化服务，更加完善分级诊疗管理。在保证医疗卫生服务质量的前提下，医疗卫生服务需求、质量和费用支出形成三角形结构，成为构建现代医疗卫生服务体系的重要组成部分和资源配置及运行机制形成的重要基础。患者需求频率越高，所需费用越低。相反，患者需求频率越低，所需费用越高。由此揭示了我国看病难、看病贵形成的原因，即高需求寻求高消费，也为医疗资源配置，医疗机构职能划分、医疗服务行为和患者就医行为指明了方向和路径（如图8－3）。中国医改政策制度设计与实施也正在朝着此方向努力发展。

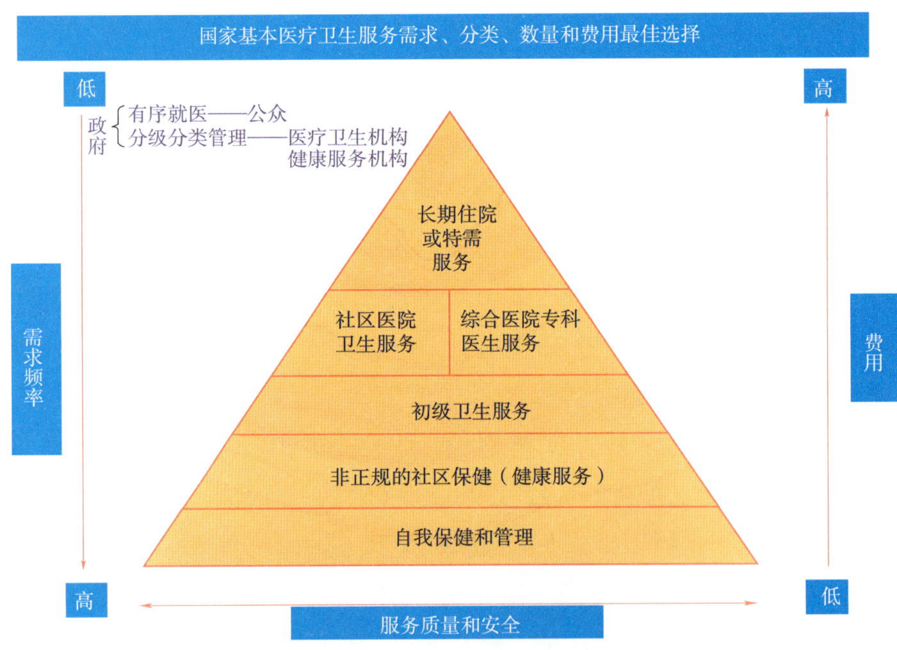

图8－3　健康和医疗卫生服务需求质量费用协同制衡机制

因此，对于健康和疾病管理，首先应强调患者自我管理和家庭、单位互助管理；当患者无力应对和确需要就诊时，再到社区健康保健机构咨询，确认需要进一步诊疗时，再到附近诊所或社区医院诊疗；后者经过询问、检查和初步诊断治

疗,确认处理无效或诊断不清,确需进行进一步诊疗时,再到综合医院或专科医院确诊。当患者的病情得到确诊和及时救治后,可以再转回到康复医院或社区康复。根据病情也可以建议居家康复。

这一理论充分揭示了医疗服务需求、质量和费用相互依存、相互制约、相互促进和协同发展的关联性,符合医学规律、价值规律和市场规律。在制订医疗卫生资源配置和体系建设规划时,应当充分考虑到,在确保医疗质量和安全的基础上,要兼顾患者医疗服务需求和医疗费用支付能力,不能偏重一方而忽视另一方。然而,时至今日,在某些国家和地方,基本医疗保险包打天下,患者过于强调高质量医疗服务,小病到大医院,找名专家的现象普遍存在(无序就医)。同时,基层医疗卫生资源闲置,医护人员向大医院流动,助推以大医院为中心的偏态服务体系和工作模式形成,与 WHO 提出的以健康为核心,着力发展基层医疗卫生服务的理念相背离,造成医疗卫生资源浪费,导致社会公众就医理念错位。

五、公共健康影响控制综合管理理论

公共健康影响控制综合管理理论是指在全面系统进行危害性和脆弱性评估基础上,针对健康危险因素,推进社会经济供给侧结构性改革,统筹推进五位一体的持续发展总体布局,发展生态健康城市、经济、文化,从根本上预防和控制健康社会经济因素及环境因素,推进健康监护、健康管理和预防保健服务,及早发现健康损害,及时得到治疗和医疗保健处理,防止向疾病发生发展。

针对致病危险因素,坚持急慢分治,上下联动,分工协作原则,建立医联体合作网络,提供相互有效衔接的延续性服务,保障患者得到有序就医、规范服务,促进疾病向健康发展,防止疾病向残疾和重度发展。

针对致残危险因素,坚持恢复健康,减少残疾,保障生命质量、生活质量和工作生命质量的原则,加快弥补康复护理短板,积极发展康复医院、综合医院康复科、社区康复、家庭康复和老年病护理等延续性服务网络。保障在综合医院救治的急性期患者能够及时转到康复机构或社区康复组织,继续得到有效康复服务,促进精神心理、身体和器官功能恢复健康,回归社会、家庭和工作岗位,防止疾病向残疾和死亡发展。

针对致死危险因素,坚持救死扶伤,保障生命安全的原则,进一步发展重症医学、急救医学,加快航空(水陆)医学救援建设,完善院前急救网络和院前院内急救有效对接绿色通道,保障急危重症患者能够得到快速规范有效救治,控制和减少死亡。

当前,要特别强调,针对不同重大疾病及其危险因素,坚持预防为主、防治结合、中西医并重、标本兼治的原则,加快建设特色专科医院和诊所,着力发展病因诊疗、精准诊疗、个体诊疗、整体诊疗、移动诊疗和经验诊疗相结合的系统诊疗技术和管理,保障重大疾病能够得到规范、精准、有效、连续诊疗,防止疾病向残疾和死亡发展。

为解决重大疾病复杂疑难程度和优质资源配置的有限性长期存在而难以调和的矛盾,坚持发展高新科学技术、攻坚克难、提高竞争力和影响力的原则,建立国家(际)医学中心、省(直辖市、自治区)医学中心、区域医疗中心,完善疾病预防控制中心、卫生监督中心和生命健康促进中心六大中心,构建卫生与健康大数据库、综合服务和科研成果与高新技术转化平台,打造国家(际)和地方医疗卫生服务与技术指导中心与人才高地。整合优化区域资源,联合攻关解决区域防控重大疾病、关键技术与适宜技术推广难题,为保障国民健康和重大疾病防控提供技术支持(见图 8 -4)。

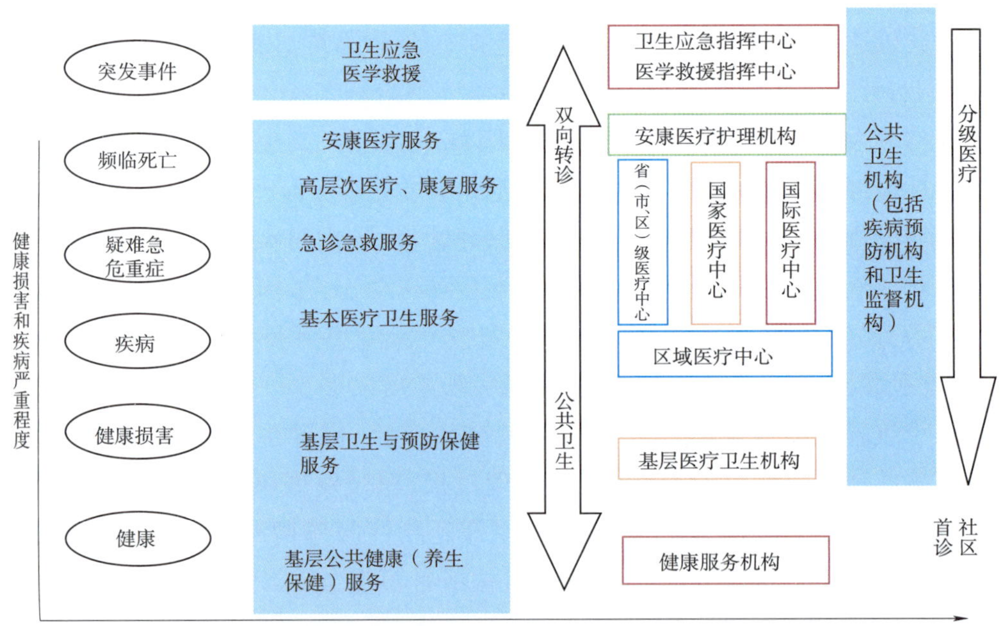

图 8 -4 公共健康风险控制综合服务体系和运行机制示意图

六、公共健康风险可改变理论

按照风险评估原理,风险是由危害性、脆弱性和防控能力三个基本要素所决定的。危害性和脆弱性相互协同，增加风险；防控能力与危害性、脆弱性相互拮抗，降低风险；脆弱性既涉及人群高敏感性和危险因素暴露超敏感性水平，又涵盖防控能力缺失或不足，其中的三个基本要素都有可变因素。由此可见，风险是可以改变的，也是可防可控的。

控制和减少风险，概括起来主要通过以下三个途径：一是降低人群超敏感性等；二是降低危险因素暴露水平；三是提高重大疾病防控能力。通过防控能力提升和人群敏感性与健康危险因素暴露水平降低，可以促进灾难恢复，减少损失。因此，国际组织和各国政府都把能力提升作为保护健康，防治重大疾病和健康问题的重要举措。发达国家和发达的发展中国家政府越来越重视降低人群敏感性和脆弱性措施，多管齐下，全力控制和减少更大风险（见图 8－5）。

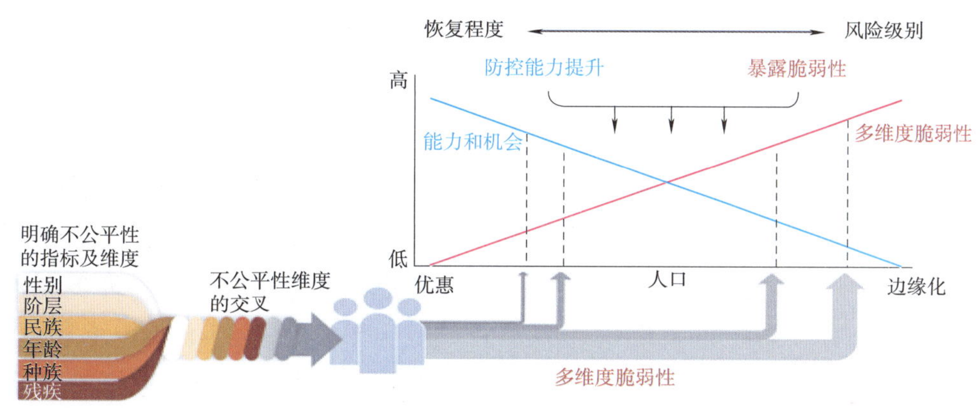

资料来源：IPCC. Climate Change 2014: Impacts, Adaptation, and Vulnerability.

图 8－5　公共健康危害防控能力、人群高敏感性、危险因素暴露超敏感性与风险的关系

七、中医治未病理论

我国劳动人民在长期与大自然共生共存共发展和防治重大疾病的过程中，逐渐形成了中医防治未病理论体系。由经验医学发展成传统医学科学，逐步上升到传统医学文化，进一步升华为传统医学哲学，并向精神文明社会公德核心价值观方向发展。

（一）“中医治未病”基本理论

主要体现以下三个方面：

1. 充分体现了以增强情质、心质和体质为核心的养生、健身、防病和治疗的思想，强调天人合一、人与自然和谐。面对各种挑战，不断适应环境变化，提高

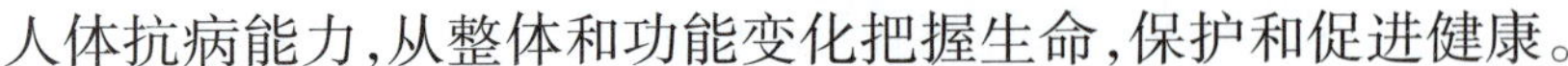

人体抗病能力,从整体和功能变化把握生命,保护和促进健康。

2. 在疾病发生前,注重养生,未病先防,防病在先。

3. "中医治未病"的健康理念,就是让人类遵循自然规律,保护生态健康环境,建设生态健康建筑、土木建筑和生态健康城市,发展生态健康产业,建立和规范健康的生活方式,调整心神情绪、生态、环境、文化、宗教与身体相适应,以达到天人合一,形神统一,阴阳平衡,健康长寿之目的。

(二)"中医治未病"理论特征

中医诊疗既强调个体性,又强调整体性;既强调治标又强调治本;既强调对人的治疗,又强调对环境和经济社会治理;与现代医学相比,充分体现关口前移、重心下移,全方位、全生命周期防控,未病先防、已病防变、已变防渐;它是人类医学和健康科学知识的结晶、理论的升华、文化的提升、智慧的基础、创造的动力。

(三)"中医治未病"理论贡献和应用指导价值

如上所述,由于现代疾病主要是由经济社会决定因素和环境因素所致,因此,迫切需要加强经济社会和环境治理,从根本上消除疾病产生的根源,全面提升公共健康水平。近年来,WHO 强调指出,传统医学越来越被世界许多国家所认识和接纳,并在防控重大疾病和突发公共卫生事件中得到不断传承和发展,而现代医学在应对 NCDs、精神心理疾患,甚至新发传染病,老年退行性疾病等方面显得力不从心,疗效不显著。因此,迫切需要传承和发扬传统医学,强化传统医学与现代医学的紧密合作。只有这样,才能有力、有序、有节、有度应对各种挑战和威胁,保护地球和环境,促进人类健康和经济社会持续发展。由此提示,当前面对多因素长期交互作用引发的非传染性疾病、传染病、精神心理疾患和环境污染相关疾病等重大疾病威胁,更应当重视和发挥传统医学(中医药)整体性、系统性、关联性、协调性的作用。

第二章 公共健康影响控制管理能力指标体系

第一节 公共健康影响控制管理能力评估指标入选基准原则和依据

一、评估指标入选基准的提出

依据公共健康影响防控理论和国际、地区、国家和地方相关法律、法规、标准规范、体系规划、理论体系和技术能力，研究提出公共健康影响控制管理能力入选基准。在人类与重大疾病、健康损害和突发公共卫生事件防控的实践中，逐渐探索并建立了一系列防控理念、基本理论、技术能力和相关政策制度。许多国家和国际组织总结创新性做法和经验教训，凝练提出了相应的指标体系和评估考核办法，为全面认识和建立标准规范的指标体系奠定了良好基础。高星、刘美玲等依据公共健康影响控制管理理念和基本理论，借鉴国际组织和发达国家实践经验，结合我国和北京市实际，研究提出了区域公共健康影响控制管理能力指标入选基准。

二、评估指标入选基准

主要包括以下五个方面：①入选指标要符合科学性、代表性、可测性、可行性要求；②参考国内外文件（献）提出的相关指标，并经过循证医学讨论分析确定[10-11]，鉴于我国和北京市 NCDs 绝大多数都是上升趋势，故主要参考 OECD 国家和美国等下降指标；③联合国及其相关国际组织、OECD 国家和我国有关法律法规、标准规范、策略、行动计划、服务体系和管理要求确定的指标[12-13]；④调查研究和实践经验提出的可借鉴、可推广的指标；⑤经过专家论证明确的指标。

第二节　公共健康影响控制管理能力评估指标体系

依据评估指标选择基准，构建公共健康影响控制管理能力评估指标体系。

一、第三类指标（C）

依据 ISO 风险评估标准、WHO 公共健康风险评估指南和重大疾病（健康问题、突发公共卫生事件）防控规划、指南及应急预案，选择控制管理能力（C）为第三类指标。

二、一级指标（4 个）

将第三类指标按照控制疾病严重程度能力（C_1）、降低脆弱性能力（C_2）、整体防控能力（C_3）和预防危险因素能力（C_4），设立 4 个一级指标。

三、二级指标（25 个）

C_1 按照人群疾病流行防控（$C_{1.1}$）、临床诊断（$C_{1.2}$）、治疗（$C_{1.3}$）、揭示重大疾病发病机制（$C_{1.4}$），设立 4 个二级指标。

C_2 按照防控人群高敏感性可变因素（$C_{2.1}$）、防控暴露危险因素超敏感性（$C_{2.2}$）、建立和完善标准规范（$C_{2.3}$）、提高区域人群健康均等性（$C_{2.4}$）、提高区域技术可及性（$C_{2.5}$）和加强防护体系建设（$C_{2.6}$），设立 6 个二级指标。

C_3 按照突发事件应对体制机制（$C_{3.1}$）、法律法规（$C_{3.2}$）、政策制度（$C_{3.3}$）、服务体系规划（$C_{3.4}$）、资源配置（$C_{3.5}$）、财税金融体系（$C_{3.6}$）、保险体系（$C_{3.7}$）、学科体系（$C_{3.8}$）、人才成长机制（$C_{3.9}$）、质量安全管理（$C_{3.10}$）、大数据、信息化服务和管理平台（$C_{3.11}$），设立 11 个二级指标。

C_4 按照健康危险因素防控（$C_{4.1}$）、公共疾病致病因素防控（$C_{4.2}$）、疾病致残因素防控（$C_{4.3}$）、疾病致死因素防控（$C_{4.4}$），设立 4 个二级指标。

四、三级指标(103个)

$C_{1.1}$按照恶性肿瘤($C_{1.1.1}$)、心脏病($C_{1.1.2}$)、……新发传染病($C_{1.1.7}$)、感染性疾病($C_{1.1.8}$)、病媒传染病($C_{1.1.9}$)、精神心理疾病($C_{1.1.10}$)等重大疾病防控,设立10个三级指标。

$C_{1.2}$按照肺癌($C_{1.2.1}$)、乳腺癌($C_{1.2.2}$)、心脏病($C_{1.2.3}$)、……新发传染病($C_{1.2.8}$)等重大疾病诊断,设立8个三级指标。

$C_{1.3}$按照肺癌($C_{1.3.1}$)、乳腺癌($C_{1.3.2}$)、心脏病($C_{1.3.3}$)、……新发传染病($C_{1.3.8}$)等重大疾病治疗,设立8个三级指标。

$C_{1.4}$按照肺癌($C_{1.4.1}$)、乳腺癌($C_{1.4.2}$)、创伤和中毒($C_{1.4.3}$)、新发传染病($C_{1.4.4}$)、精神心理疾病($C_{1.4.5}$)等发病机制设立9个三级指标。

$C_{2.1}$按照人口总数($C_{2.1.1}$)、……等人群高敏感性可变因素,设立8个三级指标。

$C_{2.2}$按照城市空间合理布局($C_{2.2.1}$)、绿色交通($C_{2.2.2}$)和清洁能源($C_{2.2.3}$),设立控制暴露环境超敏感性3个三级指标。

$C_{2.3}$按照气候变化($C_{2.3.1}$)、环境污染($C_{2.3.2}$)及其相关疾病诊断($C_{2.3.3}$),设立标准规范3个三级指标。

$C_{2.4}$按照人均期望寿命($C_{2.4.1}$)健康水平均等化设立1个三级指标。

$C_{2.5}$按照城乡适宜技术($C_{2.5.1}$)和基本医疗卫生技术($C_{2.5.2}$)等区域技术可及性,设立2个三级指标。

$C_{2.6}$按照公共场所群体防护($C_{2.6.1}$)、室外作业人群防护($C_{2.6.2}$)、气候与环境污染相关疾病防护($C_{2.6.3}$),设立3个三级指标。

$C_{3.1}$按照预测预警($C_{3.1.1}$)、事件判断和分类分级($C_{3.1.2}$)等突发公共卫生事件应对机制,设立5个三级指标。

$C_{3.2}$按照突发公共事件($C_{3.2.1}$)、医疗卫生($C_{3.2.2}$)等相关法律法规,设立8个三级指标。

$C_{3.3}$按照突发事件应急预案($C_{3.3.1}$)、医疗卫生服务与管理($C_{3.3.2}$)等政策制度,设立4个三级指标。

$C_{3.4}$按照医疗卫生服务体系($C_{3.4.1}$)、健康服务体系($C_{3.4.2}$)、医疗卫生相关规划($C_{3.4.3}$)和重大疾病防控规划($C_{3.4.4}$)等,设立5个三级指标。

$C_{3.5}$按照医疗卫生服务资源配置($C_{3.5.1}$)、卫生总费用($C_{3.5.2}$)和个人卫生支出($C_{3.5.3}$),设立3个三级指标。

$C_{3.6}$按照卫生财税金融($C_{3.6.1}$)体系和健康财税金融($C_{3.6.2}$)体系,设立2个三级指标。

$C_{3.7}$按照医疗保险体系($C_{3.7.1}$)和健康保险($C_{3.7.2}$)体系,设立2个三级指标。

$C_{3.8}$按照医疗卫生相关学科体系($C_{3.8.1}$)、健康相关学科体系($C_{3.8.2}$)、中医药学和中西医结合学科($C_{3.8.3}$)体系,设立4个三级指标。

$C_{3.9}$按照医疗卫生人才机制($C_{3.9.1}$)和健康相关人才机制($C_{3.9.2}$),设立2个三级指标。

$C_{3.10}$按照医疗卫生质量安全管理($C_{3.10.1}$),设立1个三级指标。

$C_{3.11}$按照区域健康和医疗卫生信息化综合服务与管理平台($C_{3.11.1}$),设立1个三级指标。

$C_{4.1}$按照社会经济因素预防($C_{4.1.1}$)、环境治理($C_{4.1.2}$)、不健康行为和生活方式控制($C_{4.1.3}$),设立3个三级指标。

$C_{4.2}$按照高血压($C_{4.2.1}$)、高血糖($C_{4.2.2}$)等致病危险因素防控能力,设立5个三级指标。

$C_{4.3}$按照康复能力($C_{4.3.1}$)和护理能力($C_{4.3.2}$)等致残防控能力,设立2个三级指标。

$C_{4.4}$按照急救能力($C_{4.4.1}$),设立1个三级指标。

四、四级指标(251个)

$C_{1.1.1}$按照恶性肿瘤死亡和发病下降率及死亡构成比,设立2个四级指标。

$C_{1.1.2}$按照死亡和急性冠心病事件发生情况,设立2个四级指标。

以此类推,共251个四级指标。

五、五级指标

五级指标作为四级指标的数据源(单位)和具体指标的判定依据(见表8-1.公共健康影响控制管理能力评估指标和分值体系与评分基准及依据)。

表 8－1 公共健康危害性防控能力评估指标和分值体系与评分基准及依据(R_H-1)

一级指标，分值	二级指标，分值	三级指标，分值	四级指标，分值	五级指标(评分基准和依据)
控制疾病严重程度能力(C_1)，30.00分	防控疾病流行能力($C_{1.1}$)，10.00分	恶性肿瘤防控($C_{1.1.1}$)，1.90分	死亡率下降，%($C_{1.1.1.1}$)，1.00分	1.00分：下降≥26.10；0.70分：下降26.00－0.00；0.59分：上升0.10－30.00；0.10分：上升≥30.10(中国癌症报告2017，IARC全球癌症报告2016，OECD国家健康统计报告2017)
			死亡构成比下降，%($C_{1.1.1.2}$)，0.90分	0.90分：下降≥15.10；0.70分：下降15.00－0.00；0.45分：上升0.10－15.00；0.10分：上升≥15.01(中国癌症报告2017，IARC全球癌症报告2016，OECD国家健康统计报告2017)
		心脏病防控($C_{1.1.2}$)，1.70分	死亡率下降，%($C_{1.1.2.1}$)，0.90分	0.90分：下降≥75.10；0.70分：下降75.00－0.00；0.45分：上升0.10－30.00；0.10分：上升≥30.10(中国心血管病报告2017，WHO全球心血管病状况报告2016，OECD国家健康统计报告2017)
			急性冠心病事件发生率下降，%($C_{1.1.2.2}$)，0.80分	0.80分：下降≥20.10；0.60分：下降20.00－00.00；0.30分：上升0.10－10.00；0.10分：上升≥10.10(中国心血管病报告2017，WHO全球心血管病状况报告2016，OECD国家健康统计报告2017)
		脑血管病防控($C_{1.1.3}$)，1.50分	死亡率下降，%($C_{1.1.3.1}$)，0.80分	0.80分：下降≥80.10；0.60分：80.00－00.00；0.40分：上升0.10－20.00；0.10分：上升≥20.10(中国心血管病报告2017，WHO全球心血管病状况报告2016)
			脑卒中事件发生率下降，%($C_{1.1.3.2}$)，0.70分	0.70分：下降≥15.10；0.55分：下降15.00－0.00；0.40分：上升0.10－30.00；0.10分：上升≥30.10(中国心血管病报告2017，WHO全球心血管病状况报告2016，OECD国家健康统计报告2017)
		糖尿病防控($C_{1.1.4}$)，1.20分	死亡率下降，%($C_{1.1.4.1}$)，0.70分	0.70分：>下降≥10.10；0.50分：下降10.00－0.00；0.40分：上升0.10－10.00；0.10分：上升≥10.10(国家与地方糖尿病状况报告2016，WHO全球糖尿病状况报告2016，OECD国家健康统计报告2017)
			患病率下降，%($C_{1.1.4.2}$)，0.50分	0.50分：下降≥20.10；0.35分：下降20.00－0.00；0.25分：上升0.10－5.00分；0.10分：上升≥5.10(国家与地方糖尿病状况报告2016，WHO全球糖尿病状况报告2016，OECD国家健康统计报告2017)

续表

一级指标，分值	二级指标，分值	三级指标，分值	四级指标，分值	五级指标（评分基准和依据）
控制疾病严重程度能力（C_1），30.00分	防控疾病流行能力（$C_{1.1}$），10.00分	COPD防控（$C_{1.1.5}$），1.00分	死亡率下降，%（$C_{1.1.5.2}$），0.60分	0.60分：下降≥30.10；0.40分：下降30.00－0.00；0.30分：上升0.10－15.00；0.10分：上升≥15.10（国家与地方COPD状况报告2016，WHO全球NCDs状况报告2014，OECD国家健康统计报告2017）
			死亡构成比下降，%（$C_{1.1.5.1}$），0.40分	0.40分：下降≥15.10；0.30分：下降15.00－0.00；0.20分：上升0.10－5.00；0.10分：上升≥5.10（国家与地方COPD状况报告2016，WHO全球NCDs状况报告2014，OECD国家健康统计报告2017）
		创伤和中毒防控（$C_{1.1.6}$），0.80分	死亡率下降，%（$C_{1.1.6.1}$），0.50分	0.50分：下降≥30.10；0.40分：下降30.00－0.00；0.30分：上升0.10－5.00；0.10分：上升≥5.10（国家与地方创伤和中毒状况报告2016，WHO全球伤害与中毒状况报告2015）
			发（患）病率下降，%（$C_{1.1.6.2}$），0.30分	0.30分：下降20.00－0.00；0.20分：上升0.10－20.00；0.10分：上升20.10－30.00；0.05分：上升≥30.10（国家与地方创伤和中毒状况报告2016，WHO全球伤害与中毒状况报告2015）
		传染病防控（$C_{1.1.7}$），0.80分	死亡率下降，%（$C_{1.1.7.1}$），0.50分	0.50分：下降≥10.10；0.35分：下降10.00－0.00；0.20分：上升0.00－10.00；0.10分：上升≥10.10（全国法定传染病疫情概况2016，WHO世界卫生统计报告2016）
			发（患）病率下降，%（$C_{1.1.7.2}$），0.30分	0.30分：下降≥50.10；0.20分：下降50.00－0.00；0.10分：上升0.00－10.00；0.05分：上升≥10.10（全国法定传染病疫情概况2016，WHO世界卫生统计报告2016）
		病媒传染病（$C_{1.1.8}$），0.60分	死亡率下降，%（$C_{1.1.8.1}$），0.40分	0.40分：下降≥30.10；0.30分：下降30.00－0.00；0.20分：上升0.00－10.00；0.10分：上升≥10.10（全国法定传染病疫情概况2016，WHO世界卫生统计报告2016）
			发（患）病率下降，1/10万（$C_{1.1.8.2}$），0.20分	0.20分：下降≥50.10；0.15分：下降50.00－0.00；0.10分：上升0.00－10.00；0.05分：上升≥10.10（全国法定传染病疫情概况2016，WHO世界卫生统计报告2016）

续表

一级指标，分值	二级指标，分值	三级指标，分值	四级指标，分值	五级指标（评分基准和依据）
控制疾病严重程度能力（C_1），30.00 分	防控疾病流行能力（$C_{1.1}$），10.00 分	精神心理疾病防控（$C_{1.1.9}$），0.50 分	发（患）病率下降（$C_{1.1.9.1}$），0.30 分	0.30 分：下降≥20.10；0.25 分：下降 20.00－0.00；0.15 分：上升 0.00－10.00；0.10 分：上升≥10.10（国家与地方精神心理疾病状况报告 2016，WHO 精神卫生统计报告 2014）
			发（患）病率下降（$C_{1.1.9.1}$），0.20 分	0.20 分：下降≥30.10；0.15 分：下降 30.00－0.00；0.10 分：上升 0.00－10.00；0.05 分：上升≥10.10（国家与地方精神心理疾病状况报告 2016，WHO 精神卫生统计报告 2014）
	临床诊断能力（$C_{1.2}$），7.00 分	肺癌诊断（$C_{1.2.1}$），1.60 分	早发现早诊断措施全覆盖程度（$C_{1.2.1.1}$），1.60 分	1.60 分：全面；1.40 分：比较全面；1.20 分：部分；1.00 分：小部分（中国原发性肺癌诊疗规范 2015，WHO 肺癌早期诊断指南 2015）
		乳腺癌诊断（$C_{1.2.2}$），1.40 分	早发现早诊断措施全覆盖程度（$C_{1.2.2.1}$），1.40 分	1.40 分：全面；1.20 分：较全面；0.80 分：部分；0.35 分：小部分（中国原发性肺癌诊疗规范 2015，WHO 乳腺癌诊断指南 2015）
		心脏病诊断（$C_{1.2.3}$），1.20 分	早发现早诊断措施全覆盖程度（$C_{1.2.3.1}$），1.20 分	1.20 分：全面；1.00 分：较全面；0.80 分：部分；0.60 分：小部分（中国心血管病防治指南 2017，WHO 全球心血管病防治指南 2011）
		脑血管病诊断（$C_{1.2.4}$），1.00 分	早发现早诊断措施全覆盖程度（$C_{1.2.4.1}$），1.00 分	1.00 分：全面；0.80 分：较全面；0.70 分：部分；0.40 分：小部分（中国心血管病防治指南 2017，WHO 全球心血管病防治指南 2011）
		糖尿病诊断（$C_{1.2.5}$），0.80 分	早发现早诊断措施全覆盖程度（$C_{1.2.5.10}$），0.80 分	0.80 分：全面；0.70 分：较全面；0.40 分：部分；0.20 分：小部分（中国 2 型糖尿病防治指南 2017，WHO 全球糖尿病防治指南 2016，美国糖尿病学会糖尿病诊疗标准 2017）
		COPD 诊断（$C_{1.2.6}$），0.60 分	早发现早诊断措施全覆盖程度（$C_{1.2.6.1}$），0.60 分	0.60 分：全面；0.55 分：较全面；0.30 分：部分；0.25 分：小部分（中国 COPD 诊治指南 2013，GOLD 慢性阻塞性肺疾病全球倡议：COPD 诊断、治疗与预防全球策略 2016）
		新发传染病诊断和新发疫情判断（$C_{1.2.7}$），0.40 分	诊断和判断新发疫情能力（$C_{1.2.7.1}$），0.40 分	0.40 分：完善；0.35 分：较完善；0.20 分：基本建立（中国新发传染病防治指南 2016，WHO 新发传染病临床评估和应对框架 2016）

续表

一级指标，分值	二级指标，分值	三级指标，分值	四级指标，分值	五级指标（评分基准和依据）
控制疾病严重程度能力（C_{1}），30.00分	治疗能力（$C_{1.3}$），7.00分	肺癌治疗（$C_{1.3.1}$），1.60分	精准治疗（$C_{1.3.1.1}$），0.90分	0.90分：健全；0.60分：较健全；0.30分：基本建立（中国原发性肺癌诊疗规范2015，WHO肺癌诊治指南2015）
			中医（传统医学）治疗全覆盖程度（$C_{1.3.1.2}$），0.70分	0.70分：全面；0.60分：较全面；0.30分：部分；0.20分：小部分（中华中医药学会肿瘤中医诊疗指南2016）
		乳腺癌治疗（$C_{1.3.2}$），1.40分	精准治疗（$C_{1.3.2.1}$），0.80分	0.80分：健全；0.60分：较健全；0.20分：基本建立（中国抗癌协会乳腺癌诊治指南与规范2017，WHO乳腺癌诊治指南2015）
			中医（传统医学）治疗全覆盖程度（$C_{1.3.2.2}$），0.60分	0.60分：全面；0.40分：较全面；0.35分：部分；0.25分：小部分（中华中医药学会肿瘤中医诊疗指南2016）
		心脏病治疗（$C_{1.3.3}$），1.20分	精准治疗全覆盖程度（$C_{1.3.3.1}$），0.70分	0.70分：全面；0.50分：较全面；0.40分：部分；0.20分：小部分（中国心血管病防治指南2017，WHO全球心血管病防治指南2011）
			中医（传统医学）治疗全覆盖程度（$C_{1.3.3.2}$），0.50分	0.50分：全面；0.30分：较全面；0.20分：部分；0.10分：小部分（中华中医药学会慢性肺源性心脏病中医诊疗指南2014）
		脑血管病治疗（$C_{1.3.4}$），1.00分	精准治疗全覆盖程度（$C_{1.3.4.1}$），0.60分	0.60分：全面；0.40分：较全面；0.20分：部分；0.15分：小部分（中国心血管病防治指南2017，中华医学会神经病学分会中国脑血管病诊治指南与共识2016，WHO全球心血管病防治指南2011）
			中医（传统医学）治疗全覆盖程度（$C_{1.3.4.2}$），0.40分	0.40分：全面；0.20分：较全面；0.15分：部分；0.10分：小部分（中华中医药学会中国脑血管病中医诊疗指南2015）
		糖尿病治疗（$C_{1.3.5}$），0.70分	精准治疗全覆盖程度（$C_{1.3.5.1}$），0.40分	0.40分：全面；0.20分：较全面；0.10分：部分；0.08分：小部分（中国2型糖尿病防治指南2017，美国糖尿病学会糖尿病诊疗指南2016）
			中医（传统医学）治疗全覆盖程度（$C_{1.3.5.2}$），0.30分	0.30分：全面；0.10分：较全面；0.10分：部分；0.08分：小部分（中国中医科学院国际中医药糖尿病诊疗指南2017）
		COPD治疗（$C_{1.3.6}$），0.50分	精准治疗全覆盖程度（$C_{1.3.6.1}$），0.30分	0.30分：全面；0.26分：较全面；0.15分：部分；0.10分：小部分（中华医学会呼吸病学分会中国慢性阻塞性肺疾病诊治指南2013，GOLD慢性阻塞性肺疾病全球倡议：COPD诊断、治疗与预防全球策略2016）
			中医（传统医学）治疗全覆盖程度（$C_{1.3.6.2}$），0.20分	0.20分：全面；0.15分：较全面；0.10分：部分；0.05分：小部分（中华中医学会慢性阻塞性肺疾病中医诊疗指南2011）

续表

一级指标,分值	二级指标,分值	三级指标,分值	四级指标,分值	五级指标(评分基准和依据)
控制疾病严重程度能力(C_1),30.00分	治疗能力($C_{1.3}$),7.00分	伤害和中毒治疗($C_{1.3.7}$),0.40分	精准治疗全覆盖程度($C_{1.3.7.1}$),0.30分	0.30分:全面;0.25分:较全面;0.20分:部分;0.10分:小部分(中国伤害防治指南2016,WHO健康伤害与中毒防治指南2015)
			中医(传统医学)治疗全覆盖程度($C_{1.3.7.2}$),0.10分	0.10分:全面;0.08分:较全面;0.06分:部分;0.04分:小部分(中华中医学会中医治疗跌打损伤验方2016)
		新发传染病治疗($C_{1.3.8}$),0.20分	新发传染病治疗全覆盖程度($C_{1.3.8.1}$),0.15分	0.15分:全面;0.12分:较全面;0.08分:部分;0.05分:小部分(中国新发传染病防治指南2016,WHO新发传染病临床评估和应对框架2016)
			中医(传统医学)治疗全覆盖程度($C_{1.3.8.2}$),0.05分	0.05分:全面;0.04分:较全面;0.02分:部分;0.02分:小部分(病毒性传染病中医治疗概要2012,传染病的中医预防和治疗2011)
	揭示和防控发病机制能力($C_{1.4}$),6.00分	肺癌($C_{1.4.1}$),1.20分	认知程度和理论体系形成($C_{1.4.1.1}$),0.70分	0.70分:健全;0.60分:较健全;0.40分:基本建立;0.30分:缺失(中国原发性肺癌诊疗规范2015,WHO癌症控制:知识转化行动2014)
			基于发病机制靶向治疗技术全覆盖程度($C_{1.4.1.2}$),0.50分	0.50分:全面;0.40分:较全面;0.30分:部分;0.15分:小部分(中国原发性肺癌诊疗规范2015,WHO癌症控制:知识转化行动2014)
		乳腺癌($C_{1.4.2}$),1.10分	认知程度和理论体系($C_{1.4.2.1}$),0.60分	0.60分:健全;0.45分:较健全;0.30分:基本建立;0.25分:缺失(中国乳腺癌防治指南2015,WHO癌症控制:知识转化行动2014)
			基于发病机制靶向治疗技术全覆盖程度($C_{1.4.2.2}$),0.50分	0.50分:全面;0.40分:较全面;0.30分:部分;0.15分:小部分(中国乳腺癌防治指南2015,WHO癌症控制:知识转化行动2014)
		心脏病($C_{1.4.3}$),0.90分	认知程度和理论体系($C_{1.4.3.1}$),0.50分	0.50分:健全;0.35分:较健全;0.25分:基本建立;0.20分:缺失(中国心血管病防治指南2017,WHO全球心血管病防控指南2011)
			基于发病机制靶向治疗技术全覆盖程度($C_{1.4.3.2}$),0.40分	0.40分:全面;0.32分:较全面;0.20分:部分;0.15分:小部分(中国心血管病防治指南2017,WHO全球心血管病防控指南2011)
		脑血管病($C_{1.4.4}$),0.80分	认知程度和理论体系($C_{1.4.4.1}$),0.45分	0.45分:健全;0.35分:较健全;0.20分:基本建立;0.15分:缺失(中国心血管病防治指南2017,WHO全球心血管病防控指南2011)
			基于发病机制靶向治疗技术全覆盖程度($C_{1.4.4.2}$),0.35分	0.35分:全面;0.25分:较全面;0.15分:部分;0.10分:小部分(中国心血管病防治指南2017,WHO全球心血管病防控指南2011)

续表

一级指标，分值	二级指标，分值	三级指标，分值	四级指标，分值	五级指标（评分基准和依据）
控制疾病严重程度能力（C_{1}），30.00分	揭示和防控发病机制能力（$C_{1.4}$），6.00分	糖尿病（$C_{1.4.5}$），0.60分	认知程度和理论体系（$C_{1.4.5.1}$），0.35分	0.35分：健全；0.25分：较健全；0.15分：基本建立；0.10分：缺失（中国2型糖尿病防治指南2017，美国糖尿病学会糖尿病诊疗指南2016）
			基于发病机制靶向治疗技术全覆盖程度（$C_{1.4.5.2}$），0.25分	0.25分：全面；0.19分：较全面；0.15分：部分；0.10分：小部分（中国2型糖尿病防治指南2017，美国糖尿病学会糖尿病诊疗指南2016）
		COPD（$C_{1.4.6}$），0.50分	认知程度和理论体系（$C_{1.4.6.1}$），0.30分	0.30分：健全；0.23分：较健全；0.15分：基本建立；0.05分：缺失（中华医学会呼吸病学分会中国慢性阻塞性肺疾病诊治指南2013，GOLD慢性阻塞性肺疾病全球倡议：COPD诊断、治疗与预防全球策略2016）
			基于发病机制靶向治疗技术全覆盖程度（$C_{1.4.6.2}$），0.20分	0.20分：全面；0.18分：较全面；0.10分：部分；0.05分：小部分（中华医学会呼吸病学分会中国慢性阻塞性肺疾病诊治指南2013，GOLD慢性阻塞性肺疾病全球倡议：COPD诊断、治疗与预防全球策略2016）
		创伤和中毒（$C_{1.4.7}$），0.40分	认知程度和理论体系（$C_{1.4.7.1}$），0.25分	0.25分：健全；0.20分：较健全；0.15分：基本建立；0.05分：缺失（中国伤害防治指南2016，WHO健康伤害与中毒防治指南2015）
			基于发病机制靶向治疗技术全覆盖程度（$C_{1.4.7.2}$），0.15分	0.15分：全面；0.12分：较全面；0.08分：部分；0.05分：小部分（中国伤害防治指南2016，WHO健康伤害与中毒防治指南2015）
		新发传染病（$C_{1.4.8}$），0.30分	认知程度和理论体系（$C_{1.4.8.1}$），0.20分	0.20分：健全；0.16分：较健全；0.11分：基本建立；0.05分：缺失（中国新发传染病防治指南2016，WHO新发传染病临床评估和应对框架2016）
			基于发病机制治疗技术全覆盖程度（$C_{1.4.8.2}$），0.10分	0.10分：全面；0.08分：较全面；0.06分：部分；0.03分：小部分（中国新发传染病防治指南2016，WHO新发传染病临床评估和应对框架2016）
		精神心理疾病（$C_{1.4.9}$），0.20分	认知程度和理论体系（$C_{1.4.9.1}$），0.15分	0.15分：健全；0.11分：较健全；0.10分：基本建立；0.05分：缺失（国家重性精神疾病管理治疗工作规范2012，WHO精神卫生行动计划2013－2020）
			基于发病机制治疗技术全覆盖程度（$C_{1.4.9.2}$），0.05分	0.05分：全面；0.04分：较全面；0.03分：部分；0.02分：小部分（国家重性精神疾病管理治疗工作规范2012，WHO精神卫生行动计划2013－2020）

续表

一级指标，分值	二级指标，分值	三级指标，分值	四级指标，分值	五级指标(评分基准和依据)
降低脆弱性能力(C_2)，26.00分	防控人群高敏感性可变因素($C_{2.1}$)7.00分	人口总数控制和保护($C_{2.1.1}$)，2.00分	人口结构疏解对策($C_{2.1.1.1}$)，1.20分	1.20分：完善；0.90分：较完善；0.40分：缺失(国家人口发展规划2016～2030，联合国人口统计报告2016)
			正常人群防护措施($C_{2.1.1.2}$)，0.80分	0.80分：完善；0.60分：较完善；0.30分：缺失(国家人口发展规划2016～2030，联合国人口统计报告2016)
		儿童人口调控($C_{2.1.2}$)，1.50分	落实二孩政策能力($C_{2.1.2.1}$)，0.90分	0.90分：全面；0.70分：较全面；0.40分：部分；0.30分：小部分(国家全面二孩政策2016，联合国儿童权利宣言)
			儿童防护措施($C_{2.1.2.2}$)，0.60分	0.60分：完善；0.40分：较完善；0.30分：基本建立(关于加强儿童医疗卫生服务改革与发展的意见2016，WHO关爱孩子的成长和发展2015)
		孕产妇保护($C_{2.1.3}$)，1.30分	孕产妇的防护措施($C_{2.1.3.1}$)，0.70分	0.70分：完善；0.50分：较完善；0.30分：缺失(国家与地方孕产妇健康保护与促进指南2016，WHO关于孕产妇和新生儿健康促进干预建议2015)
			高龄高危孕产妇应急处置措施($C_{2.1.3.2}$)，0.60分	0.60分：完善；0.45分：较完善；0.20分：缺失(国家卫生计生委关于切实做好高龄孕产妇管理服务和临床救治的意见2016，WHO关于孕产妇和新生儿健康促进干预建议2015)
		控制和保护露天作业人群($C_{2.1.4}$)，0.80分	露天作业人群防护措施($C_{2.1.4.1}$)，0.80分	0.80分：完善；0.60分：较完善；0.20分：基本建立(国家气象局高温热浪天气预警级别标准，WHO热浪和健康预警系统指南2015)
		残疾人口控制和保护($C_{2.1.6}$)，0.60分	疾病残疾政策落实全覆盖程度($C_{2.1.5.1}$)，0.35分	0.35分：全面；0.25分：较全面；0.20分：部分；0.10分：小部分("十二五"时期康复医疗工作指导意见2012，卫生部办公厅关于开展建立完善康复医疗服务体系试点工作方案2011，WHO社区康复指南2010)
			疾病残疾康复措施($C_{2.1.5.2}$)，0.25分	0.25分：完善；0.18分：较完善；0.10分：缺失("十二五"时期康复医疗工作指导意见2012，卫生部办公厅关于开展建立完善康复医疗服务体系试点工作方案2011，WHO社区康复指南2010)
		基础病人群控制和保护($C_{2.1.6}$)，0.50分	基础病控制政策落实全覆盖程度($C_{2.1.6.1}$)，0.30分	0.30分：全面；0.25分：较全面；0.15分：部分；0.08分：小部分(中国防治慢性病中长期规划2017～2025，WHO全球NCDs预防和控制行动计划2013～2020)
			基础病人群的防护措施全覆盖程度($C_{2.1.6.2}$)，0.20分	0.20分：全面；0.15分：较全面；0.10分：部分；0.07分：小部分(中国防治慢性病中长期规划2017～2025，WHO全球NCDs预防和控制行动计划2013～2020)

续表

一级指标，分值	二级指标，分值	三级指标，分值	四级指标，分值	五级指标（评分基准和依据）
降低脆弱性能力（C_2），26.00分	防控人群高敏感性可变因素（$C_{2.1}$）7.00分	老年人口控制和保护（$C_{2.1.7}$），0.40分	老年人控制管理政策落实全覆盖程度（$C_{2.1.7.1}$），0.25分	0.25分：全面；0.18分：较全面；0.12分：部分；0.08分：小部分（中国老龄事业发展"十三五"规划2016，WHO关于全球老龄化和健康的战略和行动计划2015）
			老年人口防护措施全覆盖程度（$C_{2.1.7.2}$），0.15分	0.15分：全面；0.12分：较全面；0.08分：部分；0.05分：小部分（中国老龄事业发展"十三五"规划2016，WHO关于全球老龄化和健康的战略和行动计划2015）
	防控暴露危险因素超敏感性（$C_{2.2}$），6.00分	城市空间合理布局（$C_{2.2.1}$），3.00分	城市公共交通网（$C_{2.2.1.1}$），1.00分	1.00分：健全；0.80分：较健全；0.60分：缺失（国家与地方城市发展总体规划2016，WHO健康城市发展框架2015，OECD国家城市交通概况2017）
			绿色生态建筑全覆盖程度（$C_{2.2.1.2}$），0.80分	0.80分：全面；0.50分：较全面；0.35分：部分；0.20分：小部分（国家与地方城市发展总体规划2016，WHO绿色、生态和健康城市标准2015，OECD国家绿色生态城市发展概况2013）
			绿色生态工业全覆盖程度（$C_{2.2.1.3}$），0.70分	0.70分：全面；0.45分：较全面；0.25分：部分；0.20分：小部分（国家与地方国民经济和社会发展统计公报2016，WHO绿色、生态和健康城市标准2015）
			垃圾处理场全覆盖程度（$C_{2.2.1.7}$），0.50分	0.50分：全面；0.35分：较全面；0.20分：部分；0.04分：小部分（国家生活垃圾填埋场污染控制标准GB16889～2008，WHO绿色、生态和健康城市标准2015）
		绿色交通（$C_{2.2.2}$），2.00分	绿色出行比例，%（$C_{2.2.2.1}$），1.20分	1.20分：≥90.00；0.90分：<90.00；0.40分：≤50.00；0.20分：≤25.00（国家绿色交通标准体系2016，WHO绿色、生态和健康城市标准2015）
			柴油机动车控制措施全覆盖程度（$C_{2.2.2.2}$），0.80分	0.80分：全面；0.60分：较全面；0.40分：部分；0.30分：小部分（国家非道路移动机械用柴油机排气污染物排放限值及测量方法GB20891～2014，WHO绿色、生态和健康城市标准2015）
		清洁能源（$C_{2.2.3}$），1.00分	清洁能源使用比例（$C_{2.2.3.1}$），1.00分	1.00分：≥80.00；0.70分：<80.00；0.40分：≤50.00；0.20分：≤25.00（国家与地方国民经济和社会发展统计公报2016，国际能源组织关于清洁能源使用比例规定2016，WHO绿色、生态和健康城市标准2015）

续表

一级指标，分值	二级指标，分值	三级指标，分值	四级指标，分值	五级指标（评分基准和依据）
降低脆弱性能力（C_2），26.00分	建立和完善标准规范（$C_{2.3}$），5.00分	气候变化标准规范（$C_{2.3.1}$），2.50分	基于健康的高温天气和热浪标准体系（$C_{2.3.1.1}$），1.5分	1.50分：健全；0.80分：较健全；0.60分：缺失（国家气象局高温热浪天气预警级别标准，WHO热浪和健康预警系统指南2015）
			基于健康的雾霾天气预警标准（$C_{2.3.1.2}$），1.00分	1.0分：健全；0.50分：较健全；0.30分：缺失（国家气象局雾霾天气预警级别标准，国家环境质量标准2012，WHO空气质量准则2005）
		环境污染标准规范（$C_{2.3.2}$），1.50分	基于健康的环境质量标准体系（$C_{2.3.2.1}$），0.80分	0.80分：健全；0.60分：较健全；0.40分：缺失（国家基于健康的环境质量标准，国家废气、废物、废气排放标准，WHO空气质量准则2005）
			环境污染控制治理和减排标准（$C_{2.3.2.2}$），0.70分	0.70分：健全；0.40分：较健全；0.35分：缺失（国家环境、国家废气、废物、废水排放标准2012，WHO空气质量准则2005）
		气候变化和环境污染相关疾病诊断标准和治疗原则（$C_{2.3.3}$），1.00分	中暑诊断标准和治疗全覆盖程度（$C_{2.3.3.1}$），0.28分	0.28分：全面；0.20分：较全面；0.15分：部分；0.10分：小部分（国家与地方中暑防治指南2016，WHO中暑诊断和治疗原则2016）
			病媒传染病诊断标准和治疗全覆盖程度（C2.3.3.2），0.24分	0.24分：全面；0.18分：较全面；0.12分：部分；0.08分：小部分（国家病媒传染病防治指南2016，WHO病媒传染病诊断和治疗规范2016）
			营养不良诊断标准和治疗全覆盖程度（C2.3.3.3），0.18分	0.18分：全面；0.12分：较全面；0.10分：部分；0.05分：小部分（国家营养不良诊断治疗指南2016，WHO营养不良诊断标准和治疗指南2016）
			COPD诊断标准和治疗全覆盖程度（C2.3.3.4），0.12分	0.12分：全面；0.09分：较全面；0.06分：部分；0.03分：小部分（中华医学会呼吸病学分会COPD诊治指南2013，GOLD慢性阻塞性肺疾病全球倡议：COPD诊断、治疗与预防全球策略2016）
			心血管疾病诊断标准和治疗全覆盖程度（C2.3.3.5），0.08分	0.08分：全面；0.07分：较全面；0.06分：部分；0.03分：小部分（中国心血管病防治指南2017，WHO全球心血管病防控指南2011）
			肺癌诊断标准和治疗全覆盖程度（C2.3.3.6），0.06分	0.06分：全面；0.05分：较全面；0.04分：部分；0.02分：小部分（中国原发性肺癌诊疗规范2015，WHO癌症控制：知识转化行动2014）
			精神心理疾患诊断标准和治疗全覆盖程度（C2.3.3.7），0.04分	0.04分：全面；0.03分：较全面；0.02分：部分；0.01分：小部分（国家重性精神疾病管理治疗工作规范2012，WHO精神卫生行动计划2013－2020）

续表

一级指标，分值	二级指标，分值	三级指标，分值	四级指标，分值	五级指标（评分基准和依据）
降低脆弱性能力（C_2），26.00分	提高人群健康均等性和技术可及性能力（$C_{2.4}$），4.50分	人均期望寿命（$C_{2.4.1}$），2.00分	人均期望寿命，岁（$C_{2.4.1.1}$），2.00分	2.00分：≥85.00；1.50分：<85.00；1.50分：≤82.00；1.00分：≤75.00岁（中国卫生与计划生育事业发展统计公报2016，世界银行全球平均期望寿命统计报告2016，，OECD国家健康统计报告2017）
		城乡适宜技术可及性（$C_{2.4.2}$），1.30分	NCDs城乡适宜技术可及性（$C_{2.4.2.1}$），0.70分	0.70分：全面；0.60分：较全面；0.40分：部分（中国防治慢性病中长期规划2017～2025，WHO全球NCDs预防和控制行动计划2013～2020）
			传染病城乡适宜技术可及性（$C_{2.4.2.2}$），0.40分	0.40分：全面；0.30分：较全面；0.15分：部分（国家传染病防治法，国家突发急性传染病防治"十三五"规划2016～2020，WHO新发传染病临床评估和应对框架2016）
			创伤和和中毒城乡适宜技术可及性（$C_{2.4.2.3}$），0.20分	0.20分：全面；0.16分：较全面；0.10分：部分（中国伤害防治指南2016，WHO全球创伤与中毒防治指南2015）
		基本医疗卫生技术可及性（$C_{2.4.3}$），1.20分	基层NCDs医疗卫生技术可及性（$C_{2.4.3.1}$），0.50分	0.50分：全面；0.45分：等全面；0.30分：部分（中国防治慢性病中长期规划2017～2025，WHO全球NCDs预防和控制行动计划2013～2020）
			基层传染病医疗卫生技术可及性（$C_{2.4.3.2}$），0.40分	0.40分：全面；0.30分：较全面；0.15分：部分（国家和地方传染病防治指南2016，WHO基本医疗卫生服务年报2016）
			基层创伤和和中毒医疗卫生技术可及性（$C_{2.4.3.3}$），0.30分	0.30分：全面；0.25分：较全面；0.15分：部分（国家与地方创伤和中毒防治指南2016，WHO基本医疗卫生服务年报2016）
	加强防护体系建设（$C_{2.5}$）3.50分	公共场所群体防护（$C_{2.5.1}$），1.50分	公共场所群体防护措施（$C_{2.5.1.1}$），1.50分	1.50分：完善；1.20分：较完善；0.80分：缺失（国家与地方公共场所群体防护指南2016，WHO健康工作场所行动计划2006～2010）
		室外作业人群防护（$C_{2.5.2}$），1.20分	室外作业人群防护措施（$C_{2.5.2.1}$），1.00分	1.00分：完善；0.80分：较完善；0.40分：缺失（国家与地方室外作业人群防护指南2016，WHO健康工作场所行动计划2006－2010年）

续表

一级指标，分值	二级指标，分值	三级指标，分值	四级指标，分值	五级指标（评分基准和依据）
降低脆弱性能力（C_2），26.00分	加强防护体系建设（$C_{2.5}$）3.50分	气候与环境污染相关疾病防护（$C_{2.5.3}$），0.80分	高温中暑防护措施（$C_{2.5.3.1}$），0.20分	0.20分：完善；0.10分：较完善；0.05分：缺失（国家与地方高温中暑防治指南2016，WHO热浪预警及其健康影响应对指南2015）
			雾霾相关疾病防护措施（$C_{2.5.3.2}$），0.18分	0.18分：完善；0.09分：较完善；0.04分：缺失（国家与地方雾霾天气防护指南2016，WHO应对雾霾天气的建议2014）
			洪水相关疾病防护措施（C2.5.3.3），0.16分	0.16分：完善；0.08分：较完善；0.03分：缺失（国家与地方洪水相关疾病防护指南2016，WHO洪水相关疾病应急与处置规范2016）
			低温相关疾病防护措施（C2.5.3.4），0.14分	0.14分：完善；0.07分：较完善；0.02分：缺失（国家与地方冻伤防护指南2016，WHO冻伤防护指南2016）
			传染病防护措施（C2.6.3.5），0.12分	0.12分：完善；0.06分：较完善；0.01分：缺失（国家与地方传染病应急与处置规范2016，WHO传染病应急与处置规范2016）
整体防控能力（C_3）24.00分	突发公共卫生事件应对体制机制（$C_{3.1}$）3.50分	预测预警（$C_{3.1.1}$），1.20分	突发公共卫生事件全覆盖程度（$C_{3.1.1.1}$），0.70分	0.70分：全面；0.60分：较全面；0.40分：部分；0.30分：小部分（国家突发公共卫生事件应急条例，国家突发公共卫生事件应急预案，WHO突发事件应对框架2013）
			传染病疫情预测预警（$C_{3.1.1.2}$），0.50分	0.50分：完善；0.30分：较完善；0.20分：缺失（国家突发公共卫生事件应急条例，国家突发公共卫生事件应急预案，WHO突发事件应对框架2013）
		事件判断和分类分级（$C_{3.1.2}$），1.00分	突发公共卫生事件判断和分类分级（$C_{3.1.2.1}$），0.60分	0.60分：完善；0.45分：较完善；0.15分：缺失（国家突发公共卫生事件应急条例，国家突发公共卫生事件应急预案，WHO突发事件应对框架2013）
			突发公共事件医疗卫生救援判断和分类分级（$C_{3.1.2.2}$），0.40分	0.40分：完善；0.30分：较完善；0.10分：缺失（国家突发公共卫生事件应急条例，国家突发公共卫生事件应急预案，WHO突发事件应对框架2013）
		应对处置（$C_{3.1.3}$），0.60分	指挥调度系统（$C_{3.1.3.1}$），0.40分	0.40分：完善；0.30分：较完善；0.10分：缺失（国家突发公共卫生事件应急条例，国家突发公共卫生事件应急预案，WHO突发事件应对框架2013）
			现场应急救援队及处置（$C_{3.1.3.2}$），0.20分	0.20分：完善；0.18分：较完善；0.10分：缺失（国家突发公共卫生事件应急条例，国家突发公共卫生事件应急预案，WHO突发事件应对框架2013）

续表

一级指标，分值	二级指标，分值	三级指标，分值	四级指标，分值	五级指标（评分基准和依据）
整体防控能力(C_3)24.00分	突发公共卫生事件应对体制机制($C_{3.1}$)3.70分	信息报送和统计分析($C_{3.1.4}$)，0.40分	突发公共卫生事件信息报送和统计分析($C_{3.1.4.1}$)，0.18分	0.18分:完善;0.14分:较完善;0.10分:缺失（国家突发公共卫生事件应急条例，国家突发公共卫生事件应急预案，突发公共卫生事件与传染病疫情监测信息报告管理办法，WHO突发事件应对框架2013）
			传染病疫情信息报送和统计分析($C_{3.1.4.2}$)，0.12分	0.12分:完善;0.10分:较完善;0.08分:缺失（国家突发公共卫生事件应急条例，国家突发公共卫生事件应急预案，突发公共卫生事件与传染病疫情监测信息报告管理办法，WHO突发事件应对框架2013）
		媒体沟通与发布($C_{3.1.5}$)，0.30分	突发公共卫生事件媒体沟通与发布($C_{3.1.5.1}$)，0.20分	0.20分:完善;0.16分:较完善;0.10分:缺失（国家突发事件应对法，国家突发公共事件总体应急预案，国家突发公共卫生事件与传染病疫情监测信息报告管理办法，法定传染病疫情和突发公共卫生事件信息发布方案，WHO突发事件应对框架2013）
			传染病疫情媒体沟通与发布($C_{3.1.5.2}$)，0.10分	0.10分:完善;0.05分:较完善;0.03分:缺失（国家突发事件应对法，国家突发公共事件总体应急预案，国家突发公共卫生事件与传染病疫情监测信息报告管理办法，法定传染病疫情和突发公共卫生事件信息发布方案，WHO突发事件应对框架2013）
	法律法规($C_{3.2}$)3.30分	突发事件相关法律法规($C_{3.2.1}$)，0.90分	突发事件应对法及地方实施办法($C_{3.2.1.1}$)，0.50分	0.50分:有;0.40分:没有（国家突发事件应对法及地方实施办法，WHO突发事件应对框架2013）
			实施全覆盖程度($C_{3.2.1.2}$)，0.40分	0.40分:全面;0.30分:较全面;0.15分:部分;0.08分:小部分（国家突发事件应对法及地方实施办法落实情况报告）
		执业医疗机构条例相关法律法规($C_{3.2.2}$)，0.55分	执业医疗机构条例($C_{3.2.2.1}$)，0.30分	0.30分:有;0.15分:没有（国家医疗机构管理条例及实施细则）
			实施全覆盖程度($C_{3.2.2.2}$)，0.25分	0.25分:全面;0.15分:较全面;0.10分:部分;0.08分:小部分（国家医疗机构管理条例及实施细则落实情况报告）
		执业医师相关法律法规($C_{3.2.3}$)，0.45分	执业医师法($C_{3.2.3.1}$)，0.25分	0.25分:有;0.18分:没有（国家执业医师法及地方实施办法）
			执业医师法全覆盖程度($C_{3.2.3.2}$)，0.20分	0.20分:全面;0.15分:较全面;0.10分:部分;0.08分:小部分（国家执业医师法及地方实施办法落实情况报告）
		控烟相关法律法规($C_{3.2.4}$)，0.40分	控烟法律($C_{3.2.4.1}$)，0.18分	0.18分:有;0.14分:没有（地方公共场所控制吸烟条例，WHO烟草使用控制框架公约2005）
			实施全覆盖程度($C_{3.2.4.2}$)，0.12分	0.12分:全面;0.10分:较全面;0.08分:部分;0.06分:小部分（地方公共场所控制吸烟条例落实情况报告，WHO烟草使用控制框架公约落实情况报告）

续表

一级指标，分值	二级指标，分值	三级指标，分值	四级指标，分值	五级指标（评分基准和依据）
整体防控能力(C_3)24.00分	法律法规($C_{3.2}$)3.30分	环境保护相关法律法规($C_{3.2.5}$)，0.35分	环境保护法($C_{3.2.5.1}$)，0.20分	0.20分：有；0.12分：没有（国家环境保护法及地方实施办法，国际环境保护法）
			实施全覆盖程度($C_{3.2.5.2}$)，0.15分	0.15分：全面；0.10分：较全面；0.08分：部分；0.06分：小部分（国家环境保护法及地方实施办法落实情况报告，国际环境保护法落实情况报告）
		职业病防治相关法律法规($C_{3.2.6}$)，0.25分	职业病防治法($C_{3.2.6.1}$)，0.15分	0.15分：有；0.10分：没有（国家职业病防治法及地方条例）
			实施全覆盖程度($C_{3.2.6.2}$)，0.10分	0.10分：全面；0.08分：较全面；0.06分：部分；0.04分：小部分（国家职业病防治法及地方条例落实情况报告）
		健康保险相关法律法规($C_{3.2.7}$)，0.20分	健康保险管理办法($C_{3.2.7.1}$)，0.12分	0.12分：有；0.09分：没有（国家健康保险管理办法及地方实施办法，WHO全球健康保险发展状况统计报告2016）
			实施全覆盖程度($C_{3.2.7.2}$)，0.08分	0.08分：全面；0.06分：较全面；0.04分：部分；0.03分：小部分（国家健康保险管理办法及地方实施办法落实情况报告）
		健康相关法律法规($C_{3.2.8}$)，0.10分	全民健康法($C_{3.2.8.1}$)，0.10分	0.10分：有；0.06分：没有（国家与地方健康保护与促进相关法规，WHO全民健康覆盖状况统计报告2016）
	政策制度($C_{3.3}$)3.20分	突发公共事件相关应急预案($C_{3.3.1}$)，2.00分	国家和地方突发公共事件医疗卫生救援应急预案(C3.3.1.1)，1.20分	1.20分：有；0.80分：没有（国家和地方突发公共事件医疗卫生救援应急预案，WHO突发事件应对框架2013）
			实施全覆盖程度($C_{3.3.1.2}$)，0.80分	0.80分：全面；0.60分：较全面；0.40分：部分；0.20分：小部分（国家突发公共事件医疗卫生救援应急预案及地方相关预案落实情况报告）
		医疗卫生相关政策制度($C_{3.3.2}$)，0.70分	医疗卫生政策($C_{3.3.2.1}$)，0.40分	0.40分：有；0.20分：没有（国家与地方促进医疗卫生事业发展相关政策）
			实施全覆盖程度($C_{3.3.2.2}$)，0.30分	0.30分：全面；0.25分：较全面；0.15分：部分；0.10分：小部分（国家与地方医疗卫生相关政策落实情况报告）
		职业健康监护制度($C_{3.3.3}$)，0.50分	职业健康监护制度($C_{3.3.4.1}$)，0.30分	0.30分：有；0.15分：不健全；0.00分：没有（国家与地方职业健康监护管理相关制度）
			实施全覆盖程度($C_{3.3.4.2}$)，0.20分	0.20分：全面；0.15分：较全面；0.10分：部分；0.08分：小部分（国家与地方职业健康监护管理相关制度落实情况报告）

续表

一级指标，分值	二级指标，分值	三级指标，分值	四级指标，分值	五级指标（评分基准和依据）
整体防控能力（C_3）24.00分	服务体系规划（$C_{3.4}$）3.10分	医疗卫生服务体系（$C_{3.4.1}$），1.10分	基本医疗服务体系（$C_{3.4.1.1}$），0.32分	0.32分：健全；0.28分：较完善；0.10分：缺失（国家与地方基本医疗服务体系发展状况报告）
			公共卫生服务体系（$C_{3.4.1.2}$），0.21分	0.21分：健全；0.18分：较完善；0.08分：没有（国家与地方公共卫生服务体系发展状况报告）
			康复服务体系（$C_{3.4.1.3}$），0.14分	0.14分：健全；0.12分：较完善；0.09分：没有（国家与地方康复服务体系发展状况报告）
			护理服务体系（$C_{3.4.1.4}$），0.12分	0.12分：健全；0.10分：较完善；0.07分：没有（国家与地方护理服务体系发展状况报告）
			急救服务体系（$C_{3.4.1.5}$），0.10分	0.10分：健全；0.08分：较完善；0.06分：没有（国家与地方急救服务体系发展状况报告）
			临终关怀服务体系（$C_{3.4.1.6}$），0.07分	0.07分：健全；0.05分：较完善；0.03分：没有（国家与地方临终关怀服务体系发展状况报告）
			专病服务体系（$C_{3.4.1.7}$），0.06分	0.06分：健全；0.04分：较完善；0.02分：没有（国家与地方专病服务体系发展状况报告）
		健康服务体系（$C_{3.4.2}$），0.80分	健康教育和健康促进服务体系（$C_{3.4.2.1}$），0.50分	0.50分：健全；0.30分：较完善；0.20分：没有（国家与地方健康服务体系发展状况报告）
			健康服务网络（$C_{3.4.2.2}$），0.30分	0.30分：健全；0.20分：较完善；0.15分：没有（国家与地方健康服务体系发展状况报告）
		卫生计生相关规划（$C_{3.4.3}$），0.60分	卫生计生事业发展规划（$C_{3.4.3.1}$），0.40分	0.40分：有；0.20分：没有（国家与地方卫生计生事业发展规划）
			卫生计生事业发展规划实施全覆盖程度（$C_{3.4.3.2}$），0.20分	0.20分：全面；0.17分：较全面；0.10分：部分；0.08分：小部分（国家与地方卫生计生事业发展规划落实情况报告）
		NCDs防治规划（$C_{3.4.4}$），0.40分	NCDs防治规划（$C_{3.4.4.1}$），0.25分	0.25分：有；0.15分：没有（中国防治慢性病中长期规划2017~2025，WHO全球NCDs预防和控制行动计划2013~2020）
			NCDs防治规划实施全覆盖程度（$C_{3.4.4.2}$），0.15分	0.15分：全面；0.12分：较全面；0.08分：部分；0.06分：小部分（国家与地方慢性病防治规划落实情况报告）

续表

一级指标，分值	二级指标，分值	三级指标，分值	四级指标，分值	五级指标（评分基准和依据）
整体防控能力（C_3）24.00分	服务体系规划（$C_{3.4}$）3.10分	健康相关规划（$C_{3.4.5}$），0.20分	健康规划（$C_{3.4.5.1}$），0.12分	0.12分：有；0.08分：没有（健康中国2030规划纲要，中国中医药发展战略规划纲要2016～2030，WHO全球健康战略）
			健康规划实施全覆盖程度（$C_{3.4.5.2}$），0.08分	0.08分：全面；0.06分：较全面；0.04分：部分；0.03分：小部分（国家与地方健康规划落实情况报告）
	资源配置（$C_{3.5}$）3.00分	医师资源配置（$C_{3.5.1}$），1.30分	每千人口执业（助理）医师数，人（$C_{3.5.1.1}$），1.30分	1.30分：≥8.00；1.10分：<8.00；0.80分：≤4.00；0.60分：≤2.00（全国医疗卫生服务体系规划纲要2015～2020，WHO全球医师配置情况统计报告2016，OECD国家健康统计2017）
		注册护士配置（$C_{3.5.2}$），1.10分	每千人口注册护士数，人（$C_{3.5.2.1}$），1.10分	1.10分：≥12.00；0.95分：<12.00；0.80分：≤8.00；0.50分：≤4.00（全国医疗卫生服务体系规划纲要2015～2020，WHO全球护士配置情况统计报告2016，OECD国家健康统计2017）
		床位配置（$C_{3.5.3}$），0.40分	每千人口编制床位数，张（$C_{3.5.3.1}$），0.40分	0.40分：≥8.00；0.31分：<8.00；0.20分：≤4.00；0.10分：≤2.00（全国医疗卫生服务体系规划纲要2015～2020，WHO全球床位配置情况统计报告2016，OECD国家健康统计2017）
		个人卫生支出（$C_{3.5.4}$），0.20分	个人卫生支出占卫生总费用比例，%（$C_{3.5.4.1}$），0.20分	0.20分：≥35.00；0.15分：<35.00；0.10分：≤30.00；0.08分：≤20.00（中国卫生和计划生育事业发展统计公报2016，WHO全球卫生总费用情况统计报告2016，OECD国家健康统计2017）
	财税金融体系（$C_{3.6}$）2.75分	医疗卫生财税金融体系（$C_{3.6.1}$），1.55分	医疗财税金融体系（$C_{3.6.1.1}$），0.85分	0.85分：完善；0.65分：较完善；0.50分：没有（国家与地方医疗财税金融体系发展报告，WHO全球医疗财税金融体系发展报告）
			公共卫生财税金融体系（$C_{3.6.1.2}$），0.40分	0.40分：完善；0.28分：较完善；0.10分：没有（国家与地方公共卫生财税金融体系发展报告，WHO全球公共卫生财税金融体系发展报告）
			基层医疗卫生服务财税金融体系（$C_{3.6.1.3}$），0.30分	0.30分：完善；0.22分：较完善；0.10分：没有（国家与地方基层医疗卫生服务财税金融体系发展报告，WHO全球基层医疗卫生服务财税金融体系报告）
		健康财税金融体系（$C_{3.6.2}$），1.20分	健康财税金融体系（$C_{3.6.2.1}$），1.20分	1.20分：完善；0.80分：较完善；0.40分：没有（国家与地方健康财税金融体系发展状况报告，WHO全球健康财税金融体系发展状况报告）

续表

一级指标，分值	二级指标，分值	三级指标，分值	四级指标，分值	五级指标（评分基准和依据）
整体防控能力（C_3）24.00分	学科体系（$C_{3.7}$）2.10分	医疗卫生相关学科体系（$C_{3.7.1}$），0.80分	全科医学（$C_{3.7.1.1}$），0.14分	0.14分：健全；0.13分：较完善（国家与地方全科医学发展状况报告，WHO全球全科医学发展状况报告）
			心血管学科（$C_{3.7.1.2}$），0.10分	0.10分：健全；0.09分：较完善（国家与地方心血管病学发展状况报告，WHO全球心血管病学发展状况报告）
			肿瘤学科（$C_{3.7.1.3}$），0.09分	0.09分：健全；0.08分：较完善（国家与地方肿瘤学发展状况报告，WHO全球肿瘤学发展状况报告）
			传染病学（$C_{3.7.1.4}$），0.08分	0.08分：健全；0.07分：较完善（国家与地方传染病学发展状况报告，WHO全球传染病发展状况报告）
			精神病学（$C_{3.7.1.5}$），0.07分	0.07分：健全；0.06分：较完善（国家与地方精神病学发展状况报告，WHO全球精神病学发展状况报告）
			环境医学（$C_{3.7.1.6}$），0.06分	0.06分：健全；0.05分：较完善（国家与地方环境医学发展状况报告，WHO全球环境医学发展状况报告）
			职业病学（$C_{3.7.1.7}$），0.05分	0.05分：健全；0.04分：较完善（国家与地方职业病学发展状况报告，WHO全球职业病学发展状况报告）
			老年病学（$C_{3.7.1.8}$），0.04分	0.04分：健全；0.03分：较完善（国家与地方老年病学发展状况报告，WHO全球老年病学发展状况报告）
			儿科学（$C_{3.7.1.9}$），0.03分	0.03分：健全；0.02分：较完善（国家与地方儿科学发展状况报告，WHO全球儿科学发展状况报告）
			妇产科学（$C_{3.7.1.10}$），0.02分	0.02分：健全；0.01分：较完善（国家与地方妇产科学发展状况报告，WHO全球妇产科学发展状况报告）
		健康相关学科体系（$C_{3.7.2}$），0.60分	健康科学（$C_{3.7.2.1}$），0.27分	0.27分：有；0.15分：没有（国家与地方健康学发展状况报告，WHO全球健康学发展状况报告）
			养生保健学（$C_{3.7.2.2}$），0.15分	0.15分：有；0.11分：没有（国家与地方养生保健学发展状况报告，WHO全球养生保健学发展状况报告）
			健康经济学（$C_{3.7.2.3}$），0.13分	0.13分：有；0.08分：没有（国家与地方健康经济学发展状况报告，WHO全球健康经济学发展状况报告）
			健康教育和促进科学（$C_{3.7.2.4}$），0.05分	0.05分：有；0.03分：没有（国家与地方健康教育与促进学发展状况报告，WHO全球健康教育与促进学发展状况报告）

续表

一级指标，分值	二级指标，分值	三级指标，分值	四级指标，分值	五级指标（评分基准和依据）
整体防控能力（C_3）24.00分	学科体系（$C_{3.7}$）2.10分	中医药学学科体系（$C_{3.7.3}$），0.40分	中医药学（$C_{3.7.3.1}$），0.40分	0.40分：有；0.35分：没有（国家与地方中医药学发展状况报告，WHO全球传统医学发展状况报告）
		中西医结合学体系（$C_{3.7.4}$），0.30分	中西医结合学（$C_{3.7.3.2}$），0.30分	0.30分：有；0.22分：没有（国家与地方中西医结合学发展状况报告，WHO全球现代医学和传统医学发展状况报告）
	人才成长机制（$C_{3.8}$）2.05分	医疗卫生相关人才成长机制（$C_{3.8.1}$），1.20分	家庭医生规范培养（$C_{3.8.1.1}$），0.35分	0.35分：完善；0.28分：较完善；0.20分：缺失（国家与地方家庭医生规范化培训状况报告，WHO全球家庭医生规范化培训状况报告）
			临床医生规范培养（$C_{3.8.1.2}$）0.30分	0.30分：完善；0.24分：较完善；0.15分：缺失（国家与地方临床医生规范化培训状况报告，WHO全球临床医生规范化培训状况报告）
			全科医师规范培养（$C_{3.8.1.3}$），0.25分	0.25分：完善；0.20分：较完善；0.10分：缺失（国家与地方全科医生规范化培训状况报告，WHO全球全科医生规范化培训状况报告）
			临床专科医师培养（$C_{3.8.1.4}$），0.20分	0.20分：完善；0.18分：较完善；0.12分：缺失（国家与地方临床专科医生规范化培训状况报告，WHO全球临床专科医生规范化培训状况报告）
			公卫医师规范培养（$C_{3.8.1.5}$），0.10分	0.10分：完善；0.08分：较完善；0.06分：缺失（国家与地方公共卫生医生规范化培训状况报告，WHO全球公共卫生医生规范化培训状况报告）
		健康相关人才成长机制（$C_{3.8.2}$），0.85分	健康从业人员教育和培训制度（$C_{3.8.2.1}$），0.35分	0.35分：完善；0.30分：较健全；0.20分：初步建立（国家与地方健康从业人员教育和培训状况报告，WHO全球健康从业人员教育和培训状况报告）
			健康从业人员的分类和岗位设置（$C_{3.8.2.2}$），0.25分	0.25分：完善；0.20分：较健全；0.16分：缺失（国家与地方健康从业人员分类和岗位设置状况报告，WHO全球健康从业人员分类和岗位设置状况报告）
			健康从业人员能力考核与评价机制（$C_{3.8.2.3}$），0.20分	0.20分：完善；0.15分：较健全；0.10分：初步建立（国家与地方健康从业人员能力考核与评价状况报告，WHO全球健康从业人员能力考核与评价状况报告）

续表

一级指标，分值	二级指标，分值	三级指标，分值	四级指标，分值	五级指标（评分基准和依据）
整体防控能力（C_3）24.00分	区域卫生和健康信息服务能力（$C_{3.9}$），1.00分	区域卫生和健康信息综合服务和管理平台（$C_{3.9.1}$）1.00分	区域人口健康信息平台（$C_{3.9.1.1}$），0.50分	0.50分：完善；0.40分：较健全；0.20分：初步建立（国家与地方人口健康信息平台建设状况报告，WHO全球人口健康信息平台建设状况报告））
			区域医疗卫生信息平台和管理系统（$C_{3.9.1.2}$），0.30分	0.30分：完善；0.25分：较健全；0.10分：初步建立（国家与地方医疗卫生信息平台和管理系统建设状况报告，WHO全球医疗卫生信息平台和管理系统建设状况报告）
			区域卫生和健康信息平台无缝对接程度（$C_{3.9.1.3}$），0.20分	0.20分：较全面；0.15分：中等；0.10分：小部分（国家与地方卫生和健康信息平台建设状况报告，WHO全球卫生和健康信息平台建设状况报告）
预防危险因素能力（C_4），20.00分	健康危险因素预防能力（$C_{4.1}$），8.00分	社会经济因素预防（$C_{4.1.1}$），3.00分	绿色生态健康城市比重（$C_{4.1.1.1}$），1.00分	1.00分：≥90%；0.80分：89%－50%；0.60分：49%－25%；0.10分：<24%（国家与地方生态健康城市标准，WHO绿色、生态和健康城市标准）
			生态健康经济比重（$C_{4.1.1.2}$），0.80分	0.80分：≥80%；0.50分：79%－40%；0.20分：39%－20%；0.10分：<19%（国家与地方生态健康经济发展状况报告，WHO生态健康经济发展状况报告）
			地区人均国民收入水平（$C_{4.1.1.3}$），0.70分	0.70分：≥12276美元；0.50分：3976－12275美元；0.30分：1006－3975美元；0.10分：≤1005美元为（国家与地方国民经济和社会发展统计公报2016，世界银行全球人口收入状况统计报告2016）
			初中以上文化程度比例（$C_{4.1.1.4}$），0.50分	0.50分：≥80%；0.30分：79%－50%；0.20分：49%－20%；0.10分：<20%（国家与地方统计年鉴2017，联合国教科文组织全球人口受教育程度统计报告2016）
		环境治理（$C_{4.1.2}$），3.00分	区域年均高温天气数下降，%（$C_{4.1.2.1}$），0.80分	0.80分：100%；0.40分：99%－50%；0.20分：49%－20%；0.10分：19%－1%（国家与地方年高温天气数统计报告，WMO全球年高温天气统计报告）
			区域年均雾霾天气数下降，%（$C_{4.1.2.2}$），0.65分	0.65分：100%；0.30分：99%－50%；0.20分：49%－20%；0.10分：19%－1%（国家与地方年静稳的雾霾天气数统计报告，WMO全球年静稳雾霾天气统计报告）
			$PM_{2.5}$年均浓度达标或下降率，%（$C_{4.1.2.3}$），0.45分	0.45分：达标；0.25分：不达标下降99%－50%；0.20分：不达标下降49%－20%；0.10分：不达标下降19%－1%（国家与地方环境状况公报2009～2016，国家环境质量标准2012，WHO空气质量准则2005）
			PM_{10}年均浓度达标或下降率，%（$C_{4.1.2.4}$），0.35分	0.35分：达标；0.25分：不达标下降99%－50%；0.20分：不达标下降49%－20%；0.10分：不达标下降19%－1%（国家与地方环境状况公报2009～2016，国家环境保护部环境质量监测年报，WHO空气质量监测年报）

续表

一级指标，分值	二级指标，分值	三级指标，分值	四级指标，分值	五级指标（评分基准和依据）
预防危险因素能力（C4），20.00分	健康危险因素预防能力（$C_{4.1}$），8.00分	环境治理（$C_{4.1.2}$），3.00分	O_3 年均浓度达标或下降率，%（$C_{4.1.2.5}$），0.25分	0.25分：达标；0.15分：不达标下降99% －50%；0.10分：不达标下降49% －20%；0.05分：不达标下降19% －1%（国家与地方环境状况公报2009～2016，国家环境质量监测年报，WHO空气质量监测年报）
			NO_2 年均浓度达标或下降率，%（$C_{4.1.2.6}$），0.20分	0.20分：达标；0.15分：不达标下降99% －50%；0.10分：不达标下降49% －20%；0.05分：不达标下降19% －1%（国家与地方环境状况公报2009～2016，国家环境质量监测年报，WHO空气质量监测年报）
			SO_2 年均浓度达标或下降率，%（$C_{4.1.2.7}$），0.15分	0.15分：达标；0.10分：不达标下降99% －50%；0.05分：不达标下降49% －20%；0.01分：不达标下降19% －1%（国家与地方环境状况公报2009～2016，国家环境质量监测年报，WHO空气质量监测年报）
			饮用水质量安全合格率，%（$C_{4.1.2.8}$），0.10分	0.10分：100%；0.05分：99% －90%；0.01分：＜89%（国家与地方环境状况公报2009～2016，国家与地方生活饮用水卫生标准2012，WHO饮用水质量准则2014，WHO全球环境卫生与饮用水安全进展报告2015）
			食品安全监测合格率，%（$C_{4.1.2.9}$），0.05分	0.05分：100%；0.04分：99% －90%；0.01分：＜89%（国家与地方食品安全状况监测年报，WHO全球食品安全战略2013～2020）
		不健康行为和生活方式控制（$C_{4.1.3}$），2.00分	居民健康素养，%（$C_{4.1.3.1}$），0.60分	0.60分＞50%；0.40分：49% －30%；0.20分：29% －10%；0.10分：＜10%（中国防治慢性病中长期规划2017～2025，WHO全球NCDs预防和控制行动计划2013～2020）
			吸烟控制能力，男性不吸烟率，%（$C_{4.1.3.2}$），0.50分	0.50分：＞80%；0.40分：40% －60%，0.20分：20% －40%，0.10分：＜20%（国家与地方控烟行动计划，WHO全球控烟行动计划）
			每日摄盐量，g（$C_{4.1.3}$），0.30分	0.30分：5－6；0.05分：＞6（中国居民膳食指南，WHO健康饮食指南2016）
			人均每日水果摄入量，g（$C_{4.1.3.4}$），0.25分	0.25分：200－400；0.10分：＜200；0.05分：＜100（中国居民膳食指南，WHO健康饮食指南2016）
			人均每日蔬菜摄入量，g（$C_{4.1.3.5}$），0.20分	0.20分：300－500；0.10分：＜300；0.01分：＜200（中国居民膳食指南，WHO健康饮食指南2016）
			人群体力活动率（$C_{4.1.3.6}$），0.15分	0.15分：＞85.10；0.10分：85.00 －70.10，0.05分：70.0 －40.10；0.01分：＜40.0（国家和地方全民健身行动计划2016～2020，WHO全球身体活动指南2013）

续表

一级指标，分值	二级指标，分值	三级指标，分值	四级指标，分值	五级指标（评分基准和依据）
预防危险因素能力（C_4），20.00分	公共疾病致病因素防控能力（$C_{4.2}$）5.00分	高血压控制管理（$C_{4.2.1}$），1.40分	高血压知晓率，%（$C_{4.2.1.1}$），0.60分	0.60分：>70.10；0.50分：70.0–40.10，0.40分：40.0–10.10；0.30分：<10.0（国家与地方高血压监测年报，中国防治慢性病中长期规划2017～2025，WHO全球NCDs预防和控制行动计划2013～2020）
			高血压治疗率，%（$C_{4.2.1.2}$），0.40分	0.40分：>80.10；0.30分：80.0–40.10，0.20分：40.0–20.10；0.10分：<20.0（国家与地方高血压监测年报，中国防治慢性病中长期规划2017～2025，WHO全球NCDs预防和控制行动计划2013～2020）
			高血压控制率，%（$C_{4.2.1.3}$），0.40分	0.40分：>80.10；0.30分：80.0–40.10，0.15分：40.0–20.10；0.10分：<20.0（国家与地方高血压监测年报，中国防治慢性病中长期规划2017～2025，WHO全球NCDs预防和控制行动计划2013～2020）
		高血糖控制管理（$C_{4.2.2}$），1.20分	高血糖知晓率，%（$C_{4.2.2.1}$），0.50分	0.50分：>70.10；0.39分：70.0–40.10，0.10分：40.0–10.10；0.05分：<10.0（国家与地方糖尿病监测年报，中国防治慢性病中长期规划2017～2025，WHO全球NCDs预防和控制行动计划2013～2020）
			高血糖治疗率，%（$C_{4.2.2.2}$），0.40分	0.40分：>90.10；0.31分：90.0–70.10，0.20分：70.0–30.10；0.10分：<30.0（国家与地方糖尿病监测年报，中国防治慢性病中长期规划2017～2025，WHO全球NCDs预防和控制行动计划2013～2020）
			高血糖控制率，%（$C_{4.2.2.3}$），0.30分	0.30分：>70.10；0.20分：70.0–40.10，0.10分：40.0–10.10；0.05分：<10.0（国家与地方糖尿病监测年报，中国防治慢性病中长期规划2017～2025，WHO全球NCDs预防和控制行动计划2013～2020）
		血脂异常控制管理（$C_{4.2.3}$），1.00分	血脂异常知晓率，%（$C_{4.2.3.1}$），0.40分	0.40分：>90.10；0.30分：90.0–70.10，0.20分：70.0–30.10；0.10分：<30.0（国家与地方血脂异常监测年报，中国防治慢性病中长期规划2017～2025，国家与地方血脂异常监测年报，WHO全球NCDs预防和控制行动计划2013～2020）
			血脂异常治疗率，%（$C_{4.2.3.2}$），0.30分	0.30分：>70.10；0.20分：70.0–40.10，0.10分：40.0–10.10；0.05分：<10.0（国家与地方血脂异常监测年报，中国防治慢性病中长期规划2017～2025，国家与地方血脂异常监测年报，WHO全球NCDs预防和控制行动计划2013～2020）
			血脂异常控制率，%（$C_{4.2.3.3}$），0.30分	0.30分：>70.10；0.20分：70.0–40.10，0.10分：40.0–10.10；0.05分：<10.0（国家与地方血脂异常监测年报，中国防治慢性病中长期规划2017～2025，国家与地方血脂异常监测年报，WHO全球NCDs预防和控制行动计划2013～2020）
		超重控制管理（$C_{4.2.4}$），0.80分	超重构成比下降（$C_{4.2.4.1}$），0.80分	0.80分：<15.00；0.60分：15.10–30.0；0.45分：30.10–45.00；0.20分：>45.10（国家与地方超重和肥胖监测年报，中国防治慢性病中长期规划2017～2025，国家与地方超重和肥胖监测年报，WHO全球NCDs预防和控制行动计划2013～2020）

续表

一级指标，分值	二级指标，分值	三级指标，分值	四级指标，分值	五级指标（评分基准和依据）
		肥胖控制管理（$C_{4.2.5}$），0.60分	肥胖构成比下降（$C_{4.2.5.1}$），0.60分	0.60分：<10.0；0.40分：10.10－20.0；0.35分：20.10－30.0；0.10分：>30.10（国家与地方超重和肥胖监测年报，中国防治慢性病中长期规划2017～2025，国家与地方超重和肥胖监测年报，WHO全球NCDs预防和控制行动计划2013～2020）
	疾病致残因素预防能力（$C_{4.3}$），4.00分	康复能力（$C_{4.3.1}$），2.50分	康复体系建设（$C_{4.3.1.1}$），1.50分	1.50分：完善；1.20分：较完善；0.80分：初步建立；0.30分：没有（卫生部办公厅关于开展建立完善康复医疗服务体系试点工作的通知2011，中国康复医学事业发展规划2012，WHO康复机构建设指南2016）
			康复技术全覆盖程度（$C_{4.3.1.2}$），1.00分	1.00分：全面；0.70分：较全面；0.55分：部分；0.39分：小部分（中国疾病临床与康复指南2012，WHO重大疾病康复指南2016）
		护理能力（$C_{4.3.2}$），1.5分	护理体系建设（$C_{4.3.2.1}$），0.80分	0.80分：完善；0.60分：较完善；0.40分：初步建立；0.20分：没有（全国护理事业发展规划2016～2020，WHO全球护理事业发展战略2016～2020）
			护理技术全覆盖程度（$C_{4.3.2.2}$），0.70分	0.70分：全面；0.50分：较全面；0.35分：部分；0.20分：小部分（全国护理事业发展规划2016～2020，WHO全球护理事业发展战略2016～2020）
	疾病致死因素预防能力（$C_{4.4}$），3.00分	急救能力（$C_{4.4.1}$），3.00分	检伤分类（$C_{4.4.1.1}$），1.1分	1.1分：有；0.90分：有但可及性不够；0.00分：没有（国家院前医疗急救管理办法2013，WHO急救技术指南2016）
			心肺复苏（$C_{4.4.1.2}$），0.80分	0.80分：有；0.60分：有但可及性不够；0.00分：没有（国家院前医疗急救管理办法2013，WHO急救技术指南2016）
			现场急救（$C_{4.4.1.3}$），0.60分	0.60分：有；0.40分：有但可及性不够；0.00分：没有（国家院前医疗急救管理办法2013，WHO急救技术指南2016）
			急救绿色通道（$C_{4.4.1.4}$），0.50分	0.50分：有；0.30分：有但可及性不够；0.00分：没有（国家院前医疗急救管理办法2013，WHO急救技术指南2016）

第三节　健康影响控制管理能力评估指标分数设定分配和评分原则

一、分值设定原则

将公共健康影响控制管理能力设为100分。依据防控疾病效果、法律法规政策制度、体系规划、标准规范、服务能力等排序，依次将控制疾病严重程度能力设为30分，降低脆弱性能力设为26分，整体防控能力设为24分，预防危险因素能力设为20分。以下各类各级指标合计分数等于上一级指标分数，构成分类分级指标分值体系。

二、分数分配原则

按照以下两个方面确定权重系数分配：①纵向分数按照控制疾病严重程度、降低脆弱性、整体防控和预防危险因素，由高到低排序分配权重，确定相应的权重分数。②横向分数按照指标分类和级别，由高到低排序分配权重系数，确定相应的权重分数。

三、评分原则

按照以下五方面原则：①对缺少数据资料和证据的指标评为最低分或低分，视为不可确定因素，确定防控能力最低或低。②对有标准的数据资料和证据指标，符合国家和国际标准的评为最高分，视为防控能力最高；不符合标准的，评分为最低分或低分。③对于符合标准的数据资料和证据指标，根据具体情况划分3~4个层级，并依次打分。④对有标准的定性资料和证据指标，符合国家和国际标准的评为最高分，视为防控能力最高；不符合标准的，评分为最低分或低分。⑤对无法寻求评估标准依据或有数据但无评估标准的指标，运用德尔菲法等方法确定评分。

第三章　公共健康影响控制管理能力评估技术方法

根据数据资料来源性质和需求，公共健康影响控制管理能力评估采用分层加权评分法、定量评估法和定性评估法三种方法。

第一节　公共健康影响控制管理能力分层加权评分法及其重要意义

按照全社会、全人群、全生命周期、疾病全过程，对控制疾病严重程度、降低脆弱性、综合防控危险因素进行多元化、多层次分类分级。依据疾病相对危险度、毒理学安全评价、临床特征和致病机制，确定控制管理能力系列指标、权重系数和分值。运用系统、层次、比较、结构和相关等分析方法，分类逐层确定防控疾病严重程度、降低脆弱性、综合防控危险因素的关联性，建立指标体系。根据数据源和评分标准，对最终的四级指标打分；然后，再对单因素、多因素控制管理能力进行评估，全部集成，最终得出控制管理能力综合评估值。分层加权评分法包括单因素控制管理能力评估法、多因素控制管理能力评估法和综合控制管理能力评估法三种方法。

一、单因素控制管理能力评估法

（一）建立单因素控制管理能力评估理论模型

1. 单因素控制管理能力评估理论模型。根据需要选择相应的某一类指标，

将分层加权评分表中的相应分值,代入

$$R_{c_i} = \sum_{j_i} X_{c_{i,j_i}} \qquad (\mathrm{R_C}-1)$$

计算出控制管理能力评估分值,其中,R_{c_i} 表示 c_i 中小计评估分值,$X_{c_{i,j_i}}$ 表示 v_i 的下一级指标的各自评估分值,j_i 表示 c_i 中下一级指标的小计个数。

2. 单因素控制管理能力指数理论模型。在单因素控制管理能力评估理论模型基础上,建立单因素控制管理能力矩阵指数理论模型:

$$M_{R_{c_i}} = \frac{R_{c_i}}{S_{c_i}} \times 100\% \qquad (\mathrm{M_c}-1)$$

计算单因素控制管理能力矩阵指数。其中,$M_{R_{c_i}}$ 表示 c_i 指标的矩阵指数,R_{c_i} 表示 c_i 指标小计评估分值,S_{c_i} 表示 c_i 指标的权重分数。

(二)重要意义和应用指导价值

主要体现以下三个方面:

1. 数学意义,表示某一类因素对公共健康影响控制管理能力的贡献大小;

2. 系统和单位应用意义,由于人类生活在社会经济政治巨大复杂的系统之中,各单位、各系统、各部门、各行业、各级政府的分工不同,所需要认识和掌握控制管理的作用点也不一样;

3. 按照各自需求,选择相应的控制管理能力评估指标,得到相应控制管理能力评估分值,然后,再按照各自职责,研究制定和实施相应的控制对策,为有效防控重点风险提供科学依据。

二、多因素控制管理能力评估法

(一)建立多因素控制管理能力评估理论模型

1. 多因素控制管理能力评估理论模型。根据需要选择两类以上指标,将分层加权评分表中的相应分值代入

$$R_{c_x} = \sum_{j_i} X_{c_{i,j_i}} + \sum_{j_k} X_{c_{k,j_k}} + \sum_{j_l} X_{c_{l,j_l}} + \cdots = \sum_{n_x} \sum_{j_x} X_{c_{x,j_x}} \qquad (\mathrm{R_c}-2)$$

计算出相应的控制管理能力分值,其中,R_{c_x} 表示分类指标,c_x 交互作用的小计评估分值,$X_{c_{x,j_x}}$ 表示分类指标 c_x 中下一级指标的各自评估分值,j_x 表示下一级指标的小计个数。

2. 多因素控制管理能力指数理论模型。在多因素控制管理能力评估理论模型基础上,建立多因素控制管理能力矩阵指数理论模型:

$$M_{R_{c_x}} = \frac{R_{c_i} + R_{c_k} + R_{c_l} + \cdots}{S_{c_i} + S_{c_k} + S_{c_l} + \cdots} \times 100\% = \frac{R_{c_x}}{S_{c_x}} \times 100\% \qquad (M_c - 2)$$

计算多因素控制管理能力矩阵指数。其中，$M_{R_{c_x}}$ 表示 X 个控制管理能力指标联合作用的矩阵指数，R_{c_i}、R_{c_k}、R_{c_l} 表示 c_i、c_k、c_l 指标评估分值，S_{c_i}、S_{c_k}、S_{c_l} 表示 c_i、c_k、c_l 指标的权重分数。

(二)重要意义和应用指导价值

主要体现以下两个方面：

1. 数学意义。该方法主要用于分析两类以上公共健康影响控制管理能力指标相互作用的评估分析，找出多因素联合作用产生的最优效果，以便于采取联合控制对策。

2. 跨部门、跨行业、跨领域的应用意义。公共健康危害是由生活在经济社会政治发展的巨大复杂系统中的全人群、全生命周期暴露于共同的危险因素所致重大疾病、健康问题和突发公共事件。由于各部门、各行业、各系统应当履行的职责与分工不同，对公共健康影响管理也有其各自的重点，需要彼此之间相互评价、相互交流、联动合作，研究制定重点领域、重点行业、重点部门控制管理对策，为有效防控多因素联合控制管理提供科学依据。

三、综合控制管理能力评估法

(一)建立综合控制管理能力评估理论模型

1. 综合控制管理能力评估理论模型。根据需要选择所有分类分级指标，将分层加权评分表中的相应分值代入

$$R_c = R_{c_1} + R_{c_2} + R_{c_3} + R_{c_4} + \cdots = \sum_{n_1}\sum_{j_1} X_{c_{1j_1}} + \sum_{n_2}\sum_{j_2} X_{c_{2j_2}} + \sum_{n_3}\sum_{j_3} X_{c_{3j_3}} + \sum_{n_4}\sum_{j_4} X_{c_{4j_4}} \qquad (R_C - 3)$$

计算出控制管理能力评估综合分值。其中，R_c 表示控制管理能力评估综合分值，R_{c_1} 表示预防疾病严重程度评估分值，R_{c_2} 表示降低脆弱性评估分值，R_{c_3} 表示整体防控能力评估分值，R_{c_4} 表示预防危险因素能力评估分值，$X_{c_{1j_1}}$ 表示 R_{c_1} 下一级指标各自的评估分值，$X_{c_{2j_2}}$ 表示 R_{c_2} 下一级指标各自的评估分值，$X_{c_{3j_3}}$ 表示 R_{c_3} 下一级指标各自的评估分值，$X_{c_{4j_4}}$ 表示 R_{c_4} 下一级指标的各自评估分值。

2. 综合因素控制管理能力指数理论模型。在综合因素控制管理能力评估理论模型基础上，建立综合因素控制管理能力矩阵指数理论模型：

$$M_{R_c} = \frac{R_{c_1} + R_{c_2} + R_{c_3} + R_{c_4}}{S_{c_1} + S_{c_2} + S_{c_3} + S_{c_4}} \times 100\% \qquad (M_c - 3)$$

计算综合因素控制管理能力矩阵指数。其中，M_{R_c} 表示综合因素控制管理能力矩阵指数，R_{c_1} 表示预防疾病严重程度指标评估分值，R_{c_2} 表示降低脆弱性指标评估分值，R_{c_3} 表示整体防控能力指标评估分值，R_{c_4} 表示预防危险因素能力指标评估分值，S_{c_1} 表示预防疾病严重程度指标权重分数，S_{c_2} 表示降低脆弱性指标权重分数，S_{c_3} 表示整体防控能力指标权重分数，S_{c_4} 表示预防危险因素能力指标权重分数。

（二）重要意义和应用指导价值

主要体现在以下三个方面：

1. 数学意义。该方法主要用于各类各级各层公共健康影响控制管理指标联合作用的集成与控制管理综合评估技术，是预防疾病严重程度能力、降低脆弱性、整体控制能力和预防危险因素能力相互作用最终控制管理效果的大小。

2. 政府和权威机构的应用意义。将不同分类、不同层级的单个因素、多个因素控制管理影响评估结果全部融合，逐步回归升级形成最终的控制管理评估综合评分，即区域人群控制管理综合能力评估。

3. 对政府、权威机构、法律和政策研究制定与决策者、执法监督人员、医疗服务与管理人员、疾病控制人员、公共卫生管理人员、健康促进人员，以及企事业单位人员、社会各界等，全面系统深刻认识公共健康风险整体控制管理效果和能力提升，提供理论支持和技术支撑。

四、公共健康影响控制管理能力等级确定

（一）建立公共健康影响控制管理能力评估矩阵指数表

公共健康影响控制管理能力等级确定采用风险矩阵法。依据 ISO 风险评估标准和 WHO 公共健康风险评估指南，研究建立公共健康影响控制管理能力评估矩阵指数表（$C_M - 1$）。该表是由公共健康影响控制管理能力程度和发生可能性两个维度组成。其中，公共健康影响控制管理能力程度分为六个级别，发生可能性分为五个层次（见表 8－2）。公共健康影响控制管理能力程度和发生可能性两个维度的交叉点作为控制管理能力矩阵指数，即健康影响控制管理能力等级，用 0～100 来表示。

表 8-2　公共健康风险控制管理能力评估矩阵指数（C_M-1）

			严重程度					
			极低(1)	低(2)	中等(3)	高(4)	很高(5)	极高(6)
可能性	极可能发生	(A)	Ⅳ-29	Ⅲ-45	Ⅱ-60	Ⅰ-80	Ⅰ-90	Ⅰ-100
	很可能发生	(B)	Ⅳ-20	Ⅲ-40	Ⅲ-55	Ⅱ-76	Ⅰ-86	Ⅰ-97
	可能发生	(C)	Ⅴ-14	Ⅳ-34	Ⅲ-49	Ⅱ-70	Ⅱ-79	Ⅰ-94
	不太可能发生	(D)	Ⅴ-8	Ⅳ-25	Ⅲ-43	Ⅲ-59	Ⅱ-73	Ⅰ-88
	罕见发生	(E)	Ⅴ-4	Ⅴ-19	Ⅳ-39	Ⅲ-52	Ⅱ-64	Ⅱ-68

注：健康影响控制管理能力程度指数：水平 6—极高（68～100）；水平 5—很高（64～90）；水平 4—高（52～80）；水平 3—中等（39～60）；水平 2—低（19～45）；水平 1—极低（4～29）。

健康影响控制管理能力发生可能性指数：A—极可能发生（29～100）；B—很可能发生（20～97）；C—可能发生（14～94）；D—不太可能发生（8～88）；E—罕见发生（4～68）。

控制管理能力评估指数：I—极高能力（80～100），用绿色表示；II—高能力（60～79），用蓝色表示；III—中等能力（40～59），用黄色表示；IV—低能力（20～39），用橙色表示；V—极低能力或实际无能力（4～19），用红色表示。

（二）矩阵指数含义

用矩阵指数确定健康影响控制管理能力等级具体含义，有以下五个方面：

1. 控制管理能力等级Ⅰ级（极高能力）。极高能力表示健康影响控制管理程度高及以上且极可能发生，健康影响控制管理程度很高及以上且很可能发生，健康影响控制管理程度极高、可能发生及以下。

2. 控制管理能力等级Ⅱ级（高能力）。高能力表示健康影响控制管理程度中等、极可能发生，健康影响控制管理程度高、很可能发生或可能发生，健康影响控制管理程度很高、可能发生及以下，健康影响控制管理程度极高、罕见发生。

3. 控制管理能力等级Ⅲ级（中等能力）。中等能力表示健康影响控制管理程度高、不太可能发生及以下，健康影响控制管理程度中等、很可能发生及以下，健康影响控制管理程度低、很可能发生及以上。

4. 控制管理能力等级Ⅳ级（低能力）。低能力表示健康影响控制管理程度中等、罕见发生，健康影响控制管理程度低、可能发生及以下，健康影响控制管理程度极低、很可能发生及以上。

5. 控制管理能力等级Ⅴ级（极低能力）。极低能力表示健康影响控制管理程度低、罕见发生，健康影响控制管理程度极低、可能发生及以下。

第二节 公共健康影响控制管理能力定量评估法及其重要意义

定量评估法是运用计量资料，通过建立数学模型，揭示防控能力与危险因素暴露水平、人群超敏感性、疾病严重程度和人群健康水平降低的关联性和归因程度。以下分别介绍两个理论模型：住区绿化覆盖率增加与居住环境温度暴露水平下降模型，卫生总费用水平增加与人均期望寿命延长模型。

一、住区绿化覆盖率增加与居住环境温度暴露水平下降模型

秦俊等(2014)依据住区绿化覆盖率和居住环境温度暴露水平，建立了住区绿化覆盖率和居住环境温度暴露水平理论模型：

$$T_{mean} = -1.4837GC + 35.531 \qquad (T_{mean} - 1)$$

其中 GC 表示住区绿化覆盖率(%)，T_{mean} 表示居住环境温度(℃)，相关系数 R 为 0.888 9，具有统计学显著性差异($P<0.05$)，回归系数 β 为 -1.483 7，表示居住区绿化覆盖率每增加10%，可以使环境温度下降0.15 ℃[14]。由此表明，住区绿化覆盖率与居住环境温度暴露水平呈线性负相关，即绿化覆盖率越大，居住区的平均气温越低。值得注意的是，按照植物学绿化与气象温度变化规律，应当有一定的饱和限值，不可能无限降低。

二、卫生总费用水平增长与人均期望寿命延长模型

高星、刘美玲等(2016)依据2006～2015年卫生总费用数据和北京市人均期望寿命，建立了卫生总费用与人均期望寿命理论模型：

$$Y_P = 79.354 + 0.002X \qquad (Y_P - 1)$$

其中 X 表示卫生总费用(亿元)，Y_P 表示人均期望寿命(岁)，相关系数 R 为 0.987，具有统计学显著性差异($P<0.01$)，回归系数 β 为 0.002，表示卫生总费用每提高 1 000 亿元，人均期望寿命增加两岁。由此表明，在一定的增长空间范围内，卫生总费用与人均期望寿命呈线性正相关，即卫生总费用越高，人均期望寿命越长。值得注意的是，按照生物生长规律，应当有一定的饱和限值，不可能无限增加。

第三节　公共健康影响控制管理能力定性评估法及其重要意义

控制管理能力定性评估法是运用计数资料、突发事件与典型案例进行单因素定性评估。按照危害性和脆弱性增减与控制管理能力大小进行分析，确定相应的控制管理能力级别。控制管理定性评估主要包括两种方法：象限法和同心圆图示法。

一、象限法

象限图表风险大小由横坐标（危害性）和纵坐标（脆弱性）组成。象限Ⅰ为危害性降低和脆弱性降低协同作用的共同结果，危险因素暴露水平最低，脆弱性最低，死亡风险最低，此时防控能力最高；象限Ⅲ为显示相反的局面，危险因素暴露水平最高，脆弱性最高，死亡风险最高，此时防控能力最低。象限Ⅱ和象限Ⅳ为危害性与脆弱性权衡作用的结果，象限Ⅱ显示危险因素暴露增加，脆弱性降低，死亡风险降低，此时为高防控能力。象限Ⅳ显示危险因素暴露水平降低，脆弱性增加，死亡风险较高，此时防控能力为中等。由此可见，脆弱性对风险的决定性更大（见图8－6）。

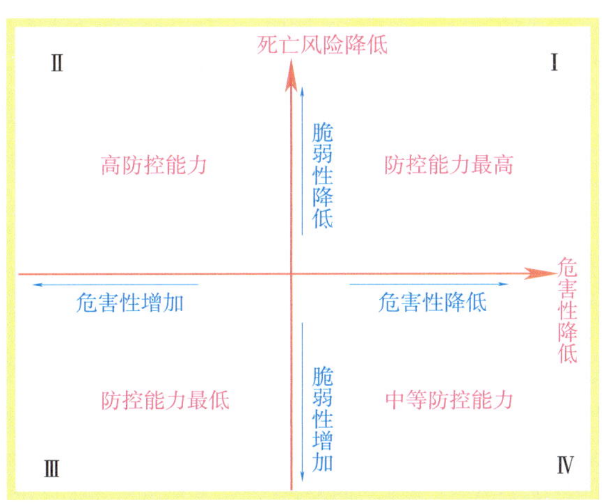

图8－6　重大疾病危害性与脆弱性和防控能力相互关系及风险分类

二、同心圆图示法

同心圆图示法是由人群高敏感性、危险因素暴露超敏感性和控制管理能力三部分组成。核心部分为人群高敏感性（人群脆弱性），决定了健康影响的内在因素（内因）。外围部分为危险因素暴露超敏感性（外暴露因素），表明了对健康影响的外在因素（外因）。中间部分为防控能力，作为改变人群高敏感性和危险因素暴露水平的能动性。三者之间对健康影响的关系为外因是条件，内因是根本，外因通过内因而起作用。防控能力作为介导因子，即影响内外因相互作用的制约因素，在防控健康影响方面发挥了至关重要的作用。由此揭示了防控能力与风险的拮抗关系，即防控能力越高，风险越低；反之，防控能力越低，风险越高。对防控能力风险进行定性评估，当人群敏感性（即脆弱性）最低，外暴露最低时，防控能力最高，风险最低；当人群敏感性（即脆弱性）最高，外暴露最高时，防控能力最低，风险最高[15]（如图 8－7）。

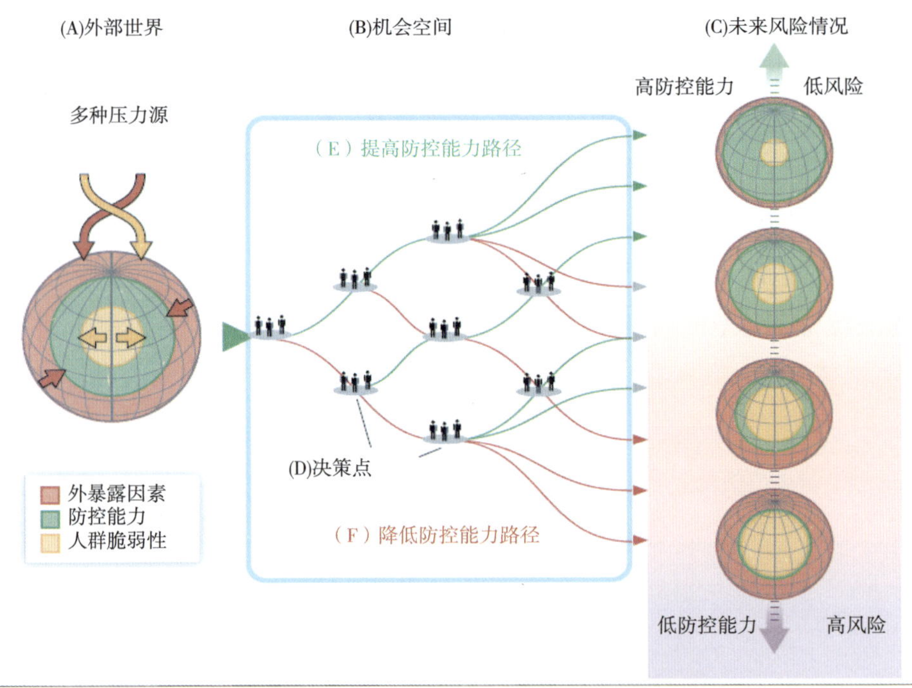

图 8－7　公共健康影响防控能力与风险拮抗关系示意图

注释：（A）是指暴露超敏感性和人群高敏感性，作为压力源，从多个方向影响防控能力；（B）是指机会空间；（C）未来风险控制的决策点和路径，这些未来风险控制的防控能力和风险程度各不相同；（D）是指决策点，在机会空间采取或不采取行为，这些决策点共同构成了管理和无法管理的风险过程；（E）是指通过减少外暴露和人群脆弱性，提高防控能力，降低风险的路径；（F）是指由于外暴露和人群脆弱性的增加，防控能力降低，促使风险增加的路径。

第四章 北京市人口健康影响控制管理能力评估

按照疾病全球化特征和医学国际化发展趋势，重大疾病防控应当参考国际规则和标准指南，在联合国统筹协调下，世界各国统一规划，统一应对，形成自上而下和自下而上的双重治理模式。自上而下是指形成规则、体系建设、标准规范一体化；自下而上是指以人的健康为核心，以基层为重点，强化自我管理、家庭管理、社区管理、企事业单位、机关学校、各级政府等创造性管理，为服务能力和管理水平提升、政策制度、标准规范、法律法规制定等提供依据。由此形成上下结合、横向联动，共同应对公共健康风险新的管理体制、运行机制和发展模式。

第一节 国际公共健康相关法律法规已经建立并实施

一、国际卫生法律不断完善

由于疾病全球化特征越来越凸显，已成为全球重大公共安全问题，因此，联合国和 WHO 等国际组织实施国际法律管理，并呼吁世界各国建立和实施相应的国家法律法规，实行依法管理。2003 年，中国发生 SARS 特大疫情，引发全球突发公共卫生事件之后，又面临新一轮流感大流行的威胁。2005 年，WHO 修改颁布了《国际卫生条例》，对暴发全球传染病疫情等国际公共卫生事件实行法制管理，建立全球突发公共卫生事件应急网络、全球应急指挥中心、WHO 突发公共卫生事件专家委员会,依法实施突发公共卫生事件报告、监测预警、信息发布和应急反应与善后处置等工作。

二、WHO 烟草控制框架公约颁布和实施

众所周知,烟草是危害人类健康最普遍、最严重的全球公共健康危害。长期接触烟草可以引起多系统、多脏器健康损害和重大疾病,是导致人类死亡的主要危险因素之一。为保护公众健康权益,规范烟草生产、经营、消费和使用行为,2003 年 WHO 颁布《WHO 烟草控制框架公约》,重点加强烟草价格和税收管理,公共场所禁吸烟,防止公众接触烟草烟雾,实施烟草制品成分包装和标签管制,提高公众防范意识等法制管理。

三、全球气候变化公约和巴黎新协议稳步推进

(一)联合国气候变化框架公约

工业革命和城市化建设在给人类社会进步和经济发展带来巨大推动作用的同时,也造成环境污染,引发气候变化,并逐步成为全球首要的公共安全问题。为有效防控气候变化,提高适应能力,1992 年 5 月,联合国通过《联合国气候变化框架公约》(UNFCCC),1994 年 3 月 21 日生效。UNFCCC 旨在控制全球大气中二氧化碳、甲烷和其他造成"温室效应"的气体排放,增强生态系统对气候变化的适应性,确保粮食生产和经济可持续发展;要求发达国家应率先采取措施,应对气候变化,各缔约国方也应当采取必要措施,预测、防止和减少引起气候变化的因素,加强国际合作。

(二)全球气候变化新协议

2015 年,《联合国气候变化框架公约》缔约方会议第二十一次大会通过全球气候变化新协议,包括目标、减缓、适应、损害、资金、技术、能力建设、透明度、全球布局等内容。新协议呼吁各成员国要以"自主贡献"的方式参与全球应对气候变化行动,加强对气候变化威胁的全球应对,形成合力,将全球平均温度升幅与前工业化时期相比控制在 2 ℃以内,并继续努力、争取把温度升幅限定在 1.5 ℃之内。预计从 2023 年开始,每 5 年将对全球行动总体进展情况进行梳理,以帮助各国提高力度,加强国际合作,实现全球应对气候变化长期目标。

联合国及 WHO、WMO 等国际组织颁布了国际卫生、烟草控制和气候变化

等一系列国际法律公约，为各国建立和完善相关法律法规提高了法律支持和保障。国际相关法律法规控制管理能力为高水平。

四、全球缺少 NCDs 防控法律

NCDs 已经成为威胁人类健康的重要公共卫生问题，但是，缺少防控国际法律规定，控制管理能力为低水平。

第二节　国家和北京市公共卫生领域相关法律法规基本形成

公共健康、重大疾病和气候变化、环境保护等管理，通常实行国家法律管理制度。地方政府按照国家法律，制定地方法规和管理办法。我国公共健康、重大疾病和气候变化、环境保护法制管理亦同。

一、重大疾病相关领域法律法规基本建立

（一）中国国家重大疾病防治相关法律法规

按照《中华人民共和国宪法》要求，我国实行国家医疗卫生相关法律管理制度，主要包括重大疾病防控、突发公共卫生事件、健康保护、环境保护等法律法规。

1. 国家传染病防治法。2004 年，第十届全国人民代表大会常务委员会通过《中华人民共和国传染病防治法》；2013 年，第十二届全国人民代表大会常务委员会最新修订。我国传染病实行法制管理，包括传染病目录[甲类（2 种）、乙类（26 种）和丙类（11 种）]、标准、信息报送发布和通报、诊断治疗、预防控制，依法管理制度和依法行政与监管机制。

2. 国家职业病防治法律法规。2001 年，第九届全国人民代表大会常务委员会通过《中华人民共和国职业病防治法》；2011 年，第十一届全国人民代表大会常务委员会最新修订。2002 年，原国家卫生部颁布《职业病诊断鉴定管理办法》等部门规章。我国职业病实行法制管理，包括职业病危害因素监测、化学品毒性鉴定、职业病危害防护、职业病目录（职业性尘肺病及其他呼吸系统疾病、职业性皮肤病等 10 类 132 种）、诊断标准、信息报送、防治和监管等。

（二）北京市重大疾病防治相关法律法规

为规范北京市职业病诊断鉴定工作，加强职业病诊断、鉴定管理，根据《中华人民共和国职业病防治法》和《职业病诊断与鉴定管理办法》，结合北京市实际，2004年，北京市原卫生局制定并实施《北京市〈职业病诊断与鉴定管理办法〉实施细则》。同时，成立了北京市职业病诊断鉴定管理委员会、北京市职业病诊断鉴定管理办公室、职业卫生机构资质认证管理办公室等，依法开展职业病防治管理工作。

传染病、职业病防控国家法律法规系统比较完整，控制管理能力为高水平。NCDs防控缺少国家法律法规，控制管理水平为低水平。

二、突发公共事件相关法律法规体系基本形成

（一）国家突发事件应对法律

我国实行突发事件法制管理。2007年，第十届全国人民代表大会常务委员会通过《中华人民共和国突发事件应对法》。突发事件是指突然发生，造成或者可能造成严重社会危害，需要采取应急处置措施予以应对的自然灾害、事故灾难、公共卫生事件和社会安全事件。国务院制定国家突发事件总体应急预案，组织制定国家突发事件专项应急预案。国务院建立全国统一的突发事件信息系统。县级以上地方各级人民政府应当汇集、储存、分析、传输有关突发事件信息，并与上级人民政府及其有关部门、下级人民政府及其有关部门、专业机构和监测网点的突发事件信息系统实现互联互通，加强跨部门、跨地区的信息交流与情报合作。国家建立健全突发事件预警制度，可以预警自然灾害、事故灾难和公共卫生事件级别，按照突发事件发生的紧急程度、发展势态和可能造成的危害程度分为一级、二级、三级和四级，一级为最高级别。

（二）国家突发公共卫生事件法规

2003年，国务院通过《突发公共卫生事件应急条例》。我国实行突发公共卫生事件法规管理，明确突发公共卫生事件种类和范围。它是指突然发生，造成或者可能造成社会公众健康严重损害的重大传染病疫情、群体性不明原因疾病、重大食物和职业中毒以及其他严重影响公众健康的事件。国务院卫生行政主管部门制定突发事件应急报告规范，建立重大、紧急疫情信息报告系统。突发事件发生后，卫生行政主管部门组织专家对突发事件进行综合评估，初步判断突发事件类型，提出是否启动突发事件应急预案的建议。应急预案启动后，

突发事件发生地的人民政府有关部门，根据预案规定的职责要求，服从突发事件应急处理指挥部的统一指挥，采取有关的控制措施。

国家和北京市突发公共事件法律法规较为系统完善，控制管理能力为高水平。

（三）北京市突发事件应对办法

2008 年，北京市第十三届人民代表大会常务委员会通过《北京市实施〈中华人民共和国突发事件应对法〉办法》。2014 年，北京市突发事件应急委员会印发《北京市突发事件信息管理办法》等相关配套文件。北京市依法开展突发事应急装备、监测预警、信息公开，对应处置等工作。

三、公共卫生相关法律法规体系较为完善

（一）国家食品安全法律法规及其细则

《中华人民共和国食品安全法》。1995 年，第八届全国人民代表大会常务委员会通过《中华人民共和国食品卫生法》，2009 年，第十一届全国人民代表大会常务委员会通过《中华人民共和国食品安全法》（以下简称《食品安全法》），2015 年 10 月 1 日，颁布实施《食品安全法》（修订版）。国家建立食品安全风险监测制度，对食源性疾病、食品污染和食品中的有害因素进行监测。县级以上质量监督、工商行政管理、食品药品监督等管理部门履行各自食品安全监督管理职责，实行依法监管。

北京市食品安全条例。1996 年，北京市人民代表大会常务委员会结合本市情况，制定《北京市实施〈中华人民共和国食品卫生法〉办法》。2007 年，北京市第十二届人大常委会颁布实施《北京市食品安全条例》。由此开始实施食品安全法制管理。

（二）国家卫生检疫法

1986 年，第六届全国人民代表大会常务委员会第十八次会议通过《中华人民共和国国境卫生检疫法》。2007 年，第十届全国人民代表大会常务委员会第三十一次会议通过《关于修改〈中华人民共和国国境卫生检疫法〉的决定》，公布并实行。我国实行国境卫生检疫法制管理，防止传染病由国外传入或者由国内传出，保护人类健康，充分体现我国作为负责任大国的国际形象。

（三）国家精神卫生法律法规及其细则

国家精神卫生法。2012 年，第十一届全国人民代表大会常务委员会通过

《中华人民共和国精神卫生法》。我国实行精神卫生法制管理，维护和增进公民心理健康，预防和治疗精神障碍，促进精神障碍患者康复的活动。精神障碍诊断应当以精神健康状况为依据，精神障碍分类、诊断标准和治疗规范，由国务院卫生行政部门组织制定。国家实行精神障碍报告和管理制度。

北京市精神卫生条例。2006 年，北京市第十二届人民代表大会常务委员会通过《北京市精神卫生条例》。北京市率先在全国实施精神卫生依法管理。通过不断实践和探索，为保护首都人民精神心理健康和精神病防治做出了应有的贡献，也为全国精神卫生立法提供了可借鉴的经验和典范。

（四）国家母婴保健法律法规及其细则

国家母婴保健法。1994 年，第八届全国人民代表大会常务委员会通过《中华人民共和国母婴保健法》。2001 年，国务院颁布《中华人民共和国母婴保健法实施办法》。我国实行母婴保健法制管理。母婴保健技术服务主要包括以下几个方面：有关母婴保健的科普宣传、教育和咨询；婚前医学检查；产前诊断和遗传病诊断；助产技术；实施医学上需要的节育手术；新生儿疾病筛查；有关生育、节育、不育的其他生殖保健服务。县级以上地方人民政府卫生行政部门负责本行政区域内的母婴保健监督管理工作，履行监督管理职责。全国妇幼保健体系逐步健全。

北京市母婴保健办法。1995 年，北京市第十届人民代表大会常务委员会通过《北京市实施〈中华人民共和国母婴保健法〉办法》。2010 年，北京市第十三届人民代表大会常务委员会进行修订。北京市母婴保健法制管理逐步完善并发挥重大作用。妇幼保健网络逐步完善。

食品安全、卫生检疫、精神卫生和母婴保健等国家和北京市公共卫生管理法律法规较为系统完整，控制管理能力为高水平。

缺少国家健康管理法律法规，控制管理能力为低水平。

四、环境保护和气候变化相关法律法规不断完善

（一）国家环境保护法及实施办法

1989 年，第七届全国人民代表大会常务委员会通过《中华人民共和国环境保护法》。2014 年，第十二届全国人民代表大会常务委员会第八次会议进行最新修订。2002 年，第九届全国人民代表大会常务委员会通过《中华人民共和国环境影响评价法》。我国实行环境保护法制管理和评价制度。国务院环境保护

主管部门，对全国环境保护工作实施统一监督管理；县级以上地方人民政府环境保护主管部门，对本行政区域环境保护工作实施统一监督管理。国家建立健全环境监测制度。国务院环境保护主管部门制定监测规范，会同有关部门组织监测网络，统一规划国家环境质量监测站（点）的设置，建立监测数据共享机制，加强对环境监测的管理。

（二）国家大气污染防治法

2000 年，第九届全国人民代表大会常务委员会通过《中华人民共和国大气污染防治法》。2015 年，第十二届全国人民代表大会常务委员会进行最新修订。我国实行大气污染防治法制管理。国务院环境保护主管部门负责制定大气环境质量和大气污染源的监测和评价规范，组织建设与管理全国大气环境质量和大气污染源监测网，组织开展大气环境质量和大气污染源监测，统一发布全国大气环境质量状况信息。国家建立重污染天气监测预警体系。预警信息发布后，各级政府及其有关部门应当通过电视、广播、网络、短信等途径告知公众采取健康防护措施，指导公众出行和调整其他相关社会活动等措施。

（三）国家水污染防治法

1984 年，第六届全国人民代表大会常务委员会通过《中华人民共和国水污染防治法》。2008 年，第十届全国人民代表大会常务委员会进行最新修订。2002 年，第九届全国人民代表大会常务委员会通过《中华人民共和国水法》。2016 年 7 月，第十二届全国人民代表大会常务委员会第二十一次会议通过最新修订。我国实行水安全及污染防治法制管理。国务院环境保护主管部门制定国家水环境质量标准。国家对重点水污染物排放实施总量控制制度。

（四）国家公共场所卫生管理条例

1987 年，国务院颁布《公共场所卫生管理条例》。2011 年，原国家卫生部颁布《公共场所卫生管理条例实施细则》。我国实行公共场所法规管理，强化疾病预防控制和卫生监督机构对公共场所的卫生监管，主要包括对公共场所进行卫生监测和卫生技术指导，监督从业人员健康检查，指导有关部门对从业人员进行卫生知识教育和培训，对新建、扩建、改建公共场所的选址和设计进行卫生审查，并参加竣工验收等工作。

国家环境保护、大气污染和安全及其污染水防治，以及公共卫生管理等法律法规较为系统完整，控制管理能力为高水平。

第三节　公共卫生相关政策制度逐步建立

一、国家基本医疗卫生制度逐步建立和完善

（一）由国家医疗卫生制度转型发展基本医疗卫生制度为创建健康管理制度打下坚实基础

新中国成立以来，我国实行社会主义全民所有制计划经济制度，建立较为完善的国民医疗卫生保障制度。党的十一届三中全会以来，随着改革开放的不断深入，逐步实行由计划经济向社会主义市场经济体制转型发展。医疗卫生服务和管理有限供给与人民群众健康保障无限需求的矛盾越来越突出，迫切需要建立新体制和新机制。2009 年 3 月，中共中央　国务院印发《中共中央　国务院关于深化医药卫生体制改革的意见》，明确提出改革目标，到 2020 年，覆盖城乡居民的基本医疗卫生制度基本建立。普遍建立比较完善的公共卫生服务体系和医疗服务体系，比较健全的医疗保障体系，比较规范的药品供应保障体系，比较科学的医疗卫生机构管理体制和运行机制，形成多元办医格局，人人享有基本医疗卫生服务，基本适应人民群众多层次的医疗卫生需求，人民群众健康水平进一步提高。

随着经济社会快速发展带来的疾病谱变化，防控公共健康危害的任务更加艰巨，应对体制机制的要求不断提高和延伸。全球健康保护和促进的发展趋势与应对气候变化和环境污染带来的严峻挑战，迫使各国必须寻找新的发展道路，以适应联合国提出的持续发展目标。在这个大背景下，我国党和政府确定了健康中国、全面建成小康社会、建设中国特色社会主义现代化强国等实现中华民族伟大复兴中国梦的目标。2016 年 8 月，中央召开了全国卫生与健康大会，确定了新时期卫生与健康工作方针。2017 年 10 月，党的十九大再次强调健康中国战略，并明确提出要着力推进基本医疗卫生制度建设，努力在分级诊疗制度、现代医院管理制度、全民医保制度、药品供应保障制度、综合监管制度5 项基本医疗卫生制度建设上取得突破，为我国防控重大疾病和创建健康管理制度打下坚实基础。

(二)国家基本药物制度全面实施

为建立健全国家基本医疗卫生制度,2009 年,国家发改委、原国家卫生部等 9 部委出台了《关于建立国家基本药物制度的实施意见》(以下简称《实施意见》)。这标志着我国建立国家基本药物制度工作正式实施。除《实施意见》外,九部委还同时发布了《国家基本药物目录管理办法(暂行)》和《国家基本药物目录(基层医疗卫生机构配备使用部分)》(2009 年版)。国家将基本药物全部纳入基本医疗保障药品目录,报销比例明显高于非基本药物,降低个人自付比例,并强化用政策和经济手段引导广大群众首先使用基本药物。2012 年,又修订了国家基本药物目录,化学药品和生物制品 317 种,中成药 203 种,共计 520 种,比 2009 年多了 213 种,与 WHO 现行推荐的基本药物数量相近,坚持中西药并重。新医改实施九年以来,基层医疗卫生机构全部实行基本药物制度,公立医院加快国家基本药物实施,逐步实现广大人民群众能够使用安全、有效、廉价的基本药物的目标。

(三)阻碍发展的政策制度逐步破除国家医改新政加快确立

公立医疗机构计划管理体制、以药补医机制逐步被打破,适应社会主义市场经济体制和治理体系现代化发展的新型管理体制逐步确立。2009 年,中共中央 国务院印发《深化医药卫生体制改革的意见》,并相继出台了一系列改革政策,主要包括城市和县级公立医院综合改革、探索四个分开(即管办分开、政事分开、医药分开、营利和非营利分开)、建立现代医院管理制度、创新服务模式等。2013 年中共中央召开党的十八届中央委员会第三次会议,通过了《中共中央关于全面深化改革若干重大问题的决定》,明确提出在教育、医疗等事业单位推进去行政化、去编制化改革。2015 年,国务院办公厅印发了《关于全面推进县级公立医院综合改革的实施意见》和《关于城市公立医院综合改革试点的指导意见》。2017 年,又印发了《关于深化医药卫生体制改革 2017 年重点工作任务的通知》,重点做好分级诊疗制度、现代医院管理,全民医保、药品供应保障、综合监管体系、加强卫生人才队伍建设、稳固基本公共卫生服务均等化、推进卫生信息化建设、加快发展健康服务业等重点工作任务。

针对长期以来医疗服务价格国家管理为主,停滞不前,严重影响医疗卫生服务发展的实际问题。2012 年,国家发改委、原国家卫生部、中医药管理局印发《关于规范医疗服务价格管理及有关问题的通知》,修订出台了《全国医疗服务价格项目规范》(2012 年新版)。首次建立了符合基本医疗卫生制度需求的价格调控新思路、新原则和新目录，为全国推进医疗服务价格改革明确了发展方向和实施路径，有力推进了各地区医疗服务价格调整工作。为加快推进医疗服务价格改革工作，总结推广各地经验和制度创新发展模式，2016 年，国家发展改革委、国家卫生计生委、人力资源和社会保障部、财政部又制定了《推进医疗服务价格改革的意见》，明确到 2017 年，逐步缩小政府定价范围，改革医疗服务项目管理，改进价格管理方式，结合公立医院综合改革同步调整医疗服务价格。到 2020 年，逐步建立以成本和收入结构变化为基础的价格动态调整机制，基本理顺医疗服务比价关系。积极探索建立通过制定医保支付标准引导价格合理形成的机制。截至 2016 年年底，全国医疗卫生服务价格改革基本实现全覆盖，取得了阶段性成果。

国家基本医疗卫生服务、基本药物供应保障、医药卫生体制改革政策等控制管理能力为中等水平，与发达国家和 WHO 相关规则还有一定差距。

二、公共卫生与健康相关政策不断完善

（一）国家基本公共卫生服务项目稳步实施

为适应疾病谱变化和重大疾病防控需要，建立公共卫生与医疗服务有效衔接的系统服务新机制。2009 年，启动国家基本公共卫生服务项目，在城乡基层医疗卫生机构得到了普遍开展。2011 年，为进一步规范国家基本公共卫生服务项目管理，原国家卫生部在《国家基本公共卫生服务规范（2009 年版）》基础上，组织专家对服务规范内容进行修订和完善，形成了《国家基本公共卫生服务规范（2011 年版）》。

目前，国家基本公共卫生服务项目有 14 项内容。主要包括三类：①健康档案、信息化等全体人群公共卫生服务；②优先提供婴幼儿、孕产妇、老年人群等重点人群公共卫生服务；③开展传染病计划免疫、非传染性疾病、精神疾患、职业病等疾病预防控制公共卫生服务。国家基本医疗卫生服务项目管理制度基本形成，广大人民群众享受到了应有的基本服务，为防控重大疾病危害上升态势做出了应有的贡献。

（二）脆弱人群分享国家重大公共卫生服务项目保障红利

有效防控贫困人群、敏感人群和危险因素超敏感性暴露水平的严重影响，提高健康均等化水平，2009 年，我国启动六项重大公共卫生服务项目，主要包括 15 岁以下人群补种乙肝疫苗项目、农村妇女乳腺癌、宫颈癌检查项目、增补叶酸

预防神经管缺陷项目、“百万贫困白内障患者复明工程”、消除燃煤型氟中毒危害项目、农村改水改厕项目。促进基本公共卫生服务逐步均等化，实现卫生公平，把基本医疗卫生制度作为公共产品向全民提供，取得明显成效。广大农民群众重大疾病威胁得到有效控制，儿童健康状况得到明显改善。城乡健康均等化和技术可及性不断提高。

（三）多元医疗保险和医疗救助政策逐步完善

为有效防控重大疾病和突发事件威胁，减轻人民群众疾病负担，近年来，国家逐步建立健全基本医疗保险制度。

1. 基本医疗保险，主要包括城镇职工医疗保险、城镇居民医疗保险和新型农村合作医疗制度等。

2. 对贫困人群实施医疗救助保险政策。

3. 对极少数需要急救的患者因身份不明、无能力支付医疗费用而就医的患者，实行国家疾病应急救助保险政策。

4. 2015 年，国务院办公厅发布《关于全面实施城乡居民大病保险的意见》。通过大病保险，减轻个人负担，为健全全民医保体系、减轻大病患者医疗费用负担、创新管理服务方式、发挥商业保险的优势，提供了政策保障和新的环境支持。

5. 2016 年，国务院印发《关于整合城乡居民基本医疗保险制度的意见》，整合城镇居民医保和新农合两项制度，建立统一的城乡居民医保制度，明确提出了“六统一”的要求，即统一覆盖范围、统一筹资政策、统一保障待遇、统一医保目录、统一定点管理、统一基金管理，推进医药卫生体制改革，实现城乡居民公平享有基本医疗保险权益，促进社会公平正义，增进人民福祉，促进全民医保体系持续健康发展。

国家基本医疗保险制度已经形成，并为广大人民群众所分享，使看病难、看病贵问题得到了有效缓解，使因病致贫、因病返贫灾难事件逐步得到控制。

此外，为适应广大人民群众多样化多层次医疗服务需求，鼓励和引导社会办医提供补充医疗服务，加快推进关口前移、重心下移，创新发展，改变以病人为中心转向以健康人为中心，以医院为中心转向以基层医疗卫生机构为重点的治理理念和服务模式。2014 年，国务院办公厅出台了《关于加快发展商业健康保险的若干意见》。2015 年，北京市出台了《北京市人民政府办公厅〈关于加快发展商业健康保险〉的实施意见》，实行多元化的医疗保险制度，鼓励和支持发展健康保险和商业医疗保险，为多样化、多层次基本医疗服务提供保障。全民健康保险和商业医疗保险制度基本建立，为有效防控重大疾病和不断满足人民群众健康服务需求提供了相关政策支持，有力地促进了多元化办医新格局的形成。

（四）健康危险因素防控相关政策逐步建立

随着全球健康和持续发展理念与实践发展的不断深入，以及气候变化适应能力不断提高，越来越多的国家积极借鉴发达国家经济社会发展模式，研究制定相关政策，有效防控健康危险因素。我国党和政府高度重视人民群众健康，特别是党的十八大以来出台了一系列环境保护、生态文明和健康建设政策，主要包括以下四个方面：

1. 推行经济、政治、文化、社会、生态“五位一体”建设新的全面系统综合治理政策。

2. 国家实施环境保护三大政策八项制度，即“预防为主，防治结合”“谁污染，谁治理”“强化环境管理”三项政策和“环境影响评价”“三同时”“排污收费”“环境保护目标责任”“城市环境综合整治定量考核”“排污申请登记与许可证”“限期治理”“集中控制”等八项制度。

3. 国家实施公共场所禁止吸烟、领导干部带头在公共场所禁烟等公共卫生管理政策。

4. 国家实施全民健身和体质监测等健康行为和生活方式促进政策。公共健康危害控制和保护政策体系框架基本形成。在有效防控危险因素暴露水平，减少重大疾病发生，促进人民群众健康等领域发挥越来越重要的作用。

国家基本公共卫生服务项目、重大公共卫生服务项目、多元健康医疗保险和医疗救助政策、健康危险因素防控政策控制管理能力评估为中等水平，与发达国家和 WHO 相关规则还有一定差距。

第四节　公共健康领域相关规划不断完善

一、国际公共健康领域相关规划持续改进

（一）联合国确定新的全球持续发展目标

在总结评估千年目标之后，面对快速城市化、工业化、人口老龄化带来的全

球气候变化和环境污染的严峻挑战,人类健康受到不断威胁。2016 年,联合国提出持续发展议程(2016 ~ 2030),首次把健康促进和地球保护有机结合起来,号召世界各国积极应对气候变化和环境污染,发展生态健康经济,促进社会文明。持续发展目标具体内涵和重点任务,主要包括确保健康的生活方式,促进所有人福祉,实现性别平等,保护所有妇女和儿童权利,确保为所有人提供清洁卫生饮用水和良好环境,建设具有包容性、安全、有复原力和可持续的城市和人类住区,采取紧急行动应对气候变化及其影响等 17 个分目标。环境污染型经济和能源、城市病恶性发展将会受到摒弃。

(二)WHO 健康领域相关规划逐步拓展

全球非传染性疾病防治规划持续改进。针对非传染性疾病已经成为威胁人类健康的首要死因和重大公共卫生问题。21 世纪以来,WHO 先后颁布了一系列应对非传染性疾病及其危险因素防控规划、战略和对策,主要包括《预防与控制 NCDs 全球行动计划(2008 ~ 2013)》《WHO 非传染性疾病预防控制工具》《非传染性疾病全球监督框架(2012)》《WHO 预防和控制 NCDs 优先研究领域》《预防与控制 NCDs 全球行动计划(2013 ~ 2020)》等。这些战略规划和政策对指导世界各国开展重大疾病防控指明了方向,提供了技术支持。在这些战略规划指导下,许多国家结合实际,采取积极有效措施,取得明显成效。

全球健康促进规划创新发展。针对全球健康危险因素给人类健康和重大疾病带来的严重危害,WHO 通过全球健康大数据分析,逐步确定主要健康危险因素,先后颁布了《WHO 饮食、身体活动与健康全球战略》《WHO 全球健康促进和健康的生活方式》《WHO 全球酒精与健康报告》《成人和儿童盐摄入指南》等,发展健康城市、创造生态环境和绿色交通,旨在对经济社会因素、环境因素和不健康饮食、缺乏体育活动等不健康危险因素进行规范控制,保护和促进人类健康。

精神卫生规划逐步完善。随着经济社会快速发展,人的精神心理压力和工作负荷逐步增加,导致多系统多脏器逐步损害,与生理疾病形成极大反差。发达国家目前已经完成了对生理疾病医治的认识和发展,开始转向神经、内分泌、免疫系统调节所导致的精神心理疾患应对。这给现代医学提出了更高的要求和更严峻的挑战。目前,绝大多数发展中国家仍然停留在生理疾病医治阶段,精神心理诊疗技术与管理水平亟待提高。为此,2013 年,WHO 颁布《全球精神卫生行动计划(2013 ~ 2020)》,明确提出强化政府管理,加强部门联动,完善社会治理,构建和谐发展机制。在全球国家和地区树立“没有精神健康就没有健康”的新理念,发展以社区为基础的精神卫生和社会保健服务网络,进一步强化促进、预防、治疗、康复、保健和恢复系统服务职能,全面实施心理健康预防和促进战略,加快建设和发展人类心理健康安全长城,有效防控精神心理疾病发生发展。

联合国及其 WHO 等国际组织应对人类重大疾病风险提出了一整套动态调控的全球顶层设计、宏观战略和行动方案。在人类健康发展的每一个关键时刻都及时做出重要的战略部署,为指导各国在重大疾病防控、突发公共卫生事件应对和健康管理做出了应有贡献,指明了前进方向。全球公共健康领域相关规划控制管理能力为高水平。

二、国家公共健康领域相关规划逐步建立和完善

(一)健康中国规划纲要首次提出

2016 年 10 月,中共中央、国务院印发《健康中国 2030 规划纲要》,确定以提高人民健康水平为核心的指导思想,坚持健康优先的原则和共建共享、全民健康的战略主题,努力实现与社会主义现代化强国相适应的健康中国战略目标。

(二)国家卫生与健康发展规划初见成效

按照国家宪法规定,国家实行医疗卫生制度,并将医疗卫生事业纳入国民经济和社会发展五年规划。同时,制定国家医疗卫生事业发展规划。随着改革与发展的不断深入,人民对健康服务需求更加凸显。2016 年 12 月,国务院印发了《“十三五”卫生与健康规划》,进一步提出坚持以人民为中心的发展思想,坚持新时期卫生与健康工作方针,坚持计划生育基本国策,把人民健康放在优先发展的战略地位,以改革创新为动力,以促健康、转模式、强基层、重保障为着力点,更加注重预防为主和健康促进,更加注重工作重心下移和资源下沉,更加注重提高服务质量和水平,实现发展方式由以治病为中心向以健康为中心转变,显著提高人民健康水平,奋力推进健康中国建设。新中国成立以来,我国的医疗卫生事业不断发展壮大,临床医学发展某些方面已经走在世界前列。北京、上海、广州等一线城市医疗技术达到国际先进水平。全国人口人均期望寿命由 1981 年的 67.9 岁提高到 2017 年的 76.56 岁。

(三)国家医疗卫生服务体系规划首次颁布

根据新医改规划要求和防治重大疾病服务模式转变需要,2015 年,国务院

办公厅首次印发《全国医疗卫生服务体系规划纲要(2015～2020)》。医疗卫生服务将由碎片式分散机构管理转向医疗卫生服务系统管理,优化区域医疗卫生资源配置,构建与国民经济和社会发展水平相适应、与居民健康需求相匹配、体系完整、分工明确、功能互补、密切协作的整合型医疗卫生服务体系,为实现2020年建立覆盖城乡居民的基本医疗卫生制度和人民健康水平持续提升打下坚实的基础。康复护理体系、妇幼保健体系、老年病服务体系、医养结合体系、重大疾病防治服务体系短板逐步补充和完善,医疗卫生服务能力和管理水平全面提升。

(四)国家慢性病防治规划第一次提出

为有效控制非传染性疾病持续增加风险,认真履行WHO全球非传染性疾病防控策略。2012年,原国家卫生部、国家发展改革委、财政部等15个部委首次联合印发了《中国慢性病防治工作规划(2012～2015)》,明确将慢性病纳入国家卫生事业规划,实施全面系统管理[16]。2017年1月,国务院办公厅印发《中国防治慢性病中长期规划(2017～2025)》,重点加强以下八个方面建设。

1. 加强健康教育,提升全民健康素质。开展慢性病防治全民教育,倡导健康文明的生活方式。

2. 实施早诊早治,降低高危人群发病风险。促进慢性病早期发现,开展个性化健康干预与群防群控相结合。

3. 强化规范诊疗,提高治疗效果。落实分级诊疗制度,提高诊疗服务质量。

4. 促进医防协同,实现全流程健康管理。加强慢性病防治机构和队伍能力建设,建立慢性病防治结合和健康管理长效工作机制。

5. 完善医保和救助政策,保障药品生产供应,切实减轻群众就医负担。

6. 控制危险因素,营造健康支持性环境。建设健康的生产生活环境,完善政策环境,推动慢性病综合防控示范区创新发展。

7. 统筹社会资源,创新驱动健康服务业发展。动员社会力量开展防治服务,促进医养融合发展,推动互联网创新成果应用。

8. 增强科技支撑,促进监测评价和研发创新。完善监测评估体系,推动科技成果转化和适宜技术应用。

通过实施慢性病防控规划,有效整合了医疗机构、公共卫生机构和基层医疗卫生机构,逐步形成无缝隙对接机制,特别是通过建立医疗联合体(医疗共同体、医疗集团等),创新发展关口前移、重心下移、预防为主、防治结合的服务新模式。慢性病死亡快速增加的风险开始得到有效控制。

（五）国家精神卫生规划不断完善

随着我国经济和社会发展，精神心理疾患危害越来越突出。2002 年，原国家卫生部、民政部、公安部、中国残联联合印发了《中国精神卫生工作规划（2002 ~ 2010）》，提出加快制定精神卫生相关法律法规，建立政府领导、多部门合作和社会团体参与的精神卫生工作机制，健全精神卫生服务体系，加强精神卫生知识宣传，强化重点人群心理行为问题干预等总体目标，为我国精神卫生事业走上法制化、规范化、科学化轨道发挥了重要作用。“十二五”期间，特别是《精神卫生法》出台以后，精神卫生工作作为保障和改善民生，加强和创新社会管理的重要举措，被列入国民经济和社会发展总体规划。

在党中央、国务院关怀和支持下，精神卫生事业得到很大发展，精神障碍患者就医条件大为改善。通过基本公共卫生服务项目和重大公共卫生专项，支持各地开展严重精神障碍患者服务管理，将严重精神障碍纳入城乡居民大病保险、重大疾病保障和城乡医疗救助制度范围，精神疾病的预防、治疗、康复、管理工作格局已经形成。

为贯彻实施《中华人民共和国精神卫生法》和《中共中央 国务院关于深化医药卫生体制改革的意见》，全面推进依法治国、创新社会治理，促进社会和谐稳定，解决当前精神生活工作中面临的突出问题，加强精神障碍的预防、治疗和康复工作，推动精神卫生事业全面发展。2015 年，原国家卫生计生委、中央综治办、发展改革委等十部门又制定了《全国精神卫生工作规划（2015 ~ 2020）》，全面推进严重精神障碍救治救助，逐步开展常见精神障碍防治，加快心理健康促进，提高精神卫生服务能力，完善精神卫生信息系统和开展精神卫生宣传教育等六项策略与措施。精神卫生工作逐步得到加强，精神病防治能力不断提高，精神心理健康得到保护，为促进健康发展做出了不懈努力和贡献。

（六）国家医改规划创制并加快推进

新一轮医改在实践中推进，在创新中发展，逐步进入新常态。把医改纳入全面深化改革重要内容，并确立实施国家五年规划制度。2012 年，国务院首次印发《“十二五”期间深化医药卫生体制改革规划（2012 ~ 2015）》。为全面深化医药卫生体制改革，推进健康中国建设，2016 年 12 月，国务院又印发《“十三五”深化医药卫生体制改革规划》，紧紧围绕统筹推进“五位一体”总体布局和协调推进“四个全面”战略布局，认真落实党中央、国务院决策部署，牢固树立和贯彻落实创新、协调、绿色、开放、共享的发展理念，坚持以人民为中心的发展思想，坚持新时期卫生与健康工作方针，坚持保基本、强基层、建机制，坚持政府主导与发挥市场机制作用相结合，坚持推进供给侧结构性改革，坚持医疗、医保、医药联动改革，坚持突出重点、试点示范、循序推进，树立大健康、大卫生、大医学理念，全力推进卫生与健康领域理论创新、制度创新、管理创新、技术创新、服务创新，加快建立符合国情的基本医疗卫生制度，实现发展方式由以治病为中心向以健康促进为中心的转变，推进卫生与健康治理体系和治理能力现代化，为推进健康中国建设、全面建成小康社会、实现“两个一百年”奋斗目标和中华民族伟大复兴的中国梦打下坚实基础。

（七）国家全民健身计划纲要全面实施

党和政府十分关心人民群众健康和体育事业发展，把全民健身纳入国家社会民生事业发展计划。1995 年，国务院首次颁布《全民健身计划纲要》。2011 年，国务院印发《全民健身计划（2011～2015）》。2016 年，国务院又印发《全民健身计划（2016～2020）》，明确提出十三五发展目标：到 2020 年，群众体育健身意识普遍增强，参加体育锻炼的人数明显增加，每周参加 1 次及以上体育锻炼的人数达到 7 亿，经常参加体育锻炼的人数达到 4.35 亿，群众身体素质稳步增强。

为实现全民健身目标，特别强化以下七个方面重点工作建设：①弘扬体育文化，促进人的全面发展；②开展全民健身活动，提供丰富多彩的活动供给；③推进体育社会组织改革，激发全民健身活力；④统筹建设全民健身场地设施，方便群众就近就便健身；⑤发挥全民健身多元功能，形成服务大局、互促共进的发展格局；⑥拓展国际大众体育交流，引领全民健身开放发展；⑦强化全民健身发展重点，着力推动基本公共体育服务均等化和重点人群、项目发展。

党中央、国务院高度重视人民健康和卫生事业发展，与联合国及其国际组织紧密合作，适应国情和人民健康需求，提出了医疗卫生事业、服务体系、全民健身、卫生改革等一系列规划，在有效应对重大疾病威胁和突发公共卫生事件发挥了重要作用，为保护人民群众健康打下了很好基础。国家公共健康领域相关规划控制管理能力为高水平。慢性病防治规划控制管理能力为中等水平。

三、北京公共健康领域相关规划

（一）全民健康促进行动规划率先推进

2008 年，北京奥运会健康遗产为实现健康北京发展打下了良好基础。2009

年，北京市政府率先提出《健康北京人——全民健康促进十年行动规划(2009～2018)》[18]，设立北京健康促进工作委员会，确定健康北京人和首都城市健康发展目标：进一步改善全市居民主要健康指标，全面提升市民健康素质，普及健康知识、动员市民参与健康行动，延长全市居民健康寿命，将北京建设成为拥有一流“健康环境、健康人群、健康服务”的国际化大都市。经过九年不懈努力，健康服务能力和管理水平持续提高，居民健康素养和人均期望寿命进一步提升，为全国开展健康促进和健康教育树立了典范。

(二)健康北京规划不断完善

随着首都城市国际化进程加快和居民健康素养及健康服务能力提高，健康城市和健康环境发展需求日益迫切。健康事业发展纳入北京市经济社会五年发展规划，2012年，北京市人民政府出台了《健康北京“十二五”发展建设规划》[19]。为全面推进健康北京建设，进一步提高人民群众健康水平，建设健康中国首善之区，2017年9月，北京市委、市政府印发《“健康北京2030”规划纲要》，坚持以人民为中心的发展思想，牢固树立和贯彻落实新发展理念，牢牢把握首都城市战略定位，坚持正确的卫生与健康工作方针，以提高人民健康水平为核心，以体制机制改革创新为动力，以普及健康生活、优化健康服务、完善健康保障、建设健康环境、发展健康产业为重点，把健康融入所有政策，全人群、全方位、全生命周期维护和保障人民健康。

(三)卫生事业发展规划有序推进

北京市委、市政府高度重视首都卫生事业发展，始终把维护人民群众健康利益放在首要位置，卫生事业发展规划不断取得新进展和新成效。2011年，原北京市卫生局、市发展改革委联合制定并实施《北京市“十二五”时期医疗卫生事业发展改革规划》[17]。2016年10月，北京市卫生计生委和北京市发展改革委又联合印发《北京市“十三五”时期医疗卫生事业发展改革规划》，认真落实《京津冀协同发展纲要》和非首都功能疏解要求，坚持首都“四个中心”的战略定位和建设“国际一流和谐宜居之都”的目标，强化对首都功能和经济社会发展的支撑与服务，遵循卫生计生事业发展规律，完善卫生计生服务体系建设，优化资源配置，提升卫生计生服务公平性和可及性，着力推进改革创新，充分发挥政府与市场的作用，满足居民日益增长的多层次卫生服务需求，强化卫生计生事业在全国的带动和示范地位，保持居民主要健康指标处于发达国家水平。重点加强以下八方面工作：①完善卫生服务体系建设；②提高全民健康水平；③深化体制机制改革;④促进优生优育;⑤提升卫生计生人才和学科发展水平;⑥推动京津冀卫生计生事业协同发展;⑦着力提升居民满意度;⑧促进治理能力和治理体系现代化。

(四)区域医疗机构设置规划健康发展

为贯彻国家深化医改要求和有关工作部署,2012 年,北京市政府办公厅首次制定并实施《北京市医疗机构设置规划(2012 ~2015)》,坚持立足北京市情和功能定位,科学规划、合理配置医疗资源规模、结构和布局,提高医疗服务体系整体效率,推动健康公平和城乡之间、区域之间医疗卫生事业与经济社会协调发展,构建层次分明、功能互补,布局合理、规模适当的分级有序医疗服务体系;促进形成公立医疗机构和社会资本举办医疗机构协调发展的多元化办医格局。

北京作为国家首都和四个中心,突出以人的健康为核心,率先提出健康北京规划和健康北京人发展规划,把医疗服务和健康服务有机结合起来,构建重大疾病防控和突发公共卫生事件关口前移、重心下移、分工协作、联动合作、专群结合、政府主导、统筹协调新的运行机制和工作模式。北京市医疗卫生规划控制管理能力为高水平。健康规划控制管理能力为中等水平。

四、中医药发展相关规划达到国际领先水平

(一)国家中医药健康发展规划不断完善

随着经济社会快速发展和城市化建设进程加快,非传染性疾病和新发传染病双重威胁更加突出,现代医学很难应对如此严峻的挑战和重大疑难问题,而传统医学越来越受到许多国家的青睐,并在应对非传染性疾病和新发传染病疫情方面发挥了重要作用。WHO 也将传统医学从补充地位逐步提升到应有的地位。

我国党和政府一直以来高度重视中医药发展。特别是近年来更加突出,将其纳入国家战略规划。2015 年,国务院办公厅印发《中医药健康服务发展规划(2015 ~2020)》。2016 年,国务院又印发《中医药发展战略规划纲要(2016 ~2030)》,确定中医药发展目标:到 2020 年,实现人人基本享有中医药服务,中医药产业成为国民经济重要支柱之一。到 2030 年,中医药服务领域实现全覆盖,中医药健康服务能力显著增强,对经济社会发展做出更大贡献。

进一步明确重点工作方向和任务:提高中医药防病治病能力(突发公共事件应急、重大传染病、慢性病等),强化中西医协作,促进民族医药发展,加快中

医养生保健服务体系建设，探索集健康文化、健康管理、健康保险于一体的中医健康保障模式，提升中医养生保健服务能力，推广融入中医治未病理念的健康工作和生活方式，健全中医药协同创新体系，发展中医药文化，加强中医药对外交流合作，积极参与国际规则、标准研究与制订，健全中医药法律体系，完善中医药标准体系。在全球率先构建国家传统医学新型管理体制、运行机制和服务模式，为全球健康保护和促进提供有力支持，也为非传染性疾病防控和养生保健发展提供理论支持和技术保障。

（二）北京市中医药事业发展规划走在全国前列

北京作为国家医学中心和中医药学中心，拥有国家优质传统医学和现代医学资源，中医药事业发展引领全国，走向世界。2008 年，北京市人民政府印发《关于促进首都中医药事业发展的意见》。2011 年，又制定了《北京中医药事业发展“十二五”规划》，进一步确定以建设现代中医药发展模式为主要任务，通过创新机制、整合资源、培育产业、普及文化、扩大服务等手段，围绕一个中心，坚持两个联动，创新三个机制，实现四个提升，建立六大体系，实施八大工程，全面推动首都中医药科学发展。中国中医科学院、北京中医药大学成为国家（际）中医药发展研究教育中心，北京中医院、鼓楼中医院已经成为首都中医医疗中心。基层中医诊所、社会办中医机构迅速得到发展，以同仁堂为代表的中医药企业不断壮大，已经形成国家（际）中医药科技创新中心。国家和北京市中医药发展相关规划控制管理能力为高水平。

第五节　北京卫生和健康服务管理体制创新发展

按照党和国家机构改革的有关工作部署、国家深化医药卫生体制改革意见和医疗卫生服务体系规划等要求，努力破解医疗资源配置倒置、医疗服务体系短板、患者就医无序和“看病难、看病贵”难题，着力创新发展符合首都特点的卫生和健康服务管理新体制。

一、“属地化、全行业”管理体制已经形成

北京市政府于 2013 年撤销北京市卫生局和北京市人口和计划生育委员会，

组建北京市卫生和计划生育委员会(以下简称北京市卫生计生委),作为市政府组成部门。主要职责是:拟订北京市疾病预防控制规划、免疫规划、严重危害人民健康的公共卫生问题干预措施并组织实施;组织有关部门对重大疾病实施防控与干预;制订卫生应急和紧急医学救援预案、突发公共卫生事件监测和风险评估计划,组织和指导突发公共卫生事件预防控制和各类突发公共事件医疗卫生救援等;负责北京市医疗卫生计生行业和各级各类监督管理;制定医疗机构及其医疗、康复、护理服务和医疗技术、医疗质量、医疗安全以及采供血机构管理规范、标准,并监督实施;组织拟订医疗卫生职业道德规范和医务人员执业管理规定;建立医疗、康复、护理、公共卫生、计划生育等服务评价和监督体系。

2018 年两会通过了《党和国家机构改革的决定》及实施方案。国家卫生计生委调整为国家卫生健康委员会,统筹协调全国健康工作,将职业健康、老年健康等隶属其他部门的职责,归属于卫生健康委员会。北京市也将按照国家统一部署整体推进。

新一轮医改,北京市委、市政府首先批准设立首都医药卫生协调委员会办公室并报国务院和中央编判办公室同意。主要职责是:统筹协调中央在京委属委管、军队武警、教育科研、央企和社会资本在京医疗机构发展,研究解决重大问题,推进区域改革等。此外,还设有北京市突发公共卫生事件应急指挥部办公室、北京市爱国运动委员会办公室和北京市健康促进工作委员会办公室。统筹北京市医疗卫生和健康事业发展,应对处置区域重(特)大公共卫生事件,动员全社会做好爱国卫生运动工作,全面推进健康保护和促进。在北京市卫生计生委下设北京市医院管理局和北京市中医管理局[20]。

二、北京市中医药行业管理机制逐步完善

北京市中医药行业管理由市中医管理局负责。北京市中医管理局主要职责:贯彻落实国家关于中医药、中西医结合等方面相关法律、法规、规章和政策,起草北京市地方性法规方案、政府规章方案,并组织实施。统筹协调北京市中医药资源配置,拟订中医药发展总体规划和目标,参与拟订中医药产业促进政策。继承和发展中医药文化,承担保护濒临消亡的中医诊疗技术和中药生产加工技术的责任,组织开展对中医药、民族医药资源的开发、挖掘、整理和保护工作。负责北京市设置中医、中西医结合、民族医医疗机构资格审批和监督管理,承担中医医疗、预防、保健、康复、护理及临床用药等的监督管理责任,实行中医人员执业资格制度。指导并组织实施北京市农村卫生、社区卫生服

务中的中医药工作。制定并组织实施北京市中医药科学研究、技术开发规划,指导中医、中西医结合、民族医药科研条件和能力建设。拟订并组织实施北京市中医药人才发展规划,会同有关部门组织开展中医药师承教育、毕业后教育、继续教育和相关人才培训工作。开展北京市中医药国际交流与合作,组织开展中医药国际推广、应用和传播工作。承办北京市政府及北京市卫生计生部门交办的其他事项。

三、市属公立医院人财物实行专业化统一管理

2010 年成立北京市医院管理局,北京市市属 21 家公立医院由原北京市卫生局剥离,交北京市医院管理局管理。2014 年,清华长庚医院也纳入北京市医院管理局管理,共有 22 家医院。北京市政府明确了新成立的市医院管理局职责:负责建立适应现代医院管理制度的选人、用人机制,按照干部管理权限对所办医院负责人进行考核任免,推进医院人事制度改革和收入分配制度改革。推进所办医院管理体制和运行机制改革,建立法人治理结构和现代医院管理制度。承担所办医院国有资产保值增效的责任,优化资源配置,加强品牌建设,提高运行效益,对医院国有资产使用和处置进行监督管理。负责组织所办医院贯彻落实有关法律、法规、规章和政策措施、规划标准,参与相关行业规划和标准的研究拟订,组织制定所办医院发展规划并组织实施。负责建立所办医院绩效考核评价体系并组织实施,负责医院监事会的日常管理工作。承担所办医院医疗、医技、护理、药事等服务质量管理的责任,组织所办医院加强行风建设、优化服务流程、规范服务行为,妥善处理医疗纠纷和重大医疗事故。推进所办医院的科技、教育培训和人才队伍建设,以及重点学科建设和科技成果的推广、应用。负责组织所办医院依法承担公共卫生服务和突发公共卫生事件的医疗救护。负责所办医院的党群、对外宣传、精神文明建设和安全稳定工作。承办北京市政府及北京市卫生计生委交办的其他事项。

在 16 个区政府设立相应的卫生计生委,作为区级政府组成部门。随着国家卫生健康委员会改革的不断深入,按照北京市有关工作部署,也将做相应的统一调整。北京卫生计生服务和健康服务管理体制控制管理能力为高水平。

第六节　符合首都特点的整合型医疗卫生服务体系正在建立

一、应对首都特大城市综合风险的医疗卫生服务体系已经形成

北京作为国家首都，政治中心、文化中心、国际交往中心和科技创新中心，既面临良好的发展机遇，也面临疾病谱变化、老龄化进程加快、城市病威胁等重大公共安全问题和自然灾害、事故灾难、公共卫生事件、社会安全等突发公共事件的严峻挑战。在党中央、国务院亲切关怀和大力支持下，在北京市委、市政府坚强领导下，卫生健康事业快速发展。北京拥有国家顶级优质医疗卫生资源，已经形成国家医学中心，具有独特优势。

北京医疗卫生服务体系已经形成，纵向包括国家医学中心，首都医学中心，区域医疗中心，一、二、三级医院和国家、市、区公共卫生机构及基层医疗卫生机构；横向包括综合医院、专科医院、康复医院、老年病护理院、生命关怀医院。医养结合机构也开始建设发展。

此外，还拥有国家传统医学特色服务系统，包括中医医院、中西医结合医院、回民医院、瑶族医院、藏医院和中医门诊部、综合医院中医科、基层医疗卫生机构中医诊室（中医馆）等。

2003 年应对 SARS 特大疫情之后，2008 年北京奥运会召开之前，北京市政府重点加强突发公共事件医疗卫生救援体系建设，主要包括传染病、中毒、放射病、烧伤和创伤等五类十八个基地。着力加强应对突发公共卫生事件实验室网络建设，包括传染病网络实验室、中毒网络实验室和放射病网络实验室等。应对生物安全和恐怖袭击事件实验室网络，由国家（和北京市）疾病预防控制中心、全军疾病预防控制中心、解放军防化研究院等生物安全实验室、化学安全实验室网络和放射安全实验室组成。

社会资本办医疗机构数量已经超过全市医疗机构总数的 63% 以上。多元化办医格局已经形成，多样化、多层次医疗服务模式快速发展（见图 8 – 8）。

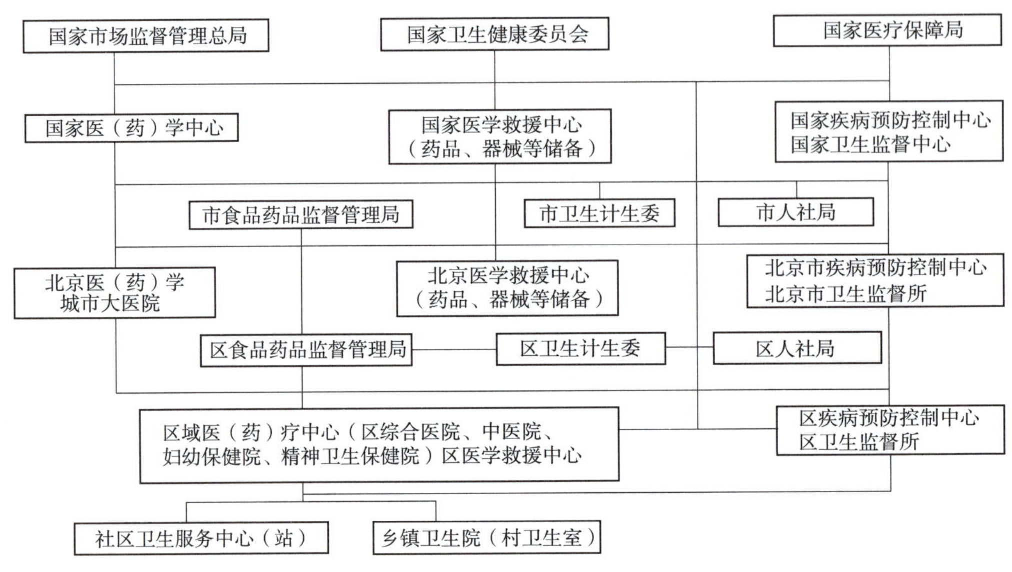

图 8－8　国家和北京市医疗卫生服务体系构架

（一）医院服务网络逐步完善

为有效控制疾病全过程危害，北京市已经建立了以国家（首都）医学中心为引领、城市三级医院和远郊区区域医疗中心为核心，二级医院为骨干，一级医院和基层医疗卫生机构为基础，院外医疗急救机构为支持的医疗救治服务网络。

（二）中医服务网络不断增强

北京中医药机构独占鳌头，集全国人民长期与自然灾害作斗争和经济社会发展相协调的经验与智慧，形成了人与自然和谐、未病先防、既病防变、瘥后防复的治未病理念。国家和北京市中医药救治服务网络包括中国中医科学院附属 3 个中医医院（广安门中医院、西苑中医院、望京中医院）、北京中医药大学附属 3 个中医医院（东直门中医院、东方医院、北京中医药大学第三附属医院）、北京市医院管理局所属北京中医医院、16 个区中医医院和二级三级综合医院中医科、一级医院中医门诊和基层医疗卫生机构中医诊室［中医馆（堂）］，以及个体中医诊所（室）。此外，还有中医科研、教学和企事业单位办中医机构。北京市共有 205 家中医类医院，其中三级 28 家，二级 28 家，一级 143 家。中医医院 164 家，中西医结合医院 38 家，民族医院 3 家。对上由国家卫生计生委、国家中医药管理局和国家教育部分别与联合国世界卫生组织和教科文组织对接，形成了具有中国特色、首都特点的中医药服务网络（见图 8－9）。

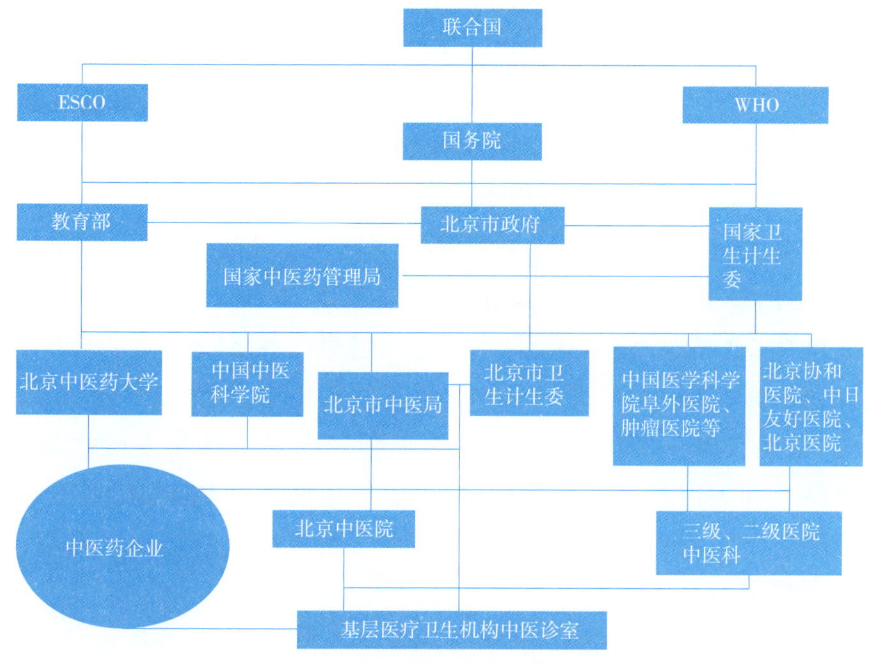

图 8-9　国家和北京市中医药服务管理网络组织构架

（三）公共卫生体系不断完善

为有效防控重大疾病及其健康危险因素，全面提升公共卫生服务能力，国家卫生计生委和军委后勤保障部卫生局在北京分别设立了国家疾病预防控制中心、国家卫生监督中心和军队疾病预防控制中心、军队卫生监督中心。此外，中国人民武装警察部队设立疾病预防控制中心。部分特大型中央企业总部也设立疾病预防控制机构和行业自律机构。北京市和 16 个区分别设立了疾病预防控制中心与卫生监督中心。2003 年 SARS 之后，公共卫生体系建设得到了进一步加强，在应对全球甲型 H1N1 流感大流行、三氯奶粉所致婴幼儿泌尿系统结石重大食品安全事件等重（特）大突发公共卫生事件中发挥了重要作用。

按照中共中央、国务院关于深化医药卫生体制改革的意见要求[21]，北京市于 2011 年将血液管理和院前医疗急救纳入公共卫生服务体系建设。北京急救中心由原市卫生局医政处管理调整为卫生应急办管理，但北京市红十字血液中心仍保持由原市卫生局医政处管理。2015 年，北京市设立 7 个采供血机构，883 名卫生人员。此外，在军事医学科学院设有全军野战输血研究所。

北京市于 1988 年设立北京（120）急救中心，由意大利政府支持建设。拥有急救车辆 120 辆，设立 303 个急救站，14 个急救分中心，现已成为国家（际）院前医疗救援培训基地，设有北京急救科技馆。在保障首都城市人民生命安全和重大国内外活动作出了很大贡献。2001 年设立北京市红十字会(999)紧急救援中心，拥有各类急救车辆 300 余辆，设有 180 个急救站，实行垂直管理。在全国率先建立了院前医疗急救双保障体制，为保护首都人民群众生命健康安全作出了积极贡献，在全国起到了示范和引领作用。

2016 年 7 月 8 日，联合国秘书长潘基文在考察北京市红十字会(999)紧急救援中心时，高度赞扬中国紧急医学救援工作："中国红十字组织充分发扬人道主义精神，更好地保障弱势群体生命与健康。在各项救援工作中，很好地与国际接轨，为人类和平与进步事业贡献了很大力量，特别是创建了先进指挥调度系统、救援设备，积极参与应对自然灾害和突发事件紧急医学救援、城市日常医疗急救和国内外航空医学救援，做出了不懈努力和奉献，彰显了中国红十字组织服务于国家外交的独特作用，展现了服务民生的能力和形象，有力地推动了国际组织间的交流与合作。"

全国人大副委员长、中国红十字会总会会长陈竺在陪同考察时，高度评价北京红十字会急救中心集广大医务工作者自强不息、勇于创新，在信息化、智能化、国际化建设等方面取得了长久进步，为我国深化医药卫生体制改革和创建现代国际化医学救援树立了典范和一面旗帜(见图 8－10)。

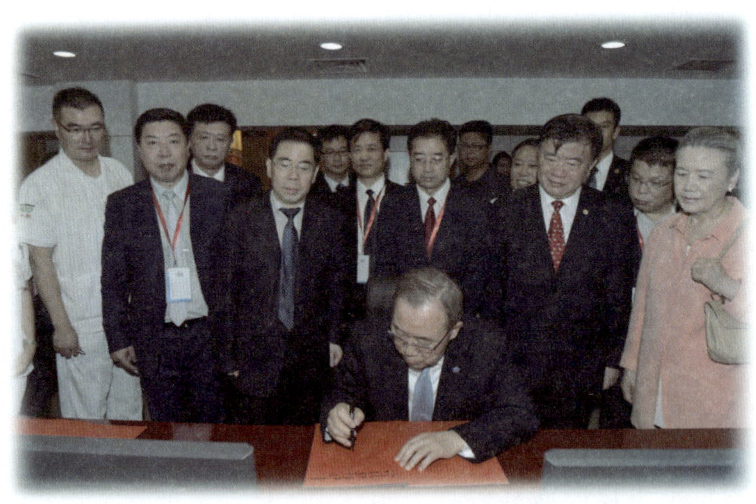

图 8－10　联合国秘书长潘基文访问北京 999 紧急救援中心

（四）基层医疗卫生服务机构网底基本形成

2006 年以来，北京市着力加强基层医疗卫生机构建设，建立并推进健康守门人制度，逐步改变以大医院为中心的管理体制。2016 年，北京市基层医疗卫生机构发展到 9 676 个，占全市医疗卫生机构的 90.9%，包括社区卫生服务中心（站）、门诊部、诊所、卫生所和医务室、乡镇卫生院（村卫生室），其中社区卫生服务中心（站）1 997 个，门诊部 1 141 个，诊所、卫生所和医务室 3 749 个，村卫生室 2 789 个。社区健康小屋、健康传媒、健康文化、自救互救等健康服务模式创新发展[22]。

（五）专科医疗卫生机构网络逐步形成

为控制和减少高危人群、敏感人群、弱势人群高敏感性，北京市政府注重全面提升人口适应能力，加强公共卫生医疗机构和医养结合机构建设，弥补专科和康复护理机构短板。

1. 传染病防治网络和医疗救治机构得到进一步加强。北京市设立 3 个传染病院，包括北京地坛医院、北京佑安医院和解放军 302 医院，此外，还设有以传染病专科为主的综合医院，包括解放军 309 医院（结核病研究所）、北京胸科医院（北京市结核病胸部肿瘤研究所）、北京老年病医院、北京市结核病控制所。在 16 个区医院设立传染病分院。在二级及以上综合医院设立感染疾病科。在一级医院和基层医疗卫生机构设立传染病诊室或肠道门诊。在国家机关、军队、市和区疾病预防控制中心设立传染病防治所。在全市设立 56 个传染病网络实验室，123 个艾滋病检测中心。应对首都特大城市传染病防治网络已经形成，专科机构建设得到加强。

2. 妇产医疗机构和妇幼保健网络已经形成。北京市拥有 13 个妇产科医院、19 个区妇幼保健院、94 个产前检查和诊断机构、132 个助产机构、429 个承担妇幼保健工作的基层医疗卫生机构、18 个婚前保健机构、140 个妇女两癌筛查与诊断机 1 构、491 个计划生育手术机构。全面落实两孩生育政策，建设区域孕产妇保健服务和救治网络，设立市、区、助产机构、三级产科质量管理办公室，确定市和区两级抢救指定医院（每个区设定 1 个，市级 12 个），10 个市级危重症会诊指定医院。逐步形成了符合全球健康倡导的全方位多功能妇幼保健三级网络，为有效应对疑难复杂妇产科疾病和生殖健康问题提供了组织保障和技术支持。

3. 儿科医疗救治机构和健康保健网络基本形成。北京市设立 9 个儿童医院(2 个公立医院、7 个社会办医院),在 180 家医院开设儿科。全市设立 16 个儿童早期综合发展服务中心。为防治疑难重症儿科疾病和常见病、多发病提供了组织保障和技术支撑。

4. 精神病专科救治机构和精神卫生服务网络已经建立。北京市设立 21 个精神病医院。在 16 个区分别设立精神卫生保健所。在北京安定医院设立中国药物依赖治疗中心、北京市精神卫生保健所、北京儿童少年心理卫生中心、北京市老年心理卫生中心、北京市精神病司法鉴定委员会办公室、北京市精神疾病会诊中心。在北京回龙观医院设立中国科学院心理研究所、临床心理学教学医院、北京市心理危机研究与干预中心、北京市心理援助热线、世界卫生组织心理危机预防研究与培训合作中心。在北京大学第六医院设立世界卫生组织(WHO)北京精神卫生研究和培训协作中心、中国疾病预防控制中心精神卫生中心等。为防治疑难重症精神疾病和心理健康问题提供了组织保障和技术支撑。

5. 心血管病专科医院和防治网络快速发展。北京市拥有两个心血管病医院,即中国医学科学院阜外心血管医院(国家心血管病中心)和北京安贞医院(北京市心血管病防治办公室)。在二级及以上医院设有心内科、心外科、神经内科(脑血管病专科)等。在一级医院和基层医疗卫生机构设有内科诊室和以心脑血管病为基础的内科医生。在国家、军队和市、区疾病预防控制中心设立慢性病防治所(中心、科)。在康复医院和基层医疗卫生机构设立心肺康复科或专业诊室。为防治疑难重症心脑血管病和相关疾病提供了组织保障和技术支撑。

6. 肿瘤专科医院网络已经形成。北京市拥有中国中医科学院肿瘤医院(国家癌症中心)和北京大学肿瘤医学院(北京市肿瘤医院、北京市肿瘤防治办公室)。二级以上医院设肿瘤科。此外,社会力量办肿瘤医院也有较快发展。肿瘤临床救治服务能力有较大提高。

7. 康复医院网络逐步形成。北京市拥有 21 家康复医院、护理院和疗养院。157 家医疗机构开设康复医学科,开放康复床位 2 452 张。每万人口床位数为 1.1 张。现有康复医学专业医师 279 人,康复治疗师 587 人。在应对非传染性疾病、意外伤害救治康复、体育损伤康复、职业损伤康复等方面发挥了重要作用[23]。

(六)以互联网医疗和医养结合为牵引带动院外医疗卫生与健康服务快速发展

为适应健康老龄化和非传染性疾病(NCDs)防治工作需要,智慧医疗、移动医疗、远程医疗快速发展。医疗机构设在养老机构,社区医生走进家庭等线上线下多种服务模式不断涌现,极大地方便了患者就医,促进有序就医秩序的形成。现在从基层医疗卫生机构到各级医院全面推进网上预约、挂号、手机 APP 服务等。赞华(中国)电子系统有限公司与光大银行苏州分行合作基于互联网和大数据管理技术,打造"阳光医保平台",创新发展新的医疗服务模式。

"阳光医保平台"实现了就医全流程自助、社保脱卡支付、诊疗信息及时反馈、健康数据整合及患者医疗机构间共享、院外咨询和个性化医疗知识普及等系统整合功能,使患者就医更为便捷、自我健康信息掌握更为及时和全面,也使医患沟通更方便、医疗机构在资源利用、工作效率和就医环境等方面大为提升,有力地推动分级诊疗制度和医保控费制度落地基层。

"互联网+居家养老综合服务"正在成为中国式养老的新业态,也是互联网助力于全民健康的新启点。利用互联网汇聚资源,为老年人提供适宜的生活服务、文化服务和健康服务,努力提高老年人晚年生活幸福指数,实现老有所为、老有所乐、老有所养,老有所依。

习近平总书记指出:"老年是人的生命的重要阶段,是仍然可以有作为、有进步、有快乐的重要人生阶段。"天颐中服老龄产业服务(北京)有限公司在陶瑩董事长带领下,以利国、利民、利家为宗旨,创建了"大数据+互联网+综合养老服务"的天颐网、艺术创作等。"天颐中服"勇于探索,创建中国老龄化社会健康服务新模式,积极践行"永远把人民对美好生活的向往作为奋斗目标"的国家战略。整合了居家养老、智慧社区、文化艺术、老年旅游、老年商城、智慧健康六大服务内容。建立了专业化、亲情化、信息化、多元化、智能化的居家养老服务体系,具有提供综合配套服务和方便快捷的特色与优势,可为老年人提供线上与线下、虚拟与实体、自营与加盟相结合的居家健康养老服务。此外,还吸引国内外养老服务优质资源,打造"没有围墙的养老院",使老年人足不出户就可享受日常生活的所需服务,为实现老年人居家安全健康生活的愿景和目标提供了全面保障。在北京月坛社区办健康老龄驿站,在网上办电子老年商城,在赞华艺术之家办健康文化艺术创作等(见图8-11-1、图8-11-2、图8-11-3、图8-12-1、图8-12-2、图8-13-1、图8-13-2)。

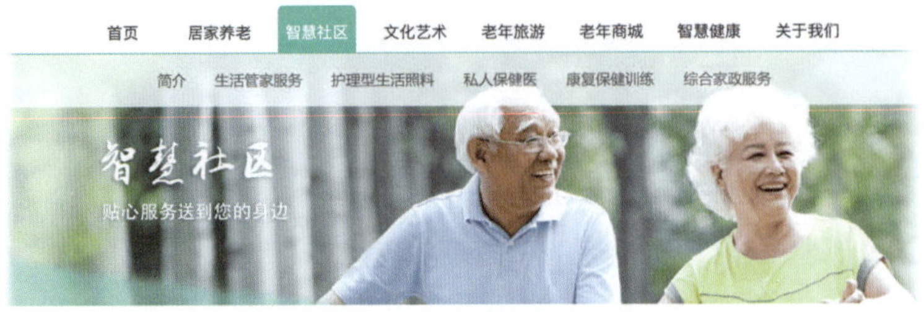

首页
居家养老
智慧社区
文化艺术
老年旅游
老年商城
智慧健康
关于我们
简介
生活管家服务
护理型生活照料
私人保健医
康复保健训练
综合家政服务
智慧社区
贴心服务送到您的身边

一键呼叫服务

法律咨询
综合家政服务

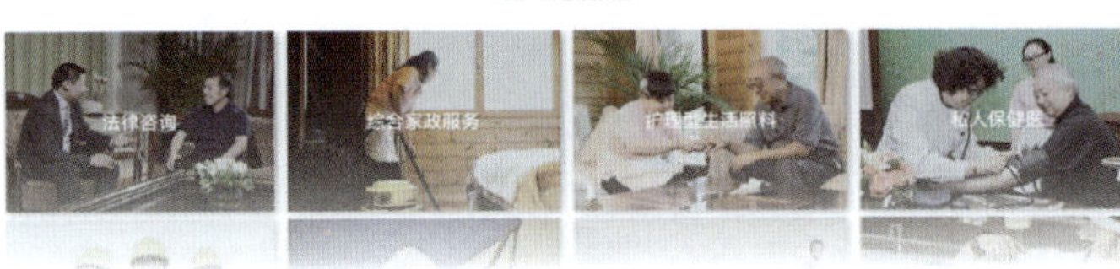

图 8-11-1　居家养老社区智能化管理服务模式

首页
居家养老
智慧社区
文化艺术
老年旅游
老年商城
智慧健康
关于我们
简介
天颐名医诊所
穿戴式智能产品
医养结合社区
健康服务管理中心
智慧健康
简介
通过健康管理中心，对居家和养老机构老年人群进行健康风险评估预测；开展生理健康心理健康，社会适应能力，精神道德健康管理；推进以人的健康为核心的老年健康服务业全面发展，包括线上和线下老年生态营养健康食品(饮用品)，保健用品，健身(康复)器材，健康体检(健康检查)器材和诊断用品，健康自我监测和管理用品的销售；组织开展健康诊断，健康服务，健康科学，健康文化，健康艺术活动，大数据库，综合服务平台指挥决策管理系统，提高老年人群健康素养和自我健康管理，家庭健康管理，机构健康管理和社区健康管理水平，充分发挥健康守门人的作用。

图 8-11-2　智慧健康保健与智能医疗

首页
居家养老
智慧社区
文化艺术
老年旅游
老年商城
智慧健康
关于我们
简介
京津冀深度游
境内其他路线
境外路线
候鸟式老年旅游
京津冀
深度游
老年旅游
简介
境内其他路线
境外路线
怀柔神堂峪、国家登山基地一日游
神堂峪景区位于怀柔，距北京60公里。景区内山峰险峻、怪石天成、林木繁茂，山川、河流贯穿全区，保存完好的古长城，历经沧桑却雄风犹存。这里春季繁花似锦，夏季绿草如茵，秋季金黄秋实，冬季银装素裹，是一个犹如仙境般的世外桃源。
400-010-6838
010-58692276

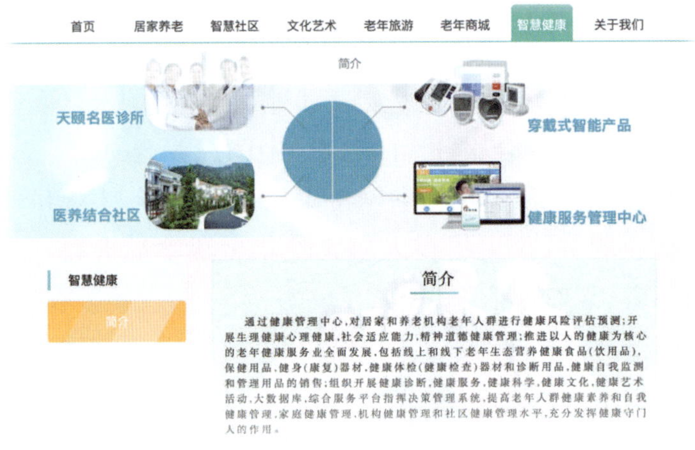

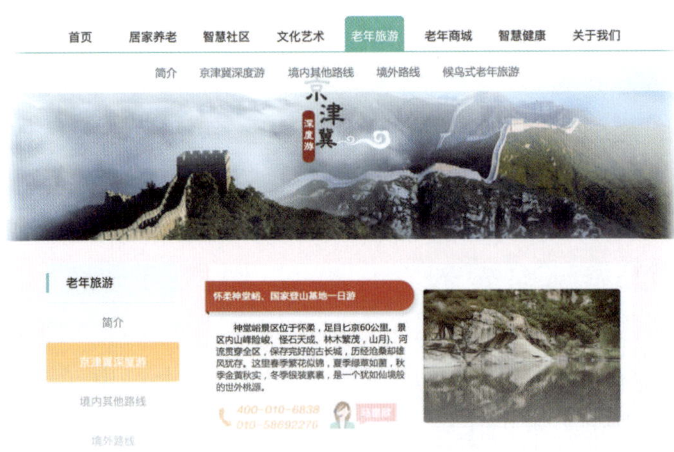

图 8-11-3　老龄健康文化旅游

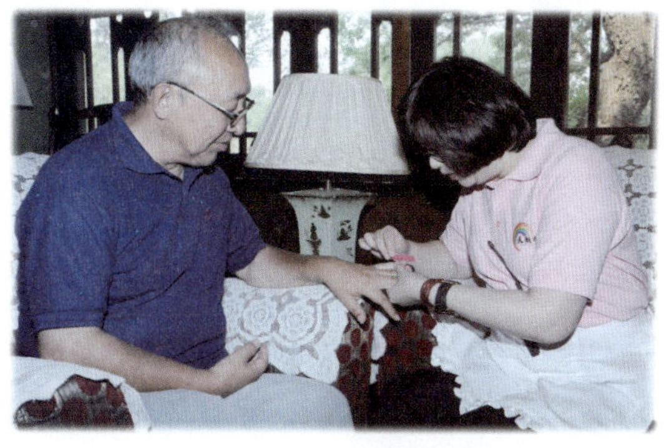

图 8－12－1　健康护理服务

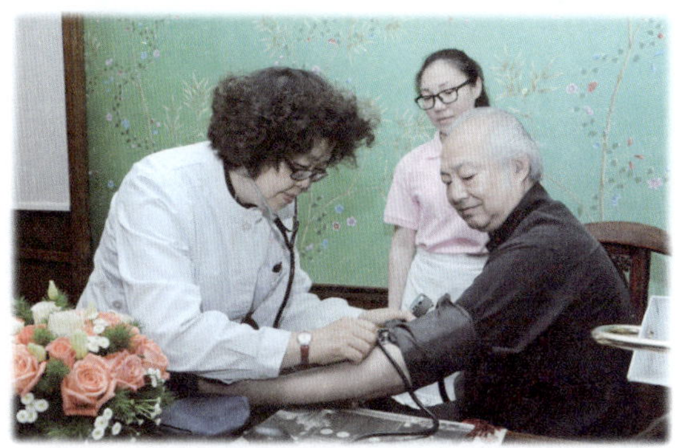

图 8－12－2　家庭医生健康管理服务

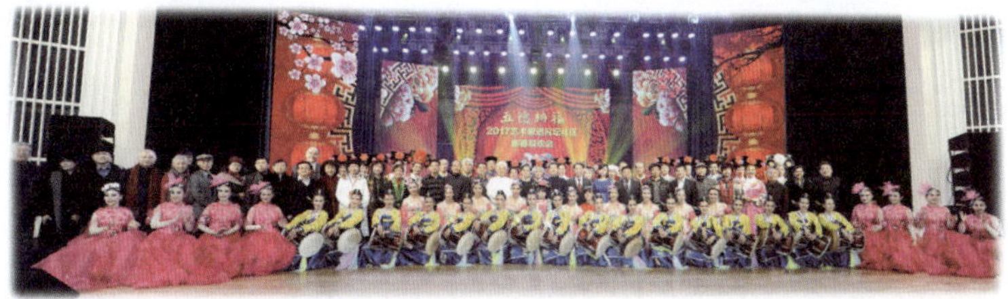

图 8－13－1　社区文化养老服务——2017 年由天颐中服主办，月坛老龄协会、月坛老龄研究会协办的七家老年艺术团体“五德纳福”新春联欢会

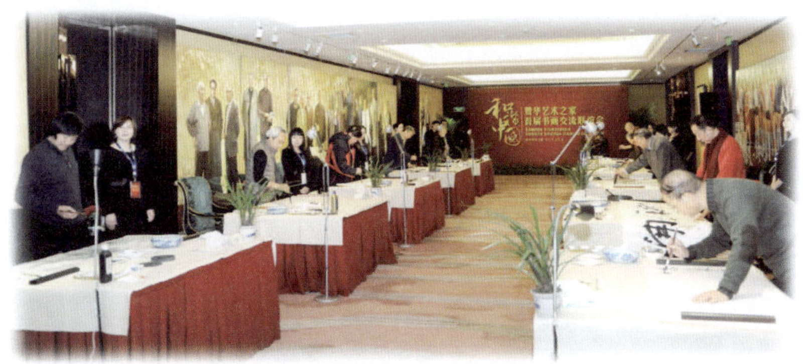

图 8－13－2　文化艺术养老服务——天颐中服携手选华艺术之家举办的首届书画交流联谊会——“和谐中国”笔会

（七）临终关怀机构短缺　舒缓安宁服务相当薄弱

目前，临终关怀机构极缺，舒缓安宁服务能力明显不足，与中华民族无疾而终的传统文化理念和理想目标差距较大。

二、医疗资源配置快速发展

(一)北京市卫生总费用持续高速攀升

2015 年,北京市卫生总费用为 1 834. 754 亿元,占地区 GDP 的 7. 97%,高于全国水平(6. 20%)[24],但低于 OECD 国家水平(8. 9%)[25]。2006 ~2015 年,北京市卫生总费用年均增长率为 14. 78%,而 OECD 国家年均增长率在 3% 以下,其中欧洲国家呈负增长。北京市卫生总费用增长过快,明显高于 OECD 国家,且与 OECD 国家下降趋势形成鲜明反差,应当引起高度重视,并尽快采取果断的有效措施加以控制。具体原因见第二部分第三章第二节(见图 8 -14、图 8 -15、图 8 -16)。

在北京市卫生总费用中,政府投入、社会保障、个人现金卫生支出所占比重依次为 24. 30%、58. 31%、17. 39%。社会保障比例比 2010 年有所增加,见第二部分第三章第二节。个人现金卫生支付占卫生总费用的比重低于全国水平(28. 80%)和 OECD 国家水平(19. 00%)。由此表明:①个人医疗费用支付逐步趋向合理区间;②社会保障已经成为医疗卫生费用的主要支付方式;③政府由补供方为主逐步转向以补需方为主的供给侧结构性改革稳步推进,新型政府购买服务补偿机制逐步形成。

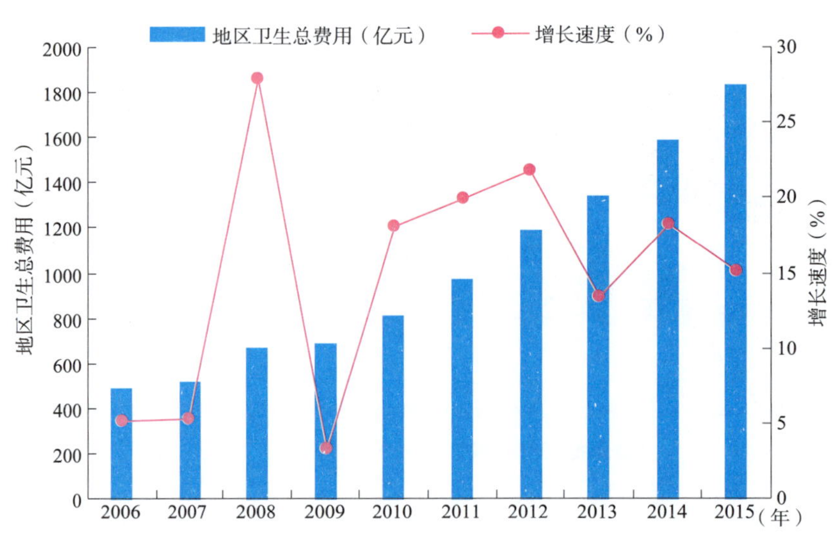

数据来源:2016 年北京市卫生计生事业发展统计公报,北京市统计年鉴 2017

图 8 -14　2006 ~2016 年北京市卫生总费用变化情况

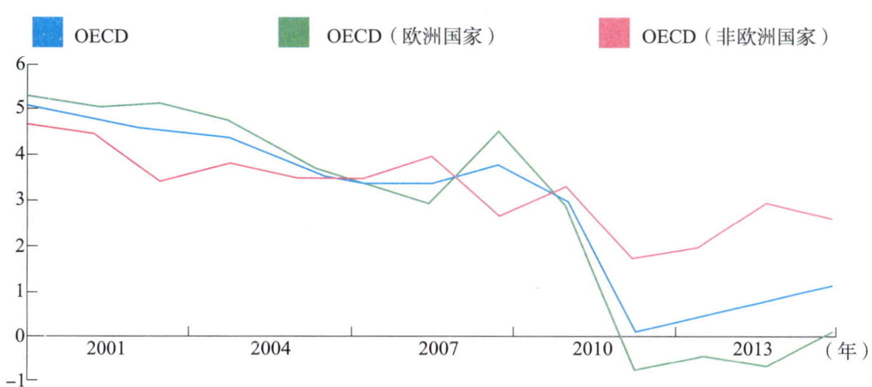

资料来源:OECD,Health Statisticsat 2015

数据来源:OECD,Health Statistics at 2015

图 8-15 2001~2013 年 OECD 国家卫生总费用年均增长率变化情况

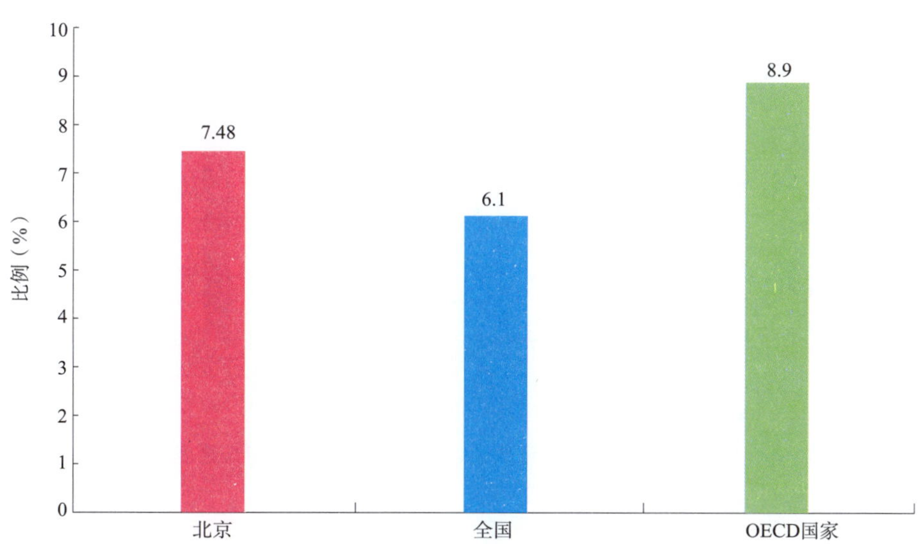

数据来源:中国统计年鉴 2017,OECD Health at a Glance 2017

图 8-16 2015 年北京市卫生总费用占 GDP 比重与全国和 OECD 国家比较

(二)全民基本医疗保障能力不断提高

北京市覆盖城乡多元化医疗保障制度建立健全:①基本医疗保险实现全覆盖。2016 年,城镇职工医疗保险参保率 98.8%,城镇居民医疗保险参保率 95.5%,新型农村合作医疗农业人口参合率 99.6%;②实施国家贫困人群医疗救助保险制度。③实施国家重大疾病医疗保险制度;④实施国家紧急医疗救助保险制度,保障水平逐年提高。2016 年 8 月,北京市政府批准城镇居民医保和新农合两项制度整合为统一的城乡居民医保制度,实现覆盖范围、筹资标准、保障待遇、医保目录、定点管理和基金管理"六统一"。

(三)医师配置水平呈上升趋势且高于全国和 OECD 国家水平

2016 年,北京市医疗卫生机构(包含 15 家驻京部队医院和 4 家武警医院)执业(助理)医师数达 10.10 万人,比 2008 年增加 71.18%,年均增长速度 7.00%(见图 8 - 17)。每千常住人口执业(助理)医师 4.60 人,高于全国(2.31 人)和 OECD 国家(3.40 人)水平[26](见图 8 - 18)。执业(助理)医师配置总量能够适应医疗卫生服务需求。

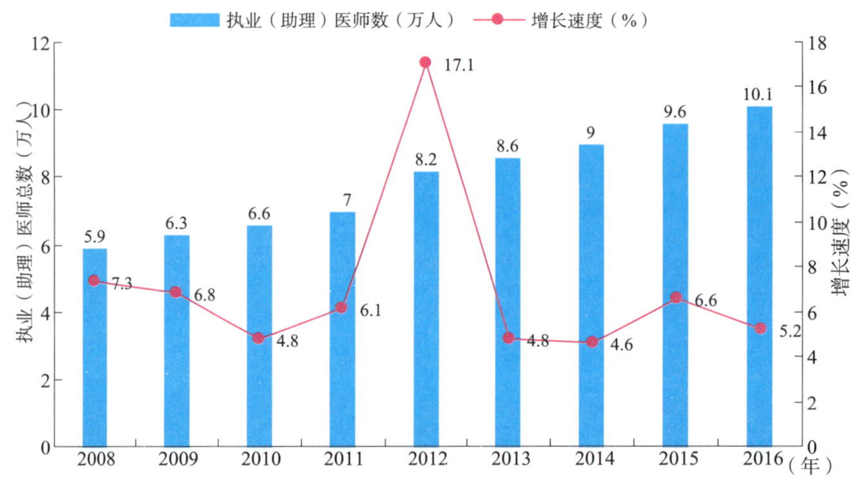

数据来源:北京市卫生事业发展统计公报(2008 ~ 2016)

图 8 - 17 2008 ~ 2016 年北京市执业(助理)医师数量和增长速度变化情况

(四)护士配置水平呈上升趋势且高于全国但低于 OECD 国家水平

2016 年,北京市医疗卫生机构(包含 15 家驻京部队医院和 4 家武警医院)注册护士数达 11.8 万人,比 2008 年增加 1.1 倍,年均增长速度 10.06%(见图 8 - 18)。每千常住人口注册护士 5.40 人,高于全国(2.54 人),但低于 OECD 国家(9.0 人)水平[26]。注册护士数总量配置基本能够适应医疗卫生服务需求。

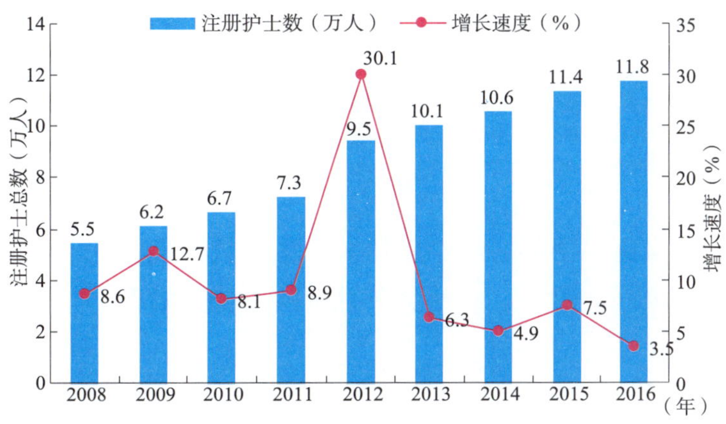

数据来源：北京市卫生事业发展统计公报（2008～2016）

图 8－18　2008～2016 年北京市注册护士数量和增长速度变化情况

（五）床位配置水平呈上升趋势且高于全国和 OECD 国家水平

2016 年，北京市医疗卫生机构（包含 15 家驻京部队医院和 4 家武警医院）编制床位数达 12.50 万张，比 2008 年增加 35.87%，年均增长速度 3.60%（见图 8－19）。每千常住人口编制床位 5.80 张，高于全国（5.37 张）和 OECD 国家（4.70 张）水平[26]。床位数总量配置总体能够满足医疗卫生服务需求。

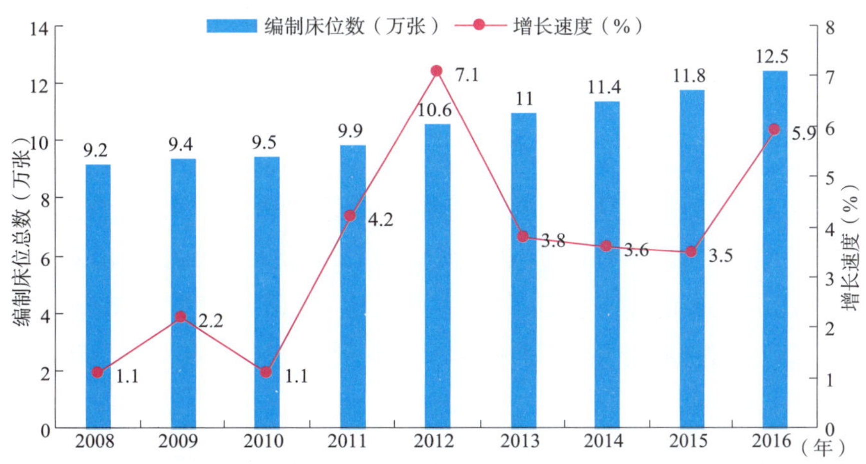

数据来源：北京市卫生计生事业发展统计公报（2008～2016）

图 8－19　2008～2016 年北京市编制床位总数和增长速度变化情况

北京市医疗卫生服务体系综合控制管理能力为高水平。恶性肿瘤服务体系控制管理能力为中等水平。康复护理服务体系控制管理能力为低水平。临终关怀服务体系控制管理能力为极低水平。

第七节　北京市医疗卫生服务能力不断提升

北京作为国家医学中心，不仅承担本市医疗救治服务工作，而且还承担外省市乃至国外疑难病症诊治。医疗服务总量持续快速攀升。

一、门(急)诊服务量持续快速增加

2016年，北京市医疗卫生机构门(急)诊服务量达24877.7万人次，比2012年增加了26.04%。其中，医院门(急)诊服务量达17 267.4万人次，占总诊疗人次69.4%；三级医院门(急)诊服务量11 974.9万人次，占总诊疗人次51.0%(占医院总诊疗人次的69.32%)。与发达国家门诊在社区、急危重症病人在医院的服务构成有明显差异。

由此表明：①门诊医疗服务量以三级医院为主；②二级和一级医院服务量较小，还有很大提升空间；③不同层级医疗机构服务量结构调整势在必行；④三级医院以医疗服务为主模式快速增长，是导致过度医疗、开大处方与不合理医疗费用过快增长的主要原因。这也是党和政府推进医改的动因所在。

二、出院服务量持续快速增加

2016年，北京市医疗卫生机构出院服务量达369.8万人次，比2012年增加了37.32%。其中，医院出院服务量达355.5万人次，占总出院服务量的96.13%，三级医院出院服务量达286.2万人次，占医疗卫生机构出院服务量的77.39%(占医院出院服务量的81.4%)，且主要以综合医院为主，康复护理和临终关怀服务明显不足。

由此表明：①住院服务量以三级医院医疗为主；②二级和一级医院住院服务量较小，有很大提升空间；③康复护理和临终关怀服务能力亟待加强；④不同层级医疗机构结构调整势在必行，医疗卫生服务体系与不同医疗机构职责分工有待完善和加强；⑤三级综合医院以医疗服务为主模式快速增长，是导致过度医疗、开大处方与不合理医疗费用过快增长的主要原因；⑥充分发挥党和政府的决策作用和各有关部门的监管作用，以及完善配套政策制度的协同机制至关

重要。

三、北京市承担较大比例外省市来京患者医疗服务量

北京作为国家医学中心，在京大型医院每年承担大约1/3外省市的医疗服务量，特色专科医疗机构甚至达到2/3以上。由此表明：①北京医疗资源不仅服务于本市常住居民人口，也承担较大比例的外来患者；②在未实现国家基本医疗保险统筹制度、国家基本医疗服务价格统一管理制度、国家财政统筹补偿机制的情况下，给北京市财政、医保、医疗服务、医药等均带来越来越大的压力；③加快推进三医联动、国家基本医疗保障统筹制度和分级诊疗制度实施，完善监管制度，迫在眉睫，时不我待。

北京市医疗卫生服务能力综合控制管理能力为高水平。医疗机构、公共卫生机构和基层医疗卫生机构协同服务和管理能力为中水平。康复护理控制管理能力为低水平。临终关怀服务管理能力为极低水平。

第八节　全社会和全人口健康服务治理体系探索建立

一、改革管理体制　明确健康管理职责

（一）设立北京市健康促进工作委员会

2009年，为传承2008年北京奥运会健康遗产，北京市率先成立市健康促进工作委员会，作为北京市健康服务统筹协调机构，负责北京市健康城市、健康产业、健康学校、健康社区、健康医院等组织协调，标准规范拟定和健康促进与管理推进工作。

（二）设立北京市卫生计生委健康促进管理机构

依据《健康北京“十二五”建设发展规划》和《健康北京人——全民健康促进十年行动规划（2009～2018）》，按照市政府机构改革要求，经北京市编办批准，在北京市卫生计生委设立健康促进处，主要负责北京市居民健康服务指导和健康管理。

二、建立和完善社会健康服务组织网络及运行机制

随着健康北京建设发展逐步推进，北京健康管理协会、北京市控制吸烟协会、北京国际体育交流促进会、北京营养师协会、北京市妇女联合会、北京市孤独儿童康复协会和健康体检(管理)机构、中医治未病机构等健康相关组织逐步建立和壮大。机关、企事业单位、学校、社区和红十字会、妇联、共青团、工会等群团组织，按照各自职责和健康服务需求，组织开展健康教育和促进活动。由企业、专业机构、政府有关部门、社团组织、专家学者、高校和科研机构等共同发起组建健康服务(产业)联盟，并在实践中快速发展。健康服务管理网络和运行机制基本形成。

第九节　突发公共卫生事件应急体系和医学救援体系基本形成

一、突发公共事件应急体制已经建立　联动机制逐步形成

2005 年，按照国务院《突发公共卫生事件应急条例》和属地化管理要求，总结突发 SARS 特大疫情应对处置经验和教训，北京市率先成立北京市突发公共事件应急委员会(以下简称市应急委)和办公室。接受国家突发公共事件应急委领导，主要负责统一指挥调动和应对处置北京市突发公共事件。主任由北京市市长担任。按照全行业管理要求，市应急委下设北京市突发公共卫生事件应急指挥部(简称市卫生应急指挥部)、北京市空气重污染应急指挥部等 17 个专项指挥部。市卫生应急指挥部接受国家突发公共卫生事件应急指挥部领导，统一指挥调动和应急处置北京市突发公共卫生事件。北京市空气重污染应急指挥部接受国家空气重污染应急指挥部的领导，统一指挥调动和应急处置北京市空气重污染事件(见图 8－20)。在市应急委统一领导下，北京市应对自然灾害(气候变化)、环境污染事故灾难和突发公共(卫生)事件，以及社会安全事件应急处置政府主导、统筹协调、专业指导、公众参与、上下联动、分工协作机制已经形成。

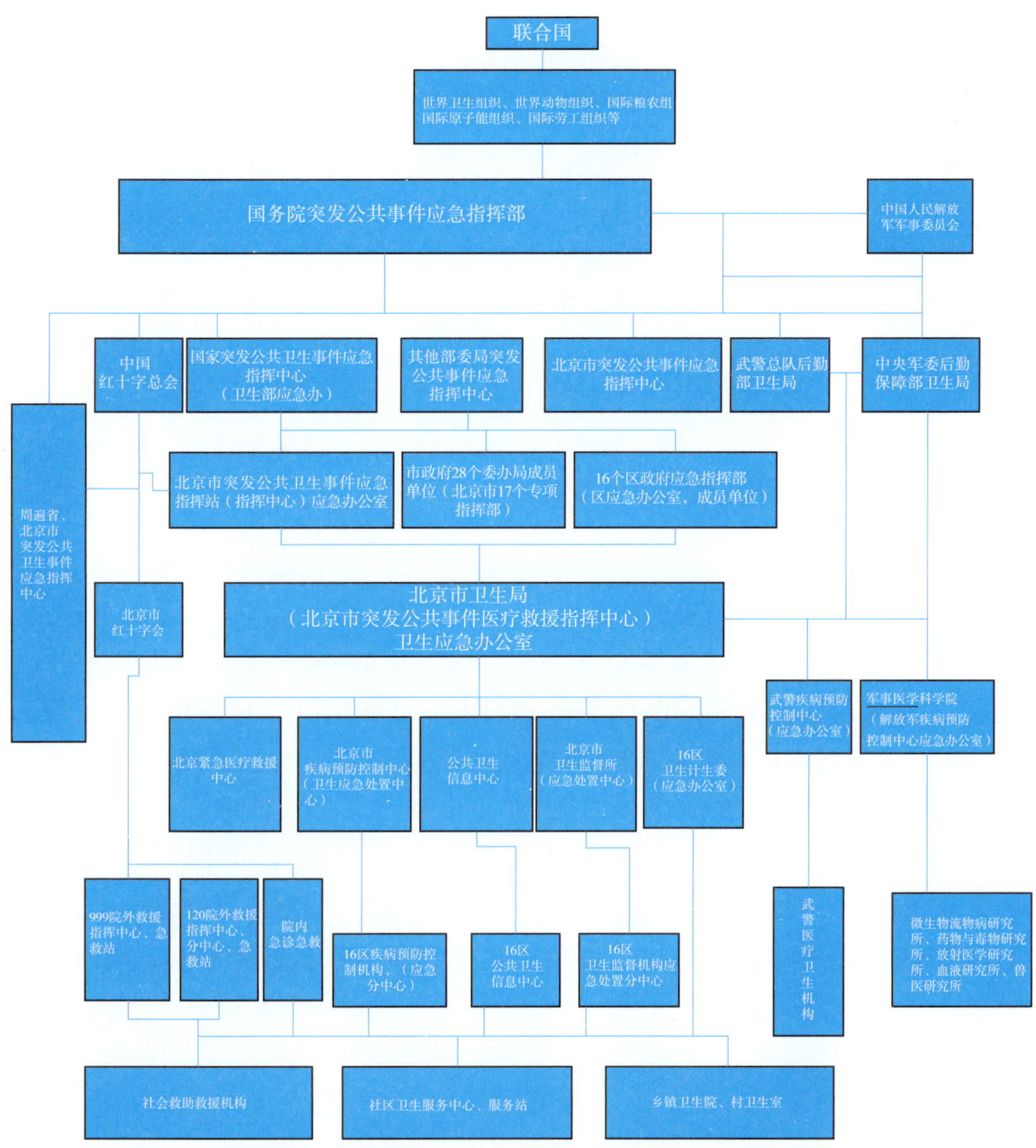

图 8－20　北京市突发公共事件卫生应急和医学救援与国家（国际）组织互联网络系统

二、突发公共事件应急预案体系基本建立

2006 年，北京市政府颁布了《北京市突发公共事件总体应急预案》。2008 年，北京市突发公共事件应急委员会颁布了《北京市突发公共卫生事件应急预案》和《北京市突发公共事件紧急医疗救援应急预案》，以及北京市应对核生化爆恐怖袭击事件应急预案。2011 年，北京市气象局颁布了《北京市

气象局气象应急响应预案》。2015年,北京市人民政府颁布了《北京市突发环境事件应急预案》(修订版)。同年,北京市卫生计生委颁布了《北京市气象灾害事件医学救援应急预案》。突发公共事件应急指挥机构、监测预警机制、信息通报和沟通机制、应急处置措施、善后处置和结束等应急处置机制基本形成,逐步完善。

北京市突发公共卫生事件应急体系和突发公共事件医学救援体系控制管理能力为高水平。应对核生化爆恐怖袭击事件医学救援控制管理能力(除核医学救援之外)为高水平。

第十节 环境保护与绿化服务管理体系逐步完善

一、环境服务管理体系基本形成

北京市环境保护局作为市政府组成部门,主要负责北京市环境保护管理工作。在16个区设立区环境保护局,作为区政府组成部门。北京环境保护服务体系主要由北京市环境保护科学研究院、北京市环境保护宣传中心、北京市环境影响评价评估中心、北京市环境应急与事故调查中心、北京市环境保护监测中心、北京市机动车排放管理中心、北京市环境保护投诉举报电话咨询中心、北京市环境信息中心等组成[28-29]。环境保护监测预警、咨询、服务和监管网络已经形成。

二、园林绿化服务管理体系得到加强

北京市园林绿化局作为市政府组成部门,主要负责北京市园林绿化和保护管理工作。在16个区设立区园林绿化局,作为区政府组成部门。北京园林绿化服务体系主要由义务植树、规划发展、造林营林、城镇绿化、林政资源管理、公园风景区、林场、平原绿化、农村林业改革发展服务部门和专业机构等组成。园林绿化和保护监测、咨询和监管网络已经形成。

三、机动车尾气排放得到有效控制和管理

北京市发展改革委积极开展气候变化和环境影响评估,组织有关部门和业

务机构、企业采取油品质量控制管理、缩小机动车保有量、严格实行汽车尾气排放标准、限制汽车尾号出行、重点活动启动单双号限行、倡导绿色出行等综合治理措施，为有效控制静稳的雾霾天气和环境短期污染物发挥了积极的推动作用。

四、大气污染治理强势推进

北京市积极贯彻落实国家《大气污染防治行动计划》。市环保局、市交通委、市发展改革委、市住建委等8委办局联合发布《北京市2013～2017年清洁空气行动计划》。同时，市发展改革委等有关部门制定了《北京市新增产业的禁止和限制目录(2014年版)》。市经济信息化委、市环保局制定了《北京市工业污染行业、生产工艺调整退出及设备淘汰目录(2014年版)》。环境大气治理规划布局和措施已经建立并不断完善。

五、污水处理能力不断提高

北京市水务局作为市政府组成部门，主要负责北京市水资源、供水、排水、节约用水、防污抗旱、水环境、水土保持等方面的监督管理。近年来，实施新建和改造城市供水网和自备井水质改善工程，加强供水水质保障和污水处理能力建设，有效应对洪水灾害和污水处理，供水水质到达国家标准要求。

六、生活饮用水安全始终保持高位

1997年，北京市人大常委会颁布《北京市生活饮用水卫生监督管理条例》，北京市卫生局制定了《北京市生活饮用水卫生许可证发放、复验管理办法》《北京市供水设备及用品的卫生管理办法》《北京市新建、改建、扩建生活饮用水供水设施预防性卫生监督管理办法》《北京市生活饮用水从业人员卫生管理办法》和《北京市生活饮用水卫生监测管理办法》五个生活饮用水卫生管理办法。北京市农村改水办公室设立在北京市卫生计生委，主要负责农村改水改厕工作。保证生活饮用水卫生，防止饮用水污染和有害因素对人体的危害，保障人民身体健康。

七、食品安全质量不断提高

2014年，北京市食品药品监督管理局印发《北京市食品安全监督管理办法(试行)》，采取分级分类监管措施，实现监管精确化、精细化。根据食品生产经营者经营范围不同风险和不良信息评定，将食品生产经营者划分为三个监管级别，使食品安全质量不断提高。2015 年，北京市卫生和计划生育委员会修改《北京市食品安全企业标准备案办法（试行）》，规范食品生产和企业食品安全标准。在食品行业推进 HACCP（食品质量管理体系），实施从田间地头到市场全链条监管和全过程溯源，确保食品饮用安全。

八、绿化法制建设逐步增强

2009 年，北京市人民政府颁布了《北京市绿化条例》，大力推进森林绿化，取得明显成效[30]。2011 年，北京市人民政府出台《关于推进城市空间立体绿化建设工作的意见》，开启空间立体绿化新篇章。2015 年，北京市积极贯彻实施国家环境保护部颁布《生态环境状况评价技术规范》（HJ/T 192 - 2015）（新修订版），取得显著成效。2016 年，北京市园林绿化局印发《园林绿化 2016 年深化改革工作要点》，进一步完善园林绿化保护政策和运行机制。

第十一节　北京市人口健康水平不断提高

一、人均期望寿命不断提高

2016 年，北京市户籍人口平均期望寿命为 82.03 岁，比 2006 年增加 1.96 岁（见图 8 - 21）。北京户籍人口平均期望寿命高于全国 5.53 岁和 OECD 国家 1.43 岁（见图 8 - 22）。北京城区户籍人口平均期望寿命达 83.20 岁，高于远郊区 4.0 岁，接近全球人口平均期望寿命最高的日本（83.9 岁），达到国际领先水平。

由此表明：①北京人均期望寿命居全国高位，已经超过 OECD 国家水平；②医疗服务能力和管理达到国际先进水平；③城区明显高于远郊区，存在健康水平不均等化；④期望寿命与人口死亡率、重大疾病专病死亡率、婴儿死亡率和孕产妇死亡率有紧密关联，而后四者又与医疗技术服务能力和管理水平密切相关，远郊区医疗卫生资源配置不平衡、技术可及性不高是导致健康不均等化的重要原因；⑤因此，要提高人群平均期望寿命，必须首先加强城市优质医疗资源向郊区转移，提高技术服务能力和管理水平。

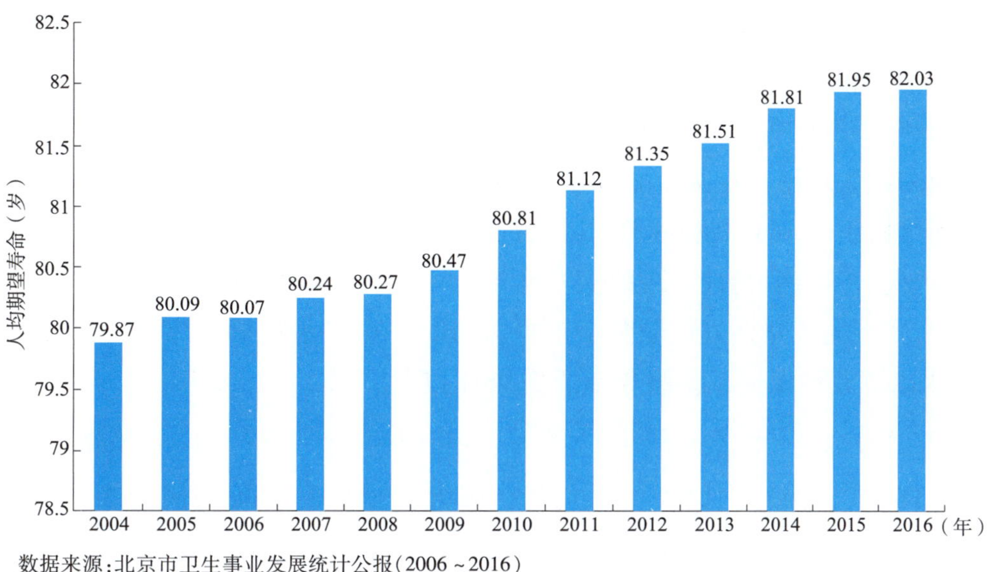

数据来源：北京市卫生事业发展统计公报（2006～2016）

图 8－21　2006～2016 年北京市户籍人口平均期望寿命变化情况

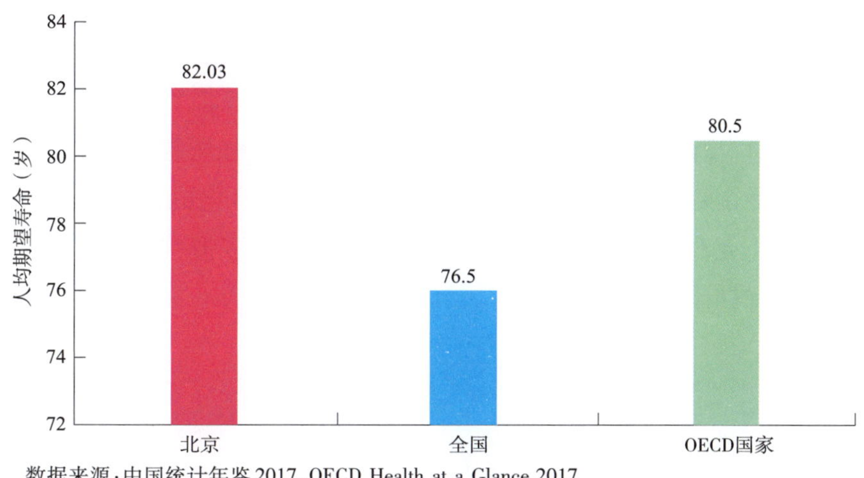

数据来源：中国统计年鉴 2017，OECD Health at a Glance 2017

图 8－22　2016 年北京人口平均期望寿命与全国和 OECD 国家比较

二、北京市儿童疾病防控能力居全国领先水平

（一）儿童疾病防治能力领跑全国

北京是国家儿科医学中心，拥有北京儿童医院、首都儿科研究所、北京大学妇儿医院、解放军陆军总医院八一儿童医院等国内外著名儿童医院和北京市妇幼保健院、北京市海淀区妇幼保健院、东城区第一妇幼保健院等国家（际）水平的妇幼保健机构。在北京世纪坛医院、北京朝阳医院、北京友谊医院、北京大学

第三医院、北京协和医院等综合医院设立知名儿科专业科室。设有国家儿科重点医学学科和重点实验室、重点临床专科。在儿童白血病、心血管病、遗传病、罕见病、呼吸道疾病、小儿创伤和中毒、小儿传染病等疑难杂症诊治和康复方面达到国内领先水平。在医学影像学、微创手术、小儿外科、介入、基因诊疗、药物组学和蛋白组学研究等技术取得新突破。大型综合医院儿科急危重症、罕见病、遗传病、传染病、精神心理疾病及防治技术走在全国前列。率先推进爱婴服务管理,实现儿童早期发展服务全市覆盖,建立16家儿童早期综合发展服务中心,7岁以下儿童保健系统服务率达到98%以上。

(二)婴儿死亡率持续下降且低于全国和OECD国家水平

2016年,北京市户籍人口婴儿死亡率为2.21‰,其中,城区为2.03‰,低于郊区15.2%。2016年比2009年降低了36.67%,年均下降率为5.23%。北京户籍人口婴儿死亡率低于全国(7.50‰)和OECD国家(3.90‰)水平(见图8-23,图8-24)。

由此表明:①北京市婴儿死亡率居全国低位,且低于OECD国家水平;②儿科医疗服务能力和管理达到国际先进水平;③城区明显低于远郊区,存在不均等化;④婴儿死亡率与医疗技术服务能力和管理水平密切相关,远郊区医疗卫生资源配置不平衡、技术可及性不高是导致健康不均等化的重要原因;⑤因此,控制和减少婴儿死亡率,必须首先加强城市优质医疗资源向郊区转移,提高技术服务能力和管理水平。

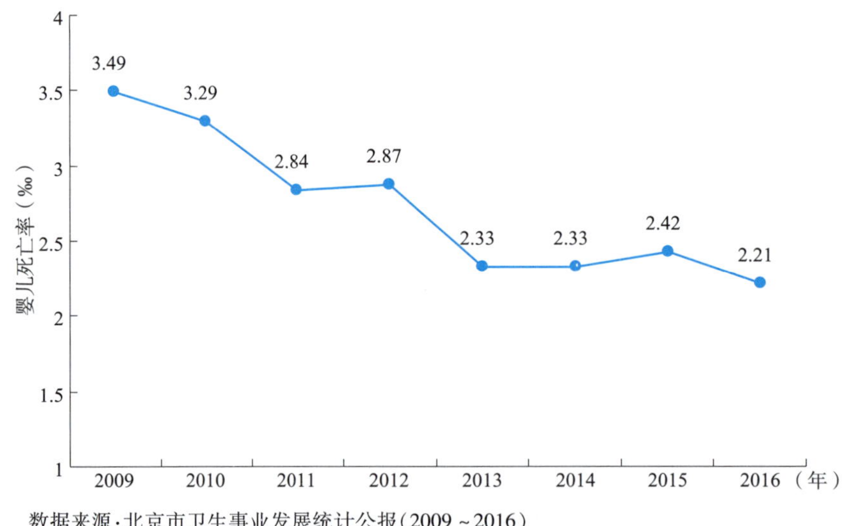

数据来源:北京市卫生事业发展统计公报(2009~2016)

图8-23 2009~2016年北京市户籍人口婴儿死亡率变化情况

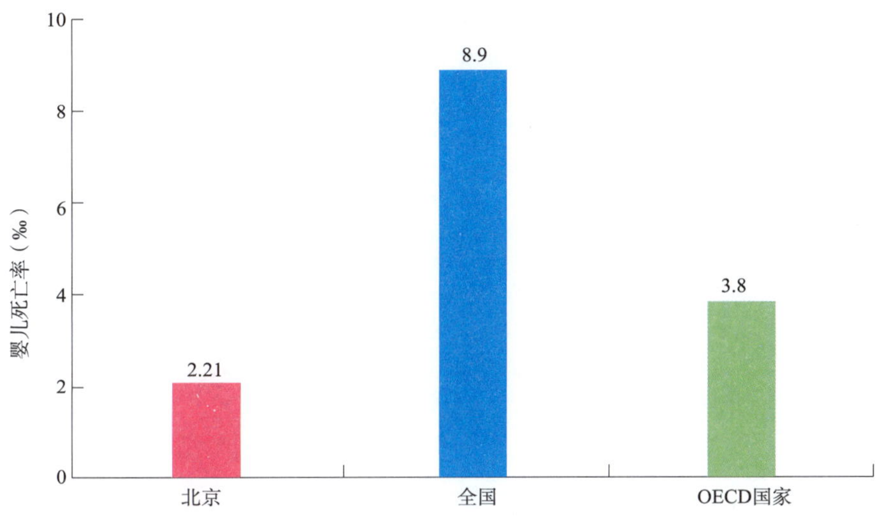

资料来源：中国统计年鉴 2017，OECD Health at a Glance 2017

图 8－24　2016 年北京户籍人口婴儿死亡率与全国和 OECD 国家比较

三、北京妇幼保健和妇产科临床诊治能力达到全国领先及国际先进水平

（一）妇幼保健和妇产科临床诊治能力走在全国前列

北京是国家妇产科医学研究和妇幼保健服务管理中心，拥有北京妇产医院（北京市妇幼保健院）、北京大学妇儿医院、北京协和医院妇产科、北京大学第三医院生殖医学中心和国家妇产科临床研究中心、中日友好医院妇产科、北京市海淀区妇幼保健院等国内外著名妇产医院和妇幼保健院。设有国家妇产科重点医学学科和重点实验室、重点临床专科，在妇科肿瘤、盆底疾病、产科急危重症、生殖健康等方面达到国内领先水平。医学影像学、腔镜、Leep 刀、介入、聚焦超声、体外受精、试管婴儿和妇幼卫生信息化等现代技术取得新突破。二级以上综合医院妇产科常见病、多发病、精神心理疾病及防治技术走在全国前列。

2016 年，北京市孕产妇产前检查率为 99.97%、产后访视率为 97.68%、孕产妇系统管理率为 97.49%、住院分娩率为 100%。剖宫产率为 40.65%，比 2010 年下降 29.5%。率先实行适龄妇女宫颈癌、乳腺癌免费筛查制度，宫颈癌、乳腺癌早诊率分别提高至 92% 和 70%，治疗率接近 100%。

（二）孕产妇死亡率持续下降且低于全国和 OECD 国家水平

2016 年，北京市户籍人口孕产妇死亡率为 8.34/10 万，其中，城区 8.10/10 万，比郊区低 26.2%。北京市孕产妇死亡率 2016 年比 2009 年降低了 25.57%，年均下降率为 3.65%。北京户籍人口孕产妇死亡率低于全国(19.90/10 万)和 OECD 国家(14.10/10 万)水平(见图 8－25、图 8－26)。

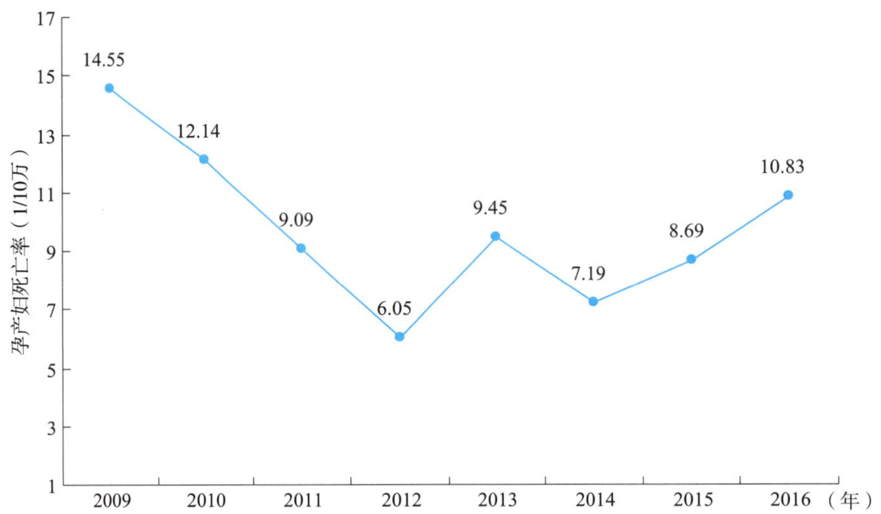

数据来源:北京市卫生事业发展统计公报(2009～2016)

图 8－25　2009～2016 年北京市户籍人口孕产妇死亡率变化情况

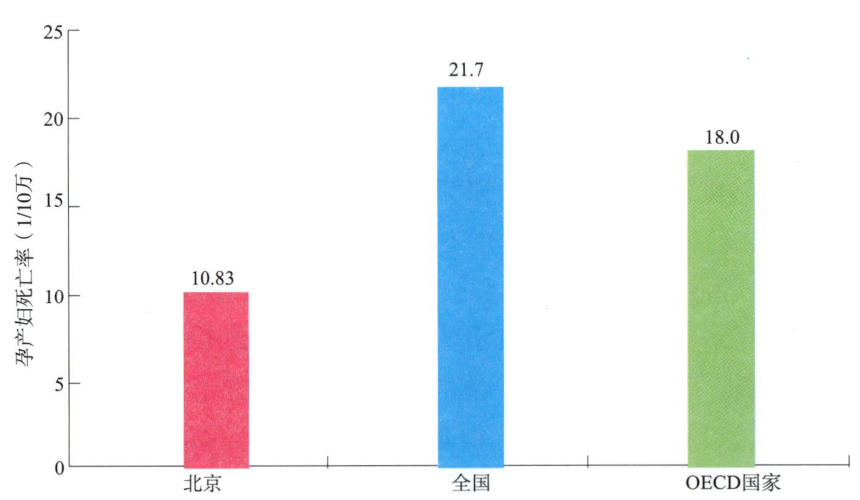

资料来源:中国统计年鉴 2017,OECD Health at a Glance 2017

图 8－26　2016 年北京市户籍人口孕产妇死亡率与全国和 OECD 国家比较

由此表明:①北京市孕产妇死亡率居全国低位,且低于 OECD 国家水平;②产科医疗服务能力和管理达到国际先进水平;③城区明显低于远郊区,存在不均等化;④孕产妇死亡率与医疗技术服务能力和管理水平有密切相关,远郊区医疗卫生资源配置不平衡、技术可及性不高是导致健康不均等化的重要原因;⑤因此,控制和减少孕产妇死亡率,特别是落实二孩生育政策带来的严峻挑战,更应当优先加强城市优质医疗资源向郊区转移,提高技术服务能力和管理水平。同时,也应当注重城乡高危高龄产妇五期教育和保障服务与管理。

北京市人群健康水平综合保障能力为高水平。部分城区和远郊区高龄高危产妇和新生儿服务与管理能力为中等水平。

第十二节　重大疾病和健康问题综合防控能力不断增强

一、健康危险因素控制能力稳步提升

(一)明确首都城市社会持续发展方向和功能新定位

2015 年,国务院颁布《京津冀协同发展规划纲要》,明确首都核心功能定位和在京津冀区域协同发展的引领作用。同时,也确定了天津市作为全国先进制造研发基地、北方国际航运核心区、金融创新运营示范区、改革开放先行区。河北省作为全国现代商贸物流重要基地、产业转型升级试验区、新型城镇化与城乡统筹示范区、京津冀生态环境支撑区。

2016 年 5 月,中共中央政治局会议提出,建设北京城市副中心区,北京空间格局逐步得到调整,大城市病得到有效治理,人口经济密集地区优化开发模式和运行机制初步形成。突显世界眼光、国际标准、中国特色、高点定位和创造历史、追求艺术的精神,构建蓝绿交织、清新明亮、水城共融、多组团集约紧凑发展的生态城市布局,着力打造国际一流和谐宜居之都示范区、新型城镇化示范区、京津冀区域协同发展示范区,建成绿色城市、森林城市、海绵城市、智慧城市,充分体现中华元素、文化基因和其他文化特色融合。这些新型城市发展,为打造健康城市奠定了坚实基础。

2017 年 9 月,中共中央 国务院批复《北京城市总体规划(2016 ~ 2035)》,明确首都四个核心功能,有序疏解非首都功能。构建“一核一主一副、两轴多点一区”的城市空间结构,构建北京新的城市发展格局。

(二)人口增速明显减缓　文化素养显著提高

北京市人口高速增长趋势得到有效控制(见第二部分第三章第一节)。全

面实施二孩生育政策，人口结构逐步得到调整，人口老龄化快速增长态势和劳动力供给不足等问题得到有效缓解。充分发挥北京市大学和科研单位资源优势，高中及以上文化水平逐年提升。2016 年达到 61.8%，比 2009 年增加 9.1%，高于全国水平(35.5%)，但低于 OECD 国家(66.7%)水平。

由此表明：①北京人口快速增长趋势得到有效控制；②人口老龄化进程加快态势得到缓解；③教育文化发展处于全国领先地位，但与发达国家还有一定差距；④提高人口文化素养是健康城市、健康经济、健康文化发展和防控重大疾病的重要基础。

(三)地区经济发展和人民生活水平持续提升

地区 GDP、人均 GDP 和人均可支配收入逐年增加。2016 年，北京市 GDP 达到 24 899.30 亿元(3 608.59 亿美元)，比 2006 年增加了 2.07 倍，年均增长率 9.23%。人均 GDP 达 11.47 万元(16 621.74 美元)，比 2006 年增加 1.22 倍，年均增长速度 5.84%，高于全国水平 1.42 倍，低于 OECD 国家 53.50%。城镇人均可支配收入 57 275.00 元，比 2010 增加 97.00%，年均增长速度 6.99%。农村人均纯收入 22 310 元，比 2010 年增加 68.23%，年均增长速度 7.76%。城镇居民人均收入高于农村居民 1.56 倍，但农村居民人均纯收入增长速度高于城镇居民。

由此表明：①地区 GDP 和人均 GDP 发展居全国领先水平；②人均 GDP 水平与 OECD 国家尚有较大差距；③城市居民收入明显高于农村居民收入；④提高人均 GDP 和农村居民收入水平是缩小城乡差距、首都城市与发达国家差距的努力方向和重点任务。

(四)环境因素治理效果显著

北京市积极调整能源结构，优质能源比重超过 85%，实施控制燃煤总量，实现电力生产燃气化和企业生产清洁化，累计改造 6 595 吨燃煤锅炉，使用清洁能源，北京经济技术开发区率先建成“无煤区”。退出 392 家污染企业，为有效控制大气污染、实现减排、适应气候变化做出了不懈努力和贡献。

1. 城市绿色交通已经建立。2016 年，机动车新增量压缩到 9.9 万辆，大幅度提高电动车比例。公共交通出行比例达到 56.3%，中心城绿色交通出行比例达到 72.00%。由此表明：①机动车增量控制取得明显效果；②新型清洁无污染机动车比例明显提高；③绿色交通出行向全覆盖方向发展；④对有效控制环境污染，增加气候变化减缓能力起到了积极推动作用。

2. 大气污染物浓度明显下降。2016 年，北京市环境空气中 $PM_{2.5}$ 浓度为

73.00μg/m^3,比2001年下降46.75%,年均降低速度3.12%,但仍显著超过国家标准1.09倍和WHO标准6.30倍。环境空气中PM_{10}年均浓度为92.00μg/m^3,比2001年下降44.24%,年均降低速度2.95%,但仍超过国家标准31.43%和WHO标准3.60倍。环境空气中NO_2年均浓度为48.00μg/m^3,比2001年下降32.39%,年均降低速度2.16%,但仍超过国家标准和WHO标准20.00%。环境空气中SO_2年均浓度为10.00μg/m^3,比2001年下降84.38%,年均降低速度5.63%,达到国家标准和WHO标准。天气一级优质天数105天,比上年增加12天;达到五级及以上严重污染的天数比上年减少3天。

由此表明:①环境空气中主要污染物呈明显下降趋势,向着国家标准的方向迈进;② SO_2 下降效果最明显,达到国家标准要求,从此宣告烟煤污染时代已经结束;③为控制和减少环境暴露危险因素和预防环境污染相关疾病起到了积极推动作用。

3. 污水处理能力明显提高。2014年,北京市污水处理能力达到425万立方米/日,比2008年提高96万立方米/日,污水处理率达到86.1%,比2008年提高7.2%。由此表明:①污水处理能力明显提高,水质污染得到明显控制;②控制和减少污水对生活饮用水污染起到了积极推动作用。

4. 集中饮用水质全部达到国家标准要求。2016年,北京市集中式饮用水源地水质达标率为99.9%。由此表明:①居民生活饮用水安全质量实现全覆盖;②对预防和控制水源性疾病和水污染起到了积极推动作用。

5. 食品合格率保持高位。2016年,北京市完成65大类食品安全监测,抽检合格率达到97.5%,其中大米、小麦粉、食用植物油、猪肉、蔬菜、豆制品6类重点食品总体合格率达到98.4%。抽检保健食品421批次,合格率95.5%。由此表明:①居民食品安全质量绝大部分符合国家标准要求,基本实现全覆盖;②对预防和控制食源性疾病和食物中毒起到了积极推动作用。

(五)城市绿化覆盖面大幅度增加

城市绿化率明显提高。2016年,北京市林木绿化率达到59.30%,比2000年增加18.4%。生态涵养区怀柔林木绿化率最高,达78.7%,绿化率范围达到60%以上(62.5% ~77.7%);城市绿化覆盖率达到48.40%,高于国家生态园林城市绿化覆盖率标准(≥45%),比2000年增加13.9%。

全市生态环境质量级别达到良好水平,生态环境状况指数(EI)为64.2。其中,植被覆盖指数略有增加,生物丰度指数、水网密度指数、土地胁迫指数和污染负荷指数保持稳定。生态涵养区生态环境状况指数最高(72.9~76.5),其中怀柔区生态环境状况最好,达到76.5。北部山区生态环境状况好于其他区域,远郊区好于城区(见图8-27)。

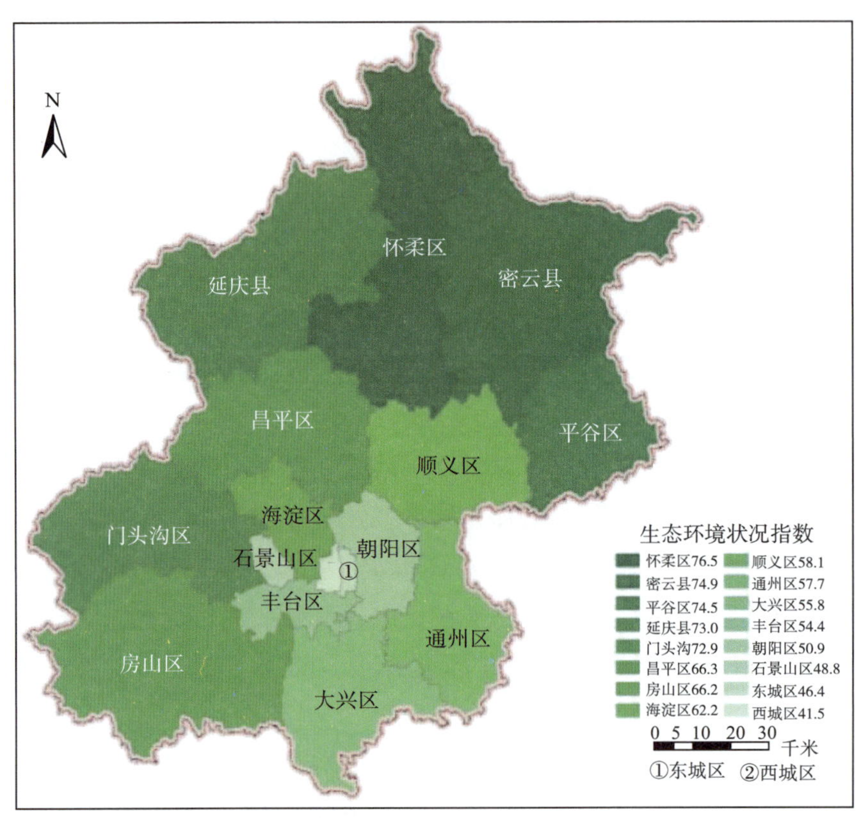

数据来源:2016年北京市环境质量公报

图8-27 2016年北京市16个区城市绿化覆盖率分布情况

由此表明:①首都城市生态环境质量趋于好转的态势明显;②在远郊区发展生态健康城市符合以人的健康为核心持续发展理念和原则;③对有效预防和控制公共健康风险起到了积极推动作用。

园林绿化场所和面积不断增加。截至2016年年底,北京市公园达到395个,其中城市注册公园355个,面积12 859公顷,森林公园31个,湿地公园9个,风景名胜区27处。人均公园绿地面积达到15.9平方米/人,比2000年增加6.24平方米/人。符合国家生态园林城市标准对建成区人均公共绿地面积的要求(≥12平方米/人)。

由此表明:①北京人均公园绿地面积快速增长;②北京市公园数量居全国

之首位；③首都城市逐步向古都北京园林生态城市风貌迈进。

（六）不健康行为和生活方式控制能力逐步提升

1. 依法实施控烟管理取得明显成效。2015 年 6 月 1 日，开始实施《北京市控制吸烟条例》（以下简称条例），将吸烟纳入法律管理，开展公共场所控烟行动，加强控烟监管，提高公民控烟意识和健康促进，建立无烟医院，取得明显成效[31]。2008～2014 年，北京市 18～79 岁常住居民吸烟呈下降趋势。2016 年，北京市人口吸烟率为 22.3%，比 2014 年降低了 1.1 个百分点（约 20 万人）；男性吸烟率为 34.1%，比 2014 年下降 7.3 个百分点；室内公共场所成人二手烟暴露率 20.0%，比 2014 年下降 11.1 个百分点；成人戒烟率 16.8%，比 2014 年增加 2.2 个百分点；公众吸烟危害知晓率 30.3%，比 2014 年增加 2.9 个百分点。

由此表明：①北京市居民吸烟危险因素呈下降趋势，但与 OECD 国家还有较大差距；②公共场所吸烟明显减少；③监管机制逐步完善，力度得到加强；④加强公共场所吸烟法制管理是一个国家和地区维护公众健康、弘扬公共道德的重要措施；⑤妥善处理和调整好吸烟者个人利益与公共场所他人的公共利益关系，是反映一个国家和地区公民素质的重要体现与依法管理能力；⑥控制公共场所吸烟任务依然艰巨，任重道远。

2. 全球健康战略与合理营养膳食推广成效显著。贯彻落实《WHO 饮食、身体活动与健康全球战略》，研究制定北京市和社区相关政策、战略规划和实施方案，广大居民饮食和健身活动改善取得明显成效[32]。

效果一：居民不健康饮食行为呈下降趋势。2002～2016 年，北京市居民人均每日植物油摄入量下降 38.6%，人均每日食盐摄入量下降 35.6%。由此表明：①居民摄入植物油过量危险因素呈下降趋势；②居民摄入盐过量危险因素呈下降趋势；③对预防和控制心脑血管病发生起到了积极推动作用。

效果二：健康饮食行为呈上升趋势。2002～2016 年，北京市居民人均每日蔬菜摄入量增加 35.6%，人均每日水果摄入量增加 29.6%。由此表明：①居民水果摄入量健康促进因素明显提高；②对预防和控制除慢性呼吸道疾病之外的非传染性疾病发生起到了积极推动作用。

效果三：国家全民健身计划有序推进。国家全民健身系列计划全面贯彻落实，全民健身设施普遍增加，全民健身组织不断完善，全民健身活动形式多样，健身指导和体质测定成效显著。截至 2016 年，北京市新建 15 个社区体育健身俱乐部，资助建设 175 处全民健身专项活动场地。成立北京市体育产业协会，开展群众性国际品牌活动10项。体育活动率达74.5%，比2008年增加7.5%。

由此表明，北京市全民健身活动已经得到社会各方的理解和支持，居民健身活动素养有明显提高，健身的科学指导和专业化程度逐步提升，已经走向国际舞台。

二、疾病危险因素控制能力不断增强

（一）非传染性疾病规范化管理水平持续提升

北京市贯彻落实国家和北京市医药卫生体制改革重点工作任务，在城乡全面推进国家基本公共卫生项目和国家重大公共卫生项目，取得明显成效。

1. 北京市率先消灭大骨节病和地方性氟中毒等地方病，成为全国首个消灭大骨节病和燃煤污染型地方性氟中毒病区的省级单位。

2. 长期持续保持无脊髓灰质炎和无白喉病例。北京市连续31年保持无脊髓灰质炎病例，20年无白喉病例。

3. 城乡“艾滋病实验室一体化建设”全面推进。率先在全国建立覆盖城乡的艾滋病网络实验室，开展艾滋病血液100%核酸检测。接受治疗的艾滋病患者病死率降至0.25%，领先发达国家治疗水平（1%）。接受治疗6～12个月的患者中，有96%的患者病毒得到完全抑制，提前实现联合国艾滋病规划署2020年最新目标（90%），达到国家领先和国际先进水平。

4. 传染病发病率持续下降。2016年，甲乙丙类传染病报告发病率561.80/10万，比2009年降低32.45%；全人群乙肝表面抗原流行率2.73%，比1992年降低3.30个百分点，其中，25岁以下人群降至1.0%以下，处于全国低位。

5. 学龄儿童口腔疾病防治走在全国和世界前列。12岁学生恒牙龋齿流行持续保持在0.5颗，按照世界卫生组织标准（0.1～1），达到高水平。

6. 率先推进城乡常住居民公共卫生服务均等化。面向城乡常住居民免费提供12大类46项基本公共卫生服务项目，实施11项重大公共卫生服务项目，分别比国家项目增加2项和6项。重点加强高血压、糖尿病、心脑血管病和慢性肾病等致病危险因素防控。2011年，北京市18～79岁常住居民高血压知晓率为49.5%，比2002年提高了18.9%，高于全国水平（30%）；治疗率为42.7%，比2002年提高了18%，高于全国水平（25%）；控制率为13.3%，比2002年提高了7.2%，高于全国水平(6%)。2011年，北京市18～79岁常住居民糖尿病知晓率为62.6%，比2002年提高了26.5%，治疗率为59.4%，控制率为23.9%[33](见图8-28)。

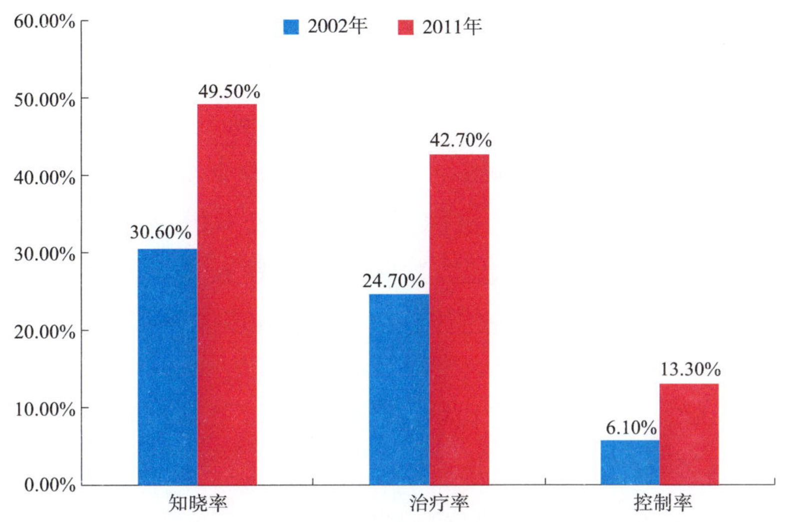

数据来源：北京市2012年度卫生与人群健康状况报告

图8-28 2011年与2002年北京市常住居民高血压管理水平对比

由此表明：①心脑血管病、糖尿病和慢性肾病等致病危险因素控制能力不断增强，主要体现在高血压知晓率、治疗率、控制率明显提高，以前两者最为突出；②对有效防治心脑血管病、糖尿病和慢性肾病起到积极推动作用；③北京市高血压知晓率、治疗率和控制率在全国均处于前位；④防控高血压和糖尿病技术成熟，方法适宜推广，防控效益高；⑤便于公众自我管理、自我检查、自我控制；⑥控制健康危险因素措施比药物治疗措施效果更好，更经济。

7. 卫生行业监管能力不断提高。大力推进卫生计生监督执法下沉，进一步完善“纵到底，横到边”的监督执法体系。全面实施卫生计生监督执法改革，整合辖区行政执法资源，构建四级综合监督行政执法网络，努力提高执法效能，维护服务秩序。创新电子监管手段，建设20个饮用水水质、80个游泳池水质和192个大型公共场所室内空气质量监测点，实现实时监测预警。组织开展专项执法行动，重点加强抗菌药物专项整治。2015年，住院患者抗菌药物使用率44.56%，比2011年下降27.4%。门诊患者抗菌药物处方比例8.35%，比2011年下降43.5%。由此表明：①卫生监管力度加强，手段更先进，效率明显提高；②抗生素过度不合理使用得到有效控制；③加强卫生监管是增强政府管理职能的重要体现,是由行政事务管理转向依法依规治理的工作机制转变,是由事前管理向事中和事后监管的重要举措;④合理安全使用抗生素是公众健康安全的重要保障措施之一,是预防新发传染病和药物耐药性的重要对策。

(二)非传染性疾病防控管理逐步增强

认真贯彻落实《国家慢性病防治工作规划(2012~2015)》和《慢性非传染性疾病综合防控示范区工作指导方案》,积极推进国家慢性病综合防控示范区建设,充分发挥国家医学中心、首都医学中心优质资源丰富和技术领先优势,探索建立非传染性疾病管理统筹协调机制,逐步实现公众健康自我管理,危险因素自我控制,社区和部门联防联控,重大疾病防治关键技术专业指导,适宜技术产品企业支持,政策制度规划体系政府制定和新的治理体系和治理能力现代化组织实施。

截至2013年,建立健康社区1365个,健康促进示范村936个。朝阳区、西城区和房山区获得"国家级慢性病综合防控示范区"称号。东城区、丰台区、石景山区、海淀区和怀柔区获得"北京市慢性病综合防控示范区"称号。海淀区以抓基层健康管理为核心,探索建立非传染性疾病和老年病系统防治、分级诊疗、分类管理新模式。中关村医院与中国科学院合作,组建中国科学院中关村医院。建立理事会,由区政府、中国科学院和中关村医院领导组成。将中关村医院转型发展康复、老年医学、健康养生、基本医疗服务与健康管理的特色健康医疗机构。健康水平保持全市高位,心脑血管病死亡率处于全市低位。

脑卒中等非传染性疾病防治取得明显成效[34]。2013年,急性脑卒中事件死亡率为66.6/10万,比2007年降低23.9%。2008~2015年,25岁以上人群急性冠心病事件病死率下降18.6%,其中,急性心肌梗死住院病死率下降25.9%。

三、致残危险因素控制能力稳步提高

按照国家康复医疗服务体系建设和分级诊疗制度要求,2016年7月,北京市出台《关于加强北京市康复医疗服务体系建设的指导意见》,构建以综合医院康复医学科、康复医院、基层医疗卫生机构共同组成的延续性康复医疗服务体系。将部分二级公立医疗机构转型为康复医疗机构,鼓励社会力量举办康复医疗机构。中国康复研究中心、北京康复医院(首都医科大学康复医学院)、小汤山康复中心、和睦家康复医院、北京精诚康复医院(社区办医)等康复专业机构快速发展，与综合医院分工协作，与基层医疗卫生机构上下联动的新机制初步建立。功能康复、心理康复、职业康复、运动康复、疾病康复和社会适应能力康复水平逐步提高。在创伤康复、神经康复、心脑血管病康复、精神心理康复、语言视听康复、骨骼肌肉损伤康复等重点学科和人才建设以及服务能力走在全国前列（见图8－29、图8－30、图8－31、图8－32、图8－33、图8－34、图8－35）。

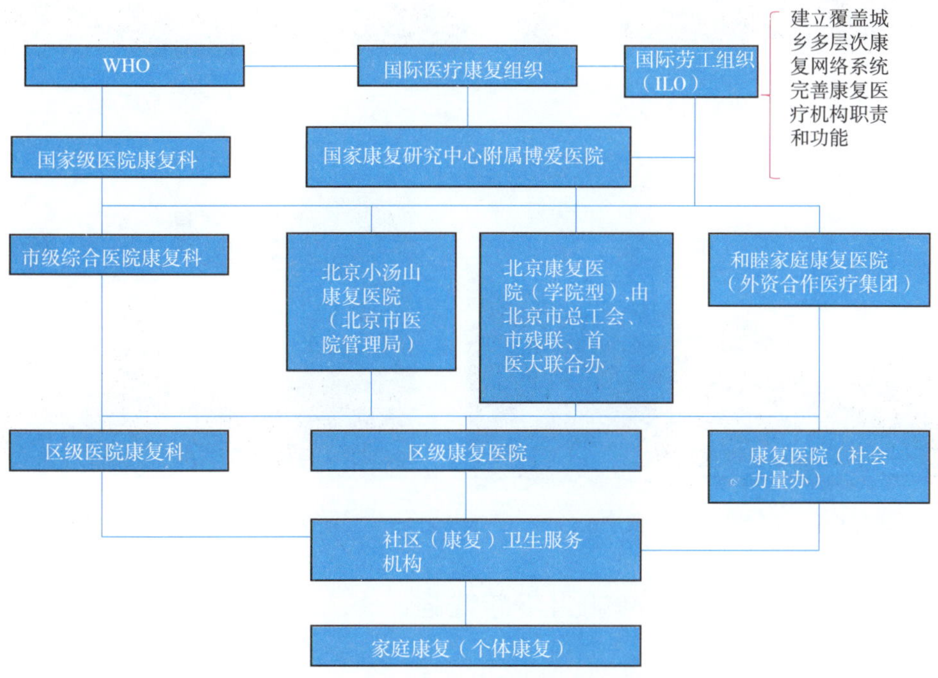

图8－29　首都医疗康复服务体系框架

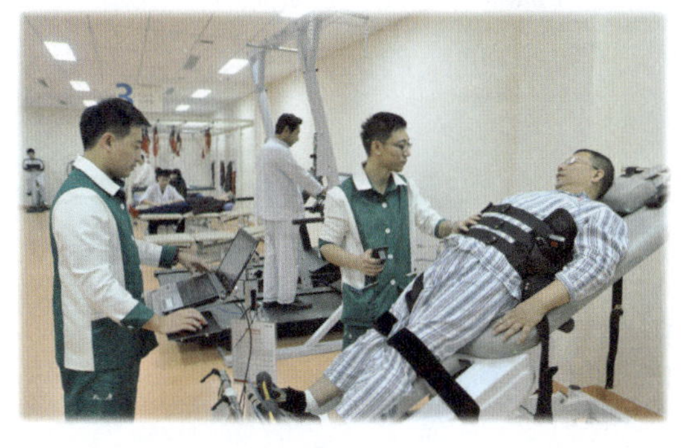

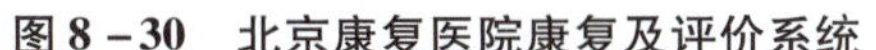

图8－30　北京康复医院康复及评价系统

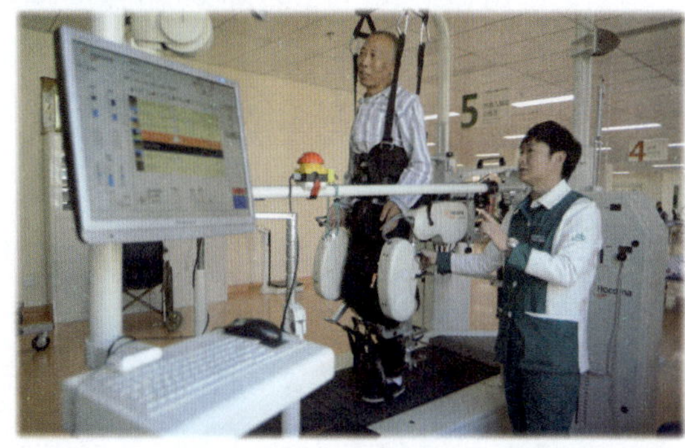

图8－31　北京康复医院机器人康复诊断与训练治疗系统

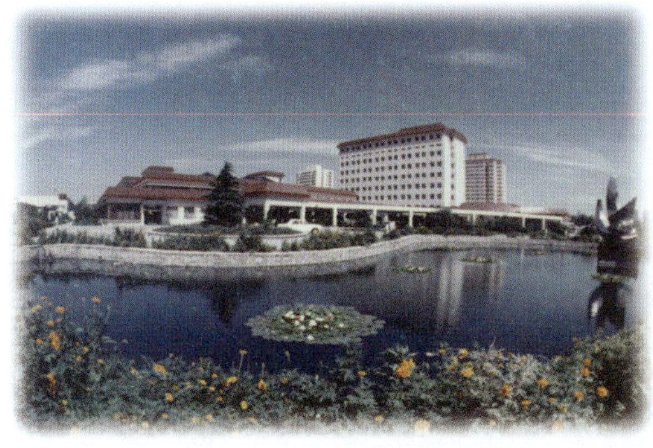

图 8－32　中国康复研究中心

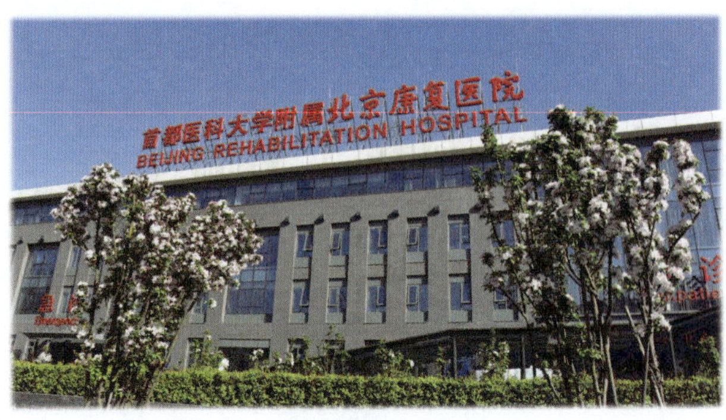

图 8－33　北京康复医院

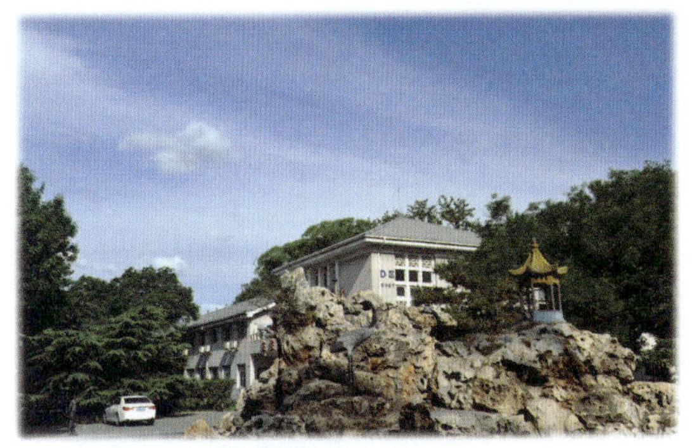

图 8－34　北京小汤山康复中心

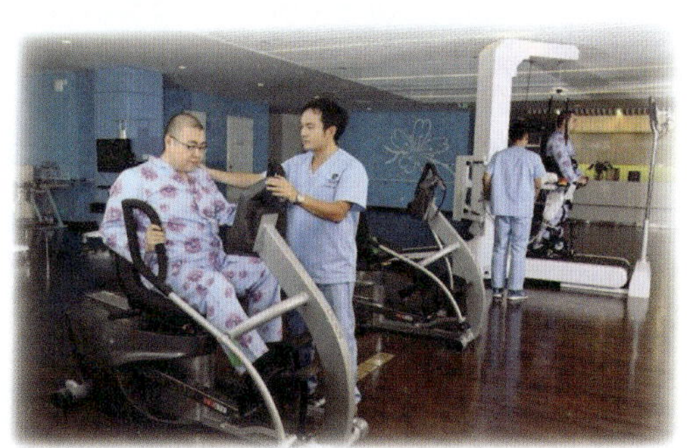

图 8－35　北京和睦佳医院

四、致死危险因素控制能力不断增强

（一）首都城市紧急救援常态联动合作机制稳步实施

北京市设立两个急救中心和服务网络，有效地弥补了特大型国际化大都市院前医疗急救服务能力不足的问题。北京市政府率先推进院前医疗机构改革，在做强北京急救中心（120）基础上，注重发挥各方力量，鼓励参与院前医疗急救事业发展。率先于 2001 年批准设立北京红十字会 999 紧急救援中心（以下简称“北京 999 急救中心”），属于全额事业单位，按自收自治管理。在市政府统一领导和医改工作部署下，2011 年，北京 120 急救中心和北京 999 急救中心与“110”“119”“122”、警航等城市应急指挥中心建立联勤联动合作机制。特别是近年来，北京 999 急救中心率先建立航空医学救援应急指挥中心，与民航、陆航、海军、中央军委紧密合作，完善国内外重大活动保障、维和任务保障、战事准备、突发公共事件医学救援等联动合作机制（见图 8－36、图 8－37）。

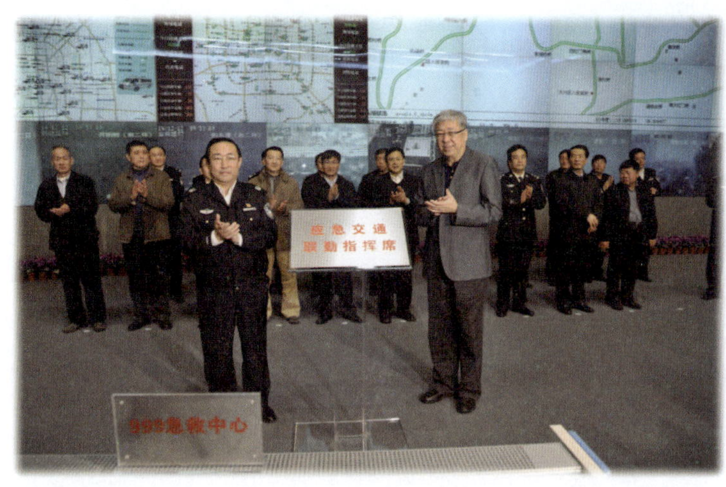

图 8－36　北京急救中心（120）和北京市红十字会紧急救援中心（999）与 110、119、122、警航建立联动合作机制

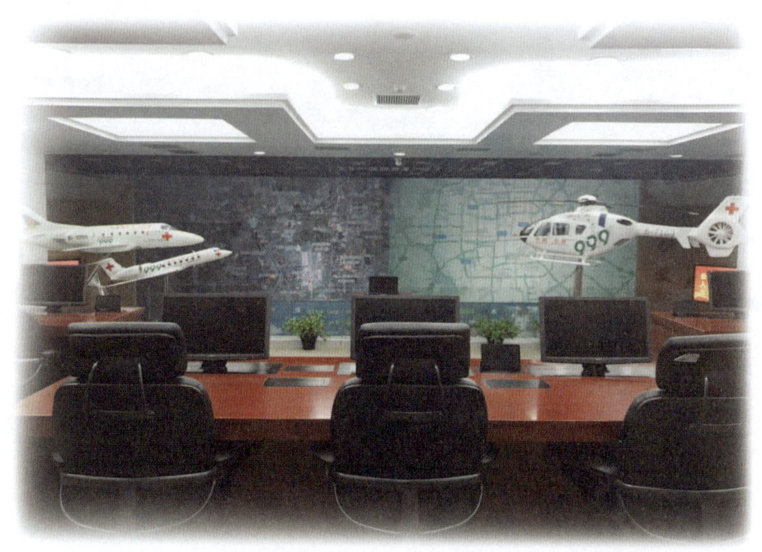

图 8－37　北京市 999 紧急医疗救援联合指挥调度平台

（二）院前医疗急救设备和工具种类明显增加

北京（999）急救中心研究开发多功能救护车。这些救护车主要包括高级急救生命救护车、人道救援维稳专用救护车、人道医疗救援车、ICU 高级生命救护车、负压烈性病原等特殊功能防护救护车、婴幼儿和高危孕产妇救护车、航空医学救援专用车、高级救援会商移动指挥车、现场救护餐车和救援物资保障车等，满足复杂多变疑难重症现场急救和伤病员转运，以及突发事件卫生应急处置和

医学救援需求以及多样化、多层次服务需要（见图 8－38、图 8－39、图 8－40）。

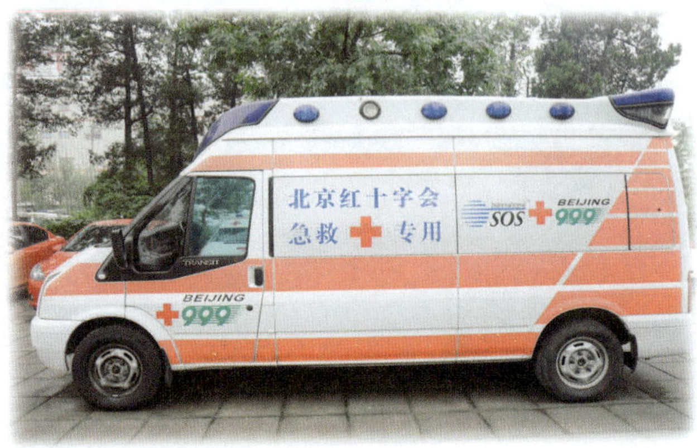

图 8－38　高级急救生命救护车

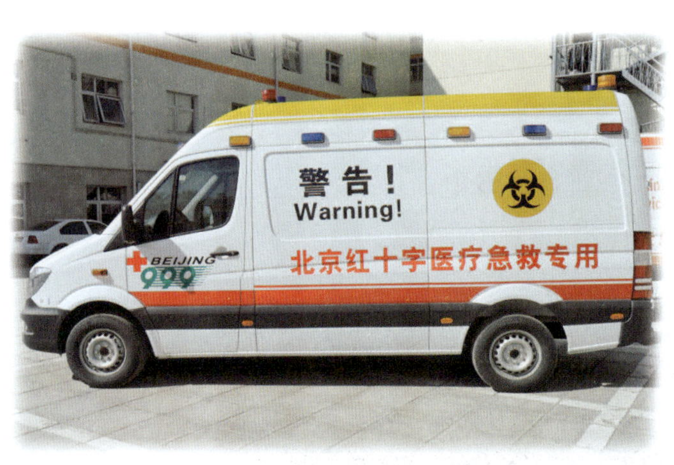

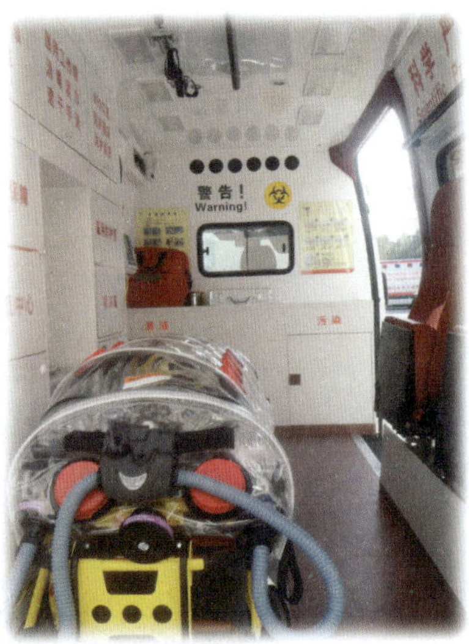

图 8－39　负压（烈性生物病原和传染病人转运）医疗救护车

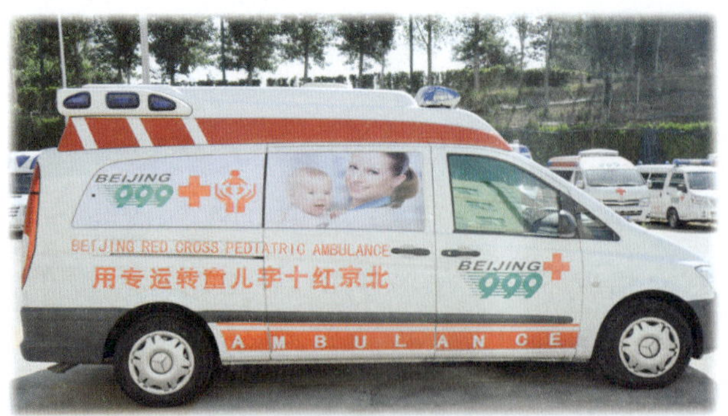

图 8－40　母婴转运救护车

北京(999)急救中心研究开发摩托车自行车。面对特大型城市高速公路障碍救援和特殊环境院前急救,研究开发了医疗急救摩托车、医疗急救自行车等便捷、高效、应急用的交通工具(见图8－41、图8－42)。

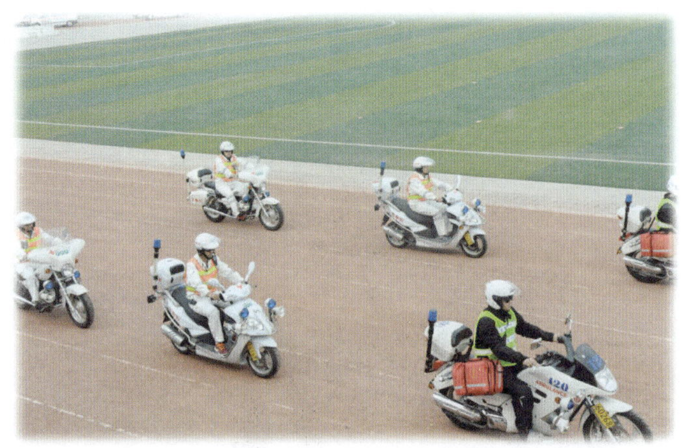

图8－41　医疗救护摩托车

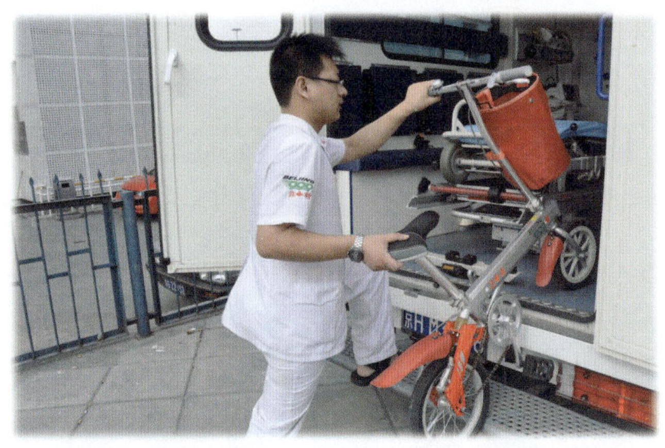

图8－42　医疗救护车上车(电动自行车)

开拓航空医学救援新领域。为适应山地、大规模高速道路毁坏、超高层建筑火灾等带来的威胁,北京市红十字(999)紧急救援中心创建了航空医学救援新体系,备有短途医疗救援直升机和远程医疗救援航空机(中短程直升机2架、远程固定翼飞机2架)(见图8－43)。

(三)现场智慧联合指挥调度移动系统

北京999急救中心应用卫星导航、无线通信、信息网络、视频技术,实现现场救援指挥调度与院前急救中心指挥平台、市突发公共卫生事件应急指挥平台、市应急委指挥平台、国家突发公共卫生事件应急指挥平台互联互通。在重特大突发公共卫生事件、处突反恐应急处置和国内外重大活动保障中发挥了重要作用(见图8－44)。

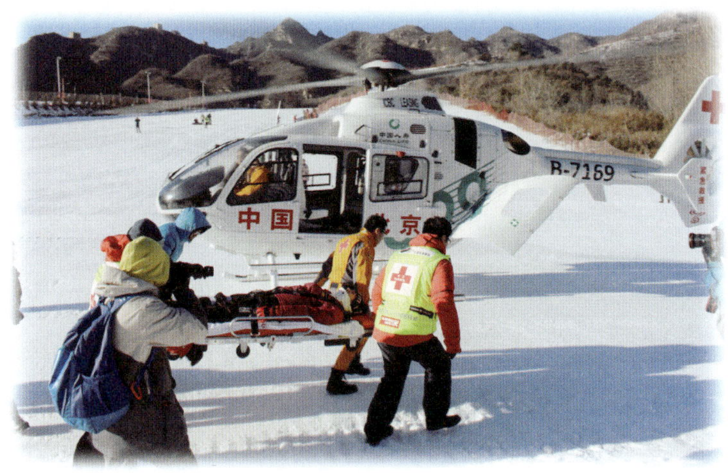

图8－43　中短程医用直升机

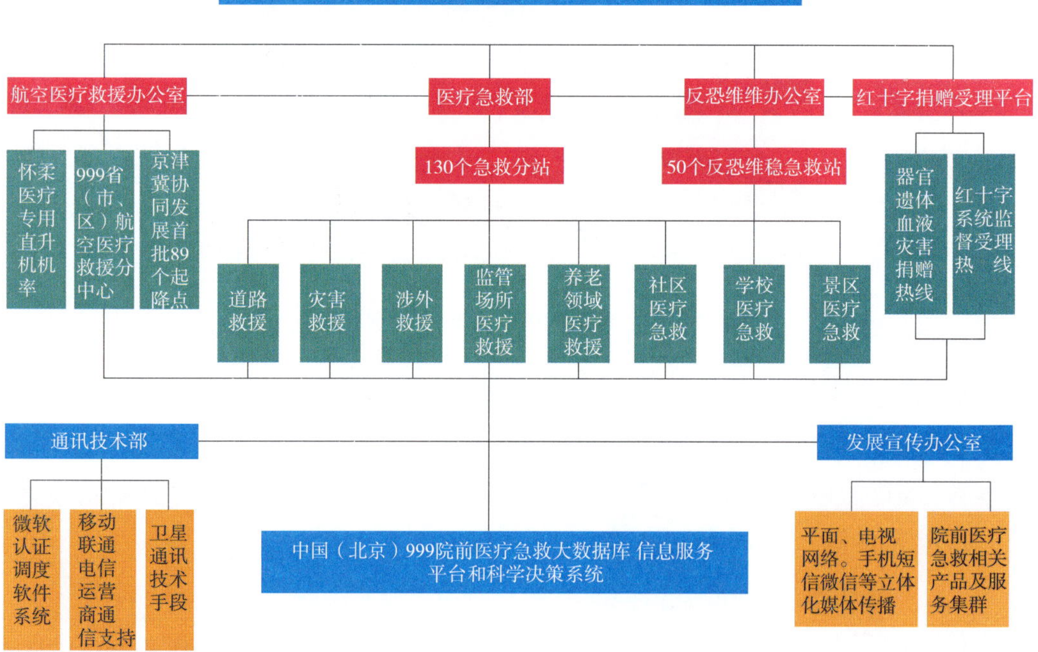

图8－44　北京市红十字会紧急救援中心院前急救调度网络和大数据服务与决策支持系统

北京“999”院前医疗急救创新服务模式和应急指挥调度中心，开拓航空医学救援服务新领域，逐步达到国际领先水平，得到了联合国秘书长潘基文高度赞扬和充分肯定。中共中央总书记、国家主席、中央军委主席习近平批准北京(999)航空医学救援飞机，承担我国维和部队在南苏丹执行任务的伤员转运和监护工作，开辟了全国航空医学救援新征程，起到了示范和引领作用。

第十三节　突发公共卫生事件应对和重大活动保障能力逐步提高

一、突发公共卫生事件应对能力明显提高

按照首都城市公共健康安全保障和突发公共卫生事件应急预案要求，北京市全面提升卫生应急处置和医学救援能力，有效应对了2009年全球甲型H1N1流感大流行、问题奶粉重大食品安全事件、2005年全球首例人感染H5N1禽流感和2013年人感染H7N9禽流感重大疫情、2015年西非埃博拉出血热全球关注的公共卫生事件，以及中东呼吸综合征(MERS)、寨卡病毒等新发传染病疫情。在新型病原学检测技术、医学影像学诊断、流行病学病因和健康影响分析，以及公共健康风险评估与管理等攻关技术、关键技术和适宜技术方面取得了新突破和新进展。

二、圆满完成重大活动保障任务

在北京市委、市政府坚强领导下，在国家卫生计生委和中央干部保健局指导和统筹协调下，在北京市卫生计生委统一指挥下，北京(120)急救中心和北京(999)急救中心圆满完成了2008年北京奥运会、2014年北京APEC会议、国庆60周年庆典活动、2015年国际田联世界田径锦标赛、2017年“一带一路”国际合作高峰论坛等上万次医疗急救保障任务(见图8-45、图8-46、图8-47、图8-48)。

北京市突发公共卫生事件应对和重大活动保障控制管理能力为高水平。

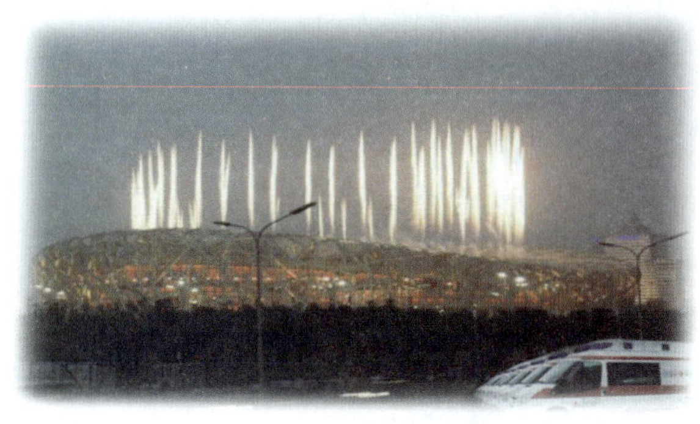

图 8-45　2008 年北京奥运会院前医疗急救保障

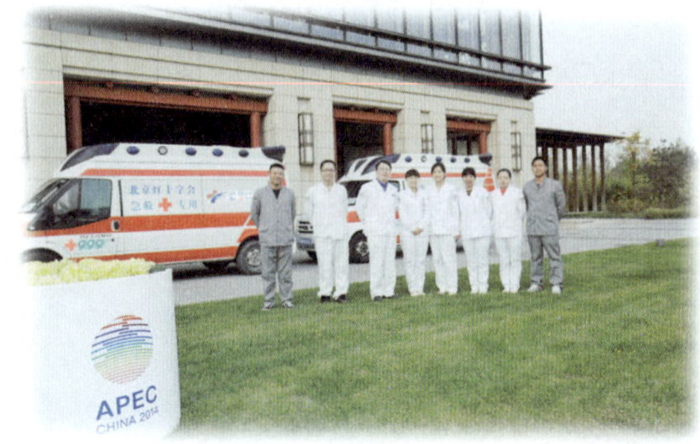

图 8-46　2014 年北京市 APEC 会议院前医疗急救保障

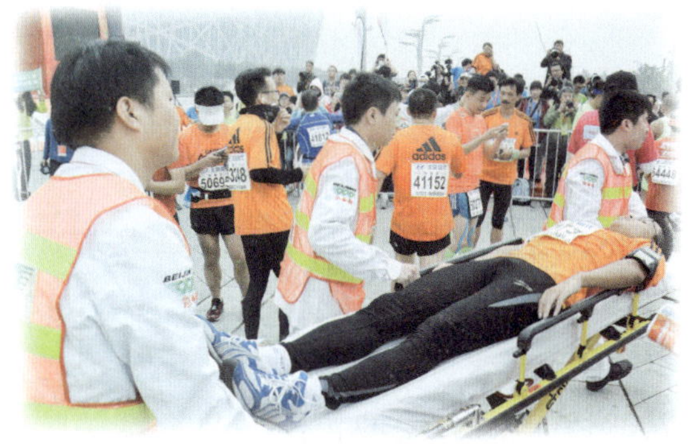

图 8-47　2015 年世锦赛院前医疗急救保障

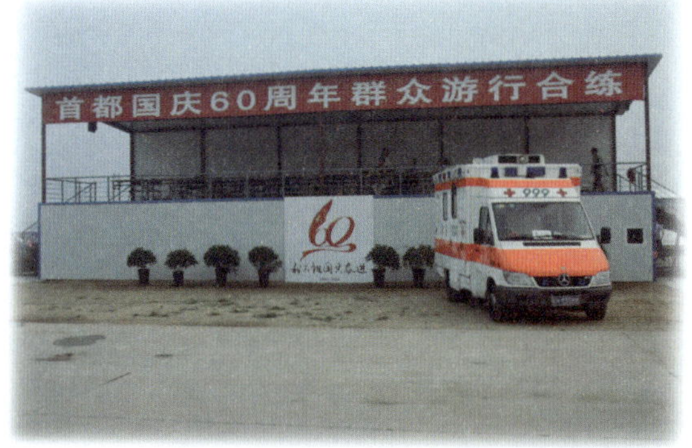

图 8-48　2009 年建国 60 周年庆典院前医疗急救保障

第十四节　公共健康传媒快速发展促进居民健康素养明显提升

北京作为国家传媒中心和国内外媒体聚集之都，主要有中央电视台、中央人民广播电视台、新华社、《人民日报》《健康报》《中国日报》《解放军报》《光明日报》《法制日报》等国家传媒和人民卫生出版社、中国人口出版社，以及法新社、路透社、美国之音、美国 CNN、英国 BBC 等国内外媒体。近年来，公共卫生政府服务热线(12320)发挥了重要作用。中国联通、中国移动等国家通信机构和微信、搜狐、新浪等网络现代传媒快速发展。通过电视、电台、报纸、微博、微信等传媒手段，开办《养生堂》《我是大医生》《健康北京》《生活面对面》和《健康生活》等公共健康促进、重大疾病防治和公共卫生政策法律法规专题栏目。建立突发事件和监测预警传播机制，全方位、广覆盖提升广大公众、机关学校、企事业单位、社团组织、非政府组织对健康促进、重大疾病防治、突发事件认知和应对能力。

此外，还注重发挥基层医疗卫生机构和综合医院、专科医院、公共卫生机构及其专家的作用，引导其深入社区开展健康咨询和健康大教堂活动。公众自我管理、自救互救能力、健康行为素养、安全与急救素养、传染病预防素养、慢性病预防素养等不断提高。城乡居民安全与急救素养水平达到63.5%，逐步构建起公共健康安全保障长城。

北京市公共健康传媒控制管理能力为高水平。居民健康素养控制管理能力为中等水平。

第十五节　北京市人口健康影响控制管理能力评估小结

北京市健康影响控制管理能力主要以重大疾病防治能力、资源配置、体系规划、临床诊疗技术、院前医疗急救水平启点高，管理强，机制新为特征。用分层加权评分法对北京市人口健康影响控制管理能力综合评估为70.03分，按照公共健康影响控制管理能力评估矩阵指标表(C_M-1)，评估为高能力，表示健康影响控制管理能力程度高且可能发生。主要依据以下四个方面：

一、控制疾病严重程度能力高

重大疾病临床诊断能力高。主要依据北京市乳腺癌、糖尿病和COPD早发现早诊断措施全覆盖程度高。

重大疾病临床治疗能力高。主要依据北京市乳腺癌、脑血管病、糖尿病和COPD精准治疗与中医治疗全覆盖程度高。

揭示和防控发病机制能力高。主要依据北京市乳腺癌、心脏病、脑血管病、糖尿病、COPD认知程度和理论体系能力高；基于脑血管病、糖尿病、精神心理疾病发病机制靶向治疗技术全覆盖程度高。

重大疾病流行病学防控能力中等。主要依据北京市恶性肿瘤、心脏病、脑血管病、COPD、糖尿病、创伤与中毒流行防控能力中等；精神心理疾患患病防控能力中等。

用分层加权评分法对北京市控制疾病严重程度能力评分为 21.65 分，占控制疾病严重程度能力总分 72.00%，按照（$C_M - 1$），控制疾病严重程度能力等级为高能力，表示控制管理能力程度高且可能发生。

二、降低脆弱性能力高

防控人群高敏感性可变因素能力高。主要依据北京市人口总数控制和保护、儿童人口调控、孕产妇保护、露天作业人口控制和保护、低保人口控制和保护、残疾人口控制和保护、老年人口控制和保护能力高。

防控暴露危险因素超敏感性能力高。主要依据北京市清洁能源使用比例极高、城市公共交通网健全、垃圾处理场全覆盖程度高、柴油机动车控制措施全覆盖程度高。

建立和完善标准规范能力中等。主要依据北京市基于健康的环境质量标准、高温天气和热浪标准体系、气候变化标准规范、气候变化和环境污染相关疾病诊断标准和治疗原则能力中等。

防护体系建设能力中等。主要依据北京市公共场所群体防护措施、室外作业人群防护措施、气候与环境污染相关疾病防护措施建设能力中等。

用分层加权评分法对北京市降低脆弱性能力评分为 16.73 分，占降低脆弱性能力总分 73.8%，按照（$C_M - 1$），降低脆弱性能力等级为高能力，表示控制管理能力程度很高且罕见发生。

三、整体防控能力高

健康影响控制管理相关法律法规建设能力极高。主要依据北京市突发事件应对法与地方实施办法、卫生应急条例及全覆盖程度能力高；执业医疗机构条例及全覆盖程度高；控烟、环境保护、职业病防治、健康保险等相关法律及全覆盖程度高。

健康影响控制管理相关政策制度建设能力高。主要依据北京市实施国家突发公共事件应急预案、医疗卫生救援能力及全覆盖程度高；公共卫生、卫生财政、劳动保护、职业健康监护政策制度建设能力高。

突发公共卫生事件应对体制机制建设能力高。主要依据北京市突发公共卫生事件判断和分类分级、指挥调度、现场应急救援队及处置、信息报送和统计分析、媒体沟通与发布能力高。

医疗卫生服务体系规划建设能力高。主要依据北京市基本医疗服务体系、公共卫生服务体系、专病服务体系、院前医疗急救体系建设能力高；医疗卫生事业发展规划、医疗卫生服务体系规划制定及全覆盖程度高；NCDs 防治规划和健康规划建设能力高。

医疗卫生服务资源配置能力高。主要依据北京市每千人口执业（助理）医师、注册护士、编制床位配置能力高。

医疗卫生财税金融体系建设能力高。主要依据北京市医疗、公共卫生、基层医疗卫生财税金融体系建设能力高。

医疗卫生相关学科体系建设能力高。主要依据北京市心血管学科、肿瘤学科、传染病学、精神病学和心理学、环境医学、职业病学、儿科学、妇产科学、养生保健学、健康教育和健康促进科学、中医药学、中西医结合学建设能力高。

医疗卫生人才成长机制建设能力高。主要依据北京市临床医生、全科医师、专科医师、公共卫生医师规范培养能力高。专科规范化培养和继续教育培养能力高。

区域健康和医疗卫生信息服务和管理平台建设能力中等。主要依据北京市人口健康信息平台、医疗卫生信息平台和管理系统建设能力中等。

用分层加权评分法对北京市整体防控能力评分为 19.09 分，占整体防控能力总分 79.54%，按照（C_M-1），整体防护能力等级为高能力，表示控制管理能力程度为很高、可能发生。

四、预防危险因素能力高

健康危险因素预防能力高。主要依据北京市社会经济因素预防、环境污染治理、不健康行为和生活方式防控能力高。

致病因素防控能力高。主要依据北京市高血压、高血糖知晓和治疗能力高。

疾病致死因素医疗救治能力高。主要依据北京市检伤分类制度建设和现场急救与急救绿色通道全覆盖程度高。

致残因素预防能力中等。主要依据北京市康复护理体系建设水平中等；康复护理技术全覆盖程度低。

用分层加权评分法对北京市预防危险因素能力评分为 12.56 分，占预防危险因素能力总分 78.80%，按照（C_M-1），预防危险因素能力等级为高能力，表示控制管理能力程度高且很可能发生（见表 8-3）。

表 8-3　2006~2016 年北京市人口健康影响控制管理能力评估结果

控制管理能力评估指标	北京数据（2016 年）	北京健康影响控制管理评估分值与等级		
		评估分值(分)	能力指数(%)	能力等级
1. 控制疾病严重程度能力		**21.65**	**72.00**	高
1.1 流行病学防控能力		**5.65**	**56.50**	**中等**
1.1 恶性肿瘤死亡率下降,%	+0.68	0.59	59.00	中等
1.2 恶性肿瘤死亡构成比下降,%	-2.30	0.70	77.78	高
1.3 心脏病死亡率下降,%	+3.17	0.45	50.00	中等
1.4 急性冠心病发生率下降,%	-18.60	0.60	75.00	高
1.5 脑血管病死亡率下降,%	+4.00	0.40	50.00	中等
1.6 脑卒中事件发生率下降,%	+25.30	0.40	57.14	中等
1.7 糖尿病死亡率下降,%	+8.30	0.40	57.14	中等
1.8 糖尿病患病率下降,%	+1.10	0.25	50.00	中等
1.9 COPD 死亡率下降,%	+1.61	0.30	55.00	中等
1.10 COPD 死亡构成比下降,%	-2.93	0.30	75.00	高
1.11 创伤和中毒死亡率下降,%	+8.81	0.30	58.00	中等
1.12 创伤和中毒患病率下降,%	+15.40	0.20	57.67	中等
1.13 传染病死亡率下降,%	-6.60	0.30	75.00	高
1.14 传染病发(患)病率下降,%	-39.80	0.20	66.67	高
1.15 病媒传染病病死率,%	0.00	0.30	100.00	极高
1.16 病媒传染病发(患)病率下降,倍	3.00	0.05	58.00	中等
1.17 精神心理疾病发(患)病率下降,%	-	0.20	≤35.00	低
1.2 临床诊断能力		**5.40**	**77.14**	高
1.2.1 肺癌早发现早诊断措施全覆盖程度	小部分	1.00	35.00	低
1.2.2 乳腺癌早发现早诊断措施全覆盖程度	较全面	1.20	79.00	高
1.2.3 心脏病早发现早诊断措施全覆盖程度	部分	0.80	45.67	中等
1.2.4 脑血管病早发现早诊断措施全覆盖程度	部分	0.70	46.00	中等
1.2.5 糖尿病早发现早诊断措施全覆盖程度	较全面	0.70	71.43	高
1.2.6 COPD 早发现早诊断措施全覆盖程度	部分	0.30	57.00	中等

续表

控制管理能力评估指标	北京数据（2016 年）	北京健康影响控制管理评估分值与等级		
		评估分值（分）	能力指数（%）	能力等级
1.2.7 新发传染病疫情判断能力	基本建立	0.20	58.00	中等
1.3 治疗能力		**5.75**	**79.14**	高
1.3.1 肺癌精准治疗	基本建立	0.30	58.00	中等
1.3.2 肺癌中医（传统医学）治疗全覆盖程度	部分	0.20	55.00	中等
1.3.3 乳腺癌精准治疗	较健全	0.60	75.00	高
1.3.4 乳腺癌中医（传统医学）治疗全覆盖程度	部分	0.35	58.00	中等
1.3.5 心脏病精准治疗全覆盖程度	部分	0.50	56.43	中等
1.3.6 心脏病中医（传统医学）治疗全覆盖程度	部分	0.50	58.00	中等
1.3.7 脑血管病精准治疗全覆盖程度	部分	0.35	57.00	中等
1.3.8 脑血管病中医（传统医学）治疗全覆盖程度	部分	0.40	58.00	中等
1.3.9 糖尿病精准治疗全覆盖程度	较全面	0.30	75.00	高
1.3.10 糖尿病中医（传统医学）治疗全覆盖程度	较全面	0.30	70.00	高
1.3.11 COPD 精准治疗全覆盖程度	部分	0.20	56.67	中等
1.3.12 COPD 中医（传统医学）治疗全覆盖程度	较全面	0.15	75.00	高
1.3.13 创伤和中毒精准治疗全覆盖程度	部分	0.20	58.67	中等
1.3.14 创伤和中毒中医（传统医学）治疗全覆盖程度	部分	0.10	59.00	中等
1.3.15 新发传染病精准治疗全覆盖程度	部分	0.08	53.33	中等
1.3.16 新发传染病中医（传统医学）治疗全覆盖程度	部分	0.02	40.00	中等
1.4 揭示和防控发病机制能力		**3.88**	**64.66**	高
1.4.1 肺癌认知程度和理论体系	基本建立	0.40	57.14	中等
1.4.2 基于肺癌发病机制靶向治疗技术全覆盖程度	小部分	0.15	30.00	低
1.4.3 乳腺癌认知程度和理论体系	较健全	0.45	75.00	高
1.4.4 基于乳腺癌发病机制治疗技术全覆盖程度	小部分	0.15	30.00	低
1.4.5 心脏病认知程度和理论体系	较健全	0.35	70.00	高

续表

控制管理能力评估指标	北京数据（2016年）	北京健康影响控制管理评估分值与等级		
		评估分值（分）	能力指数（%）	能力等级
1.4.6 基于心脏病发病机制的靶向治疗技术全覆盖程度	部分	0.20	58.00	中等
1.4.7 脑血管病认知程度和理论体系	较健全	0.45	79.00	高
1.4.8 基于脑血管病发病机制靶向治疗技术全覆盖程度	部分	0.22	58.00	中等
1.4.9 糖尿病认知程度和理论体系	健全	0.35	>80.00	极高
1.4.10 基于糖尿病发病机制靶向治疗技术全覆盖程度	较全面	0.19	76.00	高
1.4.11 COPD 认知程度和理论体系	较健全	0.30	>79.00	高
1.4.12 基于 COPD 发病机制靶向治疗技术全覆盖程度	部分	0.11	55.00	中等
1.4.13 创伤和中毒认知程度和理论体系	基本建立	0.15	59.00	中等
1.4.14 基于创伤和中毒发病机制的靶向治疗技术全覆盖程度	部分	0.08	53.33	中等
1.4.15 新发传染病认知程度和理论体系	基本建立	0.11	55.00	中等
1.4.16 基于新发传染病发病机制靶向治疗技术全覆盖程度	小部分	0.03	30.00	低
1.4.17 精神心理疾病认知程度和理论体系	较健全	0.11	73.33	高
1.4.18 基于精神心理疾病发病机制靶向治疗技术全覆盖程度	部分	0.04	58.00	中等
2. 降低脆弱性能力		**16.73**	**64.34**	高
2.1 防控人群高敏感性可变因素		**4.93**	**70.43**	高
2.1.1 人口结构疏解对策能力	较完善	0.90	75.00	高
2.1.2 正常人群防护措施	较完善	0.60	75.00	高
2.1.3 二孩生育政策落实能力	较全面	0.70	77.78	高
2.1.4 儿童防护措施	基本建立	0.30	50.00	中等
2.1.5 孕产妇防护措施	较完善	0.50	71.42	高
2.1.6 高龄高危孕产妇应急处置措施	较完善	0.45	64.28	高
2.1.7 露天作业人群防护措施	基本建立	0.60	55.00	中等
2.1.8 残疾人政策落实全覆盖程度	较全面	0.25	71.43	高
2.1.9 残疾人口保护措施	较完善	0.18	72.00	高
2.1.10 基础病控制政策落实全覆盖程度	部分	0.15	50.00	中等

续表

控制管理能力评估指标	北京数据（2016 年）	北京健康影响控制管理评估分值与等级		
		评估分值（分）	能力指数（%）	能力等级
2.1.11 基础病人群的防护措施全覆盖程度	小部分	0.07	35.00	低
2.1.12 老年人控制管理政策落实全覆盖程度	较全面	0.18	72.00	高
2.1.13 老年人口防护措施	小部分	0.05	30.00	低
2.2 防控暴露危险因素超敏感性		**4.45**	**79.00**	高
2.2.1 城市公共交通网	健全	1.00	79.50	高
2.2.2 绿色生态建筑物全覆盖程度	小部分	0.20	35.14	低
2.2.3 绿色生态工业全覆盖程度	小部分	0.20	38.33	低
2.2.4 垃圾处理场全覆盖程度	较全面	0.35	70.00	高
2.2.5 绿色出行比例，%	48.00	0.40	65.00	高
2.2.6 柴油机动车控制措施全覆盖程度	较全面	0.60	75.00	高
2.2.7 清洁能源使用比例，%	85.00	1.00	>80.00	极高
2.3 建立和完善标准规范		**2.89**	**57.80**	**中等**
2.3.1 基于健康的高温天气和热浪标准体系	较健全	0.90	78.90	高
2.3.2 基于健康的雾霾天气预警标准	较健全	0.60	78.00	高
2.3.3 基于健康的环境质量标准体系	缺失	0.25	35.00	低
2.3.4 环境污染控制治理和减排标准体系	较健全	0.40	57.14	高
2.3.5 中暑诊断标准和治疗原则实施全覆盖程度	较全面	0.20	71.43	高
2.3.6 病媒传染病诊断标准和治疗原则实施全覆盖程度	较全面	0.18	75.00	高
2.3.7 营养不良诊断标准和治疗原则实施全覆盖程度	较全面	0.14	77.78	高
2.3.8 呼吸系统疾病诊断治疗标准原则实施全覆盖程度	较全面	0.09	75.00	高
2.3.9 心血管疾病诊断标准和治疗原则实施全覆盖程度	较全面	0.06	75.00	高
2.3.10 肺癌诊断标准和治疗原则实施全覆盖程度	部分	0.03	57.00	中等
2.3.11 精神心理障碍诊断治疗标准实施全覆盖程度	较全面	0.03	75.00	高

续表

控制管理能力评估指标	北京数据（2016 年）	北京健康影响控制管理评估分值与等级		
		评估分值(分)	能力指数(%)	能力等级
2.4 提高健康均等性和技术可及性水平		**4.40**	**76.00**	高
2.4.1 人均期望寿命	82.04	1.70	75.00	高
2.4.2 城乡 NCDs 适宜技术可及性	较全面	0.50	78.00	高
2.4.3 城乡传染病适宜技术可及性	较全面	0.25	70.00	高
2.4.4 城乡创伤和和中毒适宜技术可及性	小部分	0.20	35.00	低
2.4.5 基层 NCDs 医疗卫生技术可及性	较全面	0.30	70.00	高
2.4.6 基层传染病医疗卫生技术可及性	较全面	0.30	75.00	高
2.4.7 基层创伤和和中毒医疗卫生技术可及性	部分	0.15	50.00	中等
2.5 加强防护体系建设		**1.65**	**55.00**	**中等**
2.5.1 公共场所群体防护措施	部分	0.10	58.00	中等
2.5.2 室外作业人群防护措施	较完善	0.10	75.00	高
2.5.3 高温中暑防护措施	较完善	0.11	78.00	高
2.5.4 雾霾相关疾病防护措施	基本建立	0.09	40.00	中等
2.5.5 洪水相关疾病防护措施	较完善	0.16	73.75	高
2.5.6 低温相关疾病防护措施	较完善	0.14	70.00	高
2.5.7 传染病防护措施	较完善	0.12	78.33	高
3. 整体防控能力		**19.09**	**79.54**	高
3.1 突发公共卫生事件应对体制机制		**3.43**	**75.68**	高
3.1.1 突发公共卫生事件预测预警全覆盖程度	部分	0.40	57.14	中等
3.1.2 传染病疫情预测预警	较完善	0.30	75.00	高
3.1.3 突发公共卫生事件判断和分类分级	较完善	0.45	75.00	高
3.1.4 突发公共事件医疗卫生救援判断和分类分级	较完善	0.30	75.00	高
3.1.5 指挥调度系统	较完善	0.30	75.00	高
3.1.6 现场应急救援队及处置	较完善	0.20	76.67	高
3.1.7 突发公共卫生事件信息报送和统计分析	较完善	0.15	77.00	高
3.1.8 传染病疫情信息报送和统计分析	较完善	0.15	75.00	高

续表

控制管理能力评估指标	北京数据（2016 年）	北京健康影响控制管理评估分值与等级		
		评估分值（分）	能力指数（%）	能力等级
3.1.9 突发公共卫生事件媒体沟通与发布	较完善	0.15	75.00	高
3.1.10 传染病疫情媒体沟通与发布体制机制	完善	0.10	>80.00	极高
3.2 法律法规		**3.04**	**82.16**	**极高**
3.2.1 突发事件应对法及地方实施办法	较健全	0.55	78.00	高
3.2.2 突发事件应对法实施全覆盖程度	较全面	0.50	79.00	高
3.2.3 突发公共卫生事件应急条例	有	0.40	>80.00	极高
3.2.4 突发公共卫生事件应急条例实施全覆盖程度	较全面	0.40	75.00	高
3.2.5 执业医疗机构条例	有	0.40	76.00	高
3.2.6 执业医疗机构条例实施全覆盖程度	全面	0.30	>80.00	极高
3.2.7 执业医师法	有	0.30	79.00	高
3.2.8 执业医师法实施全覆盖程度	全面	0.25	>80.00	极高
3.2.9 控烟法律	有	0.30	75.00	高
3.2.10 控烟法律实施全覆盖程度	较全面	0.30	78.00	高
3.2.11 环境保护法	有	0.30	76.00	高
3.2.12 环境保护法实施全覆盖程度	较全面	0.28	79.00	高
3.2.13 职业病防治法	有	0.20	78.00	高
3.2.14 职业病防治法实施全覆盖程度	较全面	0.20	75.00	高
3.2.15 劳动法	有	0.10	78.00	高
3.2.16 劳动法实施全覆盖程度	较全面	0.10	79.00	高
3.2.17 健康保险制度	有	0.20	78.00	高
3.2.18 健康保险制度实施全覆盖程度	小部分	0.20	35.00	低
3.2.19 全民健康法	没有	0.01	35.00	极低
3.3 政策制度		**2.80**	**85.33**	**极高**
3.3.1 国家突发公共事件医疗卫生救援应急预案	有	0.40	79.00	高
3.3.2 国家突发公共事件医疗卫生救援应急预案实施覆盖程度	全面	0.30	>80.00	极高
3.3.3 国家突发公共卫生事件应急预案	有	0.30	78.00	高

续表

控制管理能力评估指标	北京数据（2016年）	北京健康影响控制管理评估分值与等级		
		评估分值（分）	能力指数（%）	能力等级
3.3.4 国家突发公共卫生事件应急预案实施全覆盖程度	全面	0.30	>80.00	极高
3.3.5 公共卫生政策	较完善	0.40	76.00	高
3.3.6 卫生财政政策	较完善	0.30	75.00	高
3.3.7 劳动保护制度	有	0.70	70.00	高
3.3.8 劳动保护制度实施全覆盖程度	较全面	0.80	75.00	高
3.3.9 职业健康监护制度	有	0.30	70.00	高
3.3.10 职业健康监护制度实施全覆盖程度	部分	0.30	50.00	中等
3.4 服务体系规划		**2.46**	**79.83**	高
3.4.1 基本医疗服务体系	较完善	0.22	79.00	高
3.4.2 公共卫生服务体系	较健全	0.19	78.00	高
3.4.3 康复服务体系	基本建立	0.08	59.14	中等
3.4.4 老年病护理服务体系	基本建立	0.07	38.33	低
3.4.5 院前医疗急救体系	较完善	0.04	77.14	高
3.4.6 临终关怀体系	短板	0.05	31.43	低
3.4.7 专病服务体系	较完善	0.04	76.67	高
3.4.8 健康教育和健康促进服务体系	基本建立	0.35	55.00	中等
3.4.9 健康服务网络	基本健立	0.20	36.67	低
3.4.10 医疗卫生事业发展规划	有	0.40	77.00	高
3.4.11 医疗卫生事业发展规划实施全覆盖程度	全面	0.40	>80.00	极高
3.4.12 医疗卫生服务体系规划	有	0.20	78.00	高
3.4.13 医疗卫生服务体系规划实施全覆盖程度	较全面	0.20	76.00	高
3.4.14 NCDs 防治规划	有	0.40	75.00	高
3.4.15 NCDs 防治规划实施全覆盖程度	部分	0.40	55.00	中等
3.4.16 健康规划	有	0.20	79.00	高
3.4.17 健康规划实施全覆盖程度	小部分	0.20	35.00	低
3.5 资源配置		**2.51**	**78.43**	高
3.5.1 每千人口执业（助理）医师数，人	4.60	1.10	78.57	高

续表

控制管理能力评估指标	北京数据（2016 年）	北京健康影响控制管理评估分值与等级		
		评估分值（分）	能力指数（%）	能力等级
3.5.2 每千人口注册护士数，人	5.40	0.95	79.16	高
3.5.3 每千人口编制床位数，张	5.80	0.31	77.50	高
3.5.4 个人卫生支出占卫生总费用比例，%	17.39	0.15	75.00	高
3.6 财税金融体系		**1.85**	**67.27**	高
3.6.1 医疗财税金融体系	较完善	0.65	76.47	高
3.6.2 公共卫生财税金融体系	较完善	0.28	70.00	高
3.6.3 基层医疗卫生财税金融体系	较完善	0.22	73.33	高
3.6.4 健康财税金融体系	部分	0.70	58.33	中等
3.7 学科体系		**1.51**	**71.90**	高
3.7.1 全科医学	部分	0.08	46.47	中等
3.7.2 心血管学科	较健全	0.09	77.00	高
3.7.3 肿瘤学科	较健全	0.08	73.33	高
3.7.4 传染病学	较完善	0.07	78.33	高
3.7.5 精神病学和心理学	较健全	0.06	76.57	高
3.7.6 环境医学	基本建立	0.05	59.16	中等
3.7.7 职业病学	较健全	0.04	77.50	高
3.7.8 老年病学	基本建立	0.02	35.00	低
3.7.9 儿科学	较健全	0.02	77.50	高
3.7.10 妇产科学	较健全	0.01	75.00	高
3.7.11 健康学科	基本建立	0.10	38.00	低
3.7.12 养生保健学	较健全	0.11	79.16	高
3.7.13 健康经济学	基本建立	0.08	35.00	低
3.7.14 健康教育和健康促进科学	较健全	0.06	60.00	高
3.7.15 中医药学	较健全	0.35	77.50	高
3.7.16 中西医结合学	较健全	0.22	75.00	高
3.8 人才成长机制		**1.46**	**71.22**	高
3.8.1 家庭医生规范培养	基本建立	0.28	56.47	中等
3.8.2 临床医生规范培养	较完善	0.24	77.00	高
3.8.3 全科医师规范培养	较完善	0.20	73.33	高

续表

控制管理能力评估指标	北京数据（2016 年）	北京健康影响控制管理评估分值与等级		
		评估分值（分）	能力指数（%）	能力等级
3.8.4 临床专科医师培养	较完善	0.18	78.33	高
3.8.5 公卫医师规范培养	较完善	0.08	76.57	高
3.8.6 健康从业人员教育和培训制度	基本建立	0.20	59.16	中等
3.8.7 健康从业人员的分类和岗位设置	基本建立	0.18	58.56	中等
3.8.8 健康从业人员能力考核与评价机制	基本建立	0.10	57.65	中等
3.9 区域健康和医疗卫生信息服务和管理平台		**0.75**	**75.00**	高
3.9.1 区域人口健康信息平台	基本健全	0.35	78.33	中等
3.9.2 区域医疗卫生信息平台和管理系统	基本健全	0.25	76.57	中等
3.9.3 区域健康和医疗卫生信息系统对接程度	部分	0.15	56.89	中等
4. 预防危险因素能力		**12.56**	**78.80**	高
4.1 健康危险因素预防能力		**3.29**	**71.13**	高
4.1.1 绿色生态健康城市比重，%	47.40	0.50	77.00	高
4.1.2 生态健康经济比重，%	80.90	0.40	59.00	中等
4.1.3 地区人均国民收入水平，美元	16 621.74	0.70	79.00	高
4.1.4 初中以上文化程度比例，%	61.20	0.35	78.00	高
4.1.5 区域年均高温天气数下降，天	+2.00	0.30	35.00	低
4.1.6 区域年均雾霾天气数下降，天	-12.00	0.25	30.00	低
4.1.7 $PM_{2.5}$年均浓度下降速度%	-20.90	1.20	79.00	高
4.1.8 PM_{10}年均浓度下降速度%	-4.90	1.10	78.57	高
4.1.9 O_3 年均浓度下降速度%	+9.30	0.50	35.00	低
4.1.10 NO_2 年均浓度下降速度%	+16.30	0.60	79.00	高
4.1.11 SO_2 年均浓度下降速度%	-38.90	0.15	>80.00	极高
4.1.12 饮用水质量安全合格率，%	99.90	0.10	>80.00	极高
4.1.13 食品安全监测合格率，%	94.70	0.05	>80.00	极高
4.1.14 居民健康素养，%	38.70	0.40	56.67	中等
4.1.15 男性不吸烟率，%	42.10	0.25	50.00	中等
4.1.16 控制人均每日摄盐量，g	7.98	0.07	23.33	高
4.1.17 人均每日水果摄入量，g	132.00	0.14	56.00	中等

续表

控制管理能力评估指标	北京数据（2016 年）	北京健康影响控制管理评估分值与等级		
		评估分值（分）	能力指数（%）	能力等级
4.1.18 人均每日蔬菜摄入量，g	296.00	0.10	50.00	高
4.1.19 人群体力活动率，%	74.00	0.08	53.33	中等
4.2 公共疾病致病因素防控能力		**4.55**	**77.00**	高
4.2.1 高血压知晓率，%	49.50	0.40	76.67	高
4.2.2 高血压治疗率，%	42.70	0.30	75.00	高
4.2.3 高血压控制率，%	13.30	0.15	57.50	中等
4.2.4 高血糖知晓率，%	62.60	0.39	78.00	高
4.2.5 高血糖治疗率，%	59.40	0.31	77.50	高
4.2.6 高血糖控制率，%	23.90	0.20	56.67	中等
4.2.7 血脂异常知晓率，%	–	0.30	35.00	低
4.2.8 血脂异常治疗率，%	–	0.20	36.00	低
4.2.9 血脂异常控制率，%	–	0.15	38.00	低
4.2.10 超重控制率，%	36.50	0.45	56.25	中等
4.2.11 肥胖控制率，%	21.10	0.35	58.33	中等
4.3 疾病致残因素预防能力		**2.17**	**54.25**	**中等**
4.3.1 康复体系建设	基本建立	0.80	53.33	中等
4.3.2 康复技术全覆盖程度	小部分	0.39	39.00	低
4.3.3 护理体系建设	基本建立	0.60	55.00	中等
4.3.4 护理技术全覆盖程度	部分	0.35	50.00	中等
4.4 疾病致死因素预防能力		**1.55**	**73.67**	高
4.4.1 检伤分类制度	有	0.60	74.55	高
4.4.1 检伤分类制度实施全覆盖程度	部分	0.60	58.55	中等
4.4.2 心肺复苏全覆盖程度	小部分	0.40	35.00	低
4.4.3 现场急救全覆盖程度	部分	0.30	55.00	中等
4.4.4 急救绿色通道全覆盖程度	较全面	0.25	79.00	高
总分		**70.03**	**70.03**	高

注：“—”表示数据缺失

附录　公式及编码

风险控制管理水平（风险防控能力）评估理论模型：$C = \frac{1}{R}$（C－1）

单因素控制管理能力评估理论模型：$R_{c_i} = \sum_{j_i} X_{c_{i,j_i}}$（$R_C$－1）

多因素控制管理能力评估理论模型：

$$R_{c_x} = \sum_{j_i} X_{c_{i,j_i}} + \sum_{j_k} X_{c_{k,j_k}} + \sum_{j_l} X_{c_{l,j_l}} + \cdots = \sum_{n_x} \sum_{j_x} X_{c_{x,j_x}} \quad (R_C-2)$$

综合因素控制管理能力评估理论模型：

$$R_c = R_{c_1} + R_{c_2} + R_{c_3} + R_{c_4} = \sum_{n_1} \sum_{j_1} X_{c_{1,j_1}} + \sum_{n_2} \sum_{j_2} X_{c_{2,j_2}} + \sum_{n_3} \sum_{j_3} X_{c_{3,j_3}} + \sum_{n_4} \sum_{j_4} X_{c_{4,j_4}} \quad (R_C-3)$$

城市绿化覆盖率与区域环境空气细颗粒物（$PM_{2.5}$）浓度理论模型：

$$Y_{PM_{2.5}} = 209.96 - 27.6X_{LV} \quad (Y_{PM_{2.5}}-1)$$

绿化覆盖率和居住环境温度暴露水平理论模型：

$$T_{mean} = -1.4837GC + 35.531 \quad (T_{mean}-1)$$

卫生总费用与人均期望寿命理论模型：$Y_P = 79.354 + 0.002X$（Y_P－1）

参考文献

[1]UN. Sustainable development goals . http://www. un. org/sustainabledevelopment/. UN,2015

[2]World Health Organization. Global action plan for the prevention and control of noncommunicable diseases 2013－2020[M]. Geneva: WHO Press,2013

[3]World Health Organization. Assessing national capacity for the prevention and control of noncommunicable diseases: report of the 2010 global survey [M]. Geneva: WHO press,2012.

[4]World Health Organization. Mental health action plan 2013－2020[M]. Geneva: WHO Press,2013

[5]IPCC. Climate Change 2014: Impacts, Adaptation, and Vulnerability. Part A: Global and Sectoral Aspects. [R]. United States of America,2014

[6]IPCC. Managing the Risks of Extreme Events and Disasters to Advance Climate Change Adaptation. A Special Report of Working Groups I and Ⅱ of the Intergovernmental Panel on Climate Change. Cambridge University Press, Cambridge, UK, and New York, NY, USA.

[7]ISO. International standard(IEC/ISO 31010):Risk Management risk Assessment Techniques [M]. Geneva:IEC Central Office,2009.

[8]World Health Organization. Risk Reduction and Emergency Preparedness:WHO Six-year Strategy for the Health Sector and Community Capacity Development[M]. Geneva:WHO,2007. 7～13.

[9]World Health Organization. Preventing disease through healthy environments: a global assessment of the burden of disease from environmental risks [M]. Geneva: WHO press,2016.

[10]World Health Organization. Assessing national capacity for the prevention and control of noncommunicable diseases：report of the 2010 global survey [M]. Geneva：WHO press,2012.

[11]World Health Organization. Preventing disease through healthy environments：a global assessment of the burden of disease from environmental risks [M]. Geneva：WHO press,2016:9 ~ 18.

[12]OECD . Environment at a Glance 2017：OECD Indicators[M]. Paris：OECD Publishing,2017.

[13]OECD. Health at a Glance 2015 OECD INDICATORS[M]. Paris:OECD Publishing,2015.

[14]秦俊,绿地缓解城市居住区热环境效应的研究(以上海市为例)[D]. 上海:华东师范大学,2014.

[15]WHO. Strengthening health resilience to climate change. Geneva：WHO press,2015.

[16]卫生部等 15 部门 . 中国慢性病防治工作规划(2012—2015). 卫生部,2012 年 .

[17]北京市卫生局,北京市发展和改革委员会 . 北京市“十二五”时期卫生事业发展改革规划 . 北京市卫生局[R]. 北京市发展和改革委员会,2011.

[18]北京市政府 . 健康北京人——全民健康促进十年行动规划(2009 ~ 2018)[R]. 北京市政府,2009.

[19]北京市卫生局,北京市发改委 . 健康北京“十二五”发展建设规划[R]. 北京市卫生局 . 北京市发改委印发, 2012.

[20]北京市卫生和计划生育委员会 . 北京市卫生计生委机构组织介绍[R]. 北京市卫生和计划生育委员会官网 . http://www. bjchfp. gov. cn/, 2016.

[21]国务院办公厅 . 关于深化医药卫生体制改革 2016 年重点工作任务的通知[R]. 国务院办公厅, 2016.

[22]北京市公共卫生信息中心 . 2016 年北京市卫生工作统计资料简编[R]. 北京市公共卫生信息中心,2017.

[23]北京市人民政府 . 北京市 2016 年度卫生与人群健康状况报告[M]. 北京：人民卫生出版社,2017.

[24]中国统计局 . 2017 年中国统计年鉴[M]. 中国统计出版社,2017.

[25]OECD. OECD Health Statistics [M]. Paris：OECD Publishing,2015.

[26]OECD. Health at a Glance 2015 - OECD Indicators[M]. Paris：OECD Publishing,2015.

[27]OECD. OECD Factbook (2015 ~ 2016) Economic, Environmental and Social Statistics[M]. Paris：OECD Publishing,2015.

[28]北京市环保局官网 . 机构设置[R]. http://www. bjepb. gov. cn/. 北京市环保局,2016.

[29]北京市环境保护局 . 北京市环境状况公报[R]. 北京市环境保护局, 2014.

[30]北京市人大 . 北京市绿化条例[R]. 北京市人大,2009.

[31]北京市人大 . 北京市控制吸烟条例[R]. 北京市人大,2015.

[32]World Health Organization. Global strategy on diet, physical activity and health[M]. Geneva：WHO press,2004.

[33]卫生部 . 慢性非传染性疾病综合防控示范区工作指导方案[R]. 卫生部,2012.

[34]北京市人民政府 . 北京市 2012 年卫生与人群健康状况报告[R]. 北京:人民卫生出版社 . 2012.

[35] World Health Organization . World Cancer Report 2014[R]. Geneva: WHO, 2015.

[36] World Health Organization . Guide to cancer early diagnosis [M]. Geneva: WHO, 2017.

[37] World Health Organization. Global atlas on cardiovascular disease prevention and control[M]. Geneva:WHO,2011.

[38] World Health Organization. Global report on diabetes[R]. Geneva:WHO,2016.

[39] World Health Organization. Collaborative framework for care and control of tuberculosis and diabetes [M]. Geneva: WHO,2011.

[40] World Health Organization. Health in 2015: Mental Health and Substance Use. World Health Organization, 2015.

[41] 国家卫生计生委. 2015 年全国法定传染病疫情概况[R]. 国家卫生计生委, 2016.

[42] OECD. OECD Factbook 2015 ~ 2016: Economic, Environmental and Social Statistics, OECD Publishing, Paris, 2016.

[43] World Health Organization. Mental health atlas 2014[M]. Geneva:WHO,2015.

[44] World Health Organization. Mental health action plan 2013 ~ 2020[M]. Geneva:WHO,2013.

[45] World Health Organization. Prevention of cardiovascular disease[M]. Geneva:WHO,2007.

[46] 国家卫生计生委. 中国原发性肺癌诊疗规范 2015[R]. 国家卫生计生委,2015.

[47] OECD. ITF Transport Outlook 2017[M]. OECD Publishing, 2017.

[48] World Health Organization. Reducing Global Health Risks through Mitigation of Short – Lived Climate Pollutants [M]. Geneva: WHO, 2015.

[49] OECD . Green Growth in Cities[M]. OECD Publishing,2013.

[50] World Health Organization. Supporting countries to achieve health service resilience [M]. Geneva: WHO, 2016.

[51] World Health Organization. WHO guidance to protect health from climate change through health adaptation planning [M]. Geneva: WHO, 2014.

[52] World Health Organization. WHO Atlas of health and climate [M]. Geneva: WHO, 2012.

[53] 国务院办公厅. 中国防治慢性病中长期规划(2017 ~ 2025)[R]. 国务院办公厅. 2017.

[54] 国家卫生计生委. 中国居民营养膳食指南(2016)[R]. 国家卫生计生委,2016.

[55] World Health Organization. A global brief on hypertension [M]. Geneva: WHO press. 2013.

[56] World Health Organization. Global status report on road safety 2015. World Health Organization, 2015.

[57] World Health Organization. Health in 2015: Mental Health and Substance Use. World Health Organization, 2015.

[58] World Health Organization. Global surveillance, prevention and control of chronic respiratory diseases [M]. Geneva:WHO,2007.

[59] Global Initiative for Chronic Obstructive Lung Disease(GOLD). Global Strategy for Diagnosis, Management, and Prevention of COPD. GOLD, 2016.

PART9 THE RISK ASSESSMENT OF PUBLIC HEALTH

第九部分

公共健康风险评估

引 言

在前八部分中，我们对公共健康危害性、脆弱性和控制管理能力分别进行了评估。然而，面对实际情况，三者之间不是孤立存在，而是相互联系、相互作用、相互制约的，最终决定了公共健康风险大小。以往对公共健康影响评估仅停留在基本要素层面，而没有上升到风险的高度。因此，会导致防控对策片面、不系统和不完整。这样既可能影响公共健康事业发展，也会给突发公共卫生事件应急准备留下不安全隐患。WHO 公共健康风险评估指南提出，公共健康风险是危害性和脆弱性的乘积，除以控制管理能力的结果（商）[1,2]。由此表明，风险与危害性和脆弱性呈正比，而与控制管理能力成反比。风险是可变的，是可防可控的。当危害性和脆弱性作用强而控制管理能力作用弱时，会造成更大的灾难。相反，则会防控和减小灾难，甚至避免灾难发生。在脆弱性趋于零的情况下，防控能力等于或大于危害性时，灾难则不可能发生。在脆弱性高的情况下，由于危害性和脆弱性具有协同和叠加放大效应，无论增加多大的控制管理能力，都很难避免灾难发生。由此可见，加强公共健康风险研究和评估，提高对脆弱性的认识，特别是对减少公共健康影响，避免造成更大灾难，保护和促进人类健康与经济社会持续发展具有重要意义和应用指导价值[3]。

第一章　公共健康风险评估新理念和基本理论框架

遵循ISO风险评估标准和WHO公共健康风险评估指南，学习借鉴国内外公共健康风险评估与防控实践经验、教训和启示，对危害性、脆弱性和控制管理能力进行立体化、多维度、多层次评估与分析，研究提出公共健康风险评估新理念和基本理论框架。

第一节　公共健康风险评估新理念

在风险评估和风险管理过程中，如果想要全面系统认识公共健康影响，不仅需要了解危害性和脆弱性，同时还要认识控制管理能力。因为危害性是造成事物损害（灾难）的客观事实；脆弱性是导致损害（灾难）的内在（先天或固有）原因；控制管理能力则与其相反，是有效降低危害性或可变脆弱性的对策、能力和管理水平的综合集成，也是防控风险的重要对策与能力[4]。因此，必须了解三者之间的关系，认识其客观规律性。危害性越大，风险越大；脆弱性越大，风险越大；控制管理能力越大，风险越小。

由此提出公共健康风险评估新理念：①在构成风险的三个基本要素中，危害性是不变的，而控制管理能力和部分脆弱性是可变的；②风险是可变的，可防可控的，控制和减少可变脆弱性，提高控制管理能力，是降低风险的最根本措施；③风险评估是风险预测与风险管理的前提和基础；④公共健康风险评估是动态变化过程，随着社会经济、环境与行为和人群敏感性改变，危害性和脆弱性也将随之变化[5]。因此,控制管理对策必须随之改变,以期达到持续防控风险、保护和促进人类健康的目的[6]。

第二节 公共健康风险评估定义和基本理论框架

一、公共健康风险评估定义

公共健康风险评估是基于暴露健康危险因素、公共疾病致病因素、疾病致残因素、疾病致死因素所导致的公共健康影响,并结合已有控制管理能力进行综合评价,然后按照公共健康风险评估公式,得出公共健康风险大小。在此基础上,参照公共健康风险矩阵指数分布表确定风险等级,为研究制定优先控制公共健康影响关键系统、关键阶段、关键环节和关键点管理对策提供依据。

二、公共健康风险评估理论依据和基本理论框架

(一)公共健康风险评估理论依据

在公共健康风险评估新理念指导下,遵循 ISO 风险评估标准和 WHO 公共健康风险评估指南,结合全球健康促进、重大疾病防控、突发公共卫生事件应对处置发展历程和实践经验,以及国家和地方工作实际,总结凝练出公共健康风险评估基本理论框架。ISO 风险评估标准提出风险是由危害和时间的乘积所决定的,危害越高、暴露时间越长,风险越大。WHO 公共健康风险评估指南提出,公共健康风险是由公共健康危害性和公共健康脆弱性的乘积,除以控制管理能力的比例(商)。危害性是指人体暴露有害因素产生的公共健康可能损害程度。脆弱性是导致公共健康影响的内在(先天或固有)原因。控制管理能力是防控危害性和可变脆弱性的有效对策、能力及管理水平。2015 年,第 70 届联合国大会提出,气候变化是全球首要的公共安全问题,是各种危险因素对环境和地球造成影响的集中体现,最终反映对人类公共健康的全面系统威胁[7]。

由此可见,气候变化是公共健康影响最具代表性的集中反映。IPCC 在《气候变化 2014:影响、适应能力和脆弱性报告》中首次提出气候变化影响、脆弱性和适应能力三者之间的相互作用,并与风险结合起来[8](见图 9 - 1)。

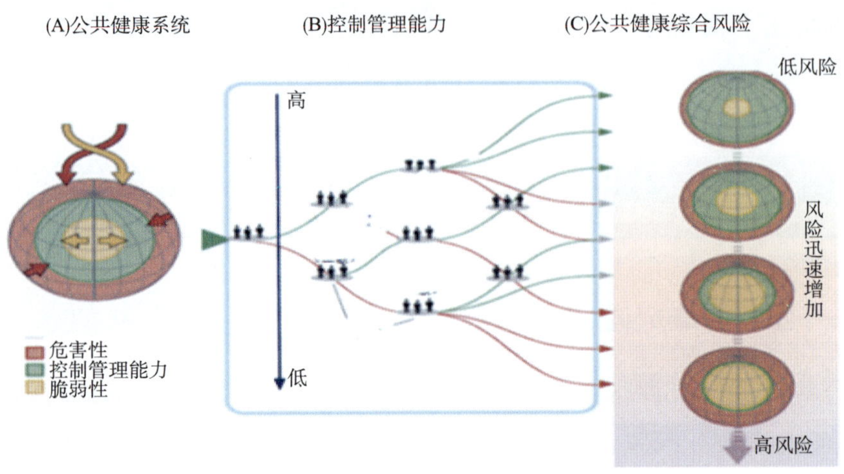

资料来源:《气候变化 2014:影响、适应能力和脆弱性报告》

图 9-1　区域人口健康风险评估理论基本框架

(二)公共健康风险评估基本理论框架

通过研究发现,在决定风险的三要素之间,有着极其复杂的内在联系和交互作用,具有特殊规律性,集中表现以下七个方面:

1. 在控制管理能力缺失或不足情况下,危害性和脆弱性明显增加,风险上升。在控制管理能力增强情况下,危害性和可变脆弱性明显下降,风险降低。

2. 在危害性降低情况下,风险降低。在危害性增加情况下,风险上升。

3. 在脆弱性降低情况下,危害性明显下降,风险显著降低。在脆弱性增加情况下,危害性呈次幂增加,风险急剧上升。

4. 在控制管理能力增加而危害性降低情况下,风险降到较低水平。在控制管理能力减小而危害性增加情况下,风险明显增加。

5. 在控制管理能力增加而脆弱性降低情况下,风险明显降低。在控制管理能力减小而脆弱性增加情况下,风险明显增加。

6. 在危害性高而脆弱性低情况下,风险增加。在危害性低而脆弱性高的情况下,风险明显增加。

7. 在危害性、脆弱性和控制管理能力均低情况下,风险处于低水平。在危害性和脆弱性低而控制管理能力高情况下,可以使风险降到极低水平。

三、全面系统认识公共健康风险变化规律的重要意义和应用指导价值

主要体现以下六个方面：

1. 导致公共健康风险上升的最重要因素是脆弱性增高，而不是危害性和控制管理能力；

2. 控制管理能力不是万能的，它是降低风险的重要因素之一，但不是唯一因素；

3. 由此改变风险管理者和决策者以往单纯依赖提高控制管理能力的惯性思维和错位认识，及由此形成的政策，规划和行动计划带来的不足；

4. 揭示了造成灾难的不解之谜；

5. 为防控公共健康风险指明了正确方向和前进道路；

6. 对全面系统防控风险，将灾难降低到最低水平，提供了理论指导和技术支持。

四、提高对脆弱性的再认识和在控制风险中的独特作用

（一）脆弱性构成特征

脆弱性是由人群高敏感性、控制管理能力缺失与不足、危险因素暴露超敏感性和公共健康水平差异性水平所构成。由此可见，脆弱性构成表现为“四多”特征，即多元化、多系统、多层次、多要素。这种构成特征决定了它在风险中的特殊地位和不可替代的独特作用。

（二）深刻认识脆弱性的独特作用

由于脆弱性构成的复杂性和固有的缺失或薄弱性，当公众面临暴露危险因素时，可能显著加剧健康影响，带来极高风险（甚至超过100%水平）。即使在控制管理能力达到100%水平时，也无法完全避免由此带来的灾难。

（三）脆弱性含有可变要素

首先要对脆弱性进行科学分类。按照脆弱性能否改变的性质和规律，分为可变脆弱性和不可变脆弱性。可变脆弱性包括防控能力、区域危险因素暴露水平、区域人群健康水平和贫困人群数量、低文化程度人群数量等人群敏感性等。加强对可变脆弱性控制管理，是降低风险最重要、最基础的对策。不可变脆弱性包括年龄、性别、遗传等人群敏感性和地理位置等区域脆弱性，可以作为不确定因素，既是决定风险的根本原因，也是风险的本底值（基线）。由

此可使风险管理者和决策者深刻认识到，可能面临无法控制的灾难程度，而不是盲目跟从和过度自信。因此，在制定控制管理对策时，要尽可能鉴别可变脆弱性，研究制定相应的系统对策，实施优先控制管理，将风险降到最低水平。

五、WHO 全球公共健康风险控制管理对策

面对日益增长的 NCDs、精神心理疾病、环境（职业）污染相关疾病和新发传染病重大疫情，以及重（特）大突发公共事件等全球公共健康风险，WHO 提出风险控制管理核心能力（即四级对策）：一级为政府决策和指挥调度；二级为信息系统和综合服务平台；三级为学科发展、科学研究、人才成长与专业技术；四级为提供基本公共健康服务与医疗卫生服务[9-12]。由此可见，政策层面影响作用最大，卫生与健康服务是具体落地层面，相对较局限、差异化较大。这是 WHO 首次提出应对全球公共健康风险作出的重大决策和战略部署，为世界各国寻求防控公共健康风险指明了方向和实施路径[13-16]。

面对“疾病全球化”和“医学国际化”的新形势、新要求，迫切需要从全球多元化、多层次视角，探索公共健康风险治理的新体制、新机制和新模式，特别是发展中国家和欠发达地区要结合实际，做出既符合国情又与国际接轨的治理方略。

六、重要意义和应用指导价值

总结凝练全球公共健康经验、理念和理论，结合区域人口健康风险评估实际，研究提出公共健康风险评估新理念和基本理论框架，揭示风险三要素客观规律性和相互作用的关联性，特别是脆弱性在风险决定中的特殊地位和独特作用，以及造成无法控制灾难的不解之谜。由此改变以往决策者和管理者单纯强调危害治理和提高控制管理能力的滞后理念、惯性思维与行动计划。因此，提出进一步创建可变脆弱性控制管理的新思路、新做法、新机制、新模式，为有效降低脆弱性，提高风险控制管理能力，降低无法控制的灾难，提供新的发展方向、思路、路径和对策依据。

第二章　公共健康风险评估指标体系和分数设定

按照公共健康综合风险评估理论，以公共健康危害性评估、脆弱性评估和控制管理能力评估指标为基础，结合实际，建立公共健康风险评估指标体系和评估分数。

第一节　公共健康风险评估指标体系

一、公共健康风险评估指标体系

公共健康风险评估指标体系（R_{rh}）是由公共健康危害性综合评估指标（R_H）、脆弱性综合评估指标（R_V）和控制管理能力综合评估指标（R_C）三类系统指标组成。其系统指标具体分值分别见各自的评估指标体系表，即公共健康危害性评估指标体系表（R_H-1）、公共健康脆弱性评估指标体系表（R_V-1）和公共健康风险控制管理能力评估指标体系表（R_C-1）。

二、公共健康风险评估列表

公共健康风险评估表（$R_{rh}-1$）分两类：

一是公共健康综合风险评估表（$R_{crh}-1$），由（R_H-1）、（R_V-1）和（R_C-1）三部分组成，是危害性综合评估分值乘以脆弱性综合评估分值除以控制管理能力综合评估分值的商，即

$$R_{\mathrm{crh}} = \frac{R_{\mathrm{ch}} \times R_{cv}}{R_{cc}} \qquad (R_{\mathrm{crh}} - 1)$$

表示综合风险大小。

二是公共健康单项风险评估表($R_{\mathrm{srh}}-1$),分别从(R_H-1)、(R_V-1)和(R_C-1)中选择目标(靶)评估指标类别和分级指标。它是根据需要,将某一类某一级指标进行单一风险评估,也称单项风险评估(R_{srh})。单项风险评估是在选定评估某一项风险时,按照

$$R_{\mathrm{srh}} = \frac{R_{\mathrm{sh}} \times R_{sv}}{R_{sc}} \qquad (R_{\mathrm{srh}} - 1)$$

得出单项风险大小。

第二节　公共健康风险评估指标分数设定和含义

一、公共健康风险评估指标分数设定

按照公共健康风险评估原理,将公共健康风险评估分值设定为 1～100 分。它是将危害性评估分值(1～100 分)乘以脆弱性评估分值(1～100 分)除以控制管理能力评估分值(1～100 分)所得的商,代入($\mathrm{R_{rh}}-1$)公式,计算

$$R_{\mathrm{rh}} = \frac{(1 \sim 100\text{ 分}) \times (1 \sim 100\text{ 分})}{(1 \sim 100\text{ 分})} = (1-100\text{ 分})$$

二、公共健康风险评估指标分数含义

公共健康风险评估指标分数含义有以下四个方面:

(一)公共健康风险极高

公共健康极高风险包括两种情况:

一是大于 100% 风险(大于 100 分)。例如,当危害性中等(60 分)、脆弱性极高(80 分)和控制管理能力低(40 分)时,代入($R_{\mathrm{rh}}-1$)公式,计算

$$R_{\mathrm{rh}} = \frac{60\text{ 分} \times 80\text{ 分}}{40\text{ 分}} = 120\text{ 分}$$

即 120% 风险。由此表明:导致公共健康风险上升的因素主要是由危害性和脆弱性决定,以脆弱性为主。在脆弱性极高、控制管理能力低情况下,即使危

害性中等也能造成极严重灾难。因此，当前要做好供给侧结构性改革，必须在全面系统风险评估基础上，找出导致风险的关键要素，加以治理，作为政策依据。只有这样才能将风险控制和减少到最低水平。

二是 80% −100% 风险（80～100 分）。例如，当危害性、脆弱性和控制管理能力均为极高水平（100 分）时，代入（$R_{rh}-1$）公式，计算

$$R_{rh}=\frac{100\text{ 分}\times 100\text{ 分}}{100\text{ 分}}=100\text{ 分}$$

即 100% 风险。由此表明：在危害性、脆弱性和控制管理能力相当的情况下，风险主要来源于脆弱性。由此提示：控制管理能力不是万能的，在脆弱性极高时，即使能力达到了最高水平，也不能防控灾难的发生。因此，提升能力不是唯一的对策，加强脆弱性控制显得更为重要。北京市人群健康风险评估结果进一步证明了这一结论的正确性和指导性。

（二）公共健康风险中等（40～59 分）

例如，当危害性中等（50 分）、脆弱性中等（50 分）和控制管理能力中等（50 分）时，代入（$R_{rh}-1$）公式，计算

$$R_{rh}=\frac{50\text{ 分}\times 50\text{ 分}}{50\text{ 分}}=50\text{ 分}$$

即 50% 风险。由此提示：该风险属于中等水平，即在危害性、脆弱性和控制管理能力相当的情况下，风险主要来源于脆弱性。

（三）公共健康风险极低（4～19 分）

例如，当危害性 2 分、脆弱性 2 分和控制管理能力 1 分时，代入（$R_{rh}-1$）公式，计算

$$R_{rh}=\frac{2\text{ 分}\times 2\text{ 分}}{1\text{ 分}}=4\text{ 分}$$

即 4% 风险。由此表明：在危害性、脆弱性极低，而几乎没有控制管理能力情况下，风险仍然处于极低水平。这主要折射出风险来源和决定因素是由危害性和脆弱性决定的。由此提示：当危害性、脆弱性极低时，即使没有采取加强防控能力建设的措施，也不会造成较大灾难。

然而，在现实中，某些国家和地方区政府、企事业单位、大专院校和专业技术机构，在研究制定医疗卫生政策制度、服务体系建设、资源配置和诊疗技能提升过程中，往往过度强调供给侧能力提升，而忽视对危害性和脆弱性全面系统的认识、评估和分析。这样既可能造成过度浪费，也会给卫生与健康事业发展

带来严重影响,特别是对政府财力明显不足、资源薄弱的地区影响更大。这一研究成果对全面深刻理解和指导当前国家正在推进的供给侧结构性改革和中国特色社会主义现代化强国建设更具有重要意义和现实指导价值。

第三章　公共健康风险评估技术方法

第一节　公共健康风险分层加权评分法及其重要意义

一、建立公共健康风险评估分层加权评分理论模型

依据 ISO 风险评估标准和 WHO 公共健康风险评估指南，提出

$$R_{\mathrm{rh}} = \frac{R_h \times R_v}{R_c} \qquad (R_{\mathrm{rh}} - 1)$$

其中，R_{rh} 表示公共健康风险评估分值，R_h 表示公共健康危害性评估分值，R_v 表示公共健康脆弱性评估分值，R_c 表示公共健康风险控制管理能力评估分值。依据公共健康风险评估表（R_{rh} -1），将分层加权评分理论模型分为以下两类：

（一）公共健康综合风险评估分层加权理论模型

依据公共健康综合风险评估表（R_{crh} -1），建立公共健康综合风险评估分层加权理论模型：

$$R_{\mathrm{crh}} = \frac{R_{\mathrm{ch}} \times R_{cv}}{R_{cc}} \qquad (\mathrm{R}_{crh} - 1)$$

其中，R_{crh} 表示公共健康综合风险评估分值，R_{ch} 表示公共健康综合危害性评估分值，R_{cv} 表示公共健康综合脆弱性评估分值，R_{cc} 表示公共健康风险综合控制管理能力评估分值。

（二）公共健康单项风险评估分层加权理论模型

依据公共健康单项风险评估表（$R_{\mathrm{srh}}-1$），建立公共健康单项风险评估分层加权理论模型：

$$R_{\mathrm{srh}}=\frac{R_{\mathrm{sh}}\times R_{sv}}{R_{sc}} \qquad (R_{\mathrm{srh}}-1)$$

其中，R_{srh}表示公共健康单项风险评估分值，R_{sh}表示公共健康单项危害性评估分值，R_{sv}表示公共健康单项脆弱性评估分值，R_{sc}表示公共健康风险单项控制管理能力评估分值。

二、重要意义和应用指导价值

该理论模型有以下四个方面重要意义和应用指导价值：

1. 理论创新。提出公共健康危害性（危险因素和疾病严重程度）、脆弱性与控制管理能力之间的相互作用水平，为揭示“四全”多因素长期复杂交互作用产生的公共健康风险，提供了理论支持和技术方法，为科学决策和风险控制管理、降低危害性与脆弱性，及其控制管理能力优先排序提供了科学依据。

2. 应用指导价值。基于该理论，创建了公共健康风险评估工具，使决策者和风险管理者开展公共健康风险评估与控制管理工作，有了可借鉴、可推广的理论指导和技术方法，为全面系统认识危害性、脆弱性、控制管理能力及其风险评估的重要性和目的，提供了应用模板与典型范例。

3. 破解风险评估缺失面临的瓶颈问题及根源。面对不断攀升的公共健康风险，以往过于强调供给侧能力提升和体系建设，而忽视脆弱性评估与分析，对风险形成的规律缺乏全面系统清楚的认识，导致盲目提升能力，造成资源过度浪费和/或本应可以避免发生的灾难。

4. 提出供给侧结构性改革的方向与道路选择方式。通过本理论模型的建立，为进一步指导和完善供给侧结构性改革，有效规避此类风险再次发生，提供了明确思路与切实可行的解决路径。

第二节　公共健康风险定性评估法及其重要意义

一、适用范围

公共健康风险定性评估适用于临床表现、发病机制、突发事件、个案材料等计数资料和定性需要。

二、评估依据

依据国际、地区、国家和地方相关法律政策、标准规范、体系规划、技术能力和管理，对公共健康风险进行定性评估，并做初步判别分析，确定公共健康风险大小。

三、评估原理

风险大小是由危害性、脆弱性和控制管理能力三要素不同组合所决定，而这种组合是极其复杂的动态变化过程。为便于理解，提出以下指征含义。

按照风险评估公式：

$$R = \frac{H \times V}{C} \qquad (R-1)$$

公共健康风险大小定性评估，主要包括以下五个方面代表性意义：①极高风险，表示脆弱性高且危害性高（“双高”）；②高风险，表示脆弱性高、危害性低（“一高一低”）；③中等风险，表示危害高、控制管理能力高、脆弱性低（“两高一低”）；④低风险，表示脆弱性低且危害性低（“双低”）；⑤极低风险，表示脆弱性低、危害性低、控制管理能力高（“两低一高”）。

第三节　公共健康风险等级确定及其重要意义

一、建立公共健康风险评估矩阵指数表

公共健康风险等级确定采用风险矩阵法。依据 ISO 风险评估标准和 WHO 公共健康风险评估指南，建立公共健康风险评估矩阵指数表（R_M －1）。此表是由公共健康风险严重程度和发生可能性两个维度组成。其中，公共健康风险严重程度分为六个级别，发生可能性分为五个层级（见表 9－1）。公共健康风险严重程度和发生可能性两个维度的交叉点作为风险矩阵指数，即风险等级，用 0～100 分表示。

表 9－1　公共健康风险评估矩阵指数分布（R_M －1）

			严重程度					
			极低(1)	低(2)	中等(3)	高(4)	很高(5)	极高(6)
可能性	极可能发生	(A)	Ⅳ－29	Ⅲ－45	Ⅱ－60	Ⅰ－80	Ⅰ－90	Ⅰ－100
	很可能发生	(B)	Ⅳ－20	Ⅲ－40	Ⅲ－55	Ⅱ－76	Ⅰ－86	Ⅰ－97
	可能发生	(C)	Ⅴ－14	Ⅳ－34	Ⅲ－49	Ⅱ－70	Ⅱ－79	Ⅰ－94
	不太可能发生	(D)	Ⅴ－8	Ⅳ－25	Ⅲ－43	Ⅲ－59	Ⅱ－73	Ⅰ－88
	罕见发生	(E)	Ⅴ－4	Ⅴ－19	Ⅳ－39	Ⅲ－52	Ⅱ－64	Ⅱ－68

注：公共健康风险严重程度指数：水平 6—极高（68～100）；水平 5—很高（64～90）；水平 4—高（52～80）；水平 3—中等（39～60）；水平 2—低（19～45）；水平 1—极低（4～29）。

公共健康风险发生可能性指数：A—极可能发生（29～100）；B—很可能发生（20～97）；C—可能发生（14～94）；D—不太可能发生（8～88）；E—罕见发生（4～68）。

风险评估指数等级：I—极高风险（80～100），用红色表示；II—高风险（60～79），用橙色表示；III—中等风险（40～59），用黄色表示；IV—低风险（20～39），用蓝色表示；V—极低风险或实际无风险（4～19），用绿色表示。

二、矩阵指数具体含义及重要意义和应用指导价值

（一）矩阵指数具体含义

用矩阵指数确定风险等级的具体含义，有以下五个方面：

1. 风险等级Ⅰ级（极高风险）。极高风险表示健康影响严重程度极高及以

上且极可能发生；健康影响严重程度很高及以上且很可能发生；健康影响严重程度极高、不太可能发生及以上。

2. 风险等级Ⅱ级（高风险）。高风险表示健康影响严重程度中等、极可能发生；健康影响严重程度高、可能发生或很可能发生；健康影响严重程度很高、可能发生及以下，健康影响严重程度极高、罕见发生。

3. 风险性等级Ⅲ级（中等风险）。中等风险表示健康影响严重程度高、不太可能发生及以下；健康影响严重程度中等、很可能发生及以下；健康影响严重程度低、很可能发生及以上。

4. 风险等级Ⅳ级（低风险）。低风险表示健康影响严重程度中等、罕见发生；健康影响严重程度低、可能发生及以下；严重程度极低、很可能发生及以上。

5. 风险等级Ⅴ级（极低风险）。极低风险表示健康影响严重程度低、罕见发生；健康影响严重程度极低、不太可能发生及以下；健康影响严重程度极低，可能发生。

（二）重要意义和应用指导价值

主要体现以下五个方面：

1. 决定风险大小和等级的主要因素是健康影响严重程度；

2. 危险因素暴露水平和发生可能性处于从属地位；

3. 从临床医学、公共卫生和健康科学角度，研究制定控制管理公共健康风险策略，从现实角度讲，应当首先分析健康影响严重程度，其次分析危险因素暴露水平和发生可能性，严重程度作为综合风险评估的重要依据和制定防控对策的主要目标；然而，从战略或控制病因讲，更应当加强危险因素预控；

4. 加强健康危害监测、疾病监测、致残监测和致死监测至关重要，然而，目前恰恰缺少此方面数据资料和相关政策制度保障，增加了公共健康很大风险；

5. 只有做好全方位、立体化公共健康风险评估工作，才能为制定相关控制管理政策和能力提升提供科学依据，为应对风险准备和将灾难降低到最低水平打下良好基础。

第四章　北京市人口健康风险评估及重要意义与应用指导价值

第一节　人口健康综合风险评估及重要意义与应用指导价值

一、人口健康综合风险评估

（一）人口健康综合风险大小确定

基于第一至第三部分确定北京市人口健康危害性综合评估分值（R_{ch}）73.1 分，第四至第七部分确定北京市人口健康脆弱性综合评估分值（R_{cv}）68.8 分，第八部分确定北京市人口健康影响控制管理能力综合评估分值（R_{cc}）70.0 分，将其代入公共健康综合风险评估分层加权理论模型（$\mathrm{R}_{crh}-1$），计算

$$R_{crh}=\frac{73.1\times 68.8\text{ 分}}{70.0}=71.8\text{ 分}$$

表示北京市人口健康综合风险为 71.8%（即风险指数）。

由此表明：①北京市人口健康影响控制管理能力低于健康危害性；②健康脆弱性高，已成为北京市人口健康风险的主要因素，脆弱性居高不下，决定了风险持续保持高位；③因此，防控健康风险主要对策是降低可变脆弱性；④为研究制定供给侧结构性改革、政策制度、卫生与健康规划、区域医疗机构设置规划、区域医疗卫生服务体系和健康服务体系发展规划，加强学科与人才建设、理论研究，提升防控能力，有效控制和减少可变脆弱性，提供了科学依据。

(二)人口健康综合风险等级确定

北京市人口健康综合风险指数为71.8,按照公共健康风险评估矩阵指数分布表(R_M-1),确定北京市人口健康综合风险为高风险,表明健康影响严重程度很高且不太可能发生。

二、重要意义和应用指导价值

主要体现以下五个方面:

1. 导致公共健康风险高的最主要因素是脆弱性严重程度高,且主要由人群敏感性高和公共健康水平脆弱性高构成;脆弱性很可能发生,主要由控制管理能力脆弱性高与危险因素暴露水平脆弱性高构成。

2. 危险因素暴露水平是导致健康影响的直接因素,但对于健康风险大小并不起决定作用。

3. 对健康风险大小起决定作用的是健康损害或疾病(致残、致死)严重程度,因为,人体有完整系统的免疫防控系统,对外来的有害因素具有自我调节和防控能力。

4. 进一步揭示了全人群暴露同一危险因素而导致不同的健康影响,只有少数人产生疾病或死亡的根本原因。

5. 医疗卫生发展对控制和降低疾病严重程度起决定作用,而经济社会、环境、行为生态健康发展,对控制和降低健康危害发生可能性,以及健康保护和促进起到决定作用。

第二节　人口健康单项风险评估及重要意义与应用指导价值

一、人口健康单项风险评估

北京市人口健康单项风险评估主要开展了NCDs、恶性肿瘤、心脑血管病、慢性呼吸系统疾病、感染性疾病、流感(人禽流感)疫情等重大疾病单项风险评估。现以NCDs为例,评估北京市人口NCDs风险大小和等级。

(一)NCDs风险大小确定及依据

NCDs风险大小确定。依据公共健康危害性评估指标及分值体系表

(R_H-1),确定北京市 NCDs 危害性评估分值(R_{sh})76.1 分;依据公共健康脆弱性评估指标及分值体系表(R_V-1),确定北京市 NCDs 脆弱性评估分值(R_{sv})67.5 分;依据公共健康控制管理能力评估指标及分值体系表(R_C-1),确定北京市 NCDs 控制管理能力评估分值(R_{sc})77.2 分。将其代入单项风险评估模型($R_{srh}-1$),计算

$$R_{srh}=\frac{76.1\text{ 分}\times 67.5\text{ 分}}{77.2\text{ 分}}=66.5\text{ 分}$$

表示北京市人口 NCDs 风险为 66.5% 。

NCDs 风险大小主要依据以下四个方面确定。

1. 决定 NCDs 影响严重程度高的危害性主要是由恶性肿瘤、心脏病、脑血管病、糖尿病和慢性呼吸系统疾病严重程度高构成。

2. 健康脆弱性主要由高危人群敏感性高,恶性肿瘤发病和死亡脆弱性高、心脑血管病与慢性呼吸系统疾病发病和死亡脆弱性中等构成。

3. 决定 NCDs 很可能发生的危害性主要为患有基础病、老年性疾病、工作负荷大、精神心理紧张和生活压力高、过劳死等疾病致死因素高;脑卒中、老年性疾病、慢性肾病、慢性疲劳综合征等疾病致残危险因素高;肥胖、高血压、糖尿病、血脂异常和超重等公共疾病致病危险因素高;吸烟、食盐摄入过量、高脂饮食、水果摄入不足、身体活动不足、过量饮酒等不健康行为,以及环境污染与气候变化等健康危险因素暴露危害性等。

4. NCDs 防控能力脆弱性主要由 NCDs 相关法律法规和政策制度缺位、控制管理理念和理论体系滞后、相关标准普及不够、健康服务体系不完善、区域医疗卫生服务体系不健全、防控技术能力和管理水平与技术可及性不足,以及吸烟、有害饮酒、水果摄入和居民收入水平、环境污染与气候变化脆弱性高等构成。

(二)NCDs 风险等级确定

北京市人口 NCDs 风险指数为 66.5,按照公共健康风险评估矩阵指数分布表(R_M-1),确定北京市人口 NCDs 风险为高风险,表明风险严重程度很高且罕见发生。它是所有重大疾病中风险之首。

二、重要意义和应用指导价值

主要体现以下五个方面:

1. NCDs 是由不同人群暴露多种有害因素长期交互作用所致的一大类非传

染性疾病，人群敏感性不一、危险因素暴露水平错综复杂、不同地域区位环境条件各异，迫切需要建立科学合理的评估技术和方法；

2. 公共健康风险评估分层加权评分法，为解决此类难题提供了研究思路和可操作的工具，也为揭示 NCDs 病因及发生发展规律提供了技术支持与理论依据；

3. 北京市人口 NCDs 风险增加，是由健康危害严重程度和危险因素暴露水平共同决定，而医疗卫生发展对控制和降低 NCDs 严重程度起关键性作用，经济社会、环境、行为生态健康发展对控制和降低 NCDs 发（患）病起至关重要的作用（防控关键点）；

4. 北京市人口 NCDs 健康危害性高于控制管理能力，脆弱性仍处于高位，防控 NCDs 风险主要对策，是降低 NCDs 危害严重程度、危险因素因素暴露水平（危害性）和可变脆弱性（防控重点）；

5. 健康危害性和脆弱性协同作用是北京市人口 NCDs 风险的主要决定因素，为研究制定 NCDs 系统防控对策提供了科学依据（防控系统性）。

附录　公式及编码

区域人口健康风险评估公式：$R_{\mathrm{rh}} = \frac{R_H \times R_V}{R_C} (\mathrm{R}_{rh} - 1)$

公共健康综合风险评估分层加权理论模型：$R_{\mathrm{crh}} = \frac{R_{\mathrm{ch}} \times R_{cv}}{R_{cc}} = \frac{\sum_i \sum_j X_{h_i, y_i} \times \sum_i \sum_j X_{v_j, y_i}}{\sum_i \sum_j X_{c_i, y_i}} (R_{\mathrm{crh}} - 1)$

公共健康单项风险评估分层加权理论模型：$R_{\mathrm{srh}} = \frac{R_{\mathrm{sh}} \times R_{sv}}{R_{sc}} (R_{\mathrm{srh}} - 1)$

参考文献

[1] WHO. Risk Reduction and Emergency Preparedness: WHO Six-year Strategy for the Health Sector and Community Capacity Development[M]. Geneva: WHO press, 2007.

[2] IEC. International standard(iec/iso 31010): Risk management-risk assessment techniques[Z]. Geneva: IEC Central Office, 2009.

[3] UN. Transforming our world: the 2030 agenda for sustainable development[EB/OL]. https://sustainabledevelopment. un. org/post2015/transforming our world/2015 - 10 - 5.

[4] Wang, S. , Hong, L. , X. Chen. Vulnerability analysis of interdependent infrastructure systems: A ethodological framework[J]. Physica A: Statistical Mechanics and its Applications, 2012, 391(11), 3323 ~

3335.

[5]Foden, W. B. , S. H. M. Butchart, S. N. Stuart, et al. Identifying the world's most climate change vulnerable species: a systematic trait-based assessment of all birds, amphibians and corals[J]. PLOS ONE, 2013, 8(6), e65427.

[6]Bierbaum, R. , J. B. Smith, A. Lee, et al. A comprehensive review of climate adaptation in the United States: More than before, but less than needed[J]. Mitigation and Adaptation Strategies for Global Change, 2013, 18(3), 361 ~406.

[7]UN. Goal 13: Take urgent action to combat climate change and its impacts[EB/OL]. http://www. un. org/sustainabledevelopment/climate-change -2/2015 -9 -25.

[8]IPCC. Climate change 2014: impacts, adaptation, and vulnerability [M]. IPCC, 2014.

[9]WHO. Global Health Estimates: Deaths, disability-adjusted life year (DALYs), years of life lost (YLL) and years lost due to disability (YLD) by cause, age and sex, 2000 ~2012[M]. Geneva: WNO press,2014.

[10]WHO. Global action plan for the prevention and control of noncommunicable diseases 2013 ~2020 [M]. Geneva:WHO press, 2013.

[11]WHO. Global status report on noncommunicable diseases 2014[M]. Geneva: WHO press,2015.

[12]WHO. Preventing diarrhoea through better water, sanitation and hygiene: Exposures and impacts in low-and middle income countries[M]. Geneva: WHO press, 2014.

[13]IHME. Mortality and causes of death collaborators. Global, regional, and national age-sex specific, all-cause and cause-specific mortality for 240 causes of death, 1990 ~2013: a systematic analysis for the Global Burden of Disease Study 2013[J]. Lancet, 2015, 385:117 ~71.

[14]Walker ER, McGee RE, Druss BG. Mortality in mental disorders and global disease burden implications: a systematic review and meta-analysis[J]. JAMA Psychiatry, 2015, 72(4):334 ~341.

[15]WHO. Global status report on road safety 2015[M]. Geneva: WHO press, 2015.

[16]WHO. Emergency response framework (ERF) [M]. Geneva: WHO press,2013.

[17] UNISDR. Global Assessment Report for Disaster Risk Reduction 2011 [EB/OL], http://www. preventionweb. net/english/hyogo/gar/2011/en/home/index. html

[18]Dell M, BF Jones, BA Olken. Temperature shocks and economic growth: Evidence from the last half century[J]. American Economic Journal: Macroeconomics, 2012, 4(3), 66 ~95.

[19]Arnell NW, Lowe JA, Brown S, et al. A global assessment of the effects of climate policy on the impacts of climate change[J]. Nature Climate Change, 2013, 3(5):512.

[20]WHO and UNICEF. Joint Monitoring Programme for Water Supply and Sanitation, Progress in drinking water and sanitation. 2012 Update[M]. Geneva:UNICEF, New York and WHO press , 2012.

[21]Becker JA, Stewart LK. Heat-related illness[J]. Am Fam Physician, 2011, 83(11), 1325 ~1330.

[22]Bai L, Ding G, Gu S, et al. The effects of summer temperature and heat waves on heat-related illness in a coastal city of China, 2011 ~2013[J]. Environ Res, 2014,132:212 ~219.

英文缩写词及译文

AIDS （获得性免疫缺陷综合征）Acquired Immunodeficiency Syndrome

CD （传染病）Communicable Disease

CDC （疾病预防控制中心）Centers for Disease Control and Prevention

CVD （心血管病）Cardiovascular Disease

COPD （慢性阻塞性肺疾病）Chronic Dbstructive Pulmonary Disease

DALYs （伤残调整生命年）Disability Adjusted Life Years

GDP （国内生产总值）Gross Domestic Product

IPCC （政府间气候变化委员会）Intergovernmental Panel on Climate Change

NCDs （非传染性疾病）Noncommunicable Diseases

OECD （经济合作与发展组织）Organisation for Economic Co-operation and Development

$PM_{2.5}$ （细颗粒物）Particulate matter of diameter of less than 2.5μm in $\mu g/m^3$

PM_{10} （可吸入颗粒物）Particulate matter of diameter of less than 10μm in $\mu g/m^3$

PPP （公私合作）Public Private Partnership

RR （相对危险度）Relative Risk

SDGs （可持续发展目标）Sustainable Development Goals

SARS （严重急性呼吸道综合征）Severe Acute Respiratory Syndrome

UN （联合国）United Nations

UNFCCC （联合国气候变化框架公约）United Nations Framework Convention on Climate Change

WMO （世界气象组织）World Meteorological Organization

WHO （世界卫生组织）World Health Organization

YLLs （死亡损失生命年）Years of Life Lost to Mortality

PART10 THE RISK PREDICTION OF PUBLIC HEALTH

第十部分

公共健康风险预测

引　言

按照风险管理标准和程序要求，结合形势发展、政策制度、发展规划和实际工作需要等，在完成风险评估的基础上，还需要开展风险预测。目的是为研究制定风险控制管理对策和能力提升提供科学依据，避免决策失误、应对准备不足和机遇丧失，将风险降到最低水平。因此，公共健康风险预测应当基于公共健康风险评估结果，再按照国际、地区、国家和地方公共健康风险控制要求及规则，参考未来发展趋势开展工作。

第一章　公共健康风险预测理念和理论体系

当前，在发展中国家和欠发达地区，缺少对公共健康风险控制管理实践经验和理论指导，往往单纯依靠危害性评估进行控制管理。这种控制管理只是基于对以往和目前的健康危害性评价，而缺少对脆弱性和防控能力的综合评估、未来形势发展判断、贯彻落实政府要求与公众期盼和专业技术发展推动作用等多元要素的参考，给风险确定带来的严重影响。因此，导致认识不到位、决策片面和系统失误，甚至造成不必要的建设和资源投入过度浪费。其产生的不良影响突出表现为：一方面，使政府资源规划制定、服务体系建设、技术能力提升等不断增加；另一方面，对问题和灾难防控效果不明显。随着经济社会快速发展和城市化进程加快，各类复杂问题突显，各种重（特）大风险剧增。

公共健康风险控制管理经验表明，加强公共健康风险控制管理不仅要注重评估公共健康风险控制管理现状（固有）能力，更要强化公共健康风险管理能力提升。因为前者只是对现实公共健康风险结果的了解，对未来指导决策和能力建设尚缺少认知。因此，只有开展公共健康风险预测，才会尽可能保证决策全面系统完整，避免准备不足、丧失时机和灾难的发生。开展公共健康风险预测至关重要，势在必行。

第一节　公共健康风险预测新理念和定义

一、公共健康风险预测新理念

为全面系统提升公共健康风险控制管理能力，在风险评估基础上，对未来形势发展作出科学判断，按照各级党委和政府对公共健康促进、重大疾病防控和突发公共卫生事件应对的有关要求，结合公共健康和医疗卫生服务需求，以及专业技术能力和管理水平发展趋势，进行分析与预测，为确定防控未来公共健康风险和可能造成的灾难能力提升提供科学依据。同时，对确定的政策制度、标准规范、体系规划、资源配置、技术能力和管理水平及可能产生的结果做出预估和判断。因此，未来风险控制管理需要建立在预测基础上，而风险预测也会给未来风险控制能力提升奠定科学基础。科学预测，决定精准决策。

二、公共健康风险预测定义

公共健康风险预测是在公共健康风险综合评估基础上，依据公共健康危害性评估、脆弱性评估和控制管理能力评估指标的动态变化趋势，按照未来形势研判结果、党和政府及法律法规、政策制度要求、公众需求、专业技术能力提升和管理水平发展趋势等重要原则及基本要素（干预政策），运用理论模型推算，得出未来可能造成风险结果的过程。

第二节　公共健康风险预测理论和分类

按照公共健康风险预测新理念和预测定义及风险变化的运行规律，提出公共健康风险预测理论，主要包括公共健康危害性预测理论、脆弱性预测理论、控制管理能力评估预测理论和风险预测确定理论。

一、公共健康风险预测理论体系框架

在公共健康风险预测新理念指导下，借鉴国际组织和发达国家健康促进与重大疾病防控发展历程及实践经验，结合国家和地方风险评估工作实际，总结凝练出区域人口健康风险预测理论。《WHO 报告：减少风险，促进健康生活》(2008)提出，公共健康风险大小是由区域人口暴露健康危险因素水平和健康影响程度所决定，而健康影响程度则是由健康危险因素暴露水平和自身免疫能力与生理病理、精神心理发病机制所决定。因此，控制和减少当前危险因素暴露水平和提高人体免疫、精神心理、生理防控疾病能力，可以在很大程度上降低风险。

危险因素分为可变危险因素(a)和不可变危险因素(b)两个部分。通过较为全面系统的分析，可以揭示以下四层含义：

1. 可变危险因素是指可能改变的危险因素，如环境暴露超敏感性、社会经济发展水平、不健康行为和生活方式等。

2. 不可变危险因素是指不可能改变的危险因素，例如人口年龄、性别、遗传特征等因素是不可能改变的，但是，按照哲学理论，事物发展都是一分为二的、不是绝对的、静止的。对于区域人口来说，年龄结构和性别结构也是有可能改变的。因此，我们对事物发展判断应当辩证对待，而不应持形而上学和教条主义的态度。

3. 风险大小是由未来可能暴露的危险因素水平和人口敏感性所致健康危害严重程度和控制管理能力所决定的。如图 10 - 1 所示，假设风险预测的始点(T_o)，即当前风险评估的终结点，也是未来风险预测的起始点。把此危险因素暴露水平分为可变危险因素(a)和不可变危险因素(b)。随着时间推移至预测终点(T_x)。在脆弱性趋于零的情况下，如果对可变危险因素采取有效的控制管理(c)，可以使风险降低，其降低程度取决于控制管理能力大小(0～100%)。对于不可变危险因素，即使采取管理措施，也不可能使风险降低。所以将其视为最低风险水平(基线水平)，用(d)来表示。

4. 风险降低的比例为($\frac{c}{c+d}$)[1]。

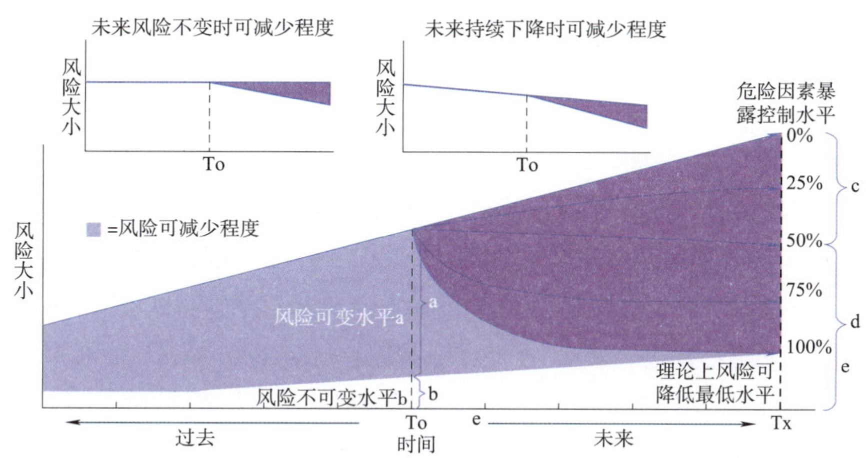

资料来源:《WHO世界卫生报告:减少风险、促进健康生活》

图10－1　过去、现在和将来风险预测与危险因素暴露水平之间的关系

二、公共健康风险预测理论分类

公共健康风险预测分为两类:一是按照风险自然(原评估基础)变化规律,建立公共健康危害性评估预测、脆弱性评估预测、控制管理能力提升评估预测和风险预测确定理论模型;二是按照风险自然变化规律和干预对策(又称修正系数)相结合的原则,建立公共健康危害性评估预测、脆弱性评估预测、控制管理能力提升评估预测和风险预测确定干预修正理论模型。

(一)公共健康危害性评估预测理论和干预修正理论

公共健康危害性评估预测理论。公共健康危害性评估预测主要依据目前和未来的区域人口公共健康危害性严重程度及其危险因素暴露水平与变化趋势,结合未来疾病谱和健康损害变化规律,建立公共健康危害性评估预测理论模型,并进行测试分析,然后确定相应的结果,作为未来风险确定的基础和组成部分。公共健康危害性评估预测包括公共健康危害性严重程度预测与危险因素暴露水平预测两个部分。

公共健康危害性评估预测干预修正理论。在公共健康危害性评估预测理论模型基础上,按照党和国家有关政策制度、标准规范、发展规划、工作部署和目标要求,专业机构和有关专家经验及理论集成,以及人民群众对公共健康危害性应对的期盼等重要原则及基本要素,建立公共健康危害性评估预测干预修正理论模型。

对于人口增长、环境污染、气候变化(热岛效应除外)预测,由于受到全球、地区、国家和地方政府较长时期的强制性限制措施,所以只按照干预模型处理,以最后一年人口数和增长速度作为预测基线。

(二)公共健康脆弱性评估预测理论和干预修正理论

公共健康脆弱性评估预测理论。公共健康脆弱性评估预测主要依据目前和未来区域人口高敏感性、控制管理能力缺失与不足、危险因素暴露超敏感性、公共健康水平差异性程度及其变化趋势,结合未来变化规律,研究建立公共健康脆弱性理论模型,并进行测试分析,然后确定相应的结果,作为未来风险确定的基础和组成部分。公共健康脆弱性预测包括区域人群高敏感性预测、控制管理能力缺失与不足预测、危险因素暴露超敏感性预测,以及区域人群健康水平差异化预测四个部分。

公共健康脆弱性评估干预修正理论。在公共健康脆弱性评估预测理论模型基础上,按照党和政府有关政策、标准规范、发展规划、工作部署和目标要求,专业机构和有关专家经验及理论集成,以及人民群众对公共健康脆弱性应对的期盼等重要原则及基本要素,建立公共健康脆弱性评估预测干预修正理论模型。

(三)公共健康风险控制管理能力提升评估预测理论和干预修正理论

公共健康风险控制管理能力提升评估预测理论。公共健康风险控制管理能力提升预测,主要依据目前和将来健康相关法律法规、政策制度、理念和理论、标准规范、体系规划和资源配置,以及防控技术与管理水平变化趋势,研究建立区域人口健康风险控制管理能力提升预测理论模型,并进行测试分析,然后确定相应的结果,作为未来风险确定的基础和组成部分。公共健康风险控制管理能力提升预测包括公共健康相关法律法规和政策制度预测,理念和理论预测,标准规范预测,体系规划和资源配置预测,以及防控技术与管理水平预测五个部分。

公共健康风险控制管理能力提升评估干预修正理论。在公共健康风险控制管理能力提升评估预测理论模型基础上,按照党和政府相关法律法规、政策制度、标准规范、发展规划、工作部署和目标要求,专业机构和有关专家经验及理论集成,以及人民群众对公共健康风险控制管理能力应对的期盼等重要原则及基本要素,建立风险控制管理能力提升评估预测干预修正理论模型。

(四)公共健康风险预测确定理论和干预修正理论

公共健康风险预测确定理论。公共健康风险预测确定,主要依据公共健康危害性评估预测、脆弱性评估预测、控制管理能力提升评估预测和区域人群健康水平均等化预测结果,按照风险预测原理,研究建立公共健康风险预测确定理论模型:

$$R_p = \frac{H_p \times V_p}{C_p} \qquad (R_p - 1)$$

即公共健康危害性评估预测与脆弱性评估预测的乘积,除以控制管理能力提升评估预测,确定风险预测结果。其中,R_p 表示公共健康风险预测结果,H_p 表示公共健康危害性评估预测结果,V_p 表示公共健康脆弱性预测结果,C_p 表示公共健康风险控制管理能力提升预测结果。

公共健康风险预测干预修正理论。在公共健康风险预测确定理论模型基础上,按照党和政府相关法律法规、政策制度、标准规范、发展规划、工作部署和目标要求,专业机构和有关专家经验及理论集成,以及人民群众对公共健康未来风险应对的期盼等重要原则及基本要素,建立风险预测确定干预修正理论模型。

第三节　公共健康风险预测重要意义和应用指导价值

一、重要意义

公共健康危害性预测和脆弱性预测是控制管理能力提升的前提和必经之路,是全面系统准确制定未来控制管理对策的根本所在。控制管理能力提升是控制和降低风险的重要对策和措施。公共健康危害性预测、脆弱性预测与控制管理能力提升是风险确定的基本要素和组成部分,是风险系统评估和调控的关键环节及重要基础。通过风险预测评估与既往危害性、脆弱性、防控能力和风险进行对比,瞻望风险发展趋势,评价未来防控措施可能产生的效果,构建未来决策与绩效机制,提高政策的精准性、可操作性和决策的正确性,避免失误。

二、应用指导价值

通过风险预测,可以有效提高风险控制管理系统化、整体化、精细化、精准化能力，避免决策失误造成本来可以控制的灾难或过度准备造成的资源浪费。对加强宏观调控、政策制度、体系规划、法律法规、标准规范、技术能力和理论提升，指导开展全面系统的公共健康风险评估、预测和控制管理，推动经济社会持续发展、科技进步、学科建设、人才成长和重大疾病防控、突发公共事件应对、健康促进具有很高的实际应用价值和极大的影响力。

第二章 公共健康风险预测依据和技术方法

第一节 公共健康风险预测原则和依据

一、公共健康风险预测原则

公共健康风险预测遵循以下十二个基本原则：

1. 有风险评估结果和相关动态变化趋势的数据资料。

2. 国际、地区、国家和地方政府对公共健康促进及重大疾病防控的法律规则、标准规范、发展规划、工作部署与要求等。

3. 结合公众对健康服务和医疗卫生服务需求。

4. 目前已经掌握的专业技术能力和控制管理水平及对未来发展趋势的正确估计。

5. 预测指标选择要有代表性，数据统计分析要科学合理，预测理论模型要有实际应用价值。

6. 在预测未来期间，疾病发病趋势和增长速度持续稳定，以最后一年数据资料的发（患）病率（病残率、死亡率等）和平均增长速度（算数均数）作为预测基数（线）值（预测基线）。

7. 对于数据变化大的资料，取期间发（患）病率（病残率、死亡率等）的平均值和年均增长速度（中位数或百分位数）作为预测基数（线）值。

8. 气候变化预测遵循国家与地方气象局（中国气象局、北京市气象局）和世界气象组织（WMO）预测原则。

9. 环境污染物(短期气候污染物)暴露水平预测,遵循环境空气质量标准、环境污染预测和联合国环境规划署(UNEP)与世界气象组织(WMO)预测原则。

10. 对于超标者下降趋势预测,以达到标准和恢复基准年份作为预测终点。

11. 对于未超标者、实际无危害、无数据资料或控制管理能力达到高水平及以上指标,不再进行预测或不预测。

12. 对其他各项预测指标遵循相应规则和标准要求。

二、公共健康风险预测依据

公共健康风险预测主要依据以下五个方面:

1. 目前和未来的公共健康风险评估相关数据资料(时间跨度);

2. 流行病学、毒理学、医学等公共健康危害严重程度数据资料和健康危险因素暴露水平、公共疾病致病因素、疾病致残因素和疾病致死因素等危险因素暴露水平有关数据资料(危害性基础资料);

3. 提升区域人口健康水平和卫生与健康资源配置均等化,以及防控技术能力与管理水平的可及性(控制管理脆弱性能力);

4. 未来区域人口对医疗卫生服务和健康服务的期盼(公众需求);

5. 卫生与健康及突发公共卫生事件应急法律法规与政策制度等相关规范性文件资料,全球、地区、国家和地方相关标准规范,以及全球倡导、发展战略、行动计划和国家最新政策、有关工作部署及要求(政策法律规划依据)。

第二节　公共健康风险预测技术与方法

公共健康风险预测理论模型主要包括公共疾病(伤害)发(患)病、致残、致死预测理论模型和公共疾病发病干预(修正)预测理论模型等。

一、公共健康风险预测理论模型

依据目前区域人口疾病(伤害)发(患)病、致残、致死数据资料,按照发病、致残、致死趋势和增长速度稳定性,分别建立两个模型:

(一)公共疾病发病、致残、致死稳定预测理论模型。

对于发病、致残、致死趋势和增长速度稳定的监测数据资料,以最后一年区

域人口疾病发病(致残、致死)及其平均增长速度作为预测基值,建立区域人口疾病发病预测理论模型:

$$Y_n = X_m \times (1 + \alpha_m)^{n-m} \qquad (Y_n - 1)$$

其中,Y_n 表示第 n 年人口疾病预测发病(致残、致死)率,X_m 表示第 m 年人口疾病发病率(预测基线值),α_m 表示第 m 年人口疾病发病平均增长速度(预测基线值)。

理论模型推导过程:已知第 m 年人口疾病发病率和期间人口疾病平均发病增长速度,代入(Y_n -1)计算,预测第 m+1 年人口疾病发病、致残、致死率为

$$Y_{(m+1)} = X_m \times (1 + \alpha_m)^{(m+1-m)} = X_m \times (1 + \alpha_m)$$

预测第 m+2 年人口疾病发病、致残、致死率为

$$Y_{(m+2)} = X_m \times (1 + \alpha_m)^{(m+2-m)} = X_m \times (1 + \alpha_m)^2$$

以此类推,预测第 n 年人口疾病发病、致残、致死率:

$$Y_n = X_m \times (1 + \alpha_m)^{n-m}$$

(二)公共疾病发病致残致死不稳定预测理论模型

对于区域人口疾病发病数据变化大的资料,取期间发病(致残、致死)率平均值和期间增长速度平均值(预测基线),建立区域人口疾病发病(致残、致死)预测理论模型:

$$Y_n = \text{avr}X_m \times [1 + \text{avr}(\alpha_m)^{n-m}] \qquad (Y_n - 2)$$

其中,Y_n 表示第 n 年人口疾病预测发病、致残、致死率,avr(X_m)表示期间人口疾病发病、致残、致死率平均值

$$\text{avr}(X_m) = \frac{1}{m}\sum_{1}^{m} X_m (\text{avr}(X_m) - 1)$$

avr(α_m)表示期间期间人口疾病发病、致残、致死率增长速度平均值。

二、公共健康风险预测干预理论模型

(一)公共疾病发病致残致死稳定干预预测理论模型

依据既往区域人口发病资料,在区域人口发病(致残、致死)稳定预测理论模型基础上,建立区域人口疾病发病稳定干预预测理论模型:

$$Y'_n = X_m \times (1 + \alpha'_m)^{n-m} \qquad (Y' - 1)$$

Y'_n 表示预测第 n 年人口疾病干预后发病率,X_m 表示第 m 年人口疾病发病率,α'_m 表示第 n 年人口疾病干预后增长速度

$$\alpha'_m = \kappa\alpha_m$$

κ 为干预系数，是由一系列干预要素所组成，即 $\kappa = \kappa_1 + \kappa_2 + \cdots + \kappa_n$。

κ 值确定原则：①全球、地区、国家和地方最新政策、有关工作部署及要求；②未来人民群众对医疗卫生服务和健康服务的期盼；③当有可参考的数据资料时（借鉴发达国家经验和凝练出的规律性信息），作为相应干预指标或措施的参考依据，最终确定各自 κ 值；④当有可参考的数据资料出现交互影响时，应寻找各自独立的贡献依据；⑤对无判断标准时，可用德尔菲法判定；⑥当无法获得可参考的相关干预数据资料时，可将区域专病防控目标作为确定 κ 值大小的参考依据。

κ 值干预要素设定数量及依据：κ_1，全球、地区、国家和地方对人口疾病（伤害）防控规划与目标要求；κ_2，区域医疗卫生最新政策建立和实施情况；κ_3，区域人口健康均等化和技术可及性提升水平；κ_4，区域医疗卫生技术能力和管理水平提高程度；κ_5，区域人口高敏感性降低水平；κ_6，区域人口健康危险因素暴露水平控制情况；κ_7，区域人口健康素养提高水平等。

（二）公共疾病发病致残致死不稳定干预预测理论模型

对于区域人口疾病发病（致残、致死）数据变化大的资料，在区域人口疾病发病等不稳定预测理论模型基础上，建立区域人口疾病发病等不稳定干预预测理论模型：

$$Y'_n = \mathrm{avr}X_m \times [1 + \mathrm{avr}(\alpha'_m)]^{n-m} \qquad (Y' - 2)$$

Y'_n 表示预测第 n 年人口疾病干预后发病等情况，$\mathrm{avr}(X_m)$ 表示期间人口疾病发病等情况平均值

$$\mathrm{avr}(X_m) = \frac{1}{m}\sum_{1}^{m} X_m(\mathrm{avr}(X_m) - 1)$$

$\mathrm{avr}(\alpha'_m)$ 表示期间人口疾病发病干预后增长速度

$$\mathrm{avr}(\alpha'_m) = \kappa\mathrm{avr}(\alpha_m)$$

第三章　北京市健康社会决定因素危害性预测评估

第一节　人口发展水平预测评估

一、北京市常住人口总数干预预测理论模型和应用

（一）常住人口总数稳定型干预预测理论模型

建立稳定型干预预测理论模型：

$$Y'_{SP(n)} = X_{SP(m)} \times (1 + \alpha'_{SP(m)})^{n-m} \qquad (Y'_{SP}-1)$$

$Y'_{SP(n)}$表示预测第 n 年常住人口干预后总数，$X_{SP(m)}$表示第 m 年常住人口总数（预测基线），$\alpha'_{SP(m)}$表示第 m 年常住人口总数干预后增长速度

$$\alpha'_{SP(m)} = \kappa \times \alpha_{SP(m)} \quad (\alpha'_{SP(m)}-1)$$

κ 值确定原则和设置数量如下：κ_1，按照中央疏解北京非首都功能、《京津冀协同发展规划纲要》[2]《北京市人民政府关于进一步推进户籍制度改革的实施意见》[3]《北京市人民政府河北省人民政府关于共同推进河北雄安新区规划建设战略合作协议》[4]等有关要求，调整产业、服务业、教育、医疗等结构，疏解相应职业人群和外来务工人口及随从人员，使常住人口增长速度下降 150.0%；κ_2，发展生态健康城，生态健康养老社区，向 10 个远郊区疏解老年人口，使常住人口增长速度下降 50.0%；κ_3，北京落实中央“全面二孩”生育政策，使常住人口增长速度增加 1.5%。

(二)常住人口总数稳定型干预预测结果

依据2010~2016年北京市常住人口总数变化数据资料分析,在稳定型预测理论模型基础上,其中2015年为2 170.5万人,2016年为2 172.9万人。按照($Y'_{SP}-1$)公式,计算常住人口总数增长速度

$$\alpha'_{SP(2016)}=\frac{2\,172.9-2\,170.5}{2\,172.9}\times100\%=0.1\%,$$

$$\kappa=\kappa_1+\kappa_2+\kappa_3=(-150.0\%)+(-50.0\%)+1.5\%=-198.5\%$$

计算常住人口总数干预增长速度:

$$\alpha'_{SP(2016)}=0.1\%\times(1-\kappa)=0.1\%\times(1-198.5\%)\approx-0.1\%$$

以2016年北京市常住人口总数(2 172.9万人)为基线,代入($Y'_{SP}-2$)公式,预测2018年干预后常住人口总数:

$$Y'_{SP(2018)}=2\,172.9\times(1-0.1\%)^2=2\,129.6\text{ 万人}$$

以此类推,预测2019~2030年干预后常住人口总数分别:2019年为2 108.4万人,2020年为2 087.3万人,2025年为2 035.5万人,2030年为1 985.3万人(比北京市政府2016年预测数据减少314.7万人[5])(见表10-1)。

(三)常住人口总数稳定型干预预测结果评价

北京市常住人口控制效果显著。2018年首次出现负增长,2020年常住人口增长速度明显下降。但是,总数仍然保持高位。因此,人口敏感性只是发生了量变,而没有发生质变,仍然维持高敏感性。到2030年常住人口总数首次出现低于2 000万人,由量变发生质变,由极高敏感性降到中等水平。通过风险评估预测的数据,有别于常规评估,更有实际指导意义和应用价值。

二、北京市流动人口总数干预预测理论模型和应用

(一)流动人口总数稳定型干预预测理论模型

建立稳定型干预预测理论模型:

$$Y'_{P(n)}=X_{P(m)}\times(1+\alpha'_{P(m)})^{n-m}\qquad(Y'_P-1)$$

$Y'_{P(n)}$表示预测第n年流动人口干预后总数,$X_{P(m)}$表示第m年流动人口总数(预测基线),$\alpha'_{P(m)}$表示第m年流动人口总数干预后增长速度

$$\alpha'_{P(m)}=\kappa\times\alpha_{P(m)}\qquad(\alpha'_{P(m)}-1)$$

κ为干预系数。κ值确定原则和设置数量如下:κ_1,按照北京市委、市政府《关于贯彻〈京津冀协同发展规划纲要〉的意见》[2],以疏解非首都功能为先导和

突破口，着力控制流动人口增长速度和总量，综合采取“以业控人、以房管人、以学控人、以证管人”的政策，使流动人口增长速度下降 180%；κ_2，落实“二孩生育政策”，使流动人口增长速度增加 0.2%。

（二）流动人口总数稳定型干预预测结果

依据 2008～2016 年北京市流动人口总数变化数据资料，死亡率和增长速度保持稳定状态，其中 2015 年为 822.6 万人，2016 年为 807.5 万人。计算流动人口总数增长速度：

$$\alpha_{P(2016)} = \frac{807.5 - 822.6}{822.6} \times 100\% = -1.8\%$$

按照（$Y'_P - 1$）公式，计算 2016 年流动人口总数干预增长速度：

$$\kappa = \kappa_1 + \kappa_2 = (-180.0\%) + 0.2\% = -179.8\%$$

$$\alpha'_{P(2016)} = -1.8\% \times (1 - \kappa) = -1.8\% \times (1 + 178.8\%) = -5.0\%$$

以 2016 年北京市流动人口总数（807.5 万人）为基线，代入（$Y'_P - 1$）公式，预测 2018 年干预后流动人口总数：

$$Y'_{P(2018)} = 807.5 \times (1 - 5.0\%)^2 = 728.8 \text{ 万人}$$

以此类推，预测 2019～2030 年干预后流动人口总数分别：2019 年为 692.3 万人，2020 年为 657.7 万人，2025 年为 508.9 万人，2030 年为 393.8 万人。2030 年比 2016 年减少 413.7 万人（见表 10－1）。

（三）北京流动人口稳定型干预结果评价

北京市流动人口增长势头得到明显控制，呈负增长趋势。2025 年流动人群敏感性从量变发生到质变，由高危害性降到中等水平。

表 10－1 北京市人口总数变化趋势和预测情况 单位：万人

年份	常住人口总数	流动人口总数
	干预预测值	干预预测值
2018	2 129.6	728.8
2019	2 108.4	692.3
2020	2 087.3	657.7
2025	2 035.5	508.9
2030	1 985.3	393.8

* 资料来源：《北京统计年鉴 2016》

第二节　经济发展水平预测评估

经济发展水平预测主要开展了北京市 GDP、人均 GDP 变化趋势预测。

一、北京市 GDP 预测理论模型和应用

(一) 北京市 GDP 稳定型预测

1. 建立北京市 GDP 稳定型预测理论模型

$$Y_{G(n)} = X_{G(m)} \times (1 + \alpha_{G(m)})^{n-m} \qquad (Y_G - 1)$$

$Y_{G(n)}$ 表示预测第 n 年北京市 GDP，$X_{G(m)}$ 表示第 m 年北京市 GDP（预测基线），$\alpha_{G(m)}$ 表示第 m 年北京市 GDP 增长速度。

2. 稳定型预测结果

依据 2000 ~ 2016 年北京市 GDP 变化数据资料，北京市 GDP 和增长速度保持稳定状态，其中 2015 年北京市生产总值 23 014. 6 亿元，2016 年为 24 899. 3 亿元，计算 2016 年北京市 GDP 增长速度为 6. 7%. 按照（$Y_G - 1$）公式，预测 2018 年北京市 GDP：

$$Y_{G(2018)} = 24\,899.3 \times (1 + 6.7\%)^2 = 28\,347.6 \text{ 亿元}$$

以此类推，预测 2019 ~ 2030 年北京市 GDP：2019 年为 30 246. 9 亿元（提前实现小康社会经济指标），2020 年为 32 273. 4 亿元，2025 年为 44 634. 1 亿元，2030 年为 61 729. 0 亿元。2030 年比 2016 年增加 36 829. 7 亿元。

3. 稳定型预测结果评价

北京市 GDP 数量持续增长，但增长速度比十二五期间明显减缓，危害性只发生量变，没有发生质变，仍然保持低水平。

(二) 北京市 GDP 稳定型干预预测

1. 建立北京市 GDP 稳定型干预预测理论模型

$$Y'_{G(n)} = X_{G(m)} \times (1 + \alpha'_{G(m)})^{n-m} \qquad (Y'_G - 1)$$

$Y'_{G(n)}$ 表示预测第 n 年干预后北京市 GDP，$X_{G(m)}$ 表示第 m 年北京市 GDP（预测基线），$\alpha'_{G(m)}$ 表示第 m 年北京市 GDP 干预后增长速度。

北京市 GDP 干预后增长速度确定如下：落实国家经济发展进入新常态战略

调整和健康中国战略、北京疏解非首都功能、健康北京和经济结构调整要求，同时加快发展绿色生态健康经济，促进资源能量消耗型产业向绿色环保生态健康产业和服务业转型发展。逐步提升绿色生态健康GDP水平，北京市政府确定十三五期间地区GDP增长速度保持在6.5%[6]。

2. 稳定型干预预测结果

在北京市GDP稳定型预测理论模型（Y_G-1）基础上，按照（Y'_G-1）公式，以2016年北京市GDP（24 899.3亿元）为基线，代入（Y'_G-1）公式，预测2018年干预后北京市GDP：

$$Y'_{G(2018)} = 24\,899.3 \times (1+6.5\%)^2 = 28\,241.4 \text{ 亿元}$$

以此类推，预测2019～2030年干预后北京市GDP：2019年为30 077.1亿元，2020年为32 032.1亿元，2025年为43 886.8亿元，2030年为60 128.7亿元。2030年地区GDP比同期理论预测值减少1 600亿元，增长速度下降到6.5%（见表10－2）。

3. 稳定型干预预测结果评价

北京市GDP逐步进入新常态，GDP向绿色生态健康高质量发展，比理论预测值有进一步下降趋势，逐步实现人与自然和谐发展，保持绿色经济指数居全国领先地位。危害性由量变发生质变，从低水平降至极低水平。

二、北京市人均GDP预测理论模型和应用

（一）人均GDP稳定型预测

1. 建立人均GDP稳定型预测理论模型

$$Y_{GDP(n)} = X_{GDP(m)} \times (1+\alpha_{GDP(m)})^{n-m} \qquad (Y_{GDP-1})$$

$Y_{GDP(n)}$表示预测第n年人均GDP，$X_{GDP(m)}$表示第m年人均GDP（预测基线），$\alpha_{GDP(m)}$表示第m年人均GDP增长速度。

2. 稳定型预测结果

依据2000～2016年北京市人均GDP变化数据资料，人均GDP和增长速度保持稳定状态，其中2015年为106 497元，2016年为114 690元。计算2016年人均GDP增长速度：

$$\alpha_{GDP(2016)} = \frac{114\,690-106\,497}{106\,497} \times 100\% = 7.6\%$$

按照（$Y_{GDP}-1$）公式，以2016年人均GDP（114 690元）为基线，预测2018年

人均 GDP：

$$Y_{GDP(2018)} = 114\,690 \times (1 + 7.6\%)^2 = 132\,785.3 \text{ 元}$$

以此类推，预测 2019 ~ 2030 年人均 GDP：2019 年为 142 877.0 元，2020 年为 153 735.7 元（2.2 万美元），2025 年为 221 735.9 元，2030 年为 319 814.0 元。2030 年比 2016 年增加 205 124 元。

3. 稳定型预测结果评价

北京市人均 GDP 持续增长，但危害性保持低水平。

（二）人均 GDP 稳定型干预预测

1. 建立人均 GDP 稳定型干预预测理论模型

$$Y'_{GDP(n)} = X_{GDP(m)} \times (1 + \alpha'_{GDP(m)})^{n-m} \qquad (Y'_{GDP} - 1)$$

$Y'_{GDP(n)}$ 表示预测第 n 年干预后人均 GDP，$X_{GDP(m)}$ 表示第 m 年人均 GDP（预测基线），$\alpha'_{GDP(m)}$ 表示第 m 年人均 GDP 干预后增长速度

$$\alpha'_{GDP(m)} = \kappa + \alpha_{GDP(m)} \quad (\alpha'_{GDP(m)} - 1)$$

κ 为干预系数。κ 值和干预要素设置确定如下：κ_1，国家经济发展进入新常态战略调整、健康中国战略规划实施和北京疏解非首都功能，缩小城乡差距，减少人口数量和低保人口数量，使人均 GDP 增长速度上升 20.0%；κ_2，产业结构调整，发展绿色生态健康 GDP，使人均 GDP 增长速度 10.0%。

2. 稳定型干预预测结果

在人均 GDP 稳定型预测理论模型（$Y_{GDP} - 1$）基础上，按照 κ 值的确定原则和干预要素设定数量

$$\kappa = \kappa_1 + \kappa_2 = 20.0\% + 10.0\% = 30.0\%$$

按照（$Y'_{GDP} - 1$）公式，计算 2016 年人均 GDP 干预增长速度：

$$\alpha'_{GDP(2016)} = 7.6\% \times (1 + 30\%) = 9.9\%$$

以 2016 年北京市人均 GDP（114 690 元）为基线，预测 2018 年干预后人均 GDP 总数：

$$Y'_{GDP(2018)} = 114\,690 \times (1 + 9.9\%)^2 = 138522.7 \text{ 元}$$

以此类推，预测 2019 ~ 2030 年干预后人均 GDP：2019 年为 152 236.4 元，2020 年为 167 307.9 元（2.3 万元美元），2025 年为 268 228.5 元，2030 年为 430 024.7 元。2030 年人均 GDP 比同期理论值增加 110 210.7 元，比 2016 年增加 315 334 元（见表 10 - 2）。

3. 稳定型干预预测结果评价

北京市人均 GDP 持续呈上升趋势，GDP 向绿色生态健康高质量发展，危害性由量变发生质变，从低水平降至极低水平。

表 10－2　北京市经济变化趋势和预测情况

年份	北京市 GDP(单位:亿元)		人均 GDP(单位:元)	
	自然预测值	干预修正值	自然预测值	干预修正值
2018	28 347. 6	28 241. 4	132 785. 3	138 522. 7
2019	30 246. 9	30 077. 1	142 877. 0	152 236. 4
2020	32 273. 4	32 032. 1	153 735. 7	167 307. 9
2025	44 634. 1	43 886. 8	221 735. 9	268 228. 5
2030	61 729. 0	60 128. 7	319 814. 0	430 024. 7

* 资料来源:《北京统计年鉴 2016》

第四章 北京环境污染物和气候变化危险因素暴露危害性预测评估

第一节 环境危险因素暴露水平危害性预测评估

通过对2000~2016年北京市环境污染物监测分析,环境空气污染水平呈下降趋势。这与党中央、国务院坚强领导、京津冀联动合作和市委、市政府采取一系列环境治理措施有密切联系。同时,也与各行各业、社区、家庭,乃至每一个人的努力奋斗有紧密关联。在以上综合治理工作基础上,还要继续加大整治措施,作为未来环境污染控制预测的主要依据。

κ 值数量及干预措施确定如下:κ_1,按照十九大提出的要着力解决突出环境问题的要求,坚持全民共治、源头防治,持续实施大气污染防治行动,打赢蓝天保卫战。同时,加快推进习近平总书记在北京调研时提出的北京发展和管理工作五点要求,贯彻落实国家《大气污染防治行动计划》[9],坚持"低消耗、低排放、可循环"的绿色发展之路,使污染物年均浓度呈持续下降趋势。κ_2,实施《北京市人民政府 河北省人民政府关于共同推进河北雄安新区规划建设战略合作协议》[4],继续落实《北京市工业污染行业、生产工艺调整退出及设备淘汰目录(2014年版)》[10],科学规划产业布局,大力推进产业结构调整,退出污染企业,实现电力生产燃气化和企业生产清洁化,使污染物年均浓度呈持续下降趋势。κ_3,继续加强控制机动车保有量和管理油品质量、严格实行汽车尾气排放标准、重点活动启动单双号限行、倡导绿色出行等,使污染物年均浓度呈持续下降趋势。κ_4，推进京津冀大气污染联防联控，增加绿色园林、湿地和城市森林公园建设，扩大园林覆盖率[12]，使污染物年均浓度呈持续下降趋势。κ_5，疏解非首都功能，产业结构调整，实施战略转移和人口外移，严格控制人口数量，环境污染得到有效控制，使污染物年均浓度呈持续下降趋势。

经过全社会各方努力和全面发力，在 SO_2 达标基础上，主要开展环境污染物 O_3 年均浓度、NO_2 年均浓度、$PM_{2.5}$ 年均浓度、PM_{10} 年均浓度变化等危害性预测。

一、北京地区环境空气中 O_3 年均浓度预测理论模型和应用

（一）稳定型干预预测理论模型

建立 O_3 年均浓度稳定干预预测理论模型：

$$Y'_{O_3(n)} = X_{O_3(m)} \times (1 + \alpha'_{O_3(m)})^{n-m} \qquad (Y'_{O_3} - 1)$$

$Y'_{O_3(n)}$ 表示预测第 n 年干预后 O_3 年均浓度，$X_{O_3(m)}$ 表示第 m 年 O_3 年均浓度（预测基线），$\alpha'_{O_3(m)}$ 表示第 m 年 O_3 年均浓度干预后增长速度

$$\alpha'_{O_3(m)} = \kappa \times \alpha_{O_3(m)} \ (\alpha'_{O_3(m)} - 1)$$

κ 为干预系数。κ 值和干预因素设置数量确定，按照第十部分第四章第一节 κ_1 到 κ_5 措施确定数值分别为 κ_1（−30.0%）、κ_2（−20.0%）、κ_3（−20.0%）、κ_4（−15.0%）、κ_5（−15.0%）；此外，还需增加 κ_6，对裂解石油能源控制和代替措施（VOC）；κ_7，严格控制机动车数量和汽车尾气排放量（NO_2）等措施。

（二）稳定型干预预测结果

依据 2010～2016 年北京市 O_3 年均浓度变化数据资料，其中 2015 年 O_3 年均浓度为 202.6ug/m^3，2016 年 O_3 年均浓度 199.0ug/m^3。

$$\alpha_{O_3(2016)} = \frac{199.0 - 202.6}{202.6} \times 100\% = -1.8\%$$

在 O_3 年均浓度稳定型预测理论模型基础上，按照 κ 值的确定原则和干预要素设定数量：

$\kappa = \kappa_1 + \kappa_2 + \kappa_3 + \kappa_4 + \kappa_5 + \kappa_6 + \kappa_7 = (-30.0\%) + (-20.0\%) + (-20.0\%) + (-15.0\%) + (-15.0\%) + (-30.0\%) + (-20.0\%) = -150.0\%$。按照（$Y'_{O_3} - 1$）公式，计算 O_3 年均浓度干预增长速度：

$$\alpha'_{O_3(2016)} = -1.8\% \times (1 + 150.0\%) = -4.5\%$$

以 2016 年 O_3 年均浓度（199.0 ug/m^3）为基线，预测 2018 年 O_3 干预后年均

浓度，

$$Y'_{O_3(2018)}=199.0\times(1-4.5\%)^2=181.5\ ug/m^3$$

以此类推，预测2019～2020年O_3干预后年均浓度分别为173.3 ug/m^3、165.5 ug/m^3（见表10－3）。2020年O_3年均浓度可望达到国家标准（160ug/m^3），但仍高于WHO标准65.5ug/m^3。（以后不再进行预测）

（三）稳定型干预预测结果评价

通过采取系统综合环境污染治理措施，特别是加强裂解石油能源控制和代替措施，以及严格控制机动车数量和汽车尾气排放量，使O_3年均浓度上升趋势得到有效控制，并逐步开始呈下降趋势。到2020年之前基本达到国家标准要求，危害性由量变发生到质变，由中等降为极低危害水平。根治城市病的黎明曙光开始显现。

二、北京地区环境空气中NO_2年均浓度预测理论模型和应用结果

（一）稳定型预测理论模型

建立NO_2年均浓度稳定型预测理论模型：

$$Y_{NO_2(n)}=X_{NO_2(m)}\times(1+\alpha_{NO_2(m)})^{n-m}\qquad (Y_{NO_2}-1)$$

$Y_{NO_2(n)}$表示预测第n年NO_2年均浓度，$X_{NO_2(m)}$表示第m年NO_2年均浓度，$\alpha_{NO_2(m)}$表示第m年NO_2年均浓度增长速度。

（二）稳定型预测结果

依据2010～2016年北京市NO_2年均浓度变化数据资料，其中2015年NO_2年均浓度为50.0$\mu g/m^3$，2016年NO_2年均浓度48.0$\mu g/m^3$，计算

$$\alpha_{NO_2(2016)}=\frac{48.0-50.0}{50.0}\times100\%=-4.0\%$$

按照（Y_{NO_2-1}）公式，以2016年NO_2年均浓度（48.0$\mu g/m^3$）为基线，预测2018年NO_2年均浓度

$$Y_{NO_2(2018)}=48.0\times(1-4.0\%)^2=44.2\mu g/m^3$$

以此类推，预测2019～2020年NO_2年均浓度分别为42.5$\mu g/m^3$和40.7$\mu g/m^3$（见表10－3）。2020年NO_2年均浓度可望达到国家（WHO）标准水平（40.0$\mu g/m^3$）。（以后不再进行预测）

（三）稳定型预测结果评价

通过采取系统综合环境污染治理措施，特别是严格控制机动车数量和汽车

尾气排放量，使 NO_2 年均浓度呈持续下降趋势，到2020年之前可望接近国家标准水平。NO_2 年均浓度暴露因素危害性由量变接近质变，由中等降为极低水平。

三、北京地区环境空气中 $PM_{2.5}$ 年均浓度预测理论模型和应用

（一）稳定型干预预测理论模型

建立 $PM_{2.5}$ 年均浓度稳定干预预测理论模型：

$$Y'_{PM_{2.5}(n)} = X_{PM_{2.5}(m)} \times (1 + \alpha'_{PM_{2.5}(m)})^{n-m} \qquad (Y'_{PM_{2.5}} - 1)$$

$Y'_{PM_{2.5}(n)}$ 表示预测第 n 年干预后 $PM_{2.5}$ 年均浓度，$X_{PM_{2.5}(m)}$ 表示第 m 年 $PM_{2.5}$ 年均浓度（预测基线），$\alpha'_{PM_{2.5}(m)}$ 表示第 m 年 $PM_{2.5}$ 年均浓度干预后增长速度：

$$\alpha'_{PM_{2.5}(m)} = \kappa \times \alpha_{PM_{2.5}(m)} \quad (\alpha'_{PM_{2.5}(m)} - 1)$$

κ 为干预系数。κ 值和干预因素设置数量确定，按照第十部分第四章第一节 κ_1 到 κ_5 措施确定数值分别为 $\kappa_1(-4\%)$、$\kappa_2(-3\%)$、$\kappa_3(-3\%)$、$\kappa_4(-2\%)$、$\kappa_5(-1\%)$；此外，还需增加：κ_6，参照 WHO 柴油发动机尾气致癌物标准控制要求，借鉴日本等发达国家限制使用柴油发动机车，降低柴油使用量，使 $PM_{2.5}$ 年均浓度增长速度下降2.0%。

（二）稳定型干预预测结果

依据2010～2016年北京市 $PM_{2.5}$ 年均浓度变化数据资料，其中2015年 $PM_{2.5}$ 年均浓度80.6 $\mu g/m^3$，2016年 $PM_{2.5}$ 年均浓度73.0 $\mu g/m^3$，计算：

$$\alpha_{PM_{2.5}(2016)} = \frac{73.0 - 80.6}{80.6} \times 100\% = -9.4\%$$

在 $PM_{2.5}$ 年均浓度稳定型预测理论模型基础上，按照 κ 值的确定原则和干预要素设定数量：

$$\kappa = \kappa_1 + \kappa_2 + \kappa_3 + \kappa_4 + \kappa_5 + \kappa_6 = (-4.0\%) + (-3.0\%) + (-3.0\%) + (-2.0\%) + (-1.0\%) + (-2.0\%) = -15.0\%$$

按照（$Y'_{PM_{2.5}} - 1$）公式，计算 $PM_{2.5}$ 年均浓度干预增长速度：

$$\alpha'_{PM_{2.5}(2016)} = -9.4\% \times (1 + 15.0\%) = -10.8\%$$

以2016年 $PM_{2.5}$ 年均浓度（73.0 $\mu g/m^3$）为基线，预测2018年 $PM_{2.5}$ 干预后年均浓度：

$$Y'_{PM_{2.5}(2018)} = 73.0 \times (1 - 10.8\%)^2 = 58.1\ \mu g/m^3$$

以此类推，预测2019～2020年 $PM_{2.5}$ 干预后年均浓度分别为51.8 $\mu g/m^3$、46.2$\mu g/m^3$（见表10－3）。2020年 $PM_{2.5}$ 年均浓度仍高于国家标准11.2$\mu g/m^3$。

2023 年 32.8$\mu g/m^3$,达到国家标准要求(以后不再进行预测)

(三)稳定型干预预测结果评价

通过采取系统综合环境污染治理措施,特别是严格限制使用柴油发动机车,降低柴油使用量,使 $PM_{2.5}$ 年均浓度比理论值继续呈明显下降趋势。到 2023 年(32.8 $\mu g/m^3$),渴望达到国家标准要求,危害性从量变发生到质变,由中等降到低水平。为实现习近平总书记提出的“没有全民健康,就没有全面小康”的奋斗目标提供了环境保障。

四、北京地区 PM_{10} 年均浓度预测理论模型和应用

(一)稳定型预测理论模型

建立 PM_{10} 年均浓度稳定型预测理论模型:

$$Y_{PM_{10}(n)} = X_{PM_{10}(m)} \times (1 + \alpha_{PM_{10}(m)})^{n-m} \qquad (Y_{PM_{10}} - 1)$$

$Y_{PM_{10}(n)}$ 表示预测第 n 年 PM_{10} 年均浓度,$X_{PM_{10}(m))}$ 表示第 m 年 PM_{10} 年均浓度,$\alpha_{PM_{10}(m)}$ 表示第 m 年 PM_{10} 年均浓度增长速度。

(二)稳定型预测理论模型结果

依据 2010~2016 年北京市 PM_{10} 年均浓度变化数据资料,其中 2015 年 PM_{10} 年均浓度 101.5 $\mu g/m^3$,2016 年 PM_{10} 年均浓度 92 .0$\mu g/m^3$。

$$\alpha_{PM_{10}(2016)} = \frac{92 - 101.5}{101.5} \times 100\% = -9.4\%$$

按照($Y_{PM_{10}}$ −1)公式,以 2016 年 PM_{10} 年均浓度(92.0$\mu g/m^3$)为基线,预测 2018 年 PM_{10} 年均浓度:

$$Y_{PM_{10}(2017)} = 92.0 \times (1 - 9.4\%)^2 = 75.5\mu g/m^3$$

以此类推,预测 2019~2020 年 PM_{10} 年均浓度分别为 68.4$\mu g/m^3$、61.9$\mu g/m^3$(见表 10−3)。渴望到 2019 年,PM_{10} 年均浓度达到国家标准(70$\mu g/m^3$),但仍高于 WHO 标准 41.9$\mu g/m^3$。(以后不再进行预测)

(三)稳定型预测理论模型结果评价

通过采取系统综合环境污染治理措施,使 PM_{10} 年均浓度继续呈明显下降趋势。到 2019 年,渴望达到国家标准要求,危害性将由量变发生质变,达到极低水平(见表 10−3)。

表 10－3　北京地区环境污染物暴露水平变化趋势和预测情况　　单位：μg/m³

年份	O_3		NO_2	$PM_{2.5}$	PM_{10}
	理论预测值	干预修正值	理论预测值	干预修正值	理论预测值
2018	195.4	181.5	44.2	58.1	75.5
2019	191.9	173.3	42.5	51.8	68.4（达到国家标准）
2020	188.4	165.5（基本达到国家标准）	40.7［基本达到国家（际）标准］	46.2	61.9（达到国家标准但仍高于 WHO 标准）
2023				32.8（达到国家标准）	

*资料来源：《北京市环境质量公报》（2001～2016）

通过以上预测分析，初步可以得出以下结果：

1. 北京地区环境污染暴露危险因素由高危害性降低到低危害性及以下水平；

2. 在“十三五”期末，率先实现全面建成小康社会目标之前，北京市环境空气颗粒物污染和燃煤污染问题得到控制和基本解决，为实现健康北京和全面建成小康社会奠定了良好的健康环境基础；

3. 为全国，特别是长三角、珠三角城市群大规模环境污染治理，提供了可借鉴、可推广的经验与模式。

第二节　气候变化危险因素暴露水平危害性预测评估

北京市气候变化预测主要开展年均温度、年最高温度、年高温天气数、年最低温度变化趋势预测。气候变化干预措施及数量确定原则，除采取环境污染治理措施，还特别强化以下三个方面：κ_6，疏解北京非首都核心功能，发展远郊区生态健康城市，恢复北京城市古都园林水城历史文化风貌，加快实施产业结构调整、转型升级和转移；κ_7，建立生态健康社区、生态健康建筑、生态健康学校、生态健康医院[13]；κ_8，加强生态健康文明建设，发展生态健康产业和服务业，保护生态平衡和生物多样性，促进林业、生态农业协调发展，使城市热岛效应和高温天气数增长速度下降。

一、北京市年均气象温度变化趋势预测理论模型和应用

(一)不稳定型干预预测理论模型

建立年均气象温度不稳定型干预预测理论模型(以每5年为结点):

$$Y'_{Ta(n)} = X_{Ta(m)} \times (1+\alpha'_{Ta(m)})^{n-m} \qquad (Y'_{Ta}-2)$$

$Y'_{Ta(n)}$表示预测第n年干预后年均温度,avr($X_{Ta(m)}$)表示第m年年均温度,$\alpha'_{Ta(m)}$表示第m年年均温度干预后年均增长速度:

$$\alpha'_{Ta(m)} = \kappa \times \alpha_{Ta(m)}$$

κ为干预系数。κ值和干预要素设置数量确定:①参照第十部分第四章第一节环境污染控制措施5条原则($\kappa_1+\kappa_2+\kappa_3+\kappa_4+\kappa_5=2\%$);②参照第十部分第四章第二节气候变化控制措施3条原则。

(二)不稳定型干预预测理论模型结果

依据1980~2016年北京市年均气象温度变化数据资料,在年均气象温度不稳定型预测理论模型基础上,按照κ值确定原则和干预要素设定数量:

$$\kappa=(\kappa_1+\kappa_2+\kappa_3+\kappa_4+\kappa_5)+\kappa_6+\kappa_7+\kappa_8=(2\%)+2\%+1\%+1\%=6\%$$

按照($Y'_{Ta}-2$)公式:

$$\alpha_{Ta(2015)} = \frac{12.2-12.6}{12.6} \times 100\% = -3.2\%$$

计算年均温度干预增长速度:

$$\alpha'_{Ta(2015)} = -3.2\% \times (1+6\%) = -3.3\%$$

以2015年年均气象温度(12.2℃)为基线,预测2020年年均气象温度干预预测值,

$$Y'_{Ta(2020)} = 12.2 \times (1-3.4\%) = 11.8℃$$

2020年年均温度比2015年下降0.4℃。以此类推,预测2025、2030年年均气象温度干预预测值分别为11.4℃,11.0℃。(以后不再预测)。

(三)不稳定型干预预测理论模型结果评价

通过采取环境污染和应对气候变化适应和减缓综合等治理措施,使气候变暖趋势逐步减缓。到2020年年均气象温度暴露危险因素只发生量变没有发生质变,仍保持中等水平。到2030年年均气象温度渴望恢复到1980年之前水平,年均气象温度暴露危险因素从量变发生到质变,由中等危害性降到低危害性。

二、北京市年最高气象温度变化趋势预测理论模型和应用

（一）不稳定型干预预测理论模型

建立年最高气象温度不稳定干预预测理论模型（以每5年为结点）：

$$Y'_{Tmax(n)}=X_{Tmax(m)}\times(1+\alpha'_{Tmax(m)})^{n-m} \qquad (Y'_{Tmax}-2)$$

$Y'_{Tmax(n)}$表示预测第n年干预后年最高气象温度，$X_{Tmax(m)}$表示第m年年最高气象温度，$\alpha'_{Tmax(m)}$表示第m年年最高气象温度干预后年均增长速度：

$$\alpha'_{Tmax(m)}=\kappa\times\alpha_{Tmax(m)}$$

κ为干预系数。κ值和干预要素设置数量确定：①第十部分第四章第一节环境污染控制措施5条原则（$\kappa_1+\kappa_2+\kappa_3+\kappa_4+\kappa_5=5\%$）；②第十部分第四章第二节气候变化控制措施3条原则。

（二）不稳定型干预预测结果

依据1980～2016年北京市年最高温度变化数据资料，在年最高气象温度不稳定预测模型基础上，按照κ值的确定原则和干预要素设定数量：

$$\kappa=(\kappa_1+\kappa_2+\kappa_3+\kappa_4+\kappa_5)+\kappa_6+\kappa_7+\kappa_8=(5\%)+10\%+3\%+2\%=20\%$$

按照（$Y'_{Tmax}-2$）公式，$\alpha_{Tmax(m)}=\dfrac{38.9-40.6}{40.6}\times100\%=-4.2\%$，计算年最高气象温度干预增长速度：

$$\alpha'_{Tmax(2015)}=-4.2\%\times(1+20\%)=-5\%$$

以2015年年最高温度（38.9℃）为基线，预测到2020年干预后年最高温度：

$$Y'_{Tmax(2020)}=38.9\times(1-5\%)=37.0℃$$

2020年年最高气象温度比2015年下降1.9℃。预测2025年年最高气象温度为35.2℃，2030～2050年年最高气象温度维持在35℃以下。

（三）不稳定型干预预测结果评价

通过采取环境污染和应对气候变化适应和减缓综合等治理措施，使气候变暖趋势逐步减缓。到2020年年最高气象温度危害性只发生量变没有发生质变，保持高水平。渴望到2025年，最高气象温度恢复到2008年水平，年最高气象温度危害性从量变发生到质变，由中等降到低水平。

三、北京市年最低气象温度变化趋势预测理论模型和应用

(一)不稳定型干预预测理论模型

建立最低气象温度不稳定型干预预测理论模型(以每5年为结点):

$$Y'_{\mathrm{Tmin(n)}} = X_{\mathrm{Tmin(m)}} \times (1 + \alpha'_{\mathrm{Tmin(m)}})^{n-m} \qquad (Y'_{\mathrm{Tmin}} - 2)$$

$Y'_{\mathrm{Tmin(n)}}$ 表示预测第n年干预后年最低气象温度,$X_{\mathrm{Tmin(m)}}$ 表示第m年年最低气象温度,$\alpha'_{\mathrm{Tmin(m)}}$ 表示第m年年最低气象温度干预后增长速度:

$$\alpha'_{\mathrm{Tmin(m)}} = \kappa \times \alpha_{\mathrm{Tmin(m)}}$$

κ 为干预系数。κ 值和干预要素设置数量确定:①第十部分第四章第一节环境污染控制措施5条原则($\kappa_1 + \kappa_2 + \kappa_3 + \kappa_4 + \kappa_5 = 10\%$);②第十部分第四章第二节气候变化控制措施3条原则。

(二)不稳定型干预预测结果

依据1980~2016年北京市年最低气象温度变化数据资料,在最低气象温度不稳定型预测理论模型基础上,计算:

$$\alpha_{\mathrm{Tmin(m)}} = \frac{-9.2 - (-16.7)}{-16.7} \times 100\% = -44.9\%$$

按照 κ 值的确定原则和干预要素设定数量:

$\kappa = (\kappa_1 + \kappa_2 + \kappa_3 + \kappa_4 + \kappa_5) + \kappa_6 + \kappa_7 + \kappa_8 = (10\%) + 50\% + 40\% + 4\% = 140\%$。

计算年最低温度干预增长速度:

$$\alpha'_{\mathrm{Tmin(2015)}} = -44.9\% \times (1 - 140\%) = 18.0\%\text{。}$$

按照($Y'_{\mathrm{Tmin}} - 2$)公式,以期间最低温度平均值(-10.2℃)为基线,预测2020年干预后年最低气象温度:

$$Y'_{\mathrm{Tmin(2020)}} = -10.2 \times (1 + 18\%) = -14.1℃$$

以此类推,预测2025、2030年最低温度干预预测值分别为-13.8℃,-13.1℃。

(三)不稳定型干预预测结果评价

通过采取环境污染治理和应对气候变化适应与减缓综合等综合措施,使气候变暖趋势逐步减缓。2020年年最低气象温度暴露危险因素只发生量变没有发生质变,保持低水平(见表10-4)。

表 10－4　北京市气候变化暴露水平及趋势预测结果　　单位：℃

年份	年均气象温度	年最高气象温度	年最低气象温度
	干预修正值	干预修正值	干预修正值
2020	11.8	37.0	－14.1
2025	11.4	35.2	－13.8
2030	11.0	35.0（达到国家标准）	－13.1

*资料来源：《北京统计年鉴 2016》

四、北京市年雾霾天气数变化趋势预测理论模型和应用

（一）稳定型干预预测理论模型

建立雾霾天气数稳定型干预预测理论模型：

$$Y'_{Fd(n)} = X_{Fd(m)} \times (1 + \alpha'_{Fd(m)})^{n-m} \qquad (Y'_{Fd}-1)$$

$Y'_{Fd(n)}$ 表示预测第 n 年干预后年雾霾天气数，$X_{Fd(m)}$ 表示第 m 年年雾霾天气数，$\alpha'_{Fd(m)}$ 表示第 m 年年雾霾天气数干预后增长速度：

$$\alpha'_{Fd(m)} = \kappa \times \alpha_{Fd(m)} \qquad (\alpha'_{Fd(m)}-1)$$

κ 值和干预要素设置数量确定：①第十部分第四章第一节环境污染控制措施 5 条原则，使雾霾天气数增长速度下降 50.0%；②第十部分第四章第二节气候变化控制措施 3 条原则，使雾霾天气数增长速度下降 50.0%。

（二）稳定型干预预测结果

依据 2008～2016 年北京市年静稳的雾霾天气数变化数据资料，在雾霾天气数稳定型预测理论模型基础上，按照 κ 值的确定原则和干预要素设定数量：

$\kappa = (\kappa_1 + \kappa_2 + \kappa_3 + \kappa_4 + \kappa_5) + \kappa_6 + \kappa_7 + \kappa_8 = (-50.0\%) + (-25.0\%) + (-15.0\%) + (-10.0\%) = -100.0\%$

按照（Y'_{Fd-1}）公式：

$\alpha_{Fd(m)} = \frac{167-179}{179} \times 100\% = -6.7\%$，计算年雾霾天气数干预增长速度：

$$\alpha'_{Fd(2015)} = -6.7\% \times (1+100\%) = -13.4\%$$

2016 年雾霾天气数（167 天）为基线，预测 2018 年为 125 天，2019 年为 108 天，2020 年为 94 天，2025 年为 48 天，2030 年为 24 天。

（三）稳定型干预预测结果评价

通过采取环境污染和应对气候变化适应和减缓综合等治理措施，使雾霾天

气数增长趋势逐步减缓，可渴望到 2020 年，年雾霾天气数恢复到 2010 年水平，危害性从量变发生到质变，由高降到中等水平。到 2025 年雾霾天气数明显下降，将由量变发生质变，从中等提升到低水平。

通过以上预测分析，初步可以得出以下结果：

1. 北京市气候变化暴露危险因素由高危害性降低到低危害性；

2. 北京市气候变化适应和减缓能力逐步提升，为防控气候变暖和城市热岛效应起到积极推动作用，为率先实现全面建成小康社会打下了良好基础。

第五章　北京市人口健康危害性预测评估

第一节　人口不健康行为危害性预测评估

北京市人口不健康行为危害性预测主要包括吸烟暴露水平、食盐摄入水平、油脂摄入水平、蔬菜水果摄入水平、身体活动不足暴露水平、饮酒暴露水平危害性预测。

一、北京市吸烟危害性预测评估

（一）吸烟暴露水平稳定型预测理论模型

1. 建立吸烟暴露水平稳定型预测理论模型。

$$Y_{A(n)} = X_{A(m)} \times (1 + \alpha_{A(m)})^{n-m} \qquad (Y_A - 1)$$

$Y_{A(n)}$表示预测第 n 年不健康行为暴露水平，$X_{A(m)}$表示第 m 年不健康行为暴露水平（预测基线），$\alpha_{A(m)}$表示第 m 年不健康行为暴露水平增长速度。

2. 吸烟暴露水平稳定型预测结果。

依据2009～2016年北京市人群吸烟暴露水平变化数据资料，其中2009年为29%，2016年为22.3%，吸烟率增长速度为$\sqrt[2016-2009]{22.3/29} - 1 = -3.7\%$。以2016年吸烟率（22.3%）为基线，代入吸烟率稳定预测理论模型（$Y_A - 1$），预测2018年吸烟率：

$$Y_{Asm(2018)} = 22.3 \times (1 - 3.7\%)^2 = 20.7\%$$

以此类推，计算得2019～2030年吸烟率：2019年为19.9%，2020年为

19.2%，达到 WHO 控烟目标值，低于 20%。（以后不再预测）

3. 吸烟暴露水平稳定型预测结果评价。

通过贯彻实施《北京市控制吸烟条例》[22]《健康北京人—全民健康促进十年行动计划》[23]和健康北京规划，加强学校卫生和居民健康教育，以及公共场所、工作场所控制吸烟监管，吸烟暴露水平逐步下降。到 2019 年，吸烟暴露水平降至 19.9%，危害性由量变发生质变，危害性等由中等降到低水平。

（二）吸烟暴露水平稳定型干预预测理论模型

1. 建立吸烟暴露水平稳定型干预预测理论模型。

$$Y'_{A(n)} = X_{A(m)} \times (1 + \alpha'_{A(m)})^{n-m} \qquad (Y'_A - 1)$$

$Y'_{A(n)}$ 表示预测第 n 年干预后不健康行为暴露水平，$X_{A(m)}$ 表示第 m 年不健康行为暴露水平（预测基线），$\alpha'_{A(m)}$ 表示第 m 年不健康行为暴露水平干预后增长速度，$\alpha'_{A(m)} = \kappa \times \alpha_{A(m)}$（$\alpha'_{A(m)} - 1$），$\kappa$ 为干预系数。

2. 吸烟暴露水平稳定型干预预测结果。

κ 值和干预要素设置数量确定如下：κ_1，通过征收烟草税，使吸烟率增长速度下降 20.0%；κ_2，继续深入贯彻实施《北京控制吸烟条例》[22]《北京市"十三五"时期卫生计生事业发展规划》[24]《健康北京人－全民健康促进十年行动规划（2009～2018）》[23]《健康北京 2030 规划纲要》[25]等法律法规和政策规划，使吸烟率增长速度下降 15.0%；κ_3，建设健康城市、健康社区、健康学校、健康工作场所，重点控制男性吸烟、职业人群、老龄和青少年人群，使吸烟率增长速度下降 15.0%；κ_4，利用电视、广播、报纸、网络、公益广告等传播媒介，加强吸烟危害健康及其防控相关知识宣传，引导市民全面提升健康意识，使吸烟率增长速度降低 10.0%。

$\kappa = \kappa_1 + \kappa_2 + \kappa_3 + \kappa_4 = (-20.0\%) + (-15.0\%) + (-15.0\%) + (-10.0\%) = -60.0\%$

计算吸烟率干预增长速度：

$$\alpha'_{Asm(2018)} = -3.7 \times (1 + 60\%) = -5.9\%$$

按照（$Y'_A - 1$）公式，以 2016 年吸烟率（22.3%）为基线，预测 2018 年干预后吸烟率：

$$Y'_{Asm(2018)} = 22.3 \times (1 - 5.9\%)^2 = 19.7\%$$

达到 WHO 控烟目标值，低于 20%（以后不再进行预测）。

3. 吸烟暴露水平稳定型干预预测结果评价。

通过采取实施健康规划、对二手烟严格控制、征收烟草税、依法管理、社区管理、健康教育、加大公共场所等监管力度、加强家庭约束、提高公民健康素养等措施，北京市人口吸烟不良行为呈下降趋势，控烟措施得到明显效果。到2018年北京市人口吸烟暴露水平可渴望达到20%以下。吸烟不良行为危害性将由中等到低危害性，达到《健康北京人——全民健康促进十年行动规划》和WHO控烟标准要求。

二、北京市不健康饮食行为危害性评估

（一）食盐摄入行为危害性预测评估

1. 食盐摄入水平稳定型预测结果。

依据2002～2014年北京市每人每天食盐摄入水平变化数据资料，2002年为17.7g，2014年为8.98g，每人每天食盐摄入水平增长速度为$\sqrt[2014-2002]{8.98/17.7}-1=-5.5\%$。以2014年每人每天食盐摄入水平（8.98g）为基线，代入食盐摄入水平稳定预测理论模型（Y_A-1），计算2018年每人每天食盐摄入水平

$$Y_{Asa(2018)}=8.98\times(1-5.5\%)^{(2018-2014)}=7.2g$$

以此类推，计算得2019～2030年每人每天食盐摄入水平：2019年为6.8g，2020年为6.4g，接近国家标准。2022年为5.9，渴望达到国家标准（6g）要求。（以后不再进行预测）。

2. 食盐摄入水平稳定型干预预测结果。

κ值和干预要素设置数量确定如下：κ_1，深入贯彻落实《健康北京人－全民健康促进十年行动规划（2009～2018）》[23]、健康北京规划[25]和《中国居民营养膳食指南（2016）》[26]和《WHO膳食指南》[27]等标准，使高盐饮食摄入水平增长速度下降10.0%；κ_2，利用电视、广播、报纸、网络、公益广告等传播媒介，加强相关健康知识宣传，引导市民全面提升健康意识，使食盐摄入水平增长速度降低10.0%；κ_3，加强家庭、公共场所、职工食堂控制，使食盐摄入水平增长速度降低10.0%。

$$\kappa=\kappa_1+\kappa_2+\kappa_3=(-10.0\%)+(-10.0\%)+(-10.0\%)=-30.0\%$$

计算食盐摄入水平干预增长速度：

$$\alpha'_{Asa(2016)}=-5.5\times(1+30\%)=-7.2\%$$

按照（Y'_A-1）公式，以2014年食盐摄入水平（8.98g）为基线，预测2018年每人每天食盐摄入水平干预预测数

$$Y'_{Asa(2018)} = 8.98 \times (1 - 7.2\%)^{2018-2014} = 6.7g$$

以此类推，预测 2019～2020 年每人每天食盐摄入水平：2019 年为 6.2g，2020 年为 5.7g。干预后，2020 年北京市每人每天食盐摄入水平达到国家标准值（6g）。（以后不再进行预测）

3. 食盐摄入水平稳定型干预预测结果评价。

通过采取落实标准指南和规划、社区管理、加强家庭、公共场所餐厅、职工食堂健康教育等措施，北京市人口食盐摄入水平继续呈下降趋势，控盐措施得到明显效果。到 2020 年食盐摄入水平危害性将由中等降到极低水平。

（二）油脂摄入行为危害性预测评估

1. 油脂摄入水平稳定型预测结果。

依据 2002～2011 年北京市油脂摄入水平变化数据资料，其中 2002 年为 54.8g，2011 年为 36.2g，每人每天油脂摄入水平增长速度为 $\sqrt[2011-2002]{36.2/54.8} - 1 = -4.5\%$。代入（$Y_A - 1$）公式，以 2011 年每人每天油脂摄入水平（36.2g）为基线，预测 2018 年每人每天油脂摄入水平：

$$Y_{Af(2018)} = 36.2 \times (1 - 4.5\%)^{2018-2011} = 26.2g$$

达到《中国居民营养膳食指南（2016）》要求（每人每日油脂摄入量不超过 30g）。以后不再预测。

2. 油脂摄入水平稳定型预测结果评价。

北京市人口油脂摄入水平呈下降趋势，控制油脂过量摄入措施得到明显效果。2018 年预计达到《中国居民营养膳食指南（2016）》要求。到 2018 年，油脂摄入水平暴露危险因素将由中等降到极低危害水平。

（三）蔬菜摄入行为危害性预测评估

1. 蔬菜摄入水平稳定型预测结果。

依据 2002～2011 年北京市人口蔬菜摄入水平变化趋势数据资料，其中 2002 年为 238g，2011 年为 296g，每人每天蔬菜摄入水平增长速度为 $\sqrt[2011-2002]{296/238} - 1 = 2.5\%$。按照（$Y_A - 1$）公式，以 2011 年每人每天蔬菜摄入水平（296g）为基线，预测 2018 年每人每天蔬菜摄入水平：

$$Y_{Ave(2018)} = 296 \times (1 + 2.5\%)^{2018-2011} = 351.9g$$

渴望达到《中国居民营养膳食指南（2016）》中蔬菜摄入标准（每人每天摄入 300～500g），以后不再预测。

2. 蔬菜摄入水平稳定型预测结果评价。

北京市人口蔬菜摄入水平呈上升趋势，调整蔬菜摄入水平措施得到明显效果。到2018年，渴望达到《中国居民营养膳食指南（2016）》中蔬菜摄入标准（每人每天摄入300～500g）蔬菜摄入水平危害性将由低降到实际无危害水平。

（四）水果摄入行为危害性预测评估

1. 水果摄入水平稳定型预测。

预测结果。依据2002～2011年北京市水果摄入水平变化数据资料，其中2002年为111.5g，2011年132g，每人每天水果摄入水平增长速度为$\sqrt[2011-2002]{132/111.5}-1=1.9\%$。按照（$Y_A-1$）公式，以2011年每人每天水果摄入水平（132g）为基线，预测2018年每人每天水果摄入水平：

$$Y_{Afr(2018)}=132\times(1+1.9\%)^{2018-2011}=150.6g$$

以此类推，预测2019～2030年每人每天水果摄入水平：

2019年为153.5g，2020年为156.4g，2025年为171.8g，2030年为188.8g。（低于《中国居民营养膳食指南（2016）》“每人每天摄入水果200～350g”的标准。

预测结果评价。虽然未来水果摄入量呈上升趋势，但是仍明显不足，与《中国居民膳食指南（2016）》标准仍有较大差距；水果摄入不健康生活方式尚未得到有效控制，危害性只发生量变没有发生质变，保持中等水平。

2. 水果摄入水平稳定型干预预测。

干预预测κ值和干预要素设置数量确定如下：κ_1，依据《北京市“十三五”时期卫生计生事业发展规划》[24]《健康北京人－全民健康促进十年行动规划（2009～2018）》[23]《健康北京2030规划纲要》[25]《中国居民营养膳食指南（2016）》[26]和《WHO膳食指南》[27]等相关规划和标准，推进水果生产、销售、运输和市场健康发展，使水果摄入水平增长速度增加一倍；κ_2，利用电视、广播、报纸、网络、公益广告等传播媒介，加强相关健康知识宣传，引导市民全面提升健康意识，使水果摄入水平增长速度增加一倍；κ_3，政府制定水果补贴或鼓励发展水果等生态产业，制定和实施供给政策措施，增加水果的可得性，使水果摄入水平增长速度上升40.0%。

$$\kappa=\kappa_1+\kappa_2+\kappa_3=1+1+40.0\%=240\%$$

计算水果摄入水平干预增长速度：

$$\alpha'_{Afr(2016)}=1.9\times(1+240\%)=6.5\%$$

按照（Y'_A-1）公式，以2011年水果摄入水平（132g）为基线，预测2018年每人每天水果摄入水平干预预测数：

$$Y'_{\mathrm{Afr}(2018)} = 132 \times (1 + 6.5\%)^{2018-2011} = 205.1\mathrm{g}$$

以此类推，预测 2019 ~ 2020 年每人每天水果摄入水平：2019 年为 218.5g，2020 年为 232.7g。2018 年北京市居民每人每天水果摄入水平渴望达到《中国居民营养膳食指南（2016）》。（以后不再预测）。

3. 干预预测结果评价。

通过采取健康规划、膳食指南、水果补贴以及产供销共同发力等多种措施，水果摄入水平明显提高。2018 年北京市居民每人每天水果摄入水平渴望达到《中国居民营养膳食指南（2016）》，比理论预测提前 10 年达标。危害性从量变发生到质变，将由中等降到实际无危害水平。

三、身体活动不足行为危害性预测评估

（一）身体活动不足暴露水平稳定型预测评估

1. 身体活动不足暴露水平稳定型预测。

预测结果依据 2009 ~ 2014 年北京市人口身体活动不足暴露水平变化趋势数据资料，其中 2009 年为 32.7%，2014 年为 26%，身体活动不足率增长速度为 $\sqrt[2014-2009]{26/32.7} - 1 = -4.5\%$，以 2014 年身体活动不足率（26%）为基线，代入稳定预测理论模型（$Y_A - 1$），预测 2018 年身体活动不足率：

$$Y_{\mathrm{Ae}(2018)} = 26 \times (1 - 4.5\%)^{(2018-2014)} = 21.6\%$$

以此类推，计算得 2019 ~ 2030 年身体活动不足率：2019 年为 20.6%，2020 年为 19.7%，达到 WHO 身体活动不足率（20%）要求，以后不再预测。

预测结果评价，北京市人口体育活动不足到 2020 年，渴望达到 WHO 标准要求，危害性将由中等下降到低危害。

2. 身体活动不足暴露水平稳定型干预预测。

预测结果，κ 值和干预要素设置数量确定如下：κ_1，依据《全民健身计划（2016 ~ 2020）》《WHO 全球健康饮食和身体活动战略》[28]《健康北京人 – 全民健康促进十年行动规划（2009 ~ 2018）》[23]《健康北京 2030 规划纲要》[25] 等发展战略和规划政策，增加群众性体育场所和设施，使身体活动不足率增长速度下降 30.0%；κ_2，利用电视、广播、报纸、网络、公益广告等传播媒介，加强相关健康知识的宣传，引导市民全面提升健康意识，使身体活动不足率增长速度下降 16.0%；κ_3，针对老年男性、学生、办公人员、开车人员开展健身活动，使身体活动不足率增长速度下降 14.0%。

$\kappa = \kappa_1 + \kappa_2 + \kappa_3 = (-30.0\%) + (-16.0\%) + (-14.0\%) = -60.0\%$。

计算身体活动不足率干预增长速度：

$$\alpha'_{Ae(2016)} = -4.5 \times (1 + 60\%) = -7.2\%$$

按照($Y_A - 1$)公式，以2014年身体活动不足率(26%)为基线，预测2018年身体活动不足率干预预测数：

$$Y'_{Ae(2018)} = 26 \times (1 - 7.2\%)^{2018-2014} = 19.3\%$$

渴望达到WHO身体活动不足率(20%)要求，以后不再进行预测。

干预预测结果评估。2018年北京市人口身体活动不足，危害性将从量变发生到质变，由中等降到低危害，比理论预测提前两年达到标准。

通过以上预测分析，初步可以得出以下结果：①不健康行为方式暴露水平及预测汇总结果(见表10-5和表10-6)；②北京市不健康行为暴露危险因素由中等危害性降低到低(或极低)危害水平；③北京市居民健康素养逐年提升；④为率先实现全面建成小康社会和全民提高健康素养作出积极贡献，打下良好基础。

表10-5　北京市人口不健康行为方式暴露水平及预测结果　单位：%

年份	吸烟率		身体活动不足率	
	理论预测值	干预修正值	理论预测值	干预修正值
2018	20.7	19.7 (达到国家标准)	21.6	19.3 (达到WHO标准)
2019	19.9		20.6	
2020	19.2 (达到国家标准)		19.7 (达到WHO标准)	

*资料来源：《北京市卫生与人群健康状况报告》(2009～2016)

表10-6　北京市人口不健康行为方式暴露水平及预测结果　单位：g

年份	食盐摄入水平		油脂摄入水平	蔬菜摄入水平	水果摄入水平	
	理论预测值	干预修正值	理论预测值	理论预测值	理论预测值	干预修正值
2018	7.2	6.7	26.2 (达到国家标准)	351.9 (达到国家标准)	150.6	205.1 (达到国家标准)
2019	6.8	6.2			153.5	
2020	6.4	5.7 (达到国家标准)			156.4	
2025	4.8 (达到国家标准)				171.8	
2030					188.8	

*资料来源：《北京市卫生与人群健康状况报告》(2009～2016)

第二节 人口重大疾病严重程度危害性预测评估

重大疾病严重程度评估预测主要包括非传染性疾病死亡危害性评估预测和传染病发病危害性预测。死亡构成比和死亡率有相近之处,选择死亡率进行预测。

一、恶性肿瘤死亡率预测理论模型及应用

(一)恶性肿瘤死亡率稳定型预测

1. 建立恶性肿瘤死亡率稳定预测理论模型。

$$Y_{cmt(n)} = X_{cmt(m)} \times (1 + \alpha_{cmt(m)})^{n-m} \qquad (Y_{cmt} - 1)$$

$Y_{cmt(n)}$表示预测第 n 年恶性肿瘤死亡率,$X_{cmt(m)}$表示第 m 年恶性肿瘤死亡率(预测基线),$\alpha_{cmt(m)}$表示第 m 年恶性肿瘤死亡率增长速度。

2. 恶性肿瘤死亡率稳定型预测结果。

依据 2008~2016 年北京市恶性肿瘤死亡率变化数据资料,死亡率和增长速度保持稳定状态,其中 2015 年恶性肿瘤死亡率 176.1/10 万,2016 年恶性肿瘤死亡率 177.3/10 万。计算恶性肿瘤死亡率增长速度

$$\alpha_{cmt(2016)} = \frac{177.3 - 176.1}{176.1} \times 100\% = 0.68\%$$

按照($Y_{cmt} - 1$)公式,以 2016 年恶性肿瘤死亡率(177.3/10 万)为基线,计算 2018 年恶性肿瘤死亡率:

$$Y_{cmt(2018)} = 177.3 \times (1 + 0.68\%)^2 = 179.7/10\text{万}$$

以此类推,预测 2019~2030 年恶性肿瘤死亡率:2019 年为 180.9/10 万,2020 年为 182.2/10 万,2025 年为 185.5/10 万,2030 年为 194.9/10 万。2030 年比 2016 年增加 17.6/10 万。

3. 恶性肿瘤死亡率稳定型预测结果评价。

北京市恶性肿瘤死亡率呈较快增长趋势,恶性肿瘤临床诊疗措施效果不明显,只发生量变,没有发生质变,危害性持续保持高水平。

(二)恶性肿瘤死亡率稳定干预预测理论模型及应用

1. 建立恶性肿瘤死亡率稳定干预预测理论模型。

$$Y'_{cmt(n)} = X_{cmt(m)} \times (1 + \alpha'_{cmt(m)})^{n-m} \qquad (Y'_{cmt} - 1)$$

$Y'_{cmt(n)}$表示预测第 n 年恶性肿瘤干预后死亡率，$X_{cmt(m)}$表示第 m 年恶性肿瘤死亡率（预测基线），$\alpha'_{cmt(m)}$表示第 m 年干预后恶性肿瘤死亡率增长速度：

$$\alpha'_{cmt(m)} = \kappa \times \alpha_{cmt(m)} (\alpha'_{cmt(m)} - 1)$$

κ 为干预系数。κ 值确定原则和设置数量如下：党的十九大提出国民经济走质量发展型道路，进一步推进健康中国战略，加快推进经济、政治、文化、社会、生态文明五位一体总体布局，着重采取以下措施：κ_1，贯彻落实《健康中国 2030 健康规划纲要》[21]《北京市"十三五"时期卫生计生事业发展规划》[24]《健康北京 2030 健康规划纲要》[25]等发展规划及政策，遵循恶性肿瘤死亡和临床医学管理规律，重点加强健康城市建设、发展绿色生态健康 GDP、加大环境空气污染治理力度、明显提高气候变化适应能力、增加园林绿化覆盖率、发展绿色交通，加强恶性肿瘤综合防治工作，使恶性肿瘤死亡率增长速度降低 55.0%；κ_2，借鉴 OECD 国家恶性肿瘤防治经验，继续落实《中国癌症防治三年行动计划（2015～2017）》[33]和《中国防治慢性病中长期规划（2017～2025）》[34]，以及国务院关于集中优势力量攻关疑难高发癌症的要求，实施肿瘤医疗机构结构调整，在二级及以上综合医院医学体检机构、一级医院和基层医疗卫生机构建立健全高危人群恶性肿瘤医学检查机制[35]，鼓励和支持二级以上综合医院和肿瘤医院到下级医院和基层医疗卫生机构指导诊疗和康复，提高早筛查、早诊断、早治疗、早康复和精准治疗等服务能力与管理水平，使恶性肿瘤死亡率增长速度降低 50.0%；κ_3，借鉴美国等发达国家通过控制吸烟、改变人口不健康生活方式等，降低恶性肿瘤的经验[36]，使恶性肿瘤死亡率下降 30.0%。

2. 恶性肿瘤死亡率稳定型干预预测结果。

在（Y_{cmt} - 1）基础上，按照干预因素（κ 值）的确定原则设定具体数值：

$$\kappa = \kappa_1 + \kappa_2 + \kappa_3 + \kappa_4 = (-55.0\%) + (-45.0\%) + (-30.0\%) = 130.0\%$$

按照（Y'_{cmt} - 1）公式，计算恶性肿瘤死亡率干预增长速度：

$$\alpha'_{cmt(2016)} = 0.68\% \times (1 - \kappa) = 0.68\% \times (1 - 130.0\%) = -0.25\%$$

以 2016 年恶性肿瘤死亡率（177.3/10 万）为基线，计算 2018 年干预后恶性肿瘤死亡率：

$$Y'_{cmt(2017)} = 177.3 \times (1 - 0.25\%)^2 = 176.4/10\ 万$$

以此类推，计算 2019～2030 年干预后恶性肿瘤死亡率：2019 年为 175.9/10 万，2020 年为 175.5/10 万，2025 年为 173.4/10 万，2030 年为 171.2/10 万。2030 年恶性肿瘤死亡率比同期理论预测值降低 23.7/10 万，比 2016 年减少

6.1/10 万(见图 10-2)。

3. 恶性肿瘤死亡率稳定型干预预测结果评价。

通过加强健康城市建设、环境治理、发展绿色生态健康 GDP、园林绿化、绿色交通、控制吸烟、早筛查、早诊断、早治疗和精准治疗等综合防治措施,北京市恶性肿瘤死亡率增长速度比理论值得到有效控制,2019 年呈下降趋势出现拐点。危害性由量变发生质变,将从高水平降为中等危害水平。

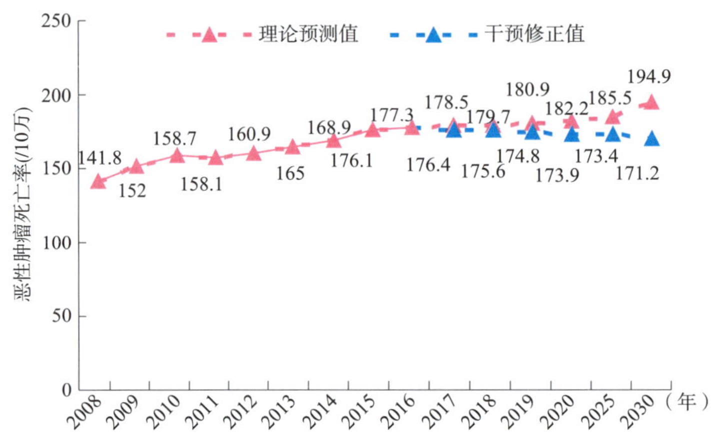

数据来源:北京市卫生统计资料简编(2008~2016)

图 10-2　北京市 2008~2016 年地区恶性肿瘤死亡率及 2018~2030 年趋势预测

二、肺癌死亡率预测理论模型及应用

(一)肺癌死亡率稳定预测理论模型及应用

1. 建立肺癌死亡率稳定预测理论模型。

$$Y_{lmt(n)} = X_{lmt(m)} \times (1 + \alpha_{lmt(m)})^{n-m} \qquad (Y_{lmt}-1)$$

$Y_{lmt(n)}$ 表示预测第 n 年肺癌死亡率,$X_{lmt(m)}$ 表示第 m 年肺癌死亡率(预测基线),$\alpha_{lmt(m)}$ 表示第 m 年肺癌死亡率增长速度。

2. 肺癌死亡率稳定型预测结果。

依据 2010~2016 年北京市肺癌死亡率变化趋势数据资料,死亡率和增长速度保持稳定状态,其中 2015 年肺癌死亡率 55.3/10 万,2016 年肺癌死亡率 56.6/10 万。计算 2016 年肺癌死亡率增长速度:

$$\alpha_{lmt(2016)} = \frac{56.6 - 55.3}{55.3} \times 100\% = 2.4\%$$

按照($Y_{lmt}-1$)公式,以 2016 年肺癌死亡率(56.6/10 万)为基线,计算 2018

年肺癌死亡率结果：

$$Y_{lmt(2018)} = 56.6 \times (1 + 2.4\%)^2 = 59.3/10\text{ 万}$$

以此类推，计算2019～2030年肺癌死亡率：2019年为60.8/10万，2020年为62.2/10万，2025年为70.0/10万，2030年为78.8/10万。2030年比2016年增加22.2/10万。

3. 肺癌死亡率稳定型预测结果评价。

北京市肺癌死亡率呈持续快速增长趋势，单纯依靠临床诊疗和一定的控烟措施，肺癌防控死亡效果还不够明显，危害性只发生量变，没有发生质变，保持高危害性水平。

（二）肺癌死亡率稳定干预预测理论模型及应用

1. 建立肺癌死亡率稳定干预预测理论模型。

$$Y'_{lmt(n)} = X_{lmt(m)} \times (1 + \alpha_{lmt(m)})^{n-m} \qquad (Y'_{lmt} - 1)$$

$Y'_{lmt(n)}$表示预测第n年肺癌干预后死亡率，$X_{lmt(m)}$表示第m年肺癌死亡率（预测基线），$\alpha'_{lmt(m)}$表示第m年肺癌干预后死亡率增长速度：

$$\alpha'_{lmt(m)} = \kappa \times \alpha_{lmt(m)} \quad (\alpha'_{lmt(m)} - 1)$$

κ为干预系数。κ值确定原则和设置数量如下：在继续巩固恶性肿瘤防治工作的基础上，重点加强以下措施：κ_1，在二级及以上综合医院医学体检机构、一级医院和基层医院建立高危人群肺癌医学检查机制[35]，鼓励和支持二级以上综合医院和肿瘤医院到下级医院和基层医疗卫生机构，开展早发现、早检查、早诊断、早治疗、早康复和精准诊疗工作，针对肺癌高危人群，加强螺旋CT筛查和早检查、早诊断、早治疗、早康复和精准诊疗工作，使肺癌死亡率增长速度下降40.0%；κ_2，加强公共场所、家庭、工作场所控烟和二手烟管理，吸烟暴露水平明显下降，使肺癌死亡率增长速度下降20.0%；κ_3，降低$PM_{2.5}$暴露水平，使肺癌死亡率增长速度下降15.0%；κ_4，借鉴美国等发达国家肺癌防治经验[36]，使肺癌死亡率增长速度下降5.0%。

2. 肺癌死亡率稳定型干预预测结果。

在肺癌死亡率稳定理论模型（$Y_{lmt} - 1$）基础上，按照干预因素（κ值）的确定原则设定具体数值：

$\kappa = \kappa_1 + \kappa_2 + \kappa_3 + \kappa_4 = (-40.0\%) + (-20.0\%) + (-15.0\%) + (-5.0\%) = 80.0\%$

按照（$Y'_{lmt} - 1$）公式，计算肺癌死亡率干预增长速度：

$\alpha'_{lmt}(2015) = 2.4\% \times (1-\kappa) = 2.4\% \times (1-80.0\%) = 0.48\%$

以2016年肺癌死亡率(56.6/10万)为基线,计算2018年干预后肺癌死亡率:

$$Y'_{lmt(2018)} = 56.6 \times (1+0.48\%)^2 = 57.1/10\text{万}$$

以此类推,计算2019~2030年干预后肺癌死亡率:2019年为57.4/10万,2020年为57.7/10万,2025年为56.3/10万,2030年为54.9/10万。2030年肺癌死亡率比理论预测值降低23.9/10万(见表10-7)。

3. 肺癌死亡率稳定型干预预测结果评价。

通过采取发展健康城市、健康经济、环境治理、控制吸烟,加强早发现、早诊断、早治疗和精准治疗工作,推进不同层级医疗机构结构调整,完善职能,加强高危人群管理,使肺癌死亡率比理论值明显降低,2020年出现拐点,肺癌死亡率呈下降趋势。危害性由量变发生质变,将从高降为中等危害水平。

三、北京市人群心脏病死亡率预测理论模型及应用

(一)心脏病死亡率稳定预测理论模型及应用

1. 建立心脏病死亡率稳定预测理论模型。

$$Y_{hmt(n)} = X_{hmt(m)} \times (1+\alpha_{hmt(m)})^{n-m} \qquad (Y_{hmt}-1)$$

$Y_{hmt(n)}$表示预测第n年心脏病死亡率,$X_{hmt(m)}$表示第m年心脏病死亡率(预测基线),$\alpha_{hmt(m)}$表示第m年心脏病死亡率增长速度。

2. 心脏病死亡率稳定型预测结果。

依据2008~2016年北京市心脏病死亡率变化数据资料,死亡率和增长速度保持稳定状态,其中2015年心脏病死亡率165.2/10万,2016年心脏病死亡率170.4/10万。计算2016年心脏病死亡率增长速度:

$$\alpha_{hmt(2016)} = \frac{170.4-165.2}{165.2} \times 100\% = 3.1\%$$

按照($Y_{hmt}-1$)公式,以2016年心脏病死亡率(170.4/10万)为基线,计算2018年心脏病死亡率:

$$Y_{hmt(2018)} = 170.4 \times (1+2.2\%)^2 = 180.8/10\text{万}$$

以此类推,计算2018~2030年心脏病死亡率:2019年为186.2/10万,2020年为191.8/10万,2025年为213.8/10万,2030年为238.4/10万。2030年比2016年增加68/10万。

3. 心脏病死亡率稳定型预测结果评价。

北京市的心脏病死亡率呈较快增长趋势，单纯依靠医疗措施防治效果不明显，危害性只发生量变没有发生质变，保持高危害性。

（二）心脏病死亡率稳定干预预测理论模型及应用

1. 建立心脏病死亡率稳定干预预测理论模型。

$$Y'_{hmt(n)} = X_{hmt(m)} \times (1 + \alpha'_{hmt(m)})^{n-m} \qquad (Y'_{hmt} - 1)$$

$Y'_{hmt(n)}$ 表示预测第 n 年心脏病干预后死亡率，$X_{hmt(m)}$ 表示第 m 年心脏病死亡率（预测基线），$\alpha'_{hmt(m)}$ 表示第 m 年心脏病干预后死亡率增长速度：

$$\alpha'_{hmt(m)} = \kappa \times \alpha'_{hmt(m)} \qquad (\alpha'_{hmt(m)}) - 1)$$

κ 为干预系数。κ 值确定原则和设置数量如下：κ_1，通过实施区域医疗卫生体系发展规划，增加远郊区心脏病防治资源均等化，提高诊疗技术可及性，落实分级诊疗制度[35]，使心脏病死亡率增长速度下降 30.0%；κ_2，通过控制和减少高温天气、静稳的雾霾天气、城市热岛效应和 $PM_{10}/PM_{2.5}$ 等环境污染物和气候变化危险因素暴露水平，使心脏病死亡率增长速度下降 25.0%；κ_3，全面实施《北京市院前医疗急救服务条例》，提高自救互救（普及急救包、增加 AED）、现场应急救护，院前急救（急救车、急救人员、救援设备、中医急救、航空医学救援）与院内急救有效对接等措施，使心脏病死亡率增长速度下降 20.0%；κ_4，心脏病、糖尿病、慢性肾病等康复水平不断增加，使心脏病死亡率增长速度下降 14.0%；κ_5，加强心脏病、高血压、糖尿病、慢性肾病等规范化管理措施，使心脏病死亡率增长速度下降 10.0%；κ_6，加强文化教育，提高健康教育、自我管理和自我保健能力[40]，使心脏病死亡率增长速度下降 5%。

2. 心脏病死亡率稳定型干预预测结果。

在心脏病死亡率稳定预测理论模型（$Y_{hmt} - 1$）基础上，按照干预因素（κ 值）的确定原则设定具体数值

$$\kappa = \kappa_1 + \kappa_2 + \cdots + \kappa_6 = (-30.0\%) + (-25.0\%) + (-20.0\%) + (-14.0\%) + (-10.0\%) + (-5.0\%) = -104.0\%$$

按照（$Y'_{hmt} - 1$）公式，计算心脏病死亡率干预增长速度：

$$\alpha'_{hmt(2016)} = 3.1\% \times (1 - \kappa) = 3.1\% \times (1 - 104.0\%) = -0.1\%$$

以 2016 年心脏病死亡率（170.4/10 万）为基线，计算 2020 年干预后心脏病死亡率：

$$Y'_{hmt(2020)} = 170.4 \times (1 - 0.1\%)^4 = 169.7/10\text{ 万}$$

2025 年为 168. 9/10 万,2030 年为 168. 1/10 万。2030 年心脏病死亡率比理论预测值降低 70. 3/10 万,比 2016 年降低 2. 3/10 万(见表 10 –7)。

3. 心脏病死亡率稳定型干预预测结果评价。

通过加强院前急救、远郊区资源配置均等化和技术可及性,提高急危重症规范化临床救治能力和管理水平,以及降低环境污染物暴露水平和气候变化适应能力提升,以及提高文化教育和自我管理等措施,使北京市人口心脏病死亡率增长趋势得到明显控制,危害性从量变发生质变,将由高降到中等水平。当前,结构调整、体系建设和环境治理比单纯依靠医疗机构和临床技术更有实用价值,为新一轮深化医改和心血管病防治指明了方向和实施路径。

表 10 –7　北京市肺癌和心脏病死亡率预测结果　　单位:(1/10 万)

年份	肺癌死亡率		心脏病死亡率	
	自然预测值	干预修正值	自然预测值	干预修正值
2018	59. 3	57. 1	180. 8	–
2019	60. 8	57. 4	186. 2	–
2020	62. 2	57. 7	191. 8	169. 7
2025	70. 0	56. 3	213. 8	168. 9
2030	78. 8	54. 9	238. 4	168. 1

* 资料来源:《北京统计年鉴 2016》

四、北京市人口脑血管病死亡率预测理论模型及应用

(一)脑血管病死亡率不稳定预测理论模型及应用

1. 建立脑血管病死亡率不稳定预测理论模型。

$$Y_{bmt(n)} = {}_{a}vr(X_{bmt(m)}) \times (1 + \alpha_{bmt(m)})^{n-m} \qquad (Y_{bmt} - 2)$$

$Y_{bmt(n)}$ 表示预测第 n 年脑血管病死亡率,avr($X_{bmt(m)}$)表示期间脑血管病死亡率平均值,avr$(X_{bmt(m)}) = \frac{1}{n}\sum_{1}^{n} X_m$,$\alpha_{bmt(m)}$ 表示第 m 年脑血管病死亡率年均增长速度。

2. 脑血管病死亡率不稳定型预测结果。

依据 2008 ~2016 年北京市脑血管病死亡率变化数据资料,死亡率和增长速度变化较大,其中 2015 年脑血管病死亡率 133. 9/10 万,2016 年脑血管病死亡率 130. 6/10 万。用[avr($\alpha_{bmt(m)}$) –1]公式计算,2016 年脑血管病死亡率年均增

长速度：

$$\alpha_{bmt(2016)}=(\sqrt[2016-2008]{130.6/133.9}-1)\times 100\%=-1.2\%$$

按照($Y_{bmt}-2$)公式，以北京市2008～2016年脑血管病死亡率平均值(131.6/10万)为基线，预测2018年脑血管病死亡率

$$Y_{bmt(2017)}=131.6\times(1-1.2\%)^2=128.4/10万$$

以此类推，预测2019～2030年脑血管病死亡率：2019年126.9/10万，2020年125.3/10万，2025年119.2，2030年为111.1/10万。2030年脑血管病死亡率比2016年降低19.5/10万。

3. 脑血管病死亡率不稳定型预测结果评价。

北京市人口脑血管病死亡率继续呈下降趋势，危害性只发生量变没有发生质变，仍保持高水平。

(二)脑血管病死亡率不稳定干预预测理论模型及应用

1. 建立脑血管病死亡率不稳定干预预测理论模型。

$$Y'_{bmt(n)}=avr(X_{bmt(m)})\times(1+\alpha'_{bmt(m)})^{n-m} \qquad (Y'_{bmt}-2)$$

Y'_{bmt}表示预测第n年脑血管病干预后死亡率，$avr(X_{bmt(m)})$表示期间脑血管病死亡率平均值，$avr(X_{bmt(m)})=\frac{1}{n}\sum_{1}^{n}X_m$，$\alpha'_{bmt(m)}$表示第m年脑血管病干预后死亡率年均增长速度：

$$\alpha'_{bmt(m)}=\kappa\times\alpha_{bmt(m)}$$

κ为干预系数。κ值确定原则和设置数量如下：κ_1，全面实施北京市院前医疗急救服务条例，加强院前急救和院内急诊与重症监护等技术研发与推广应用，完善绿色通道转运机制，使脑血管病死亡率增长速度下降40.0%；κ_2，通过实施区域医疗卫生体系建设规划和分级诊疗制度[35]，增加远郊区脑血管病防治资源均等化，使脑血管病死亡率增长速度下降33.0%；κ_3，通过控制高温天气、静稳的雾霾天气、城市热岛效应和$PM_{10}/PM_{2.5}$等环境污染危险因素暴露水平，使脑血管病死亡率增长速度下降25.0%；κ_4，提高远郊区脑血管病治疗技术(手术、药物、介入治疗)的可及性，以及全市早发现、早诊断、早治疗、早康复和精准治疗能力与管理水平，使脑血管病死亡率增长速度下降20.0%；κ_5，加强高血压、糖尿病、慢性肾病等规范化管理，使脑血管病死亡率增长速度下降15.0%；κ_6，脑血管病、糖尿病、慢性肾病康复水平不断增加，加强健康教育、自我管理和自我保健，使脑血管病死亡率增长速度下降10%。

2. 脑血管病死亡率不稳定型干预预测结果。

在脑血管病死亡率不稳定预测理论模型（$Y_{bmt}-2$）基础上，按照干预因素（κ值）的确定原则设定具体数值：

$\kappa=\kappa_1+\kappa_2+\cdots+\kappa_6=(-40.0\%)+(-33.0\%)+(-25.0\%)+(-20.0\%)+(-15.0\%)+(-10.0\%)=-143.0\%$

按照（$Y'_{bmt}-2$）公式，计算脑血管病死亡率干预下降速度：

$$\alpha'_{bmt(2016)}=-1.2\%\times(1+\kappa)=-1.2\%\times(1+143\%)=-2.9\%$$

以期间脑血管病死亡率平均值（131.6/10 万）为基线，预测 2018 年干预后脑血管病死亡率：

$$Y'_{bmt(2018)}=131.6\times(1-3.6\%)^2=124.1/10\text{ 万}$$

以此类推，预测 2019～2030 年干预后脑血管病死亡率：2019 年为 120.5/10 万，2020 年为 117.0/10 万，2025 年为 101.0/10 万，2030 年为 87.2/10 万。2030 年脑血管病死亡率比理论预测值降低 23.9/10 万，比 2016 年降低 43.4/10 万（见图 10－3）。

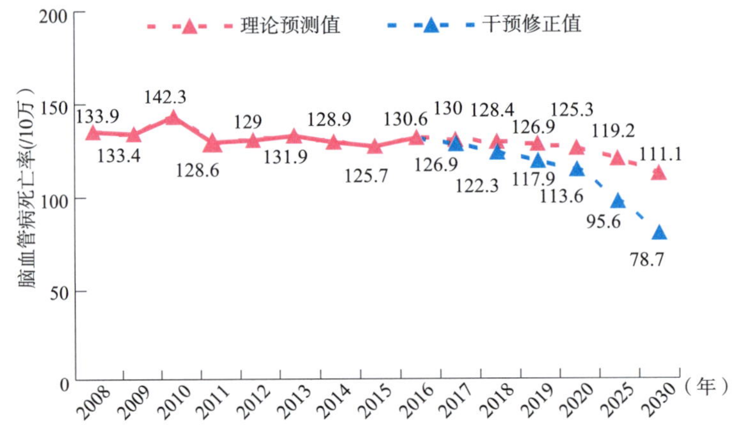

数据来源：《北京市卫生统计资料简编》（2008～2016）

图 10－3　北京市 2008～2016 年脑血管病死亡率及 2018～2030 年趋势预测

3. 脑血管病死亡率不稳定型干预预测结果评价。

通过加强院前急救与院内救治技术研发与应用、完善绿色通道和规范化管理工作，推进远郊区资源配置均等化和技术可及性，提高急危重症规范化临床救治能力和管理水平，以及城乡早发现、早诊断、早治疗和精准治疗、康复护理能力与管理水平，降低环境污染物暴露水平和提升气候变化适应、文化教育水平、自我管理、自救互救等健康素养，使北京市人口脑血管病死亡率增长趋势得到明显控制，危害性从量变发生质变，将由高危害降到中等水平。当前，院前急救、结构调整、体系建设、慢病管理和环境治理比单纯依靠医疗机构和临床技术能力提升更有实用价值，为新一轮深化医改和心血管疾病防治指明了方向和实施路径。

五、北京市人口甲乙类传染病发病率预测理论模型及应用

（一）甲乙类传染病发病率稳定预测理论模型及应用

1. 建立甲乙类传染病发病率稳定预测理论模型。

$$Y_{imd(n)} = X_{imd(m)} \times (1 + \alpha_{imd(m)})^{n-m} \qquad (Y_{imd} - 1)$$

$Y_{imd(n)}$表示预测第 n 年甲乙类传染病发病率，$X_{imd(m)}$表示第 m 年甲乙类传染病发病率（预测基线），$\alpha_{imd(m)}$表示第 m 年甲乙类传染病发病率增长速度。

2. 甲乙类传染病发病率稳定型预测结果。

依据 2008 ~ 2016 年北京市甲乙类传染病发病率变化趋势数据资料，发病率和增长速度保持稳定状态，其中 2015 年发病率为 150.9/10 万，2016 年为 138.0/10 万。计算甲乙类传染病发病率增长速度：

$$\alpha_{imd(2016)} = \frac{138 - 150.9}{150.9} \times 100\% = -8.5\%$$

按照（$Y_{imd} - 1$）公式，2016 年甲乙类传染病发病率（138.0/10 万）为基线，预测 2018 年甲乙类传染病发病率：

$$Y_{imd(2018)} = 138.0 \times (1 - 8.5\%)^2 = 115.5/10\text{ 万}$$

以此类推，预测 2019 ~ 2030 年甲乙类传染病发病率：2019 年为 105.7/10 万，2020 年为 96.7/10 万，2025 年为 62.2/10 万，2030 年为 39.8/10 万。2030 年甲乙类传染病发病率比 2016 年降低 98.2/10 万。

3. 甲乙类传染病发病率稳定型预测结果评价。

北京市甲乙类传染病发病率继续呈下降趋势，危害性从量变发生到质变，从中等降到低水平。

（二）甲乙类传染病发病率稳定干预预测理论模型及应用

1. 建立甲乙类传染病发病率稳定干预预测理论模型。

$$Y'_{imd(n)} = X_{imd(m)} \times (1 + \alpha'_{imd(m)})^{n-m} \qquad (Y'_{imd} - 1)$$

$Y'_{imd(n)}$表示预测第 n 年甲乙类传染病干预后发病率，$X_{imd(m)}$表示第 m 年甲乙类传染病发病率（预测基线），$\alpha'_{imd(m)}$表示第 m 年甲乙类传染病干预后发病率

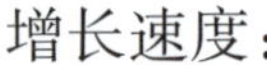

增长速度：

$$\alpha'_{imd(m)} = \kappa \times \alpha_{imd(m)}(\alpha'_{imd(m)} - 1)$$

κ 为干预系数。κ 值和干预要素设置数量确定如下：κ_1，通过区域医疗卫生体系建设规划，提高远郊区传染病资源配置均等化水平和诊疗技术可及性，使甲乙类传染病增长速度下降 15.0%；κ_2，加强远郊区生活饮用水和食品污染防控，提高空气质量、水安全和食品安全管理能力，使甲乙类传染病增长速度下降 10.0%；κ_3，推进北京疏解非首都功能，降低核心区和功能拓展区人口密度，加强流动人口监管等卫生措施，使甲乙类传染病增长速度下降 10.0%；κ_4，提高对新发传染病疫情应急准备和处置能力，控制和减少突发重（特）大事件，使甲乙类传染病增长速度下降 10.0%。

2. 甲乙类传染病发病率稳定型干预预测结果。

在甲乙类传染病发病率稳定预测理论模型（$Y_{imd}-1$）基础上，按照 κ 值的确定原则和干预要素设定数量：

$$\kappa = \kappa_1 + \kappa_2 + \kappa_3 + \kappa_4 = (-15.0\%) + (-10.0\%) + (-10.0\%) + (-10.0\%) = -45.0\%$$

按照（Y'_{imd-1}）公式，计算甲乙类传染病发病率干预下降速度：

$$\alpha'_{imd(2016)} = -8.5\% \times (1 + 45.0\%) = -12.8\%$$

以 2016 年甲乙类传染病发病率（138.0/10 万）为基线，预测 2018 年干预后甲乙类传染病发病率

$$Y'_{imd(2018)} = 138 \times (1 - 12.3\%)^2 = 106.1/10\text{ 万}$$

以此类推，预测 2019～2030 年干预后甲乙类传染病发病率：2019 年为 93.1/10 万，2020 年为 81.6/10 万，2025 年为 42.3/10 万，2030 年为 22.0/10 万。2030 年甲乙类传染病发病率比同期理论预测值减少 19.1/10 万，比 2016 年降低 116/10 万（见图 10－4）。

3. 甲乙类传染病发病率稳定型干预预测结果评价。

通过加强远郊区资源配置均等化和技术可及性，疏解非首都功能，加强食品安全、饮用水安全和空气质量管理，提高人口健康素养，以及新发、再发传染病防控等措施，甲乙类传染病发病率与理论值相比继续呈下降趋势，渴望危害性从量变发生到质变，由低危害下降至无危害水平，达到 OECD 国家水平。

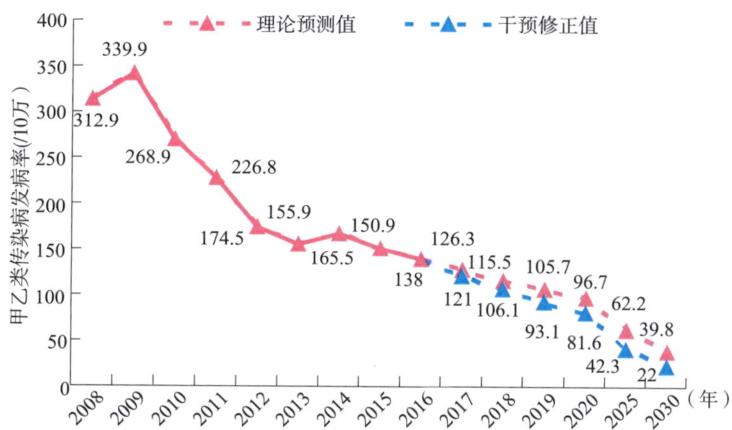

数据来源:《北京市卫生统计资料简编》(2008～2016)

图 10－4　北京市 2008～2016 年甲乙类传染病发病率及 2018～2030 年趋势预测

六、北京市人口其他感染性腹泻发病率预测理论模型及应用

(一)其他感染性腹泻发病率稳定预测理论模型及应用

1. 建立其他感染性腹泻发病率稳定预测理论模型。

$$Y_{dimd(n)} = X_{dimd(m)} \times (1 + \alpha_{dimd(m)})^{n-m} \qquad (Y_{dimd} - 1)$$

$Y_{dimd(n)}$ 表示预测第 n 年其他感染性腹泻发病率，X_{dimd}(m)表示第 m 年其他感染性腹泻发病率(预测基线)，$\alpha_{dimd(m)}$ 表示第 m 年其他感染性腹泻发病率增长速度。

2. 其他感染性腹泻发病率稳定型预测结果。

依据 2008～2016 年北京市其他感染性腹泻发病率变化数据资料，发病率和增长速度保持稳定状态，其中 2015 年其他感染性腹泻发病率 187. 3/10 万，2016 年其他感染性腹泻发病率 166. 5/10 万。计算 2016 年其他感染性腹泻发病率增长速度：

$$\alpha_{dimd(2016)} = \frac{166.5 - 187.3}{187.3} \times 100\% = -11.1\%$$

按照(Y_{dimd}－1)公式，以 2016 年其他感染性腹泻发病率(166. 5/10 万)为基线，预测 2018 年其他感染性腹泻发病率：

$$Y_{dimd(2018)} = 166.5 \times (1 - 11.1\%) = 131.6/10\text{ 万}$$

以此类推，预测 2019～2030 年其他感染性腹泻发病率：2019 年为 117. 0/10 万，2020 年为 104. 0/10 万，2025 年为 58. 1/10 万，2030 年为 32. 4/10 万。2030 年

比 2016 年减少 134/10 万。

3. 其他感染性腹泻发病率稳定型预测结果评价。

北京市其他感染性腹泻发病率继续呈下降趋势，危害性由量变发生质变，从中等降至低水平。

（二）其他感染性腹泻发病率稳定干预预测理论模型及应用

1. 建立其他感染性腹泻发病率稳定干预预测理论模型。

$$Y'_{dimd(n)} = X_{dimd(m)} \times (1 + \alpha'_{dimd(m)})^{n-m} \qquad (Y'_{d}imd - 1)$$

$Y'_{dimd(n)}$ 表示预测第 n 年其他感染性腹泻干预后发病率，$X_{dimd(m)}$ 表示第 m 年其他感染性腹泻发病率（预测基线），$\alpha'_{d}imd(m)$ 表示第 m 年其他感染性腹泻干预后发病率增长速度

$$\alpha'_{dimd(m)} = \kappa \times \alpha_{dimd(m)} (\alpha'_{dimd(m)} - 1)$$

κ 为干预系数。κ 值确定原则和设置数量如下：κ_1，深入开展健康教育和爱国卫生运动。加强水源和食品安全工作，主要采取水源、饮食、环境卫生、消灭苍蝇、蟑螂及其孳生地等综合性防治措施，做好三管一灭（管水、管粪、管饮食，消灭苍蝇），改善地区卫生状况，特别是在远郊区，提高人群防护意识，使其他感染性腹泻增长速度下降 20.0%；κ_2，制定实施区域医疗卫生体系规划，健全传染病分院，进一步加强区域医疗中心感染疾病科建设，完善肠道传染病和病原学监测预警机制，提高诊断和治疗能力，使其他感染性腹泻增长速度下降 15.0%；κ_3，加强传染病防治知识宣传力度，改变地区不健康生产和生活方式，使其他感染性腹泻增长速度下降 10.0%。

2. 其他感染性腹泻发病率稳定型干预预测结果。

在其他感染性腹泻发病率稳定预测理论模型（$Y_{dimd} - 1$）基础上，按照干预因素（κ 值）的确定原则设定具体数值：

$$\kappa = \kappa_1 + \kappa_2 + \kappa_3 = (-20.0\%) + (-15.0\%) + (-10.0\%) = -45.0\%$$

按照（$Y'_{dimd} - 1$）公式，计算其他感染性腹泻发病率干预下降速度：

$$\alpha'_{d}imd(2015) = -11.1\% \times (1 + \kappa) = -11.1\% \times (1 + 45.0\%) = -16.1\%$$

以 2016 年其他感染性腹泻发病率（166.5/10 万）为基线，预测 2018 年干预后其他感染性腹泻发病率发病率：

$$Y'_{dimd(2018)} = 166.5 \times (1 - 16.1\%)^2 = 117.2/10\text{ 万}$$

以此类推，预测 2019～2030 年干预后其他感染性腹泻发病率：2019 年为 98.3/10 万，2020 年为 82.5/10 万，2025 年为 34.5/10 万，2030 年为 14.5/10 万。

2030 年其他感染性腹泻发病率比理论预测值降低 17.9/10 万，比 2016 年降低 152/10 万（见图 10－5）。

3. 其他感染性腹泻发病率稳定型干预预测结果评价。

通过开展健康教育和爱国卫生运动，远郊区资源配置均等化和技术可及性，加强传染病防治知识宣传力度等措施，其他感染性腹泻发病率继续呈下降趋势，危害性从量变发生到质变，由中等降至极低危害性，接近 OECD 国家水平。

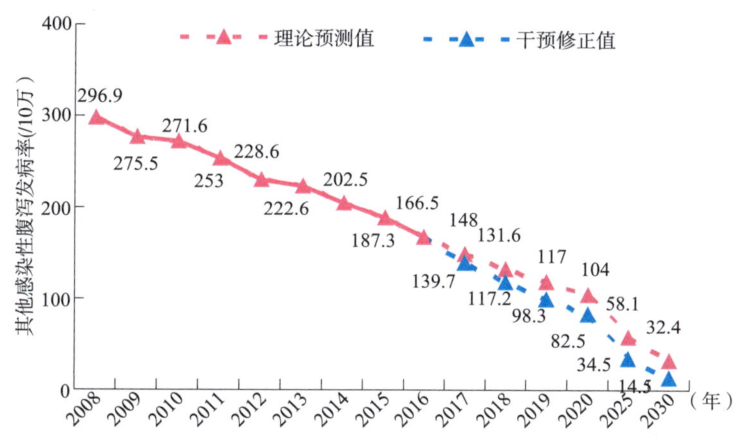

数据来源：《北京市卫生与人群健康状况报告》（2008～2016）

图 10－5　北京市 2008～2016 年其他感染性腹泻发病率及 2018～2030 年趋势预测

七、北京市人群痢疾发病率预测理论模型和应用

（一）痢疾发病率稳定预测理论模型稳定预测理论模型及应用

1. 建立痢疾稳定预测理论模型。

$$Y_{dymd(n)} = X_{dymd(m)} \times (1 + \alpha_{dymd(m)})^{n-m} \qquad (Y_{dymd}-1)$$

$Y_{dymd(n)}$ 表示预测第 n 年痢疾发病率，$X_{dymd(m)}$ 表示第 m 年痢疾发病率（预测基线），$\alpha_{dymd(m)}$ 表示第 m 年痢疾发病率增长速度。

2. 痢疾发病率稳定型预测结果。

依据 2008～2016 年北京市痢疾发病率变化数据资料，发病率和增长速度保持稳定状态，其中 2015 年痢疾发病率 45.2/10 万，2016 年痢疾发病率 40.8/10 万。计算 2016 年痢疾发病率增长速度：

$$\alpha_{dymd(2016)} = \frac{40.8-45.2}{45.2} \times 100\% = -9.7\%$$

以 2016 年痢疾发病率(40.8/10 万)为基线,代入痢疾稳定预测理论模型($Y_{dymd-}1$)。预测 2018 年痢疾发病率:

$$Y_{dymd(2018)} = 40.8 \times (1 - 9.7\%)^2 = 33.3/10\text{ 万}$$

以此类推,预测 2019 ~ 2030 年痢疾发病率:2019 年 30.0/10 万,2020 年 27.1/10 万,2025 年 16.3/10 万,2030 年为 10.6/10 万。2030 年痢疾发病率比 2016 年减少 30.2/10 万。

3. 痢疾发病率稳定型预测结果评价。

北京市的痢疾发病率继续呈下降趋势,危害性从量变发生到质变,由中等下降到低水平。

(二) 痢疾发病率稳定干预预测理论模型及应用

1. 建立痢疾发病率稳定干预预测理论模型。

$$Y'_{dymd(n)} = X_d ymd\ (m) \times (1 + \alpha'_{dymd(m)})^{n-m} \qquad (Y'_{dymd} - 1)$$

$Y'_{dymd(n)}$ 表示第 n 年痢疾干预后预测发病率,$X_{dymd(m)}$ 表示第 m 年痢疾发病率(预测基线),$\alpha'_{dymd(m)}$ 表示第 m 年痢疾干预后发病率增长速度

$$\alpha'_{dymd(m)} = \kappa \times \alpha_{dymd(m)} \ (\alpha'_{dymd(m)} - 1)$$

κ 为干预系数。κ 值确定原则和设置数量如下:同其他感染性腹泻 κ 值。

2. 痢疾发病率稳定型干预预测结果。

依据 2008 ~2016 年北京市痢疾发病率变化趋势数据资料,在痢疾稳定预测理论模型(Y_{dymd} -1)基础上,按照干预因素(κ 值)的确定原则设定具体数值:

$$\kappa = \kappa_1 + \kappa_2 + \kappa_3 = (-20.0\%) + (-15.0\%) + (-10.0\%) = -45.0\%$$

按照(Y'_{dymd} -1)公式,计算痢疾发病率干预下降速度:

$$\alpha'_d ymd(2016) = -9.7\% \times (1 + \kappa) = -9.7\% \times (1 + 45.0\%) = -14.1\%$$

以 2016 年痢疾发病率(40.8/10 万)为基线,预测 2018 年干预后痢疾发病率干预修正发病率:$Y'_{dymd(2018)} = 40.8 \times (1 - 14.1\%)^2 = 30.1/10$ 万。以此类推,预测 2019 ~2030 年干预后痢疾发病率:2019 年为 25.8/10 万,2020 年为 22.2/10 万,2025 年为 10.4/10 万,2030 年为 6.0/10 万。2030 年痢疾发病率比理论预测值降低 4.6/10 万,比 2016 年降低 34.8/10 万(见图 10 -6)。

3. 痢疾发病率稳定型干预预测结果评价。

通过开展健康教育和爱国卫生运动,加快提高远郊区资源配置均等化和技术可及性水平,加强传染病防治知识宣传力度,提高人口健康素养等措施,痢疾发病率比理论值继续呈下降趋势,渴望危害性由量变发生到质变,由中等危害

下降至实际无危害水平。

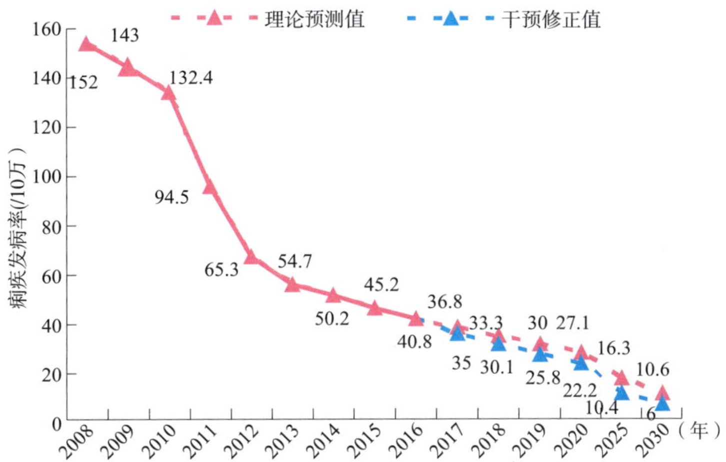

数据来源:《北京市卫生与人群健康状况报告》(2008～2016)

图 10－6 北京市 2008～2016 年痢疾发病率及 2018～2020 年趋势预测

八、北京市人群肺结核发病率预测理论模型和应用

(一)肺结核发病率不稳定预测理论模型

1. 建立肺结核发病率不稳定预测理论模型。

$$Y_{\mathrm{TBmd(n)}} = \mathrm{avr}(X_{\mathrm{TBmd(m)}}) \times [1 + \mathrm{avr}(\alpha_{\mathrm{TBmd(m)}})]^{\mathrm{n-m}} \qquad (Y_{\mathrm{TBmd}} - 2)$$

$Y_{\mathrm{TBmd(n)}}$ 表示预测第 n 年肺结核发病率,$\mathrm{avr}(X_{\mathrm{TBmd(m)}})$ 表示期间肺结核发病率平均值,即:

$$\mathrm{avr}(X_{\mathrm{TBmd(m)}}) = \frac{1}{n}\sum_{1}^{n} X_{\mathrm{m}}$$

$\mathrm{avr}(\alpha_{\mathrm{TBmd(m)}})$ 表示期间肺结核发病率年均增长速度:

$$\mathrm{avr}(\alpha_{\mathrm{TBmd(m)}}) = \frac{1}{n}\sum_{1}^{n} \alpha'_{\mathrm{TBmd(m)}}) \qquad (\mathrm{avr}(\alpha_{\mathrm{TBmd}}) - 1)$$

2. 肺结核发病率不稳定型预测结果。

依据 2008～2016 年北京市人口肺结核发病率变化数据资料,发病率和增长速度变化较大,其中 2008 年肺结核发病率 45.7/10 万,2016 年肺结核发病率 28/10 万。用($\mathrm{avr}(\alpha_{\mathrm{TBmd}}) - 1$)公式计算,期间肺结核发病率年均增长速度:

$$\alpha_{\mathrm{T}}\ \mathrm{Bmd}(2016) = (\sqrt[2016-2008]{28/45.7} - 1) \times 100\% = -7.8\%$$

按照($Y_{\mathrm{TBmd}} - 2$)公式,以 2008～2016 年肺结核发病率平均值(35.4/10 万)

为基线，预测 2018 年肺结核发病率：

$$Y_{TBmd(2018)} = 35.4 \times (1 - 7.8\%)^2 = 30.1/10\text{万}$$

以此类推，预测 2019～2030 年肺结核发病率：2019 年为 27.7/10 万，2020 年为 25.5/10 万，2025 年为 17.0/10 万，2030 年为 11.3/10 万。2030 年比 2016 年减少 16.7/10 万。

3. 肺结核发病率不稳定型预测结果评价。

北京市肺结核发病率继续呈下降趋势，危害性只发生量变没有发生质变，保持中等水平。

（二）肺结核发病率不稳定干预预测理论模型

1. 建立肺结核发病率不稳定干预预测理论模型。

$$Y'_{TBmd(n)} = avr(X_{TBmd(m)}) \times [1 + avr(\alpha'_{TBmd(m)})]^{n-m} \qquad (Y'_{TBmd} - 2)$$

$Y'_{TBmd(n)}$ 表示预测第 n 年肺结核干预后发病率，$avr(X_{TBmd(m)})$ 表示期间慢肺结核发病率平均值，即：

$$avr(X_{TBmd(m)}) = \frac{1}{n}\sum_{1}^{n} X_m$$

$avr(\alpha'_{TBmd(m)})$ 表示期间肺结核干预后发病率年均增长速度，即：

$$avr(\alpha'_{TBmd(m)}) = \kappa \times avr(\alpha_{TBmd(m)})(avr(\alpha'_{TBmd(m)}) - 1)$$

κ 为干预系数。κ 值和干预因素设置数量确定如下：κ_1，控制流动人口增长速度。推进北京疏解非首都功能、人口控制和京津冀协同发展等实施，流动人口逐步走向零增长发展，北京市肺结核中约 30% 来自流动人口，使肺结核增长速度下降 20%；κ_2，及时发现肺结核患者并治愈，控制传染源，使肺结核发病率降低 20%；κ_3，进一步加强学校、外来人口聚集区、农民工工作场所和低保人群防治工作，使肺结核发病率增长速度下降 10%。

2. 肺结核发病率不稳定型干预预测结果。

在肺结核发病率不稳定型预测理论模型（$Y_{TBmd} - 2$）基础上，按照 κ 值的确定原则和干预因素设定数量，

$$\kappa = \kappa_1 + \kappa_2 + \kappa_3 = (-30\%) + (-20\%) + (-10\%) = -60\%$$

按照（$Y'_{TBmd} - 2$）公式，计算肺结核发病率干预下降速度：

$$\alpha'_{TBmd(2016)} = -7.8\% \times (1 + 60\%) = -11.9\%$$

以 2008～2016 年肺结核发病率平均值（35.4/10 万）为基线，预测 2018 年干预后肺结核发病率发病率：

$$Y'_{TBmd(2018)} = 35.4 \times (1 - 11.9\%)^2 = 27.4/10\text{万}$$

以此类推，预测2019～2030年干预后肺结核发病率：2019年为24.1/10万，2020年为21.2/10万，2025年为11.3/10万，2030年为6.0/10万。2030年肺结核发病率比理论预测值降低5.3/10万，比2016年降低22/10万（见图10－7）。

3. 肺结核发病率不稳定型干预预测结果评价。

通过控制流动人口增长速度，控制传染源，加强传染病防治知识宣传力度，提高人口健康素养，着力对学校、外来人口聚集区、农民工工作场所和低保人群防治工作管理等措施。肺结核发病率比理论值继续呈下降趋势，危害性水平从量变发生到质变，由中等降为极低危害性。当前，疏解流动人口、加强爱国卫生运动更为重要，为新一轮深化医改指明了方向和实施路径。

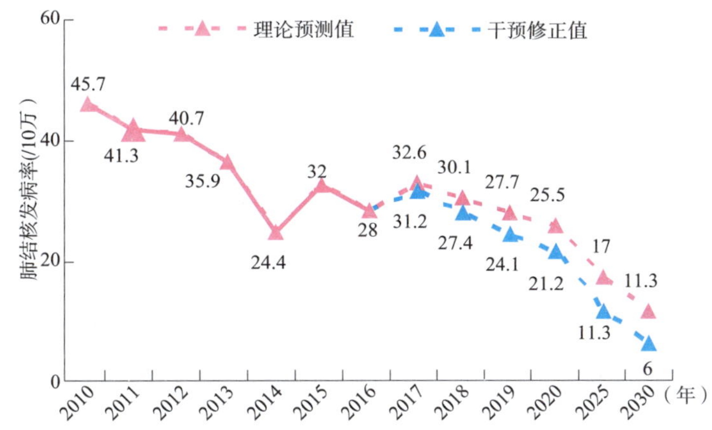

数据来源：《北京市卫生与人群健康状况报告》(2008～2016)

图10－7 北京市2010～2016年肺结核发病率及2018～2020年趋势预测

九、北京地区人群艾滋病感染者及病人总数预测理论模型和应用

（一）艾滋病感染者及病人总数稳定预测理论模型

1. 建立艾滋病感染者及病人总数稳定预测理论模型。

$$Y_{AIDS(n)} = X_{AIDS(m)} \times [1 + \alpha_{AIDS(m)})^{n-m} \qquad (Y_{AIDS} - 1)$$

$Y_{AIDS(n)}$表示预测第n年艾滋病感染者及病人总数，$X_{AIDS(m)}$表示第m年艾滋病感染者及病人总数（预测基线），$\alpha_{AIDS(m)}$表示第m年艾滋病感染者及病人总数增长速度。

2. 艾滋病感染者及病人稳定型预测结果。

依据2008～2016年北京地区艾滋病感染者及患者总数变化数据资料，其中

2015 年为 3 181 例,2016 年为 3 135 例,感染者及患者总数和增长速度保持稳定状态,计算艾滋病感染者及患者总数增长速度,即:

$$\alpha_{AIDS(2015)} = \frac{3\ 135 - 3\ 181}{3181} \times 100\% = -1.5\%$$

按照(Y_{AIDS} -1)公式,以 2016 年艾滋病感染者及患者总数(3 135 例)为基线,预测 2018 年艾滋病感染者及患者总数

$$Y_{AIDS(2018)} = 3\ 135 \times (1 - 1.5\%)^2 = 3\ 042 \text{ 例}$$

以此类推,预测 2018 ~ 2030 年艾滋病感染者及患者总数:2019 年为 2 996 例,2020 年为 2 951 例,2025 年为 2 736 例,2030 年为 2 537 例。2030 年比 2016 年减少 598 例。

3. 艾滋病感染者及患者稳定型预测结果评价。

北京市艾滋病感染者及患者总数危害性只发生量变没有发生质变,保持中等水平。

(二)艾滋病感染者及病人总数稳定干预预测理论模型

1. 建立艾滋病感染者及患者总数稳定干预预测理论模型。

$$Y'_{AIDS(n)} = X_{AIDS(m)} \times (1 + \alpha'_{AIDS(m)})^{n-m} \qquad (Y'_{AIDS} -1)$$

$Y'_{AIDS(n)}$ 表示预测第 n 年艾滋病干预后感染者及患者总数,$X_{AIDS(m)}$ 表示第 m 年艾滋病感染者及患者总数(预测基线),$\alpha'_{AIDS(m)}$ 表示第 m 年艾滋病干预后感染者及患者总数增长速度,即:

$$\alpha'_{AIDS(m)} = \kappa \times \alpha_{AIDS(m)} \qquad (\alpha'_{AIDS(m)} -1)$$

κ 为干预系数。κ 值和干预要素设置数量确定如下:κ_1,贯彻落实《艾滋病防治条例》,依法实施管理,使艾滋病感染者及患者增长速度降低 20%;κ_2,控制流动人口增长速度。随着北京疏解非首都功能、人口控制和京津冀协同发展等政策实施,使艾滋病感染者及患者增长速度降低 15%;κ_3,控制血液传播、性传播传播途径,加强同性恋性安全教育和输血人员、孕产妇产前检查、就诊人员筛查、高危人群筛查,使艾滋病感染者及患者增长速度下降 15%;κ_4,进一步加强学校、宾馆饭店、歌舞厅、外来人口聚集区、农民工工作场所等艾滋病防治工作,使艾滋病感染者及患者增长速度下降 10%。

2. 艾滋病感染者及患者稳定型干预预测结果。

在艾滋病感染者及患者总数稳定预测理论模型(Y_{AIDS} -1)基础上,按照 κ 值的确定原则和干预要素设定数量。

$$\kappa = \kappa_1 + \kappa_2 + \kappa_3 + \kappa_4 = (-20\%) + (-15\%) + (-15\%) + (-10\%) = -60.0\%$$

按照($Y'_{AIDS} - 1$)公式,计算艾滋病感染者及患者干预增长速度,即:

$$\alpha'_{AIDS(2015)} = -1.5\% \times (1 + 60\%) = -2.4\%$$

以2016年北京市艾滋病患者及感染者总数(3 135例)基线,预测2018年干预后艾滋病患者及感染者总数,即:

$$Y'_{AIDS(2018)} = 3\,135 \times (1 - 2.4\%)^2 = 2\,986\ 例$$

以此类推,预测2019~2030年干预后艾滋病患者及感染者总数:2019年为2 915例,2020年为2 845例,2025年为2 520例,2030年为2 231例。2030年艾滋病患者及感染者总数比同期理论预测(比2016年减少598例)减少306例,累计减少904例。

3. 艾滋病感染者及患者稳定型干预预测结果评价。

通过实施《艾滋病防治条例》,控制流动人口,加强筛查,进一步加强学校、宾馆饭店、歌舞厅、外来人口聚集区、农民工工作场所等艾滋病防治工作,提高自我防护等措施,艾滋病患者及感染者总数增长速度比理论值得到明显控制,从中等降到低危害水平(见图10-8)。

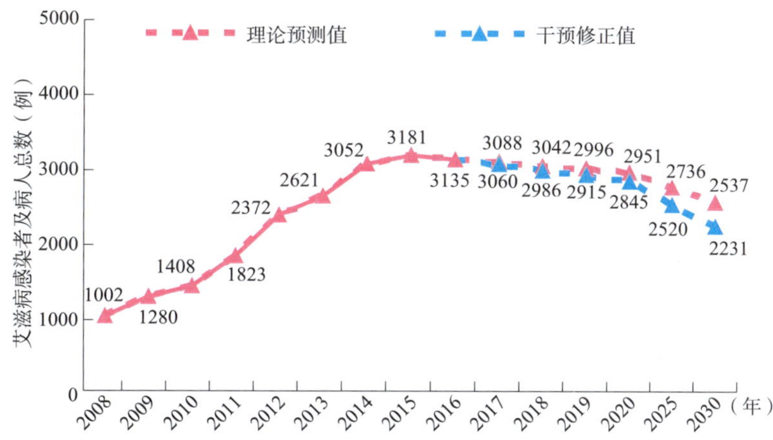

数据来源:《北京地区卫生与人群健康状况报告》(2008~2016)

图10-8　北京地区2008~2016年艾滋病患者和感染者数及2018~2030年趋势预测

第三节 北京市人口健康危害性综合预测评估小结

本次预测只是从113个北京市人口健康危害性指标中选取30个指标进行干预预测，到2020年人口危害性指标评估总分为6分，比同期理论值降低3分。按此规则推进，防控效果持续显现，人口健康危害性水平会不断下降（见表10－8）。

表10－8 2020～2030年北京市人口健康危害性预测评估分值和等级

危害性评估指标	2016年		2020年				2030年			
	基础分值和等级		理论预测		干预预测		理论预测		干预预测	
	分值	等级	分值	等级	分值	等级	分值	等级	分值	等级
1. 健康危害严重程度										
1.1 恶性肿瘤死亡率	1.5	高	1.7	高	1.2	中等	1.0	中等	0.8	中等
1.2 心脏病死亡率	1.5	高	1.3	高	1.2	中等	1.0	中等	0.8	中等
1.3 脑血管病死亡率	1.8	高	1.4	高	1.2	中等	1.0	中等	0.8	中等
1.4 甲乙丙类传染病发病率	0.4	中等	0.3	中等	0.2	低	0.10	低	0.08	极低
1.5 其他感染性腹泻发病率	0.1	中等	0.09	中等	0.06	低	0.04	低	0.02	极低
1.6 痢疾发病率	0.08	中等	0.07	中等	0.04	低	0.03	低	0.02	极低
1.7 肺结核患病率	0.06	中等	0.05	中等	0.03	低	0.02	低	0.01	极低
1.8 艾滋病发病率	0.01	中等	0.01	中等	0.08	低	0.05	低	0.03	低
2. 公共健康危险因素暴露水平										
2.1 常住人口总数	0.8	极高			0.6	极高			0.2	中等
2.2 地区GDP	0.1	低	0.1	低	0.08	低	0.05	低	0.03	极低
2.3 人均GDP	0.1	低	0.1	低	0.08	低	0.05	低	0.03	极低
2.4 居民收入水平	0.1	低	0.1	低	0.08	低	0.05	低	0.03	极低
2.5 O_3 年均浓度	0.40	中等	0.35	中等	0.20	低				
2.6 NO_2 年均浓度	0.15	低	0.13	极低						
2.7 $PM_{2.5}$年均浓度	0.25	中等			0.15	低			0.10	极低
2.8 PM_{10}年均浓度	0.10	低	0.09	极低						

续表

危害性评估指标	2016年		2020年				2030年			
	基础分值和等级		理论预测		干预预测		理论预测		干预预测	
	分值	等级	分值	等级	分值	等级	分值	等级	分值	等级
2.9 年高温天气数	0.15	中等	0.16	中等	0.05	低	0.05	低	0.05	低
2.10 年最高温度	0.15	高			0.10	高			0.05	低
2.11 年平均温度	0.02	中等			0.018	中等			0.01	低
2.12 年最低温度	0.01	低			0.01	低			0.005	低
2.13 年静稳的雾霾天气数	0.02	高			0.01	中等			0.005	低
2.14 人群总吸烟率	0.70	中等	0.60	中等	0.30	低	0.20	极低		
2.15 人均日食盐摄入量	0.35	低	0.30	低	0.20	低	0.10	极低		
2.16 人均日植物油摄入	0.30	中等	0.20	中等	0.10	极低				
2.17 人均日蔬菜摄入量	0.15	低	0.10	低	0.02	极低				
2.18 人均日水果摄入量	0.15	中等	0.12	中等	0.01	极低				
2.19 体力活动不足率	0.05	中等	0.04	中等	0.02	极低				

由此表明:①按照现行治理模式,北京市人口健康危害性呈下降趋势;②通过采取干预措施,危害性呈明显下降趋势,对由量变发生到质变产生了很大推动作用;③由于可预测的资料有限,70%以上的数据难以进行科学预测,所以仍然相当存在风险(不确定性);④加强标准化、规范化管理和监测分析,对减少不确定性,提高治理能力具有重要意义。

第六章　北京市人口健康脆弱性预测评估

北京市人口脆弱性预测包括高危人群、敏感人群和弱势人群变化情况预测。

第一节　高危人群脆弱性预测评估

一、老龄人口总数稳定型预测评估

(一)稳定型预测理论模型

1. 建立老龄人口稳定预测理论模型。

$$Y_{old(n)} = X_{old(m)} \times (1 + \alpha_{old(m)})^{n-m} \qquad (Y_{old-1})$$

$Y_{old(n)}$表示预测第 n 年老年人口总数,$X_{old(m)}$表示第 m 年老年人口总数(预测基线),$\alpha_{old(m)}$表示第 m 年老年人口增长速度。

2. 老龄人口稳定型预测结果。

依据 2010～2016 年北京市 60 岁及以上户籍老龄人口变化数据资料,老年人口总数和增长速度保持稳定状态,其中 2015 年为 318.0 万人,2016 年为 329.2 万人,计算 2016 年老年人口总数增长速度:

$$\alpha_{old(2016)} = \frac{329.2 - 318}{318} \times 100\% = 3.5\%$$

按照($Y_{old}-1$)公式,以 2016 年老龄人口总数(329.2 万人)为基线,预测 2018 年老龄人口总数:

$$Y_{old(2018)} = 329.2 \times (1 + 3.5\%)^2 = 352.6 \text{ 万人}$$

以此类推，预测 2019 ~ 2030 年老龄人口总数：2019 年为 365.0 万人，2020 年为 377.8 万人，2025 年为 448.7 万人，2030 年为 532.9 万人。

3. 老龄人口稳定型预测结果评价。

北京市老龄人口总数呈持续上升趋势，脆弱性只发生量变没有发生质变，保持高脆弱性水平。

二、老龄人口总数稳定型干预预测及结果评估

（一）稳定型干预预测理论模型。

1. 建立老龄人口稳定干预预测理论模型。

$$Y'_{old(n)} = X_{old(m)} \times (1 + \alpha'_{old(m)})^{n-m} \qquad (Y'_{old} - 1)$$

$Y'_{old(n)}$ 表示预测第 n 年干预后老龄人口总数，$X_{old(m)}$ 表示第 m 年老龄人口总数（预测基线），α'old（m）表示第 m 年老龄人口干预后增长速度：

$$\alpha'_{old(m)} = \kappa \times \alpha_{old(m)} \quad (\alpha'_{old(m)} - 1)$$

κ 为干预系数。κ 值和干预要素设置数量确定如下：κ_1，中央疏解北京非首都功能和《京津冀协同发展规划纲要》等，统筹发展建设生态涵养区，加快建设生态健康城、生态健康社区、生态健康园区、生态健康住宅、生态健康医院、生态健康养老保健基地，将城区老龄人口转移，使老龄人口增长速度下降 70.0%；κ_2，贯彻落实《中共北京市委 北京市人民政府关于全面深化改革提升城市规划建设管理水平的意见》[41]，严格控制人口规模，使老龄人口增长速度下降 50.0%。

2. 老龄人口稳定型干预预测结果。

在老龄人口稳定预测理论模型（Y_{old-1}）基础上，按照 κ 值的确定原则和干预要素设定数量：

$$\kappa_{=}\kappa_1 + \kappa_2 = (-70\%) + (-50.0\%) = -120\%$$

按照（$Y'_{old} - 1$）公式，计算老龄人口总数干预增长速度：

$$\alpha'_{old(2016)} = 3.5\% \times (1 - 130\%) = -0.7\%$$

以 2016 年老龄人口总数（329.2 万人）为基线，预测 2018 年干预后老龄人口总数

$$Y'_{old(2018)} = 329.2 \times (1 - 0.7\%)^2 = 324.6 \text{ 万人}$$

依次类推，预测 2019 ~ 2030 年干预后老龄人口总数：2019 年为 322.3 万人，

2020 年为 320.1 万人,2025 年为 309.0 万人 2030 年为 298.4 万人,2030 年老龄人口总数比同期理论预测值降低 234.5 万人,比 2016 年降低 39.8 万人。

3. 老龄人口稳定型干预预测结果评价。

通过落实京津冀协同发展规划纲要、疏解北京非首都功能、加快建设生态健康城等措施,北京市老龄人口总数增长速度比理论值控制效果显著,脆弱性从量变发生到质变,由高下降到中等水平(见表 10 -9)。

表 10 -9　北京市老龄人口总数变化趋势和预测情况

单位:万人

年份	2018	2019	2020	2025	2030
理论预测值	352.6	365.0	377.8	448.7	532.9
干预修正值	324.6	318.5	320.1	309.0	298.4

第二节　敏感人群脆弱性预测评估

随着人口老龄化进程加快,人口结构发生很大变化,形成“倒橄榄型”,导致扶养比下降,严重影响社会安定和经济发展。为此,中央决定落实二孩生育政策。人口作为国家基本国策、举全国之力,取得明显成效,故不再做干预预测评估。

一、建立儿童人口总数稳定型预测理论模型

$$Y_{child(n)} = X_{child(m)} \times (1 + \alpha_{child(m)})^{n-m} \qquad (Y_{child} - 1)$$

$Y_{child(n)}$ 表示预测第 n 年儿童人口总数,$X_{child(m)}$ 表示第 m 年儿童人口总数(预测基线),$\alpha_{child(m)}$ 表示第 m 年儿童人口总数增长速度。

二、儿童人口总数稳定型预测结果及评价

(一)儿童人口稳定型预测结果

依据 2010 ~2016 年北京市 0 ~14 岁儿童人口变化数据资料,儿童人口总数和增长速度保持稳定状态,其中,2015 年为 219.1 万人,2016 年为 223.8 万人。计算 2016 年儿童人口总数增长速度

$$\alpha_{child(2016)}=\frac{223.8-219.1}{219.1}\times100\%=2.1\%$$

按照($Y_{child}-1$)公式,以 2016 年儿童人口总数(223.8 万人)为基线,预测 2018 年儿童人口总数

$$Y_{child(2018)}=223.8\times(1+2.1\%)^2=233.3\text{ 万人}$$

以此类推,预测 2019～2030 年儿童人口总数:2019 年为 238.2 万人,2020 年为 243.2 万人,2025 年为 269.8 万人,2030 年为 299.4 万人。2030 年儿童人口总数比 2016 年增加 75.6 万人。

三、儿童人口总数稳定型预测结果评价

随着落实国家二孩生育政策,北京市儿童人口总数呈持续上升趋势,脆弱性由量变发生质变,达到高脆弱性水平。

第三节　弱势人群脆弱性预测评估

一、低文化水平人口总数稳定型预测评估

(一)低文化人口稳定型预测理论模型

1. 建立低文化水平稳定型理论模型。

$$Y_{JP(n)}=X_{JP(m)}\times(1+\alpha_{JP(m)})^{n-m} \qquad (Y_{JP}-1)$$

$Y_{JP(n)}$表示预测第 n 年低文化水平人口总数,$X_{JP(m)}$表示第 m 年低文化水平人口总数(预测基线),$\alpha_{JP(m)}$表示第 m 年低文化水平人口总数增长速度。

2. 低文化人口稳定型预测结果。

依据 2010～2016 年北京市初中及以下文化水平人口变化数据资料,低文化水平人口总数和增长速度保持稳定状态,其中 2015 年为 843.4 万人,2016 年为 813.6 万人,计算低文化水平人口总数增长速度:

$$\alpha_{JP(2016)}=\frac{813.6-843.4}{843.4}\times100\%=-3.5\%$$

按照(Y_{JP-1})公式,以 2016 年低文化水平人口总数(813.6 万人)为基线,预测 2018 年低文化水平人口总数

$$Y_{JP}(2018) = 813.6 \times (1-3.5\%)^2 = 731.1 \text{ 万人}$$

以此类推，预测 2019～2030 年低文化水平人口总数：2019 年为 705.3 万人，2020 年为 680.8 万人，2025 年为 569.7 万人，2030 年为 476.7 万人。2030 年低文化水平人口总数比 2016 年降低 336.9 万人。

3. 低文化人口稳定型预测结果评价。

到 2020 年，低文化水平人口总数持续下降，脆弱性只发生量变没有发生质变，保持中等水平。到 2030 年，低文化水平人口数量明显下降，脆弱性只发生量变没有质变，仍保持中等水平。

二、低文化水平人口总数稳定型干预预测评估

（一）低文化人口稳定型干预预测理论模型

1. 建立低文化水平人口稳定干预预测理论模型。

$$Y'_{JP(n)} = X_{JP(m)} \times (1+\alpha'_{JP(m)})^{n-m} \qquad (Y'_{JP}-1)$$

$Y'_{JP(n)}$ 表示预测第 n 年干预后低文化水平人口总数，$X_{JP(m)}$ 表示第 m 年低文化水平人口总数（预测基线），$\alpha'_{JP(m)}$ 表示第 m 年低文化水平人口总数干预后增长速度：

$$\alpha'_{JP(m)} = \kappa \times \alpha_{JP(m)} \quad (\alpha'_{JP(m)}-1)$$

κ 为干预系数。κ 值和干预要素设置数量确定如下：κ_1，加快推进教育由城市中心区向远郊区转移，加强文化教育，使低文化水平人口增长速度下降 20.0%；κ_2，低文化水平人群增加与流动人口数量有关，随着疏解非首都功能和流动人口控制政策，使低文化水平人口增长速度下降 20.0%；κ_3，贯彻落实国家义务教育制度，北京作为文化中心和科技创新中心，全面实施全民人才素质教育，使低文化水平人口增长速度下降 15.0%。

2. 低文化人口稳定型干预预测结果。

在低文化水平人口稳定预测理论模型（$Y_{JP}-1$）基础上，按照 κ 值的确定原则和干预要素设定数量

$$\kappa = \kappa_1 + \kappa_2 + \kappa_3 = (-20.0\%) + (-20.0\%) + (-15.0\%) = -55.0\%$$

按照（JP－1）公式，计算低文化水平人口总数干预增长速度：

$$\alpha'_{JP(2016)} = -3.5\% \times (1+55.0\%) = -5.4\%$$

以 2016 年低文化水平人口总数（813.6 万人）为基线，预测 2018 年干预后低文化水平人口总数：

$$Y'_{JP(2018)} = 845.6 \times (1 - 5.4\%)^2 = 688.8 \text{ 万人}$$

以此类推，预测 2019 ~ 2030 年干预后低文化水平人口总数：2019 年为 651.6 万人，2020 年为 616.4 万人，2025 年为 467.0 万人，2030 年为 353.8 万人。到 2020 年低文化水平人口总数比同期理论值降低 64.4 万人。2030 年低文化水平人口总数比同期理论预测值降低 122.9 万人。

3. 低文化人口稳定型干预预测结果评价。

通过采取加强远郊区和流动人口文化教育、全面实施国家义务教育制度等措施，北京市低文化水平人口总数比理论值下降速度加快，脆弱性从量变发生到质变，由中等提升为低水平（见图 10 - 10）。

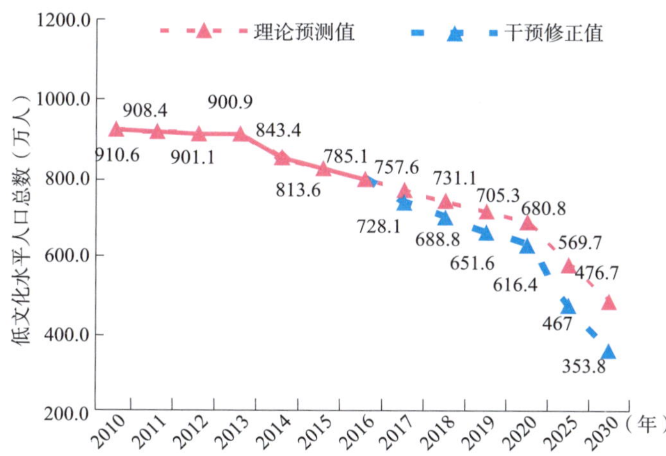

资料来源：《北京市统计年鉴》（2008 ~ 2016 年）

图 10 - 10　北京市 2010 ~ 2016 年低文化水平人口总数及 2018 ~ 2030 年趋势预测

第四节　北京市人口健康脆弱性综合预测评估小结

表 10－10　2020～2030 年北京市人口健康脆弱性预测评估分值及等级

脆弱性评估指标	2016 年		2020 年				2030 年			
	基础值和等级		理论预测		干预预测		理论预测		干预预测	
	分值	等级	分值	等级	分值	等级	分值	等级	分值	等级
1. 健康社会决定因素脆弱性指标										
1.1 儿童人口构成比，%	1.2	中等	1.2	中等	1.5	中等	1.7	高	1.8	高
1.2 城区和远郊区（乡）人口数量差异，%	0.50	中等	0.40	中等	0.20	低	0.10		0.10	低
1.3 城区和远郊区（乡）人口密度差异	0.60	高	0.45	高	0.30	中等	0.20	中等	0.10	低
1.4 流动人口比例，%	0.20	中等	0.16	中等	0.10	低	0.10	低	0.10	低
1.5 居民收入差异，倍	0.80	高	0.60	中等	0.30	低	0.30	低	0.30	低
1.6 低文化水平人群总数	1.0	中等	1.0	中等	0.5	中等	0.3	中等	0.2	低
2. 环境污染和气候变化暴露水平脆弱性指标										
2.1 O_3 年均浓度城区和远郊区（乡）差异，%	1.00	高	0.80	中等	0.40	低	0.20	极低		
2.2 $PM_{2.5}$ 年均浓度城区和远郊区（乡）差异，%	0.70	高	0.50	中等	0.30	低	0.20	低	0.10	极低
2.3 年最高温度城区和远郊区（乡）差异，%	0.50	中等	0.40	中等	0.20	低	0.10	低	0.05	低
2.4 年平均温度城区和远郊区（乡）差异，%	0.30	中等	0.20	中等	0.10	低	0.10	低	0.05	低
3. 行为危险因素暴露水平脆弱性指标										
3.1 吸烟性别差异，倍	0.40	高	0.30	中等	0.20	低	0.10	低	0.05	极低
3.2 水果摄入性别差异，%	0.15	高	0.10	中等	0.05	低	0.03	低	0.02	极低
3.3 体育活动不足性别差异，%	0.05	中等	0.02	中等	0.01	低	0.01	低	0.01	低

续表

脆弱性评估指标	2016 年		2020 年				2030 年			
	基础值和等级		理论预测		干预预测		理论预测		干预预测	
	分值	等级	分值	等级	分值	等级	分值	等级	分值	等级
4. 公共健康水平差异性指标										
4.1 平均期望寿命男性与女性差异，岁	0.60	中等	0.50	中等	0.30	低	0.20		0.10	低
4.2 平均期望寿命城区和远郊区(乡)差异，岁	0.50	中等	0.40	中等	0.25	低	0.15	低	0.10	低
4.3 孕产妇死亡城区和远郊区(乡)差异，倍	1.10	中等	0.80	中等	0.50	低	0.30	低	0.20	低
4.4 恶性肿瘤死亡率性别差异，%	0.30	高	0.25	高	0.15	中等	0.10	中等	0.05	低
4.5 恶性肿瘤死亡率城区和远郊区(乡)差异，%	0.20	高	0.15	高	0.10	中等	0.05	中等	0.03	低
4.7 脑血管病死亡性别差异，%	0.25	中等	0.15	中等	0.10	低	0.05	低	0.03	低
4.8 脑血管病死亡城区和远郊区(乡)差异，%	0.20	中等	0.10	中等	0.05	低	0.30	低	0.20	低

由此表明：①按照现行治理模式，北京市健康社会决定因素脆弱性呈下降趋势；②通过采取干预措施，脆弱性性呈明显下降趋势，对由量变发生到质变产生了很大推动作用；③由于可预测资料有限，80%以上的数据难以进行科学预测，所以存在很大风险(不确定性)；④加强标准化、规范化信息报送管理和监测分析，对减少不确定性，提高治理能力具有重要意义。

第七章　北京市控制管理能力预测评估

控制管理能力预测主要开展了医疗卫生资源配置、重大疾病严重程度控制能力、城市绿化能力等预测工作。

第一节　北京市每千常住人口注册护士变化情况预测评估

随着人口老龄化进程加快和非传染性疾病不断增加，慢性患者和老年病人、失能及半失能老人快速增加，医院住院护理、养老机构护理、社区护理、家庭护理等多种形式应运而生，需求明显增加，为此，特对常住人口注册护士进行预测。

一、北京市每千常住人口注册护士数稳定型预测评估

（一）稳定型预测理论模型

1. 建立每千常住人口注册护士数稳定预测理论模型。

$$Y_{N(n)} = X_{N(m)} \times (1 + \alpha_{N(m)})^{n-m} \qquad (Y_{N-1})$$

$Y_{N(n)}$表示第 n 年每千常住人口注册护士预测数，$X_{N(m)}$表示第 m 年每千常住人口注册护士数（预测基线），$\alpha_{N(m)}$表示第 m 年每千常住人口注册护士数增长速度。

2. 每个常住人口注册护士稳定型预测结果。

依据 2008～2016 年北京市每千常住人口注册护士数变化数据资料，每千常

住人口注册护士数和增长速度保持稳定状态，其中2015年每千常住人口注册护士数为5.3人，2016年为5.4人。按照（Y_{N-1}）公式，计算2016年每千常住人口注册护士数增长速度：

$$\alpha_{N(2016)}=\frac{5.4-5.3}{5.3}\times 100\%=1.9\%$$

以2016年每千常住人口注册护士数为基线，预测2018年每千常住人口注册护士数

$$Y_{N(2018)}=5.4\times(1+1.9\%)^2=5.6\text{人}$$

以此类推，预测2018～2030年每千常住人口注册护士数：2019年为5.7人，2020年为5.8人，2025年为6.4人，2030年为7.0人。2030年每千常住人口注册护士数比2016年增加1.6人。

3. 每个常住人口注册护士稳定型预测结果评价。

北京市每千常住人口注册护士数呈较稳定速度增长，控制管理能力只发生量变没有发生质变，保持中等水平。

二、北京市每千常住人口注册护士数稳定型干预预测评估

（一）每个常住人口注册护士稳定型干预预测理论模型

1. 建立每千常住人口注册护士数稳定干预预测理论模型。

$$Y'_{N(n)}=X_{N(m)}\times(1+\alpha'_{N(m)})^{n-m} \qquad (Y'_{N-1})$$

$Y'_{N(n)}$表示预测第n年干预后每千常住人口注册护士数，$X_{N(m)}$表示第m年每千常住人口注册护士数（预测基线），$\alpha'_{N(m)}$表示第m年每千常住人口注册护士数干预后增长速度：

$$\alpha'_{N(m)}=\kappa\times\alpha_{N(m)} \qquad (\alpha'_{N(m)}-1)$$

κ为干预系数。κ值和干预要素设置数量确定如下：κ_1，依据《北京市医疗机构设置规划》[42]要求（医护比为1:2），使每千常住人口注册护士数增长速度增长一倍；κ_2，参照OECD国家医护比标准（1:2.8），使每千常住人口注册护士数增长速度增加60.0%；κ_3，增加护士种类（如口腔护士、康复护士、职业卫生护士、老年病护士、儿科护士、产科护士、社区护士、医养结合护理等），使每千常住人口注册护士数增长速度增加40.0%。

2. 每个常住人口护士稳定型干预预测结果。

在每千常住人口注册护士数稳定预测理论模型（Y_{N-1}）基础上，按照κ值的

确定原则和干预要素设定数量：

$$\kappa = \kappa_1 + \kappa_2 + \kappa_3 = 100.0\% + 60.0\% + 40.0\% = 200.0\%$$

按照($Y'_N - 1$)公式，计算每千常住人口注册护士数干预增长速度：

$$\alpha'_{N(2016)} = 1.9\% \times (1 + 200\%) = 5.7\%$$

再以2016年每千常住人口注册护士数(5.4人)为基线，预测2018年干预后每千常住人口注册护士数

$$Y'_{N(2018)} = 5.4 \times (1 + 5.7\%)^2 = 6.0 \text{ 人}$$

以此类推，预测2018～2030年干预后每千常住人口注册护士数：2019年为6.4人，2020年为6.7人，2025年为8.8人，2030年为11.7人。2020年每个常住人口注册护士比理论预测值增加1.1人。2030年每千常住人口注册护士数比理论预测值增加4.7人。

3. 每个常住人口注册护士稳定型干预预测结果评价。

到2030年，通过采取制定护理人员规划、增加护士种类、借鉴国际经验与措施，北京市每千常住人口注册护士数和医护比较理论值增长速度加快，达到全国医护比标准，向OECD国家水平迈进，控制管理能力从量变发生到质变，由中等提升到高水平(见图10－11)。

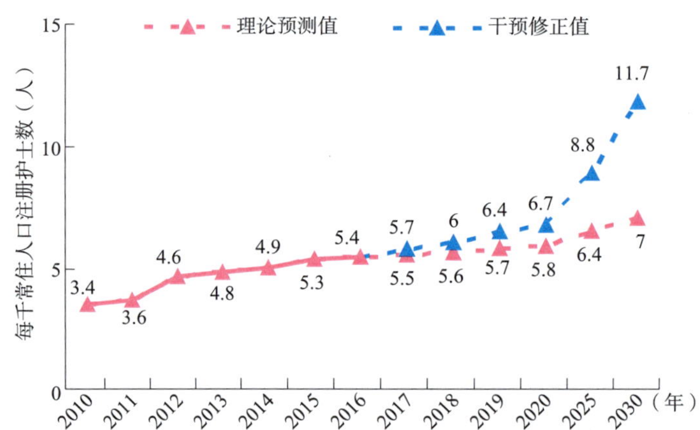

资料来源：《北京市统计年鉴2016》

图10－11 北京市2008～2016年每千常住人口注册护士数及2018～2030年趋势预测

第二节　高血压控制管理能力预测评估

一、高血压控制管理能力稳定预测评估

（一）高血压知晓率稳定型预测理论模型

1. 建立高血压知晓率稳定预测理论模型。

$$Y_{h(n)} = X_{h(m)} \times (1 + \alpha_{H(m)})^{n-m} \qquad (Y_H - 1)$$

$Y_{H(n)}$表示预测第 n 年高血压控制管理能力暴露水平，$X_{H(m)}$表示第 m 年高血压控制管理能力暴露水平（预测基线），$\alpha_{H(m)}$表示第 m 年高血压控制管理能力暴露水平增长速度。

2. 高血压知晓率稳定型预测结果。

基于 2002 年和 2011 年北京市人群高血压知晓率变化数据资料，其中 2002 年为 30.6%，2011 年为 49.5%。知晓率增长速度为$\sqrt[2011-2002]{49.5/30.6} - 1 = 5.5\%$，以 2011 年高血压知晓率（49.5%）为基线，代入高血压控制管理能力稳定预测理论模型（$Y_H - 1$）。预测 2018 年高血压知晓率：

$$Y_{Hzx(2018)} = 49.5\% \times (1 + 5.5\%)^{2018-2011} = 72\%$$

以此类推，预测得 2019～2020 年高血压知晓率为 2019 年为 76%，2020 年为 80.2%。（以后不再进行预测）

3. 高血压知晓率稳定型预测结果评价。

北京市高血压知晓率渴望在 2020 年达到《健康北京人－全民健康促进十年行动规划（2009～2018）》高血压知晓率最低目标要求（80%），控制管理能力从量变发生到质变，由中等提升到高水平。

（二）高血压治疗率稳定型预测结果及评价

1. 高血压诊疗率稳定型预测结果。

基于 2002 和 2011 年北京市人群高血压治疗率变化数据资料，其中 2002 年为 24.7%，2011 年为 42.7%。治疗率增长速度为$\sqrt[2011-2002]{42.7/24.7} - 1 = 6.3\%$，以 2011 年高血压治疗率（42.7%）为基线，代入稳定预测理论模型（$Y_H - 1$），计算 2018 年高血压治疗率，

$$Y_{Hzl}=42.7\%\times(1+6.3\%)^{2018-2011}=65.5\%$$

以此类推，计算得 2019～2020 年高血压知疗率：2019 年为 69.7%、2020 年为 74.1%。（以后不再进行预测）

2. 高血压诊疗率稳定型预测结果评价。

北京市高血压治疗率渴望在 2018 年达到《健康北京人－全民健康促进十年行动规划（2009～2018）》提出的高血压治疗率最低目标要求（65%），控制管理能力从量变发生到质变，由中等提升到高水平。

（三）高血压控制率稳定型预测结果及评价

1. 高血压控制率稳定型预测结果。

基于 2002 和 2011 年北京市人群高血压控制率变化数据资料，其中 2002 年为 6.1%，2011 年为 13.3%，控制率增长速度：

$$\sqrt[2011-2002]{13.3/6.1}-1=9\%$$

以 2011 年高血压控制率（13.3%）为基线，代入高血压控制管理能力稳定预测理论模型（Y_H-1）。计算 2018 年高血压控制率

$$Y_{Hkz}=13.3\%\times(1+9\%)^{2018-2011}=24.4\%$$

依次测算得 2019～2030 年高血压控制率为 2019 年为 26.6%，2020 年为 29%，2025 年为 44.6%，2030 年为 68.7%。

2. 高血压控制率稳定型预测结果评价。

2020 年北京市高血压控制率没有达到《健康北京人－全民健康促进十年行动规划（2009～2018）》高血压控制率最低目标要求（50%），离标准还差 21%，高压控制率只发生量变没有发生质变，保持低水平。到 2030 年，高血压控制率由量变发生质变，达到高水平。

二、高血压控制管理能力稳定型干预预测及结果评价

（一）高血压知晓率稳定型干预预测理论模型

1. 建立高血压知晓率稳定干预预测理论模型。

$$Y'_{H(n)}=X_{H(m)}\times(1+\alpha'_{H(m)})^{n-m} \qquad (Y'_H-1)$$

$Y'_{H(n)}$ 表示预测第 n 年干预后高血压控制管理能力暴露水平，$X_{H(m)}$ 表示第 m 年高血压控制管理能力暴露水平（预测基线），$\alpha'_{H(m)}$ 表示第 m 年高血压控制管理能力暴露水平干预后增长速度

$$\alpha'_{H(m)}=\kappa\times\alpha_{H(m)} \qquad (\alpha'_{H(m)}-1)$$

κ 为干预系数。

2. 高血压知晓率稳定型预测结果。

κ 值和干预要素设置数量确定如下：κ_1，贯彻落实《健康北京人－全民健康促进十年行动规划(2009～2018)》[23]和健康北京规划，使高血压知晓率增长速度上升15.0%。κ_2，加强高血压相关知识宣传，利用电视、广播、报纸、网络、公益广告等传播媒介，普及公众教育，使高压知晓率增长速度上升15.0%。κ_3，开展“健康社区行”“卫生保健进万家”“健康知识进校园”“心理健康进社区”、健康知识竞赛等健康促进活动，以及中医治未病健康工程，倡导市民“健康行为”，全面提升健康素养，使高血压知晓率增长速度上升10.0%。κ_4，普及中小学生健康教育，开设健康教育课程，提高学生高血压防治相关认知能力，使高血压知晓率增长速度上升10.0%。

$$\kappa=\kappa_1+\kappa_2+\kappa_3+\kappa_4=15.0\%+15.0\%+10.0\%+10.0\%=50.0\%$$

计算高血压知晓率干预增长速度：

$$\alpha'_{\mathrm{Hzx}(2016)}=5.5\%\times(1+50.0\%)=8.3\%$$

再以2011年高血压知晓率(49.5%)为基线，代入公式($Y'_{\mathrm{H}}-1$)，计算2018年高血压知晓率干预预测数，

$$Y'_{\mathrm{Hzx}(2018)}=49.5\%\times(1+8.3\%)^{2018-2011}=86.5\%$$

(以后不再进行预测)

3. 高血压知晓率稳定型预测结果评价。

通过采取健康规划、知识技能传播、社区管理、健康教育等措施，北京市高血压知晓率增长速度比理论值加快，渴望在2018年达到《健康北京人－全民健康促进十年行动规划(2009～2018)》，高血压知晓率最低目标要求，控制管理水平从量变发生到质变，由高水平提升到极高水平。

(二)高血压控制率稳定型干预预测结果及评价

1. 高血压控制率稳定型干预预测结果。

κ 值和干预要素设置数量确定如下：κ_1，贯彻落实《健康北京人－全民健康促进十年行动规划(2009～2018)》[23]和健康北京规划，使高血压控制率增长速度上升45.0%；κ_2，提高危险因素控制能力，包括控制高盐、高糖和高热量饮食，控烟、限酒、增加体育活动、改善不健康精神心理状态等，使高血压控制率增长速度上升35.0%；κ_3，加强预防控制规划政策，包括制定以社区为基础的高危人群和疾患者群管理政策，定期随访、危险因素监测、健康教育、合理用药指导、信

息化动态管理，贯彻落实慢性病防治规划，使高血压控制率增长速度上升35.0%；κ_4，实施规范化管理。在不同类型医疗机构和基层医疗卫生机构，贯彻落实高血压防治指南，针对不同人群、年龄、职业岗位、体质、不健康行为和生活方式，以及不同单位、企业、学校等工作特点和负荷实行分类管理，制定和实施精准防治方案及效果监测评价制度，实施分级诊疗，使高血压控制率增长速度上升25.0%。

$$\kappa = \kappa_1 + \kappa_2 + \kappa_3 + \kappa_4 = 45.0\% + 35.0\% + 35.0\% + 25.0\% = 140\%$$

计算高血压控制率干预增长速度：

$$\alpha'_{\mathrm{Hkz}(2016)} = 9\% \times (1 + 140\%) = 21.6\%$$

以2011年高血压控制率（13.3%）为基线，代入公式（$Y'_{\mathrm{H}} - 1$），预测2018年高血压控制率干预预测数：

$$Y'_{\mathrm{Hkz}(2018)} = 13.3\% \times (1 + 21.6\%)^{2018-2011} = 52.3\%$$

以此类推，预测2019～2020年高血压控制率：2019年为63.6%，2020年为77.3%。2020年高血压控制率比同期理论预测值增长了48.3%。

2. 高血压控制率稳定型干预预测结果评价。

通过采取健康规划、提高危险因素控制能力、健康教育、对不同人群采取规范化管理等措施，北京市高血压控制率比理论值增长速度加快，渴望在2018年达到《健康北京人－全民健康促进十年行动规划（2009～2018）》高血压控制率目标要求。控制管理能力由从量变发生到质变，从中等水平提高到高等水平。2020年高血压控制率控制管理能力从量变发生到质变，由高等提升到极高水平（见表10－11）。

表10－11　北京市高血压控制管理能力预测结果　　单位：%

年份	知晓率		治疗率	控制率	
	理论预测值	干预修正值	理论预测值	理论预测值	干预修正值
2018	72	86.5（达到北京标准）	65.5（达到北京标准）	24.4	52.3（达到北京标准）
2019	76			26.6	
2020	80.2（达到北京标准）			29	
2025				44.6	
2030				68.7（达到北京标准）	

第三节　城市绿化能力预测评估

一、北京城市绿化覆盖率稳定型预测评估

(一)建立城市绿化覆盖率稳定预测理论模型

$$Y_{lv(n)}=X_{lv(m)}\times(1+\alpha_{lv(m)})^{n-m} \qquad (Y_{lv}-1)$$

$Y_{lv(n)}$表示预测第 n 年城市绿化覆盖率,$X_{lv(m)}$表示第 m 年城市绿化覆盖率(预测基线),$\alpha_{lv(m)}$表示第 m 年城市绿化覆盖率增长速度。

(二)城市绿化覆盖率稳定型预测结果

依据 2008 ~2016 年北京城市绿化覆盖率变化数据资料,绿化率和增长速度稳定状态,其中 2015 年为 48. 0% ,2016 年为 48. 4% 。计算城市绿化覆盖率增长速度:

$$\alpha_{lv(2016)}=\frac{48.4-48.0}{48.0}\times100\%=0.8\%$$

以 2016 年城市绿化覆盖率(48. 4%)为基线,代入城市绿化覆盖率稳定预测理论模型($Y_{lv}-1$)。预测 2018 年城市绿化覆盖率:

$$Y_{lv(2018)}=48.4\times(1+0.8\%)^2=49.2\%$$

以此类推,预测 2019 ~2030 年城市绿化覆盖率:2019 年为 49. 6% ,2020 年为 50. 0% ,2025 年 52. 1% ,2030 年为 54. 3% 。2030 年城市绿化覆盖率比 2016 年增加 5. 9 个百分点。

(三)城市绿化覆盖率稳定型预测结果评价

北京市城市绿化覆盖率呈持续增长趋势,绿化能力只发生量变化没有发生质变,保持高水平。

二、北京市城市绿化率稳定型干预预测评估

(一)建立城市绿化覆盖率稳定干预预测理论模型

$$Y'_{lv(n)}=X_{lv(m)}\times(1+\alpha'_{lv(m)})^{n-m} \qquad (Y'_{lv}-1)$$

$Y'_{lv(n)}$表示预测第 n 年干预后城市绿化覆盖率,$X_{lv(m)}$表示第 m 年城市绿化

覆盖率(预测基线),$\alpha'_{lv(m)}$表示第m年干预后城市绿化覆盖率增长速度:

$$\alpha'_{lv(m)} = \kappa \times \alpha_{lv(m)}(\alpha'_{lv(m)} - 1)$$

κ为干预系数。κ值和干预要素设置数量确定如下:κ_1,认真执行国务院《城市绿化条例》[43]和国家有关方针、政策,认真落实国务院《关于加强城市绿化建设的通知》要求[44],使城市绿化覆盖率增长速度上升一倍;κ_2,贯彻落实国民经济和社会发展第十三个五年规划和《北京城市总体规划(2016~2035)》[5],按照市委、市政府发展绿色城市,城市绿化覆盖率增长速度上升60.0%;κ_3,推进京津冀大气污染联防联控,构建自然绿色园林环境,使城市绿化覆盖率增长速度上升50.0%;κ_4,在远郊区建设生态城市建筑,压缩城区水泥建筑,使城市绿化覆盖率增长速度上升40.0%。

(二)城市绿化覆盖率稳定型干预预测结果

在城市绿化覆盖率稳定预测理论模型($Y_{lv}-1$)基础上,按照κ值确定原则和干预要素设定数:

$$\kappa = \kappa_1 + \kappa_2 + \kappa_3 + \kappa_4 = 100\% + 60.0\% + 50.0\% + 40.0\% = 250.0\%$$

按照($Y'_{lv}-1$)公式,计算城市绿化覆盖率干预增长速度:

$$\alpha'_{lv(2015)} = 0.8\% \times (1 + 250.0\%) = 1.8\%$$

以2016年城市绿化覆盖率(48.4%)为基线,预测2018年干预后城市绿化覆盖率:

$$Y'_{lv(2018)} = 48.4 \times (1 + 1.8\%)^2 = 50.2\%$$

以此类推,预测2018~2030年干预后城市绿化覆盖率:2019年为51.1%,2020年为52.0%,2025年为56.9%,2030年为62.2%。2030年城市绿化覆盖率比理论预测值增加7.9个百分点。

(三)城市绿化覆盖率稳定型干预预测模型结果评价

通过采取依法管理、落实“十三五”规划、构建自然绿色园林环境等措施,城市绿化覆盖率增长速度比理论值加快,超过“十三五”城市绿化覆盖率目标(48.5%)。绿化能力从量变发生到质变,由高等提升到极高水平。在“十三五”规划末期率先实现全面建成小康社会目标,为健康北京发展奠定良好的环境基础(见图10-12)。

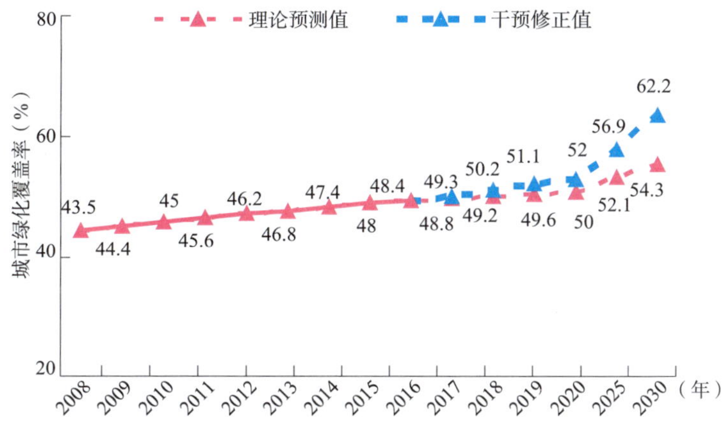

资料来源：《北京市统计年鉴 2016》

图 10－12　北京市 2008～2016 年城市绿化覆盖率及 2018～2030 年趋势预测

第四节　北京市公共健康影响综合控制管理能力预测评估小结

表 10－12　2020～2030 年北京市健康控制管理能力预测评估分值及等级

控制管理能力评估指标	2016 年		2020 年				2030 年			
	基础分值和能力等级		理论预测		干预预测		理论预测		干预预测	
	分值	等级	分值	等级	分值	等级	分值	等级	分值	等级
1. 医疗服务能力指标										
1.1 每千常住人口护士数	0.7	中等	0.8	中等	1.0	高	1.2	高	1.5	高
2. 疾病致病因素防控能力										
2.1 高血压知晓率	0.4	中等	0.5	高	0.6	极高				
2.2 高血压治疗率	0.2	中等	0.3	高	0.6	极高				
2.3 高血压控制率	0.1	低	0.2	中等	0.3	高	0.6	高	1.0	高
3. 绿化能力指标										
3.1 城市绿化覆盖率	0.8	中等	0.9	中等	1.2	高	1.5	高	1.8	极高
4. 评估理论指标										
4.1 系统防控理论	0.30	中等	0.40	中等	0.60	高	1.0	高	1.2	高

续表

控制管理能力评估指标	2016 年		2020 年				2030 年			
	基础分值和能力等级		理论预测		干预预测		理论预测		干预预测	
	分值	等级	分值	等级	分值	等级	分值	等级	分值	等级
4. 2 整体防控理论	0. 25	中等	0. 30	中等	0. 50	高	0. 8	高	1. 2	高
4. 3 综合防控理论	0. 20	中等	0. 25	中等	0. 60	高	1. 0	高	1. 2	高
4. 4 精准防控理论	0. 15	中等	0. 20	中等	0. 40	高	0. 7	高	1. 0	高
5. 标准规范指标										
5. 1 健康城市标准	0. 10	低	0. 30	中等	0. 50	高	0. 8	高	1. 0	高
5. 2 生态健康医院标准	0. 10	极低	0. 30	中等	0. 50	高	0. 8	高	1. 2	高
5. 3 健康社区标准	0. 10	低	0. 30	中等	0. 50	高	0. 8	高	1. 2	高
5. 4 健康住宅标准	0. 10	低	0. 30	中等	0. 50	高	0. 8	高	1. 3	高
5. 5 健康服务标准	0. 10	低	0. 30	中等	0. 50	高	0. 8	高	1. 0	高
5. 6 重大疾病防治系列指南	0. 20	中等	0. 30	中等	0. 60	高	1. 0	高	1. 5	高
5. 7 环境相关疾病评估指南	0. 10	低	0. 30	中等	0. 50	高	1. 0	高	1. 5	高
5. 8 基于公共健康的环境质量标准	0. 10	低	0. 30	中等	0. 50	高	0. 8	高	1. 0	高
5. 9 基于公共健康的气候变化标准	0. 10	低	0. 30	中等	0. 50	高	0. 8	高	1. 2	高
5. 10 监测预警标准	0. 20	中等	0. 30	中等	0. 50	高	0. 8	高	1. 5	高
6. 医疗卫生服务体系指标										
6. 1 基本医疗卫生机构	0. 30	中等	0. 40	中等	0. 60	高	1. 0	高	1. 0	极高
6. 2 基本医疗卫生服务职能	0. 25	中等	0. 30	中等	0. 50	高	0. 8	高	1. 2	极高
6. 3 公共卫生机构	0. 20	中等	0. 30	中等	0. 50	高	0. 8	高	1. 5	极高
6. 4 公共卫生服务职能	0. 20	中等	0. 30	中等	0. 50	高	0. 8	高	1. 3	极高
6. 5 医疗康复护理体系	0. 30	中等	0. 30	中等	0. 50	高	0. 8	高	1. 2	极高
6. 6 院前医疗急救体系	0. 40	高	0. 40	高	0. 45	极高				
6. 7 临终关怀体系	0. 10	低	0. 30	中等	0. 50	高	0. 8	高	1. 2	高
7. 健康服务体系指标										
7. 1 健康保护和促进体系	0. 10	低	0. 30	中等	0. 50	高	1. 0	高	1. 5	极高
7. 2 健康服务网络	0. 10	低	0. 30	中等	0. 50	高	1. 0	高	1. 5	极高
8. 防控技术和管理能力指标										
8. 1 精神疾患诊疗技术	0. 15	中等	0. 20	中等	0. 40	高	0. 6	高	1. 20	极高

续表

控制管理能力评估指标	2016 年		2020 年				2030 年			
	基础分值和能力等级		理论预测		干预预测		理论预测		干预预测	
	分值	等级	分值	等级	分值	等级	分值	等级	分值	等级
8.2 综合服务平台技术	0.15	中等	0.20	中等	0.40	高	0.6	高	1.0	极高
8.3 服务辅助决策系统技术	0.15	中等	0.20	中等	0.40	高	0.7	高	1.2	极高
8.4 高毒和放射性物质防护技术	0.10	低	0.30	中等	0.40	高	0.6	高	1.0	高
8.5 烈性传染病防护技术	0.10	低	0.30	中等	0.50	高	0.8	高	1.0	高
8.6 病媒生物监测技术	0.15	中等	0.20	中等	0.40	高	0.6	高	1.20	高
8.7 新发传染病病原监测技术	0.15	中等	0.20	中等	0.40	高	0.6	高	1.0	高

由此表明:①按照现行治理模式,北京市健康控制管理能力呈上升趋势;②通过采取干预措施,健康控制管理能力持续明显提升,对由量变发生到质变产生了很大推动作用;③由于可预测的资料有限,80%以上的数据难以进行科学预测,所以存在极大风险(不确定性);④加强标准化、规范化管理和监测分析,对减少不确定性,提高治理能力现代化具有重要意义。

附录 公式及编码

区域人口疾病发病预测理论模型:$Y_n = X_m \times [1 + \text{avr}(\alpha_m)^{n-m}]$ $(Y_n - 1)$

区域人群疾病发病预测理论模型:$Y_n = \text{avr}(X_m) \times (1 + \alpha_m)^{n-m}$ $(Y_n - 2)$

区域人口疾病发病稳定干预预测理论模型:$Y'_n = X_m \times [1 + \text{avr}(\alpha'_m)]^{n-m}$ $(Y' - 1)$

区域人口疾病发病不稳定干预预测理论模型:$Y'_n = \text{avr}(X_m) \times (1 + \alpha'_m)]^{n-m}$ $(Y' - 2)$

常住人口稳定型干预预测理论模型:$Y'_{SP(n)} = X_{SP(m)} \times (1 + \alpha'_{SP(m)})^{n-m}$ $(Y'_{SP} - 1)$

流动人口稳定型干预预测理论模型:$Y'_{P(n)} = X_{P(m)} \times (1 + \alpha'_{P(m)})^{n-m}$ $(Y'_P - 1)$

地区 GDP 稳定型预测理论模型:$Y_{G(n)} = X_{G(m)} \times (1 + \alpha_{G(m)})^{n-m}$ $(Y_G - 1)$

地区 GDP 稳定型干预预测理论模型:$Y'_{G(n)} = X_{G(m)} \times (1 + \alpha'_{G(m)})^{n-m}$ $(Y'_G - 1)$

人均 GDP 稳定型预测理论模型:$Y_{GDP(n)} = X_{GDP(m)} \times (1 + \alpha_{GDP(m)})^{n-m}$ $(Y'_{GDP} - 1)$

人均 GDP 稳定型干预预测理论模型:$Y'_{GDP(n)} = X_{GDP(m)} \times (1 + \alpha'_{GDP(m)})^{n-m}$ $(Y'_{GDP} - 1)$

O_3 年均浓度干预预测理论模型:$Y'_{(O_3)(n)} = X_{O_3(m)} \times (1 + \alpha'_{O_3(m)})^{n-m}$ $(Y'_{O_3} - 1)$

NO_2 年均浓度稳定型预测理论模型:$Y_{NO_2(n)} = X_{NO_2(m)} \times (1 + \alpha_{NO_2(m)})^{n-m}$ $(Y_{NO_2} - 1)$

$PM_{2.5}$年均浓度稳定干预预测理论模型:$Y'_{PM_{2.5}(n)} = X_{PM_{2.5}(m)} \times (1 + \alpha'_{PM_{2.5}(m)})^{n-m}$ $(Y'_{PM_{2.5}} - 1)$

PM_{10}年均浓度稳定型预测理论模型：$Y_{PM_{10}(n)}=X_{PM_{10}(m)}\times(1+\alpha_{PM_{10}(m)})^{n-m}$　　$(Y_{PM_{10}}-1)$

年均温度不稳定型干预预测理论模型（以5年为结点）：

$Y'_{Ta(n)}=X_{Ta(m)}\times(1+\alpha'_{Ta(m)})^{n-m}$　　$(Y'Ta-2)$

年最高温度不稳定干预预测理论模型（以5年为结点）：

$Y'_{Tmax(n)}=X_{Tmax(m)}\times(1+\alpha'_{Tmax(m)})^{n-m}$　　$(Y'_{Tmax}-2)$

高温天气数不稳定型预预测理论模型（以5年为结点）：

$Y'_{Td(n)}=X_{Td(m)}\times(1+\alpha'_{Td(m)})^{n-m}$　　$(Y'_{Td}-2)$

最低温度不稳定型干预预测理论模型（以5年为结点）：

$Y'_{Tmin(n)}=X_{Tmin(m)}\times(1+\alpha'_{Tmin(m)})^{n-m}$　　$(Y'_{Tmin}-2)$

雾霾天气数稳定型预预测理论模型（：$Y'_{Fd(n)}=X_{Fd(m)}\times(1+\alpha'_{Fd(m)})^{n-m}$　　$(Y'_{Fd}-1)$

不健康行为稳定型预测理论模型：$Y_{A(n)}=X_{A(m)}\times(1+\alpha_{A(m)})^{n-m}$　　$(Y_{A}-1)$

不健康行为稳定型干预预测理论模型：$Y'_{A(n)}=X_{A(m)}\times(1+\alpha'_{A(m)})^{n-m}$　　$(Y'A-1)$

恶性肿瘤死亡率稳定预测理论模型：$Y_{cmt(n)}=X_{cmt(m)}\times(1+\alpha_{cmt(m)})^{n-m}$　　$(Y_{cmt}-1)$

恶性肿瘤死亡率稳定干预预测理论模型：$Y'_{cmt(n)}=X_{cmt(m)}\times(1+\alpha'_{cmt(m)})^{n-m}$　　$(Y'_{cmt}-1)$

肺癌死亡率稳定预测理论模型：$Y_{lmt(n)}=X_{lmt(m)}\times(1+\alpha_{lmt(m)})^{n-m}$　　$(Y_{lmt}-1)$

肺癌死亡率稳定干预预测理论模型：$Y'_{lmt(n)}=X_{lmt(m)}\times(1+\alpha'_{lmt(m)})^{n-m}$　　$(Y'_{lmt}-1)$

心脏病死亡率稳定预测理论模型：$Y_{hmt(n)}=X_{hmt(m)}\times[1+avr(\alpha_{hmt(m)})]^{n-m}$　　$(Y_{hmt}-1)$

心脏病死亡率稳定干预预测理论模型：$Y'_{hmt(n)}=X_{hmt(m)}\times[1+avr(\alpha'_{hmt(m)})]^{n-m}$　　$(Y'_{hmt}-1)$

脑血管病死亡率不稳定预测理论模型：

$Y_{bmt(n)}=avr(X_{bmt(m)})\times[1+avr(\alpha_{bmt(m)})]^{n-m}$　　$(Y_{bmt}-2)$

脑血管病死亡率不稳定干预预测理论模型：

$Y'_{bmt(n)}=avr(X_{bmt(m)})\times[1+avr(\alpha'_{bmt(m)})]^{n-m}$　　$(Y'_{bmt}-2)$

甲乙类传染病发病率稳定预测理论模型：$Y_{imd(n)}=X_{imd(m)}\times(1+\alpha_{imd(m)})^{n-m}$　　$(Y_{imd}-1)$

甲乙类传染病发病率稳定干预预测理论模型：$Y'_{imd(n)}=X_{imd(m)}\times(1+\alpha'_{imd(m)})^{n-m}$　　$(Y'_{imd}-1)$

其他感染性腹泻发病率稳定预测理论模型：

$Y_{dimd(n)}=X_{dimd(m)}\times(1+\alpha_{dimd(m)})^{n-m}$　　$(Y_{dimd}-1)$

其他感染性腹泻发病率稳定干预预测理论模型：

$Y'_{dimd(n)}=X_{dimd(m)}\times(1+\alpha'_{dimd(m)})^{n-m}$　　$(Y'_{dimd}-1)$

痢疾稳定预测理论模型：$Y_{dymd(n)}=X_{dymd(m)}\times(1+\alpha_{dymd(m)})^{n-m}$　　$(Y_{dymd}-1)$

痢疾稳定干预预测理论模型：$Y'_{dymd(n)}=X_{dymd(m)}\times(1+\alpha'_{dymd(m)})^{n-m}$　　$(Y'_{dymd}-1)$

肺结核发病率不稳定预测理论模型：

$Y_{TBmd(n)} = avr(X_{TBmd(m)}) \times [1 + avr(\alpha_{TBmd(m)})]^{n-m}$ $(Y_{TBmd} - 2)$

肺结核发病率不稳定干预预测理论模型：

$Y'_{TBmd(n)} = avr(X_{TBmd(m)}) \times [1 + avr(\alpha'_{TBmd(m)})]^{n-m}$ $(Y'_{TBmd} - 2)$

艾滋病感染者及病人总数建立稳定预测理论模型：

$Y_{AIDS(n)} = X_{AIDS(m)} \times (1 + \alpha_{AIDS(m)})^{n-m}$ $(Y_{AIDS} - 1)$

艾滋病感染者及病人总数稳定干预预测理论模型：

$Y'_{AIDS(n)} = X_{AIDS(m)} \times (1 + \alpha'_{AIDS(m)})^{n-m}$ $(Y'_{AIDS} - 1)$

老年人口稳定预测理论模型：$Y_{old(n)} = X_{old(m)} \times (1 + \alpha_{old(m)})^{n-m}$ $(Y_{old} - 1)$

老年人口稳定干预预测理论模型：$Y'_{old(n)} = X_{old(m)} \times (1 + \alpha'_{old(m)})^{n-m}$ $(Y'_{old} - 1)$

儿童人口稳定预测理论模型：$Y_{child(n)} = X_{child(m)} \times (1 + \alpha_{child(m)})^{n-m}$ $(Y_{child} - 1)$

低文化水平人口稳定预测理论模型：$Y_{JP(n)} = X_{JP(m)} \times (1 + \alpha_{JP(m)})^{n-m}$ $(Y_{JP} - 1)$

低文化水平人口稳定干预预测理论模型：$Y'_{JP(n)} = X_{JP(m)} \times (1 + \alpha'_{JP(m)})^{n-m}$ $(Y'_{JP} - 1)$

每千常住人口注册护士数稳定预测理论模型：$Y_{N(n)} = X_{N(m)} \times (1 + \alpha_{N(m)})^{n-m}$ $(Y_N - 1)$

每千常住人口注册护士数稳定干预预测理论模型：$Y'_{N(n)} = X_{N(m)} \times (1 + \alpha'_{N(m)})^{n-m}$ $(Y'_N - 1)$

高血压控制管理能力稳定预测理论模型：$Y_{h(n)} = X_{h(m)} \times (1 + \alpha_{H(m)})^{n-m}$ $(Y_H - 1)$

高血压控制管理能力稳定干预预测理论模型：$Y'_{H(n)} = X_{H(m)} \times (1 + \alpha'_{H(m)})^{n-m}$ (Y'_{H-1})

城市绿化覆盖率稳定预测理论模型：$Y_{lv(n)} = X_{lv(m)} \times (1 + \alpha_{lv(m)})^{n-m}$ $(Y_{lv} - 1)$

城市绿化覆盖率稳定干预预测理论模型：$Y'_{lv(n)} = X_{lv(m)} \times (1 + \alpha'_{lv(m)})^{n-m}$ $(Y'_{lv} - 1)$

参考文献

[1] World Health Organization. World Health Report: reducing risks, promoting healthy[R]. Harlem Brundtland: World Health Organization, 2002.

[2] 中共中央、国务院．京津冀协同发展规划纲要[R]．中共中央、国务院印发,2015.

[3] 北京市政府办公厅．北京市人民政府关于进一步推进户籍制度改革的实施意见[R]．北京市政府办公厅,2016.

[4] 北京市人民政府,河北省人民政府．北京市人民政府河北省人民政府关于共同推进河北雄安新区规划建设战略合作协议[R]．北京市人民政府,河北省人民政府,2017.

[5] 北京市委、北京市人民政府．北京城市总体规划(2016~2035)[R]．北京市委、北京市人民政府,2017.

[6] 中共北京市委、北京市人民政府．北京市国民经济和社会发展第十三个五年规划．中共北京市委、北京市人民政府印发,2016.

[7] 北京市环保局. 2008～2016年北京环境状况公报[R]. 北京市环保局,2016.
[8] 北京市统计局.北京市统计年鉴2016[R],中国统计出版社,2016.
[9] 国务院. 大气污染防治行动计划[R]. 国务院印发,2013.
[10] 北京市政府办公厅. 北京市工业污染行业、生产工艺调整退出及设备淘汰目录(2014年版)[R]. 北京市政府办公厅, 2014.
[11] 北京市人民政府. 北京市2013～2017年清洁空气行动计划[R]. 北京市人民政府,2013.
[12] 北京市园林绿化局. 北京市园林绿化局"十二五"工作总结、"十三五"工作思路和2016年工作计划[R],北京市园林绿化局. 2016.
[13] 生态健康医院. Global Green and Healthy Hospitals. http://greenhospitals. net/. WHO,2015.
[14] 北京市人民政府. 北京市2010年度卫生与人群健康状况报告[R]. 北京: 人民卫生出版社,2011.
[15] 北京市人民政府. 北京市2011年度卫生与人群健康状况报告[R]. 北京: 人民卫生出版社,2012.
[16] 北京市人民政府. 北京市2012年度卫生与人群健康状况报告[R]. 北京: 人民卫生出版社,2013.
[17] 北京市人民政府. 北京市2013年度卫生与人群健康状况报告[R]. 北京: 人民卫生出版社,2014.
[18] 北京市人民政府. 北京市2014年度卫生与人群健康状况报告[R]. 北京: 人民卫生出版社,2015.
[19] 北京市人民政府. 北京市2015年度卫生与人群健康状况报告[R]. 北京: 人民卫生出版社,2016.
[20] 北京市人民政府. 北京市2016年度卫生与人群健康状况报告[R]. 北京: 人民卫生出版社,2017.
[21] 中共中央、国务院. "健康中国2030"规划纲要[R]. 中共中央、国务院印发,2016.
[22] 北京市人大. 北京市控制吸烟条例[R]. 北京市人大, 2012.
[23] 北京市人民政府. 健康北京人——全民健康促进十年行动规划(2009～2018)[R]. 北京市人民政府印发,2009.
[24] 北京市发展和改革委员会,北京市卫生和计划生育委员会. 北京市"十三五"时期卫生计生事业发展规划[R]. 北京市发展和改革委员会. 北京市卫生和计划生育委员会印发, 2016.
[25] 北京市委、北京市人民政府. "健康北京2030"规划纲要[R]. 北京市委、北京市人民政府,2017.
[26] 中国营养学会. 中国居民膳食指南[R]. 人民卫生出版社,2016.
[27] WHO. WHO膳食指南[R]. WHO,2015.
[28] WHO. 全球健康饮食和身体活动战略[R]. WHO,2015.
[29] 国务院. 全民健身条例[R]. 国务院印发,2009.
[30] 国务院办公厅. 全国医疗卫生服务体系规划纲要(2015～2020)[R]. 国务院办公厅,2015.
[31] 美国癌症学会. 美国癌症统计2014:死亡率持续下降报告[R]. Cancer Statistics,2016.

[32] 凌莉,方积乾. 肿瘤发病和死亡资料的时间趋势分析[B]. 中国肿瘤,2011,10(1).

[33] 国家卫生计生委等16部门. 中国癌症防治三年行动计划(2015~2017)[R]. 国家卫生计生委,2015.

[34] 国务院办公厅. 中国防治慢性病中长期规划(2017~2025)[R]. 国务院办公厅,2017.

[35] 国务院办公厅. 关于推进分级诊疗制度建设的指导意见[R]. 国务院办公厅,2015.

[36] WHO. WHO global report: mortality attributable to tobacco[R]. Geneva: WHO Press,2012.

[37] OECD. Health at a Glance 2015 OECD indicators[M]. Paris: OECD Publishing, 2015.

[38] WHO. Noncommunicable diseases country profiles 2014[R]. Geneva: WHO Press,2014.

[39] 国务院. 艾滋病防治条例. 国务院,2006.

[40] Alan S. Go, Dariush Mozaffarian, Véronique L. Roger, Emelia J. Heart Disease and Stroke Statistics - 2014 Update A Report From the American Heart Association[M]. American Heart Association. 2014.

[41] 中共北京市委、北京市人民政府关于全面深化改革提升城市规划建设管理水平的意见[R]. 中共北京市委. 北京市人民政府印发,2016. 6.

[42] 北京市政府办公厅. 北京市医疗机构设置规划[R]. 北京市政府办公厅,2013.

[43] 国务院. 城市绿化条例[R]. 国务院,1992.

[44] 国务院. 国务院关于加强城市绿化建设的通知[R]. 国务院,2001.

[45] 北京市人大. 北京市城市绿化条例[R]. 北京市人大,2009. 11.

PART11 THE COUNTERMEASURES AND PROPOSALS ON CONTROL AND MANAGEMENT CAPACITY IMPROVEMENT FOR PUBLIC HEALTH

第十一部分

公共健康风险控制管理能力提升对策和建议

引 言

2018年是党的十九大开局之年，是国民经济和社会发展第十三个五年规划（以下简称“国家十三五规划”）的关键之年，也是实现全面建成小康社会第一个百年目标进入决胜之年。联合国持续发展议程（2016～2030）和气候变化新协议继续推进，“健康的地球，健康的人类”发展理念传布全球[1,2]。公共健康和地球保护统筹协调发展成为世界的新目标、新要求和新期待。联合国成员国正在行动，努力实现减排，加大治理环境污染，提高气候变化适应能力。世界上许多国家鼓励和引导生态健康城市、生态健康经济、新型清洁能源和绿色交通发展，加快推进生态健康社区、生态健康建筑、生态健康学校、生态健康医院，培养健康行为和生活方式，发展和谐社会和美丽地球村，从根本上防控重大疾病，全面系统地提高人类健康水平。

以习近平同志为核心的党中央审时度势，确定强国发展战略。国家主席习近平在巴黎峰会上作出庄严承诺：“各国要展现诚意、坚定信心、齐心协力，推动建立公平有效的全球应对气候变化机制，实现更高水平全球可持续发展，构建合作共赢的国际关系。”党的十八届五中全会号召全国人民积极行动起来，牢固树立和贯彻落实“国家十三五规划”首次提出的“创新、协调、绿色、开放、共享”五大理念。各级政府、各行各业、社会团体和社区突出生态文明建设、健康中国和全面发展。2016年8月，中央召开全国卫生与健康大会，提出新时期卫生与健康工作方针。同年10月，中共中央 国务院印发了《健康中国2030规划纲要》。2017年10月，党的十九大报告明确强调健康中国国家战略，为全面推进持续健康发展指明了前进方向，开辟了新的里程碑，为改革开放四十年后经济持续发展、社会和谐进步、生态文明建设、国民健康促进、国家繁荣昌盛绘制了宏伟蓝图，确定了重点任务和实施路径。古老文明的中华民族必将在人类历史未来发展的长河中绽放出更加辉煌灿烂的光芒，成为人类健康保障与经济社会持续协调发展的中心和巨大引擎，助推全球健康永恒发展。

北京市认真贯彻落实习近平总书记视察北京时的重要讲话精神，按照中央对《北京城市总体规划（2016～2035）》、北京城市副中心区功能定位、京津冀协同发展纲要战略布局、疏解非首都功能和治理城市病，以及加强河北雄安新区建设的要求，着力加强首都"四个中心"核心功能建设，突出开展六项重点工作：一是坚持和强化首都四个核心功能，深入实施健康北京、人文北京、科技北京、绿色北京城市战略；二是调整疏解非首都核心功能；三是加强生态建设，发展生态健康城市，提升城市建设质量和管理水平；四是健全城市管理体制；五是调整产业结构，发展生态健康经济，推广清洁能源和绿色交通，加大环境治理力度，加大大气污染治理力度；六是严格控制人口规模，提高居民生态健康安全素养，发展生命健康科技工程，努力早日实现习近平总书记在北京 APEC 会议提出"北京蓝"美丽中国梦的承诺，全面提升人民健康水平，率先实现基本医疗卫生制度和全面建成小康社会的宏伟目标，走向全民健康制度新征程。

基于对北京市人口健康危害性预测评估、脆弱性预测评估、防控能力预测评估和风险预测评估结果，遵循国内外健康科学、现代医学、传统医学与经济、政治、文化、社会、生态文明建设协调发展的新规律、新态势、新要求，不断适应和满足人类健康保护与促进的新需求，逐步形成全面系统、整体控制、有序控制、关键点控制、轻重缓急控制和精准控制新机制，加快推进"四全"管理。为此，提出公共健康风险控制管理能力提升对策和建议。

第一章　公共健康风险控制管理能力提升新理念和基本理论框架

第一节　公共健康风险控制管理能力提升新理念

一、人类社会发展健康新理念

在中共中央、国务院坚强领导下，树立“健康的地球、健康的人类”全社会生态健康共享发展的新理念[3]。人类经济社会发展长期的历史实践经验和教训证明，人类要健康地生存、生活、工作和发展，就必须走以人民为中心、以健康为核心，全面持续发展的道路，保持社会和谐、生态文明、健康环境，维护健康的地球。同时，也只有健康的地球，健康的环境，才能使人类拥有身心健康和完好的社会适应能力。二者之间相互依存，相互促进，相互协调，共同发展。保护人类健康是核心，保护地球健康是必要条件和根本要求。人类健康一定是建立在绿色生态文明基础之上，而绿色生态不等于且不可能代替人的健康。因此，只有坚持以人的健康为核心发展经济、政治、文化、社会和生态文明美丽中国、美丽世界，才是未来全中国人民和全人类幸福社会发展的共同愿望和奋斗目标（见图 11－1）。

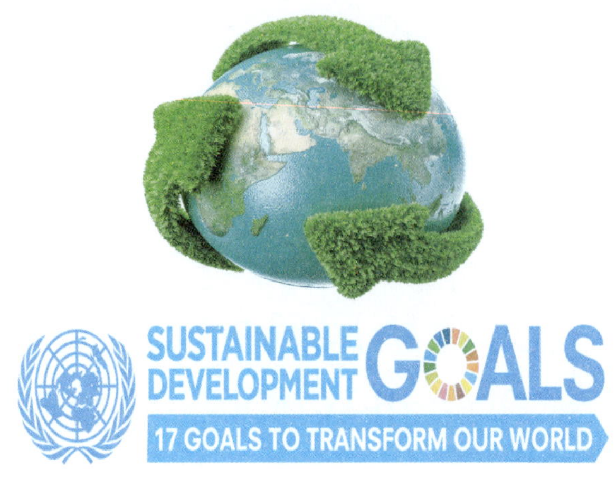

图 11－1　联合国全球保护战略和持续发展目标

二、人类健康发展方向及在经济社会中的核心定位

基于社会发展健康新理念，人类孜孜不倦地探索后工业革命时期和知识经济与网络融合时代，经济社会发展的新趋势、新命运和新道路。纵观全球发展新思维、新动向和新格局，总结和概括出人类健康与社会发展的新方向和新路径：坚持以健康保护和促进为核心，推进经济、政治、文化、社会、生态五位一体建设总体布局，引领财税金融、保险、社会治理、旅游、体育、民生、资源开发、环境保护、预防保健、食品营养、健康服务业和与人的健康相关的各行各业协调持续发展。充分调动全社会各方资源和有生力量，构建政府、专业机构、企事业单位、社会组织等协同作战、联合发展的现代治理体系。加强区域人群健康风险系统防控，完善风险控制管理能力提升动态新机制，有力、有序、有度地保障公共健康安全，全面提升人民健康水平，将风险尽可能控制和减少到最低水平[4,5]。

第二节　公共健康风险控制管理能力提升基本理论框架

在区域人口健康风险评估、环境风险评估和社会风险评估及预测基础上，按照国家“十三五”时期国民经济与社会发展规划、新时期卫生与健康工作方针和国家卫生健康“一纲两规”（健康中国 2030 规划纲要[6]、国家深化医药卫生体制改革"十三五"规划[7]、国家卫生与健康"十三五"规划[8]），以及全国医疗卫生服务体系规划纲要（2015～2020）[9]、国家中医药发展战略规划纲要（2016～2030）[10]与北京市"十三五"卫生计生事业发展规划[11]、健康北京2030规划纲要[12]、北京市医疗卫生服务体系建设规划（2015～2020）等有关工作部署和要求，秉承联合国持续发展目标，遵循全球健康、健康中国和健康北京发展新规律、服务和管理能力提升发展新趋势、人民群众健康保护和重大疾病防控新需求，确定公共健康风险控制管理能力提升基本原则、基本思路、实现路径，为研究制定和贯彻落实发展对策提供理论依据和应用指导支持。

一、基本原则

公共健康风险控制管理能力提升应当坚持以下六方面原则：

1. 基于社会风险、环境风险和健康风险评估预测结果；

2. 按照国家（际）和地方人口健康目标要求，以及健康服务与医疗卫生服务需要；

3. 坚持绿色、生态、健康、安全、共享持续协调发展理念；

4. 全球、国家和地方经济社会发展与全民健康保障水平相适应；

5. 以保护生态和促进健康为核心，带动经济建设、政治建设、文化建设、社会建设、生态文明建设协调持续发展；

6. 按照风险评估结果优先排序，将危害性高、脆弱性高、防控能力水平低和风险高作为治理重点，制定相应对策。

二、基本思路

基于区域人口健康、环境和社会的危害性、脆弱性、控制管理能力与风险预测结果，确定未来风险大小和分类分级。然后，遵循公共健康风险及其防控演变规律，结合未来发展实际需求，依据能力提升基本原则，研究提出区域人口健康风险控制管理能力提升的目标要求、发展对策、重点任务（建设工程）、实现路径和建议。

三、实现路径

预防控制和减少公共健康风险，主要通过以下七个路径：

1. 单纯降低社会因素、环境因素和公共健康危害性；

2. 单纯降低三者脆弱性；

3. 单纯提高三者防控能力；
4. 降低危害性和脆弱性协同作用；
5. 增强脆弱性和防控能力的拮抗作用；
6. 增强危害性、脆弱性和提高防控能力的综合拮抗作用；
7. 实施优先排序，降低公共健康综合风险。

四、重要意义和应用指导价值

公共健康风险控制管理能力提升是适应和满足人类经济社会持续发展的基本保障，是各级政府的公共管理职责，是长期有效防控重大疾病和健康问题的重要措施，是突发公共卫生事件应急反应和突发公共事件医学救援的重要组成部分[6]。通过公共健康风险控制管理能力提升，为制定区域人口公共健康风险对策和建议提供科学依据，为有效有力有序有度防控公共健康风险提供全方位支持。对防控突发公共卫生事件风险和重大疾病威胁，加强生态健康城市和生态健康经济建设，促进健康服务体系发展，健全医疗卫生服务体系，推进资源均等化和技术可及性，促进健康学科建设和人才成长，加快治理城市病，提高公众健康素养、区域整体系统运行效率和人民健康水平，统筹推动经济社会持续发展具有十分重要意义和推广应用指导价值。

第二章　公共健康风险控制管理能力提升目标要求

依据党的十九大精神、“五大建设”总体布局、“四个全面”战略布局和健康中国、健康北京的目标要求，努力践行联合国持续发展议程和WHO全球健康战略行动计划[13]。北京市委、市政府深化医药卫生体制改革，部署“大城市病”等突出问题治理，着力提升重点地区、重点部门、重点行业、重点领域、重点单位和重要结点公共健康风险控制管理能力，有效降低公共健康危害性和脆弱性，提高健康均等化水平和技术可及性，加快形成系统、整体、精准、高效、安全的服务管理新体制、新机制和新模式。

第一节　公共健康风险控制管理能力目标要求

一、健康法治管理有序推进　健康融入所有政策理念形成全社会共识

积极贯彻落实国家和地方健康相关规划要求，研究制定全民健康法律法规规章。

到2020年，建立健全中国特色社会主义基本医疗卫生制度、现代医院管理制度、社会力量办医制度和健康促进制度；形成多元化办医、系统化服务、立体化管理新体制、新机制、新模式。全面实施分级治疗制度，构建不同类型不同层级医疗服务差异化价格体系和医疗保险体系，完善康复护理、养生保健、医养结合服务与管理价格的扶持政策、健康财税政策和健康金融政策。

到2025年,建立和实施国家健康管理制度,完善健康检查、健康诊断、健康管理、养生保健和健康监管政策制度。为健全健康融入所有政策新体制、新机制,全面落实和加快推进绿色生态健康、文化、体育、旅游相互融合、协同发展的服务业和绿色生态健康产业相关政策制度、健康保险金融制度和商业医疗保险制度,为美丽中国打下良好基础。

到2030年,制定和实施以人的健康为核心,带动整体经济结构调整,全面推进社会和谐发展。全面建成生态健康城市、生态健康建筑、生态健康社区、生态健康学校、健康工作场所、生态健康医院和生态健康家庭。完善健康保障政策和激励约束机制。

二、研究建立健康标准规范体系

充分发挥国家和地方科研院所、高校,特别是医学中心、疾病预防控制中心、卫生监督中心(所)等的研究、教育、服务、监管和智力优势,加强与健康联盟组织合作,研究建立健康标准规范体系,适应各级政府、各行业和全人群健康医疗服务行为规范及产业品牌发展需要。

到2020年,制定和实施国家和地方医疗卫生服务标准体系、医疗卫生资源配置标准,完善医疗机构、公共卫生机构和基层医疗卫生机构准入标准及其发展定位与职责,建立健全医疗卫生服务分级分类标准和工作规范、相应工作岗位人员准入和资格认定与人才成长的动态评估标准,以及生物医药产业标准。建立符合医疗卫生行业特点的人事管理和薪酬分配标准。建立健全基本医疗卫生服务与非基本医疗卫生服务和健康服务分类标准。

到2025年,制定和实施健康相关标准规范,包括健康食品、健康饮料、健康用品等健康产品标准,健康诊断标准、健康服务标准、健康机构资质和服务能力准入标准、健康服务与管理人员资格和能力准入标准;健康产业认定、准入标准和经营与服务管理规范。

到2030年,制定和实施生态健康城市认定、准入标准和管理规范,生态健康社区认定、准入标准和管理规范,生态健康住宅、生态健康建筑、生态健康办公环境标准,生态健康学校认定、准入标准和管理规范,生态健康医院建设标准,健康大数据库、健康信息综合服务平台建设、使用和安全标准,健康+互联网服务标准和管理规范等,以及基本医疗卫生服务与健康服务和非基本医疗卫生服务与健康服务分类标准等,构建和持续改进国家与地方健康相关标准规范体系。为全球健康标准化、规范化发展提供科学依据,为建设健康中国做出不懈努力和贡献！

三、加快建立健康服务和管理体系

整合优化国家和地方健康资源，成立国家卫生健康委员会领导小组。组长由党和国家主要领导担任，成员由党和政府相关部门组成。主要职责：统筹协调健康相关发展工作，研究解决全局性、战略性、系统性、关键性重大健康相关问题。下设办事机构，挂靠在国家卫生健康委员会，负责统筹协调和日常管理工作。按照党和国家机关改革实施方案有关工作部署，将国家卫生和计划生育委员会、国务院深化医药卫生体制改革领导小组办公室、全国老龄工作委员会办公室的职责，工业和信息化部的牵头《烟草控制框架公约》履约工作职责，国家安全生产监督管理总局的职业安全健康监督管理职责整合，划归国家卫生健康委员会管理[17]。到2018年年底之前，在北京市委市政府领导下，按照国家统一工作部署，成立北京市卫生健康委员会。将北京市卫生和计划生育委员会、市民政局老龄委办工作，市工业和信息化委控制吸烟工作，市安全生产监督管理总局职业安全健康监督管理职责调整到卫生健康委。

到2020年，建立健全医学检查机构、基层医疗卫生组织、公共卫生机构与一二三级医院有效对接的互联互通服务网络，为保护健康和防控重大疾病提供技术支持。

到2025年，健全健康体检机构、公共健康信息机构和健康管理机构，形成健康服务和管理专业网络，为健康损害诊断和重大疾病早期筛查、早期诊断和养生保健提供技术保障。完善企事业单位、科研机构、学校、机关、社会团体、非政府组织（含第三方机构）和社区健康相关组织，构建区域健康联盟，为促进健康经济文化生态建设和健康城市发展，推动社会和谐与生态文明建设提供组织保障。

到2030年，建成大健康、大卫生、大医学相互融合、协同发展的服务和管理体系、从根本上解决看病难、看病贵问题，促进公共健康、预防重大疾病、发展系统康复，提高全民三个质量（即生命质量、生活质量和工作生命质量），推进人类社会经济持续健康发展。

四、创建医疗卫生服务新体系

到2020年，重点加强国家医学（康复）中心、区域医疗（康复）中心、疾病预防控制中心和卫生监督中心（所）生态健康系统建设，加快发展院外医疗服务体系，由被动医疗服务模式转向主动医疗服务模式，拟合公共卫生与临床医学裂痕，提高解决人类防控重大疾病和突发公共卫生事件应急处置能力与管理水平。加快弥补康复护理、临终关怀、特色专科和医养结合短板。健全院前医疗急救与院内医疗救治无缝对接绿色通道。鼓励和支持社会力量举办医疗卫生机构，并参与公立医疗卫生机构重组转制，提供多样化、多层次服务，多元化办医新格局已经形成并得到有序发展。充分发挥基层医疗卫生机构“健康守门人”的作用，构建以基层医疗卫生机构为基础，以区域医疗（专病防治）中心和疾病预防控制中心、卫生监督机构为指导，以人、财、物、事统筹协调为驱动力和纽带的紧密型医疗联合体，促进不同级别医院上下联动，加快形成急慢分治、双向转诊、分级诊疗、分工协作的新机制。

到 2025 年，积极推进远程医疗（会诊）中心、网络医院、网络药店及其服务咨询机构发展，鼓励和引导公众使用穿戴式服务健康监测与保护相关产品，及时掌握健康相关信息，为健康自我管理和连续管理提供技术保障。

到 2030 年，全面推进健康相关产品进家庭、进社区、进机关、进企事业单位和社会组织，加快形成线上线下有效连接的连续性系统服务网络，推进系统医学、整体医学、精细医学、精准医学、移动医学持续健康发展。

五、健全中医和中西医结合服务体系

到 2020 年，国家（际）传统医学中心和区域传统医学中心已经形成，鼓励和支持中西医结合医院和中医治未病机构标准化发展，完善综合医院、专科医院、基层医疗卫生机构和疾病预防控制机构中医科室建设。深入挖掘和启用社会传统名老中医建设工程，鼓励开设诊所（室）和研究教育机构，将“京城名医馆”提升为“国家名医馆”，发现和培育全国品牌传统医学学科领军人物、技术、药品，营造共建共享共赢的发展新机制。弘扬国家传统医学精粹、文化、哲学和精神文明核心价值观，为全人类健康发展和防控重大疾病能力提升做出应有的贡献，发挥更大的作用，为基层百姓常见病、多发病、非传染性疾病、多系统多脏器损伤性疾病和功能退行性疾病提供安全有效方便快捷的养生保健、心神梳理、功能调节与健康医疗服务。

到 2025 年，鼓励和扶持传统医学与现代医学多层次、多领域全方位合作，建立和完善传统医学与现代医学协同发展机制，充分发挥传统医学在非传染性疾病、精神心理疾病、传染病和环境污染相关疾病等重大疾病防治和突发公共卫生事件应急处置中的基础作用和系统调控功能。

到2030年，加强中医科研教育和诊疗服务标准化组织建设，实施国际化发展战略，与国际健康组织、医学机构紧密合作，创建全球传统医学与现代医学合作研究中心、教育培训中心和文化传播基地。

六、优化城区医疗卫生资源和适宜技术向山区及偏远地区转移

加快实现城区和远郊区（山区及偏远地区）医疗卫生资源均等化，疏解城区优质医疗资源，推广适宜技术向远郊区转移。加强偏远地区和贫困山区妇产科、儿科、心脑血管病、糖尿病、骨科、创伤与中毒、神经科、传染病等重点临床专科、人员、实验室、仪器设备等基础建设。研究解决医疗卫生服务和健康服务，按行政区域分级管理制度带来的资源配置不均衡的瓶颈问题。通过建立紧密型区域医疗卫生和健康共同体，进一步完善对口帮扶、技术支援、教育指导、协同管理长效机制和服务模式，加快形成可借鉴、可推广的政策制度和标准规范，全方位减少区域脆弱性，从根本上提高健康服务和医疗卫生服务能力与管理水平。

七、持续提高行为和生活方式控制能力

在全社会树立健康自我管理、自我保护、互助管理、互相帮助的新理念和新技能，全面提升城区和山区及偏远地区居民健康的行为和生活方式，居民健康素养普遍提高。重点是控制和降低其男性吸烟、被动吸烟、有害饮酒，以及增加蔬菜水果摄入。同时，提升城区男性身体活动量。到2020年，北京市居民的盐、油、蔬菜、水果摄入量达到国家膳食要求，其中，人均每日盐摄入量下降33%，人均每日油摄入量下降42%，人均每日蔬菜摄入量增加40%，人均每日水果摄入量增加53%。健康饮食和膳食营养得到持续推广和普及；居民吸烟率下降至17.5%；体育活动率达到83.4%。为有效防控NCDs发（患）病风险做出应有的贡献！

八、有效有力控制重大疾病

威胁人民群众健康的重大疾病得到全面系统控制，取得明显成效，加快控制和减少位居高位的重大疾病和健康影响。重点控制和降低山区和偏远地区心脑血管病死亡率和传染病发（患）病率、男性高血压与女性脑卒中患病率、城区恶性肿瘤和COPD死亡率与精神疾患患病率。到2020年，心脏病死亡率下降至150.2/10万，脑血管病死亡率下降至113.6/10万；恶性肿瘤死亡率下降至

173.9/10万，肺癌死亡率下降至53.9/10万，呼吸系统疾病死亡率下降至50.5/10万，其他感染性腹泻发病率下降至82.5/10万，痢疾发病率下降至22.2/10万，肺结核发病率下降至21.2/10万，艾滋病发病人数下降60%，精神心理疾患保持低位持续下降。重大疾病过早死亡率比2016年降低30%，2030年比2016年降低50%。

九、明显提升重大传染病疫情和突发公共卫生事件风险控制管理能力

全面贯彻落实《中华人民共和国突发事件应对法》[14]《北京市〈国家突发事件应对法〉实施办法》[15]《北京市院前医疗急救服务条例》[16]，建立健全新发传染病疫情和突发公共卫生事件应急预案体系，健全传染病、中毒和放射病网络实验室，完善监测预警机制、模拟演练机制、信息公开和传媒沟通机制。提高应急指挥调度和整体处置能力，充分发挥红十字会和社会企业应急救援机构的作用，鼓励社会力量参与或独立举办应急救援科研教学和服务机构，引导全民参与自救互救培训，支持志愿者参与紧急救援活动，形成政府主导、专业机构指导、企业支持、全社会动员、全民参与的应急救助新机制。加快发展航空医学救援，打造国家航空医学救援中心和国家航空医学救援教育培训基地。建立和完善院前医疗急救管理体制、运行机制和工作模式，创新发展空地一体化紧急救援服务网络，将重大传染病疫情和突发公共卫生事件风险降低到最低水平。

十、率先建立健全基本医疗卫生制度和现代医院管理制度

充分发挥首都医药卫生协调委员会统筹协调作用，全面贯彻落实属地化、全行业管理要求，率先实现健全基本医疗保障制度、基本药物制度和药品保障体系、基本医疗服务制度、公共卫生管理制度、医疗卫生质量和安全管理制度、基本医疗服务价格管理制度、基本卫生财政补偿制度和医疗卫生监管制度等目标。积极推进区域各级各类基本医疗卫生工作，建立和完善统一规范、统一规划、统一标准、统一监管、统筹协调新机制。

率先实现依法管理医院，依法规范医疗行为，确定医疗机构独立法人地位。优先在多元利益办医主体机构与社会力量办医合作、重组或转制机构，建立和完善法人治理新体制；在政府办公立医院，建立和完善以公法人管理为特征的法人治理结构。

十一、完善“三医”联动与多元化补偿机制和控制医疗费用不合理增长机制

加快形成以医疗、医药、医保为核心的价格、财政、民政等多区域部门联动机制，建立和完善医疗服务价格调控、医保调节、财政补偿、税收补贴、金融助推等多渠道医疗卫生费用运行和支付机制。基本医疗卫生服务和非基本医疗卫生服务都要依法依规依标准平等有序开展。以省（区、市）为单位统一药品招标、阳光采购、统一配送和区域（或集团）协议招标价格，严格监管流通领域药品质量安全和运营，防控腐败，促进挤出不合理水分的药品保障供应机制加快形成，为医疗卫生服务价格调整和提高医疗卫生服务人员待遇腾出空间。医疗卫生服务价格科学合理动态调控机制逐步建立，医疗服务收费和支出规范合理安全运行。公立医疗卫生机构预算管理、成本管理、项目管理全面实施。审计监管机制不断完善。依法规范公平的财政补偿机制健全发展，政府购买服务和绩效考核奖励约束机制不断完善。不合理医疗费用增长得到根本控制（见图 11－2）。

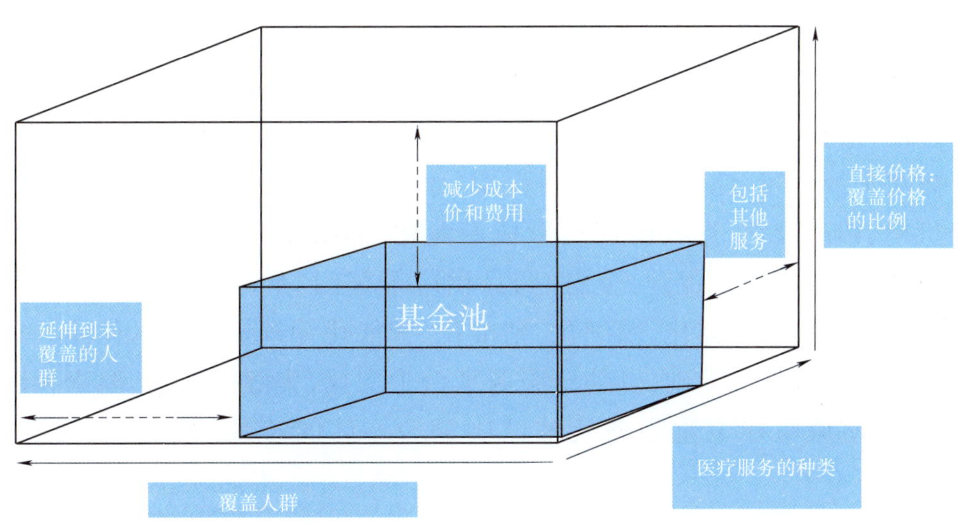

图 11－2 财政金融保险支撑、医疗卫生服务行为、价格调控联动模式

十二、建立和完善科技创新学科发展和人才成长机制

充分发挥国家和省（区、市）健康与医疗卫生优质资源，率先创建现代医学、

传统医学和健康科学科技创新体系，打造具有国际竞争力和国家影响力的五个基础平台，即医学转化创新发展平台、卫生人力资源聚集成长和使用平台、健康相关服务业金融和保险融资平台、健康科学和国际医学合作交流平台、健康和医疗卫生信息综合服务与辅助决策平台。继续完善国家（首都）医学中心和区域医疗中心、加快建立健全公共健康中心高层次人才及社区医院与基层医疗卫生机构适宜人才教育、培养、使用、成长和激励机制，逐步形成具有国际竞争力的国家医学和健康科学高层次人才聚集之都，创建高层次人才与适宜技术人才相互沟通、相互合作、协同发展的新机制。

十三、创建区域健康医疗智慧服务管理系统

加快建设人口健康信息服务体系，建立健全“养生保健 + 互联网”“健康 + 互联网”“中医治未病 + 互联网”“医疗 + 互联网”，覆盖全人群、全生命周期和疾病全过程的智慧健康医疗管理系统。

建立基于基层医疗卫生机构服务（下端）的个体健康管理数据库、信息服务平台和辅助决策系统，实现个人、家庭、社区、企事业单位和高校与科研机构、政府等健康信息终生管理（见图 11 －3）。

完善基于区域医疗中心和国家医学中心（上端）重大疾病数据库、信息服务平台和辅助决策系统，实现重大疾病防控区域管理，为区域医学相关部门疾病综合管理、企事业单位和大专院校与科研单位研究教学提供技术支持。

抓两头带中间（综合医院、专科医院、康复护理机构、临终关怀机构、医养结合机构、移动医疗、远程医疗），形成专业化、网络化、标准化、智能化管理，并与财政、医保、价格、保险、金融、药品供应等部门、企业和专业机构互联互通，为实现系统化、整体化、精细化、精准化、智能化管理提供技术保障。逐步形成以健康大数据为基础，以信息服务平台为支撑，集健康咨询、健康风险评估与管理、健康医疗卫生服务及辅助决策为一体的智慧健康医疗系统（图 11 －4）。

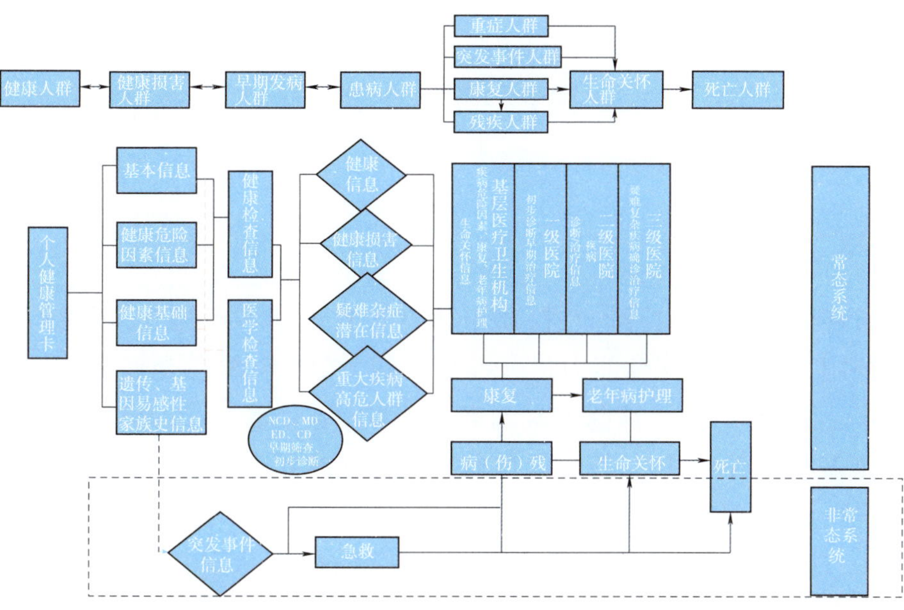

图 11－3　个人终生健康和应急救护智慧管理系统

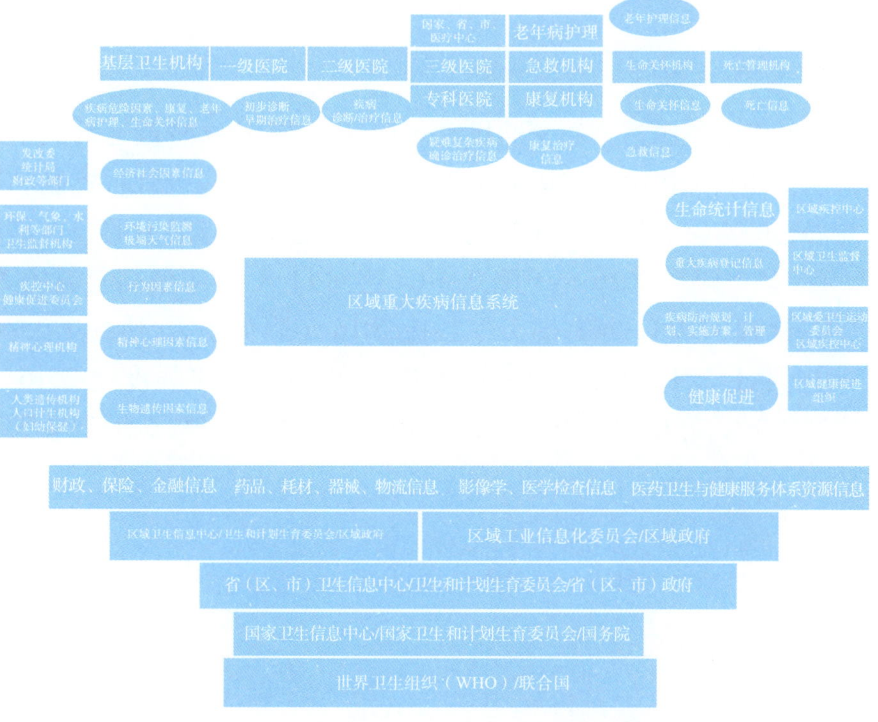

图 11－4　区域人口重大疾病和突发事件卫生应急处置和医学救援智慧管理系统

第二节　环境风险控制管理能力目标要求

一、环境污染得到根本治理，健康环境加快形成

城市环境空气质量持续改进，质量优良天数比率不断提升，环境污染物得到有效控制，环境健康保障能力显著提高。到2020年，绿色交通和新型清洁能源覆盖率达到85%以上，消除 SO_2 对环境影响，结束燃煤等污染能源时代。城市绿化覆盖率达到60.1%，符合绿色城市环境标准要求。85%以上环境空气质量达到优良水平，环境污染物（O_3、NO_2、$PM_{2.5}$ 和 PM_{10}）空气质量暴露水平明显降低。其中，环境空气 O_3 年均浓度比2016年下降60%，达到165.5μg/m³；NO_2 年均浓度比2016年下降48.2%，达到40.7μg/m³；PM_{10} 年均浓度比2016年下降48.1%，达到61.9μg/m³；$PM_{2.5}$ 年均浓度比2016年下降60%，达到46.2μg/m³。为全面建成小康社会营造良好的环境空气质量，特大城市病得到实质性控制。

二、高温天气和静稳的雾霾天气得到有效控制

控制城区工业能源污染和交通机动车尾气污染，建立防范运动式治理行为的长效机制，同时，加快生态健康城市副中心区和城南开发建设，控制和减缓气候变暖与静稳的雾霾天气等气候变化，增强气候变化适应能力的根本措施。到2020年，年平均气温比2016年下降0.4℃，达到11.8℃；年最高气温比2016年下降1.9℃，达到37.0℃；年高温天气数比2016年降低4天，达到2天；年最低气温比2016年上升1.6℃，达到－13.6℃；城市热岛效应强度比2016年下降0.5℃，达到0.7℃；静稳的雾霾天气数比2016年下降43.7%，达到94天。

第三节　社会风险控制管理能力目标要求

一、开启经济社会持续健康发展新征程

建立以人民为中心，以人的健康为核心，统筹推进经济、政治、文化、社会、

生态文明五位一体建设总体布局，完善新体制、新机制、新模式。加快推进疏解非首都功能、北京城市副中心区、京津冀协同发展，助力河北雄安新区建设。将城市核心区和中心区大医院资源有序向北京城市副中心区、城市发展新区、生态涵养区和雄安新区转移。统筹协调京津冀医疗资源，优化合理布局。鼓励和引导建设发展生态健康城市、生态健康建筑、生态健康产业、生态健康社区、生态健康学校和生态健康医院。加快生态健康旅游、生态健康体育、生态健康养老、生态健康养生、生态健康食品、生态健康文化等多元新型服务业融合协调持续发展。健康财税、健康金融、健康保险多元化保障机制加快形成，有序推进。

二、社会发展指数引领全国　高于发达国家水平

北京市人均期望寿命、文化教育水平和人均 GDP 增长综合发展保持全国高位。到 2020 年，人均预期寿命比 2016 年增加 1 岁，达 83.0 岁；孕产妇死亡率 < 7.0/10 万，婴儿死亡率 < 2.5‰，5 岁以下婴儿死亡率 < 3.5‰。常住人口总量比 2016 年减少 106.4 万人，达到 2 064.1 万人，城区常住流动人口负增长，疏解分流达到 30% 以上。通过发展生态健康养老保健基地、医养结合机构、康复护理机构，使城区老龄人口向城市发展新区和生态涵养区转移 50 万人以上。发展社区康复，研究开发和推广康复器械、技术与方法，使残疾人口数量逐步下降。通过全面实施“二孩”生育政策、产业结构调整和京津冀产业与服务业集群新布局，疏解流动人口和产业人群，使人口结构逐步趋于合理。

2020 年比 2010 年 GDP 总量翻一番，达到 3 万亿元以上人民币，人均 GDP 提高到 2.3 万美元，人口大幅度减少。将城区优质教育资源向北京城市副中心区、城市发展新区、生态涵养区和雄安新区转移，鼓励和支持发展生态健康学校，使高中及以上文化程度人群比例提升到 70%，达到 OECD 国家水平，学生健康保护意识、健康素质和自我管理技能明显提高。

三、率先实现全面建成小康社会目标

健康北京全面发展，北京城市副中心区加快建成绿色城市、森林城市、海绵城市、智慧城市。落实国家健康促进区建设要求，大力发展生态健康社区。首都核心区传承和发展古都生态文化风貌。社会发展指数持续提高，以绿色生态健康为核心的高新技术产业和智慧服务业比重显著增加，绿色生态健康经济发展稳步提升。人民生活水平走在全国前列。到 2020 年，城镇居民最低生活保障

覆盖率达到100%,保障水平稳步提高。每千常住人口执业(助理)医生数保持5.5人。到2030年,每千常住人口护士数达到11.3人。

以人的健康为核心,推进经济政治文化社会生态文明全面发展制度建设加快完善。社会治理体系和治理能力现代化走在全国前列。以健康融入所有政策为统领的各领域基础性制度体系实现路径和工作模式率先形成,各方面制度更加成熟并加快定型(见表11-1、表11-2)。

表11-1 公共健康风险控制管理能力目标要求和绩效指标比较

能力分类	指标	2016年		2020年		2030年	
		实测值	控制管理能力等级	干预值	控制管理能力等级	干预值	控制管理能力等级
社会经济因素控制管理	常住人口(万人)	2 172.9	低水平	2 064.1	中等水平	1 985.3	高水平
	地区GDP(亿元)	24 899.3	高水平	32 064.4	高水平	60 128.7	极高
	人均GDP(美元)	16 621.7	高水平	23 710.3	高水平	47 432.6	极高
	高中及以上文化程度(%)	62.8	中等水平	70.0	高水平	82.4	高水平
环境危险因素控制管理	$PM_{2.5}$年均浓度(ug/m^3)	73.0	中等水平	46.2	高水平	达到国家标准	极高
	PM_{10}年均浓度(ug/m^3)	92.0	高水平	61.9	极高		
	NO_2年均浓度(ug/m^3)	48.0	高水平	40.7	高水平	达到国家标准	极高
	O_3年均浓度(ug/m^3)	199.0	高水平	165.5	高水平	达到国家标准	极高
	年均气温(℃)	12.1	中等水平	11.8	高水平	11.0	高水平
	年最高气温(℃)	37.8	低水平	36.6	中等水平	<35.0	高水平
	年均高温天气数(天)	8.0	中等水平	4.0	高水平	2.0	极高
	年最低气温(℃)	-15.2	低水平	-10.9	中等水平	-8.9	高水平
	城市热岛效应(℃)	1.2	中等水平	0.7	高水平	<0.2	极高
	空气质量优良天数比例(%)	54.1	中等水平	70.0	高水平	>85.0	极高
行为和生活方式控制管理	人均每日盐摄入量(g)	8.9	高水平	5.7	极高		
	人均每日油摄入量(g)	36.2	高水平	28.8	极高		
	人均每日蔬菜摄入量(g)	296.0	高水平	351.9	极高		
	人均每日水果摄入量(g)	132.0	高水平	232.7	极高		
	居民吸烟率(%)	22.3	中等水平	19.2	高水平	17.5	极高
	经常参加身体活动率(%)	49.8	中等水平	70.3	高水平	>90.0	极高

续表

能力分类	指 标	2016 年		2020 年		2030 年	
		实测值	控制管理能力等级	干预值	控制管理能力等级	干预值	控制管理能力等级
重大疾病控制管理	NCDs 早死率(%)	65.8	中等水平	45.0	中等水平	<25.0	高水平
	恶性肿瘤死亡率(1/10 万)	177.3	低水平	173.9	中等水平	171.2	高水平
	心脏病死亡率(1/10 万)	170.4	中等水平	169.7	中等水平	168.1	高水平
	脑血管病死亡率(1/10 万)	130.6	中等水平	113.6	中等水平	78.7	高水平
	肺癌死亡率(1/10 万)	55.3	低水平	50.9	中等水平	43.9	高水平
	COPD 死亡率(1/10 万)	65.0	中等水平	60.5	中等水平	50.5	高水平
	其他感染性腹泻发病率(1/10 万)	166.4	中等水平	82.5	高水平	14.5	极高
	痢疾发病率(1/10 万)	40.8	高水平	22.2	高水平	6.0	极高
	肺结核发病率(1/10 万)	28.0	高水平	21.2	高水平	6.0	极高
	艾滋病发病人数(例)	3135.0	中等水平	2845.0	中等水平	2 231.0	高水平

表 11－2　2020 年北京全面建成小康社会目标要求

能力分类	指标/单位	2016 年	2020 年（健康北京）	结果评价
健康水平指标	人均预期寿命(岁)*	82.03	>83.0(82.4)	极高能力水平
	婴儿死亡率(‰)*	2.21	<2.0(≤4.0)	极高能力水平
	5 岁以下儿童死亡率(‰)*	2.67	<2.5(≤5.0)	极高能力水平
	孕产妇死亡率(1/10 万)*	8.34	<7.0(≤11.0)	高能力水平
	城乡居民达到《国民体质测定标准》合格以上人数比例(%)*	89.6	>95.0(≥93.0)	极高能力水平
	其他感染性腹泻发病率(1/10 万)	166.4	<95.2	高能力水平
	痢疾发病率(1/10 万)	40.8	<25.7	高能力水平
	肺结核发病率(1/10 万)	28.0	<20.3	高能力水平
	艾滋病发病人数(例)	3 135.0	<3 000.0	高能力水平
	12 岁儿童患龋率(%)	26.5	<23.0	高能力水平
	年万车交通事故死亡率(%)	1.3	<1.2	高能力水平

续表

能力分类	指标/单位	2016 年	2020 年（健康北京）	结果评价
社会保障指标	城镇登记失业率（%）	1.39	<1.0	高保障水平
	人均公共体育用地面积（m^2）*	2.25	>2.5（2.5）	高保障水平
	健康服务业总规模（万亿元）*	–	>0.8（0.8）	高保障水平
	每千名户籍老年人养老机构床位数（张）*	30.8	45.0（40.0）	高保障水平
	政府卫生支出占筹资总额比例（%）	24.30	25.0	高能力水平
	社会卫生支出占筹资总额比例（%）	58.31	60.0	高能力水平
	个人卫生支出占筹资总额比例（%）*	17.39	15.0（<20）	极高能力水平
城市绿化和公共健康安全保障指标	城市绿化覆盖率（%）	48.1	>60.1	高能力水平
	森林绿化率（%）*	42.3	>50.0（44.0）	高能力水平
	重点江河湖泊水质达标率（%）*	65.0	>80（77）	高能力水平
	建成区人均公园绿地面积（m^2）*	16.1	>18（16.5）	高能力水平
	绿色出行比例（%）*	70.0	>80.0（>75）	高能力水平
	重点食品安全检测抽检合格率（%）*	97.9	99.5（98.5）	极高能力水平
	药品抽检合格率（%）*	98.6	>99.5（≥99.5）	极高能力水平
	城市市政供水合格率（%）*	99.5	100.0（100.0）	极高水平
	农村饮水卫生合格率（%）	92.0	>95.0	高能力水平
	农村自来水普及率（%）	90.0	98.0	极高能力水平
	城市污水处理率（%）*	90.0	>98.0（95）	极高能力水平
	生活垃圾无害化处理率（%）*	99.8	>99.9（99.8）	极高能力水平
	全市公厕达标率（%）*	90.0	>98（≥95）	极差能力水平
不健康行为和生活方式控制指标	居民健康素养水平（%）*	28	>55（≥40）	处于全国前列
	人均每日盐摄入量（g）	8.98	<6.0	极高能力水平
	人均每日油摄入量（g）	36.2	<28.8	极高能力水平
	人均每日蔬菜摄入量（g）	296.0	>334.9	高能力水平
	人均每日水果摄入量（g）	132.0	>232.7	高能力水平
	成人吸烟率（%）*	22.3	<17.5（20）	高能力水平
	经常参加体育锻炼人数（万人）*	1 082	>1 200（1 000）	高能力水平
医疗服务能力指标	每千人口执业（助理）医师数（人）*	5.2	>5.5（4.7）	高能力水平
	每千人口注册护士数（人）	5.3	>11.3	极高能力水平
	每千人口床位数（张）	5.8	>8.0	高能力水平
	社会办医疗服务量占比（%）	21.1	>50.0	高能力水平

续表

能力分类	指标/单位	2016 年	2020 年 （健康北京）	结果评价
医疗服务体系指标	基层医疗卫生服务体系	不健全	逐步完善	高能力水平
	专科体系	不健全	逐步完善	高能力水平
	疾病康复体系	短板	逐步健全	高能力水平
	护理体系	缺失	逐步健全	高能力水平
	院前医疗急救体系	可及性不足	逐步健全	高能力水平
	医养结合体系	不健全	逐步完善	高能力水平
	临终关怀体系	缺失	逐步健全	中等能力水平
	社会办医服务体系	不健全	逐步完善	高能力水平
	中医馆社区建设覆盖率(%)	-	100.0	极高水平
健康服务体系指标	重大疾病防控信息平台	不完善	逐步完善	中等能力水平
	健康服务综合体系	初步建立	基本形成	中等能力水平
	脆弱人群健康体检覆盖率(%)	-	>95.0	高能力水平
	严重精神障碍患者接受社区康复服务率(%)*	-	>80(>60)	高能力水平
	职业健康管理率(%)	-	98.0	极高水平
	老年健康管理率(%)	82.3	>95.0	高能力水平
	孕产妇系统管理率(%)	97.49	100.0	极高水平
	3 岁以下儿童系统管理率(%)	93.21	100.0	极高水平
	中医药健康服务覆盖率(%)*	-	>60.0(40)	高能力水平
	智慧健康信息平台	缺失	逐步建立	中等能力水平

注：* 表示健康北京 2030 规划纲要指标；“-”表示数据缺失

第三章　公共健康风险控制管理能力提升重点任务和建设工程

第一节　研究制定以健康为核心的相关法律法规和政策制度

一、研究制定健康和医疗卫生相关法律法规

借鉴联合国持续发展理念和发达国家现代社会治理经验，贯彻落实全国卫生与健康大会精神和《健康中国2030规划纲要》要求，以及《健康北京2030规划纲要》等有关工作部署，积极参与推进《国家基本医疗卫生与健康促进法》工作，建议加快《国家全民健康法》及其相关法规规章和政策制度建设。发展以保护生态环境和促进健康为核心的经济、政治、文化、社会和生态文明建设新的治理体系。建立国家健康服务体系和基本医疗卫生服务体系、标准规范、资源配置和重点任务等管理制度。依法实施卫生与健康管理。

二、研究制定健康相关政策制度

深化财税金融保险制度改革，对环境污染型经济、城市病、不健康饮食、有害酒精使用、烟草生产与经营等产生健康危险因素的企事业单位、经营场所和行为实行增加税收制度。对建设发展生态健康城市、生态健康经济、园林绿化和森林覆盖、生态健康企业、生态健康学校、生态健康社区、生态健康医院等实行扶持和财政补偿政策。对蔬菜水果、养生保健、健康文化传播、全民体育健身设施、用品、场馆实行鼓励和财政补贴政策。

加快落实健康服务业相关政策。制定并实施健康体检与健康管理机构、人员、仪器设备、工作场所、信息管理等准入与监管制度，以及健康促进、健康管理、养生保健、老龄健康和脆弱人群健康保护等相关补助政策制度。

完善健康危险因素防控监管机制，明确健康工作职责，制定和实施健康项目、多元投入及其财税金融保险制度。将健康服务和健康管理纳入全民健康保障制度。制定和实施健康财税补偿制度、健康保险支持政策、健康服务价格调控制度等健康相关政策制度。

第二节　建立和完善健康相关标准规范体系

按照新时期卫生与健康工作方针要求，加强健康工作规范化管理和标准化建设，实施国家健康品牌战略与跨界融合发展新机制，制定和实施以健康为核心的相关标准规范体系。

一、建立健康相关标准规范体系

健康相关标准规范体系主要包括以下六个方面：

1. 健康诊断标准和健康监护规范；
2. 健康服务工作规范；
3. 健康管理工作规范；
4. 健康促进和健康教育工作指南；
5. 人体健康标准，包括生殖健康标准、儿童健康标准、老龄健康标准、成人健康标准、男性健康标准、女性健康标准等；
6. 健康食品标准、健康饮料标准、健康水质标准和健康用品标准等。

二、建立和完善重大疾病防治和医疗卫生服务标准规范体系

建立和完善国家与地方（北京市）重大疾病防治和医疗卫生服务管理标准规范体系，主要包括以下七个方面：

1. 非传染性疾病防治系列指南；
2. 精神心理疾病防治指南；
3. 新发和再发传染病诊疗指南和防治指南；

4. 气候变化导致人群健康影响及相关疾病防治指南；
5. 环境污染导致人群健康损害及相关疾病防治指南；
6. 重大疾病和健康问题分级诊疗标准规范等；
7. 重大疾病防治工作规范。

三、建立和完善环境污染与气候变化判定标准规范

环境污染与气候变化标准规范主要包括以下三个方面：
1. 以公共健康为基准的环境质量标准及监测预警工作规范；
2. 气候变化极端灾害事件分类标准及卫生应急处置工作规范；
3. 环境污染健康危害事件分类标准及卫生应急处置工作规范等。

四、建立和完善个体和公共设施健康防护标准

个体和公共设施健康防护标准主要包括以下两个方面：
1. 研究建立个体健康防护用品标准及使用指南；
2. 公共设施设备防护标准及使用指南等。

五、建立生态健康美丽管理标准规范

生态健康管理标准规范主要包括以下八个方面：
1. 生态健康美丽城市管理标准规范；
2. 生态健康服务业标准规范；
3. 生态健康美丽社区标准规范；
4. 生态健康美丽学校标准规范；
5. 生态健康医院标准规范；
6. 健康工作场所标准规范；
7. 生态健康医养结合机构标准规范等；
8. 生态健康美丽品牌认证标准和退出标准。

第三节　加快提升经济社会持续发展能力

为有效防控区域人口健康危险因素，从根本上减少和消除重大公共健康危害，提升全社会应对能力和早发现、早处置管理水平，重点加强生态健康美丽城

市和生态健康经济建设。

一、加快城镇化转型发展 推进持续发展城市建设

全面贯彻落实党的十九大精神和习近平新时代中国特色社会主义思想、健康中国战略和健康北京2030规划纲要等有关要求，积极响应WHO提出的发展环境友好城市、绿色生态城市、老年友好型城市和健康城市等持续发展城市倡议。加快推进北京怀柔、密云、平谷、房山、昌平、顺义、海淀，河北承德、秦皇岛、永清、渤海新区、南（北）戴河、张家口崇礼，天津健康产业园区等绿色生态健康城市建设、绿色交通发展和健康建筑。在全市打造以北京城市副中心建设为牵引的生态健康区，将居民社区和乡镇转型发展环境友好型社区、老年友好型社区、生态健康美丽社区。加快推进城市核心区、中心区非首都功能疏解，恢复重构古都生态健康历史文化风貌。研究制定相关标准和管理办法。城市发展新区向生态健康美丽城市发展，加快生态涵养区健康城市、老年友好城市建设，着力打造新北京持续发展模式（见图11－5）。

继续加强国家卫生区、卫生镇建设，逐渐向健康区、健康镇发展，加快形成长效管理机制，努力提升区域人居环境健康质量和系统化、精细化管理水平；加快生活垃圾处理设施建设，实施分类管理，提高城乡环境卫生质量，使生活垃圾增长得到有效控制；加强城市环境卫生综合治理。到2020年，全市生活垃圾无害化处理率达到99.8%以上，生活垃圾资源化率达到80%以上，实现国家卫生与健康区全覆盖。

SUSTAINABLE DEVELOPMENT GOALS
11 SUSTAINABLE CITIES AND COMMUNITIES
Make cities inclusive, safe, resilient and sustainable

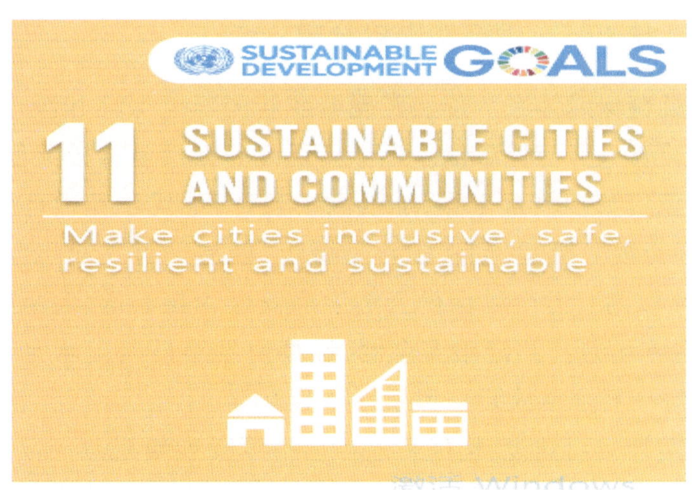

资料来源：联合国可持续发展议程

图11－5 联合国持续发展城市和社区目标

二、打造京津冀辽鲁生态健康经济圈

在全社会树立绿色生态健康经济新理念，贯彻落实京津冀协同发展纲要[18]、国家振兴东北老工业基地的若干意见[19]、国家环渤海地区[20]等重点区域规划要求和有关工作部署，积极推进经济结构调整、产业转型和技术升级。围绕北京、天津两大中心城市，辽宁沿海经济带、山东黄河三角洲、河北曹妃甸新区和河北渤海新区，打造中国健康经济板块，乃至东南亚区极具影响力的经济隆起带。依托河北、天津和北京、辽宁和山东生态涵养区域优势，打造国家生物医药、健康养生保健科技创新中心和研发基地，重点研究开发和生产推广使用防控 NCDs、新发传染病、精神心理疾患、骨骼肌肉损伤、神经疾病、血液病、皮肤病等相关药品、耗材、生物制剂和保健品，以及医学影像、健康医疗检验仪器设备、试剂和穿戴式移动监测监护用品。将生物医药产业和健康服务业市场化、广覆盖的技术、产品、企业向天津、河北、辽宁、山东转移，打造京津冀和环渤海绿色经济、生态经济、安全经济和健康经济圈。形成以北京（中关村科技园区）为引领、以天津（滨海新区、大学科技园区、农业示范园区）为骨干、以河北（唐山、秦皇岛、曹妃甸、张家口、承德等）为依托的产学研防治服务集群、服务带和服务链，提高相关标准、政策制度、监管措施和信息网络平台管理水平等软实力，创建以健康品牌、传统医学品牌和现代医学品牌为核心相互联系、协同发展的新型服务业态和产业集群。研究现代都市经济发展新常态规律性，深化供给侧结构性改革，创新持续发展生态健康经济引擎。

三、创建社会福祉精神文明友好环境

率先健全社会保障体系。加快实现城乡居民养老保险和医疗保险全覆盖，基本社会保险覆盖人群应保尽保。尽早实现义务教育基本公共服务均等化，全面推进十二年免费基础教育工程，加强高中教育、现代职业教育和高等教育体系建设，完善终身教育机制，创建学习型城市，创造平等就业机会，城镇登记失业率控制在 4% 以内。健全以保护人的生命安全为核心的应急管理体制机制，构建全方位、立体化的公共健康安全网，提高突发事件防范水平和应急处置能力，亿元 GDP 生产安全事故死亡率累计降低 20% 。

继续加强精神文明建设，构建和谐社会持续发展新机制。以社会主义核心价值观为引领，弘扬中华传统美德、民俗和时代新风，强化社会诚信和思想道德建设，推进哲学社会创新，倡导科学精神和人文精神，实施健康民俗工程、健康道德工程，全面提高广大人民群众精神道德素养和社会文明程度。

四、创建生态健康文化

贯彻落实国家特色文化产业发展的指导意见[21]，在全社会树立健康文化、现代医学文化和传统医学文化新理念，充分调动社会各方文化艺术资源，大力发展健康文化服务业。创建生态养生保健文化馆、绿色生态健康文化博物馆、生态健身文化体验馆、生态健康饮食文化城、生态健康文化影视基地和传媒中心、生态健康文化教育基地和培训中心等。

培养广大人民群众健康文化意识、态度和健康素养，崇尚人与自然和谐、天人合一的思想，改变重经济建设轻社会建设，重物质建设轻精神发展的滞后理念。在学校、机关、企事业单位和社会团体广泛开展生态健康文化教育和相关活动，提高全民生态健康文化素养。

利用各种现代传媒和网络技术，研究开发喜闻乐见的健康文化用品，创建生态健康文化产业园，鼓励和支持以传统医学和国学文化为基础的生活态度和习惯，提倡琴棋书画、太极武术、按摩推拿、艾灸、刮痧等有益身心健康、情志调节、思想道德提升相融合的健康品质行为和生活方式。发展生态健康国学中心、生态健康书画院和生态健康茶艺馆、生态健康棋牌室、生态健康武术馆、生态健康传统医学技法传承馆等生态健康文化产业。

五、创建生态健康旅游服务新业态

贯彻落实国家旅游服务业发展的意见[22]，营造生态旅游，引导健康新环境，发展生态健康旅游新模式。充分利用首都健康和医疗卫生资源优势与古都历史文化政治生态协同发展优势，创建国家生态健康旅游中心，构建全国健康旅游服务网络，建立旅游景区（负氧离子、$PM_{2.5}$等）环境健康质量监测系统，监测常态化。创办天然健康促进基地、养生保健基地、疾（伤）病康复基地。把医养康从医疗卫生围墙内转移到自然环境，从根本上减少药物和保健品使用。将旅游和健身活动寓于医疗、预防、养生、保健、康复、护理健身之中。

六、有序推进生态健康互联网发展

加快落实《国务院积极推进“互联网＋”行动的指导意见》[23]《国家卫生计生委与国家中医药管理局加快推进人口健康信息化建设的指导意见》[24]。建立政府主导、属地管理、行业监管、专业指导、单位负责、企业支持、社会参与、多方监督、标准安全、互联互通的人口健康信息化建设和管理新机制。逐步完善人口健康、医疗服务、药品管理、医疗保障、公共卫生、计划生育、医保、卫生财政、医疗救助和综合管理体系。加强北京市人口健康信息平台建设，市、区两级平台建成率达 100%。建成人口健康基础信息库，推进医疗机构之间，医疗机构与公共卫生机构之间，市区之间，市与国家、京津冀及相关部门与健康产业之间人口健康信息协同发展。

建立“养生保健 + 互联网”服务体系。主要包括线上线下老年养生、孕妇养生、儿童保健、妇女保健、职工保健、服务咨询、系统调理等服务系统，以及养生保健用品和器械使用指南、效果评估与绩效管理，实现养生保健企业、服务机构和监督机构、主管部门互联互通，协同推进。

加快发展“健康 + 互联网”服务体系建设。建立和完善居民健康卡，实现全人群融合应用的全覆盖。实施市区之间、医疗机构之间、北京与国家、与天津、河北之间医疗卫生信息互联互通新机制。建立以儿童、孕产妇、伤残人员和老年等居家为重点人群的健康数据库、综合服务平台和辅助决策系统。

建立“中医治未病 + 互联网”服务体系。主要包括线上线下全人群、全生命周期、亚健康前期筛查、监测、早发现、早诊断、早处置服务活动，提供辨证施治、未病先防、既病防变、瘥后防复咨询服务与管理，将疾病控制在萌芽状态，将健康提升到更高水平。

鼓励发展“医疗 + 互联网”服务体系。加快推进医疗 + 互联网系统建设，着力推进分级诊疗，建立医疗保健和医养结合服务体系。建设人口健康信息专业云和医疗健康大数据成果转化平台和覆盖全区域的信息网络，支撑医学检验、检查和影像结果互认与跨院诊疗业务协同发展。有序推进以互联网为载体、线上线下互动的健康、康复护理、医疗、预防、养生、保健等咨询指导服务工作，鼓励建设网络医院、网络药店、网络咨询服务平台。

研究制定“养生保健 + 互联网”“健康 + 互联网”“中医治未病 + 互联网”“医疗 + 互联网”相关法律法规、标准规范、政策制度、体系规划，整合优化与创新发展移动电子和网络健康保健服务新领域。

第四节　大力提升环境污染治理和气候变化适应减缓能力

以提高环境质量为目标，推进联防联控和流域共治，实行环境质量目标考核，实施严格的环境保护制度，切实解决影响广大人民群众健康的突出环境问题。深化区域大气污染联防联控，建立常态化区域协作机制。完善重度及以上污染天气的区域联合预警机制。全面实施城市空气质量达标管理，促进环境空气质量明显改善。

一、加强绿化治理能力建设

贯彻落实《中华人民共和国森林法》[25]《全国森林经营规划（2016～2050）》[26]，按照《国民经济和社会发展十三五规划》[27]《京津冀协同发展规划纲要》《北京城市总体规划》（2016～2035）要求[28]，大力推动城乡统筹发展、区域协同发展。着力构建“青山为屏、森林环城、九楔放射、四带贯通、绿景满城”的园林绿化生态新格局。

一是全面提升城市生态宜居环境，加大规划建绿和拆迁还绿，新增城市绿地2300公顷。重点做好北京城市副中心、城市功能拓展区和城市核心区等区域绿化建设，打造“京城绿色生态圈”“近郊多元休闲圈”“绿色和谐发展圈”，形成1000公里市级绿道。到2020年，公园绿地500米服务半径覆盖率达到85%，新建居住区绿地率达到30%以上，达标率100%。

二是加快推动绿色产业转型升级，充分利用农业结构调整新空间，统筹规划森林旅游、林下经济、生态服务型经济等新型林业产业，建设一批森林养生保健疗养、森林健康教育和医学教育体验、森林健康文化和健康旅游等展示区，使绿色生态健康产业成为推动新型经济发展、促进农业结构调整、引导城市居民、带动农民增收致富的重要载体。

三是实施全民增绿工程，完成植树和抚育树木亿万株。

四是构建绿色、安全、高效、便捷的现代城市立体交通体系：加快建设自行车、步行绿色交通系统；完善公共交通快速通勤系统，推进疏堵工程建设，提升综合执法能力；开展交通宣传教育活动，提高居民绿色安全文明出行素养。到

2020 年,中心城轨道交通、地面公交、自行车、步行等绿色出行方式达到 75% 以上,交通指数控制在 4.0 以内。

二、加强高温天气和城市热岛效应防控能力建设

重点加强以下七方面能力建设和管理措施:①进一步完善城市高温天气监测预警机制;②加强公共场所、职业场所、社区和居民住宅室内外环境温度调节和防暑降温工程建设,研究开发生产使用生态健康公共设施设备、居民住宅和城市建筑防护门窗、隔热防护材料[7];③研究制定和实施高温天气和热浪工作组织安排和劳动作息时间制度;④修改完善合理膳食指南和防暑降温饮料使用指南;⑤针对室外作业人员,推广使用标准防护眼镜、防护设施、防护用品等;⑥实施老年、儿童、孕产妇、残疾等脆弱人群、职业人群和大型活动组织及参与人群防暑降温保护计划;⑦建立高温体检和健康管理制度等。

三、加强雾霾天气和环境治理能力建设

贯彻落实《中华人民共和国大气污染防治法》[29]和《大气污染防治行动计划》[30]要求,秉承环境保护、资源再循环的绿色发展理念,实施绿色交通、清洁能源、垃圾无害化处理、清洁生产和大气保护与综合治理工程,建立和完善京津冀大气污染联防联控机制,促进绿色生态健康产业发展,完善行业和单位自律、全社会动员参与和环境保护多元化监管机制,修改完善环境质量健康标准,持续提升环境质量和安全,从根本上控制和减少气候变化和环境污染对公共健康的影响。

重点加强以下七项工程建设:①推进远郊能源消费清洁化,压减农村散煤污染;推进城乡结合部整治,重点退出“小、散、乱、污”企业;以餐饮业为重点,控制生活源污染;推进城乡环境建设和综合整治,推动完善基层责任落实,提高环境监测、监管能力;加强大气环境监测,定期公开城市环境空气质量。②制定实施雾霾天气公共健康预警机制。③提高公众和社会各界对雾霾天气和环境污染防护意识和综合治理理念。④完善限制户外活动和运动赛事管理措施。⑤实施保护脆弱人群和脆弱地区治理工程。⑥研究生产标准防护口罩,培训正确使用方法。⑦提高个人卫生、营养膳食、保健饮食等健康行为。

第五节 持续改进人口健康行为和生活方式

一、严格履行WHO烟草控制"MPOWER"政策

全面贯彻落实《联合国烟草控制框架公约》[31]和《北京市控制吸烟条例》[32]，建立全面禁止烟草广告、促销和赞助等系统控制机制，加大控烟力度和运用价格、税收、法律等手段，提高控烟成效。深入开展控烟宣传教育，积极推进无烟环境建设，强化公共场所控烟监督执法。推进公共场所禁烟工作，逐步实现室内公共场所全面禁烟。领导干部要带头在公共场所禁烟，把党政机关建成无烟机关。完善烟草使用情况监测系统。强化戒烟服务，提供戒烟帮助（寻找替代办法，如电子烟、口香糖等）[8]，开展烟草危害系列宣传和健康教育，实施吸烟人群戒烟指导和干预工程，重点加强青少年、妇女、孕产妇、公务员、医务人员等吸烟危害教育和戒烟管理，预防青少年吸第一支烟和公共场所二手烟，创建无烟医院、无烟学校、无烟公共场所和无烟社区等。

二、加强酗酒危险因素控制力度

借鉴《WHO减少有害使用酒精全球战略》[33]和国内外限酒经验，加强限酒健康教育，控制酒精过度使用，严格控制和减少酗酒。加强有害使用酒精监测。建立和完善政府主导、专业机构指导、公众参与、社区行动机制，实施严格限制酒精供应、营销、价格和税收调节政策，全面普及酗酒对人体健康影响的教育，减少饮酒对健康的损害[10]。重点加强对青少年、驾驶员、户外高空作业、执行公职任务期间的公务员和有基础病等高危人群的饮酒限制政策制度建设和监督管理力度。

三、贯彻落实WHO饮食 身体活动与健康全球战略[34]

全面普及膳食营养知识，发布适合不同人群特点的膳食指南，引导居民养成科学的膳食习惯，推进健康饮食文化建设。研究制定和实施健康行为和生活方式促进计划及实施方案，推广使用健康食品与合理膳食指南，实施高危人群、敏感人群、弱势人群营养保护计划。

重点加强以下八项工程建设:①减少加工食品含盐量、氢化油使用量、饮料和快餐糖含量;②开展“居民控制超重和肥胖行动”,采取控盐、控油、控制高热量的有效措施,鼓励食品生产单位开发生产符合标准的盐和全脂食品,限制购买食用高盐、高糖和高脂食品;③推进蔬菜水果促销计划;④限制儿童快餐广告;⑤提高富含饱和脂肪酸、反式脂肪酸产品价格;⑥推广使用科学合理饮食和计量工具[11];⑦继续推广健康食堂、健康餐厅单位创建活动,在学校、机关、企事业单位、公共场所餐厅开展健康膳食倡导行动,培养吃动平衡的健康生活方式;⑧建立不健康饮食危险因素监测与评估、控制管理体系和基础信息数据库等。

四、创建生态健康体育

全面落实国家加快发展体育产业的指导意见[35]和国家全民健身计划(2016～2020)[36],充分发挥首都体育优质资源优势,打造国家生态健康体育中心和区域生态健康体育中心。继续实施全民健身计划,普及科学健身知识和健身方法,推动全民健身生活化。大力发展适合不同类型人群的健身器材、健身用品和健身场所,促进全民生态健身发展。充分发挥首都文化传媒优势,大力发展体育传媒、体育管理、体育金融、体育保险和体育服务业。逐步形成全民体育与文化、健康、旅游、生态文明、金融保险相互融合、相互促进、协同发展的新机制。在政府机关、行业、部门、企事业单位、学校、社区、家庭,开展适合自身特点、防控重大疾病、预防保健和生活、工作需要的健身活动。开放学校、企业体育场所和大型活动比赛场地和设施,完善运行机制,建立和完善体质、体能、体格监测、评价和管理系统,增强身心健康[12]。

第六节　建立区域健康服务体系和整合型医疗卫生服务体系

一、建立健康服务体系

贯彻落实《健康中国2030规划纲要》、北京市委 市政府《关于促进卫生与健康事业改革发展的意见》[37]《健康北京2030规划纲要》和《健康北京人——全民健康促进十年行动规划(2009～2018)》[38],建立符合首都特点的健康服务体系，主要包括社会健康服务组织、社区健康、企业健康、学校健康、工作场所健康、遗传和儿童健康、职业健康、老龄健康、妇女健康、生态健康和健康文化、健康旅游、健康食品、健康财税、健康金融、健康保险、健康体检等服务网络，优化资源配置。鼓励和引导发展由健康产业、大学和科研机构、养生保健等多元健康团体组成的健康服务联盟。将健康服务和健康管理纳入全民健康保障制度。实现关口前移、中心下移，为增进健康、不得病、少得病、晚得病和从根本上缓解看病难、看病贵问题打下坚实基础。

二、建立以医疗卫生服务为基础的生态健康治理新体系

（一）建立健全联动合作机制

在全社会树立大健康、大卫生、大医学三大理念，建立三大理念相互融合、协同发展、系统推进的新型服务体系。在党中央、国务院亲切关怀下，在国务院有关部门指导下，在市委、市政府坚强领导下，以人的健康为核心，充分发挥首都医药卫生协调委员会的作用。卫生健康部门积极统筹协调发展改革、环境保护、气象、文化、体育、人力社保、财政、保监、旅游、民政、工商、城市规划、园林绿化、教育、国资委、工会、共青团、妇联等有关部门和生物医药产业、健康服务业，以及医疗卫生行业学（协）会等社会群团组织，构建健康相关组织网络，完善现代治理体系，贯彻落实公立医院去行政化要求，建立现代医院管理制度，城市大型医院建立医疗联合体（有条件的可以建立医疗集团），远郊区区域医疗中心建立医共体，实行党委领导下的院长负责制，构建法人治理结构，探索建立理事会、监事会，完善职工代表大会制度。加强党的组织建设、突出党的全面领导和领导核心的作用。

（二）建立新型服务网络

建立国家（首都）医学中心、区域医疗中心、综合（社区）医院、专科医院、中医医院、康复护理、临终关怀和基层医疗卫生机构于一体，急慢分治、分工协作、上下联动的新型服务网络。对健康损害人群、早期发病人群、患病人群、晚期生命关怀人群和死亡人群进行分期分级管理。为制定区域医疗卫生规划，加强学科人才和技术能力建设以及重大疾病防控，提高生命质量、生活质量和工作生命质量提供科学依据。

三、加强重大疾病防控工程建设

（一）重点加强非传染性疾病防治工程建设

研究制定区域重大疾病防控规划和行动计划，加强心脑血管病、肿瘤、糖尿病、慢性呼吸道疾病等非传染性疾病防治工程建设。建立和完善早诊断、早治疗、早康复等系统医疗和个体化、定制化精准健康医疗服务管理模式。重点加强以下两项工程建设：

1. 提升心脑血管病及其突发急性事件应急处置能力。实施慢性病综合防控战略，加强国家慢性病综合防控示范区建设。充分发挥心脑血管病专科医联体和医生集团的作用，强化高敏感人群慢性病筛查和早期发现。针对高发地区重点心脑血管病开展早诊早治工作，将符合条件的脑卒中、心脏病等重大慢性病早诊早治适宜技术纳入诊疗常规，完善高血压、糖尿病患者管理干预全覆盖新机制。实施远郊区心脑血管病技术帮扶、重点学科和人才培养系统建设。着力加强心脏病医疗服务和院外急性冠心病（卒中）事件救治能力建设，进一步完善对男性重度吸烟、过度饮酒和缺乏体育锻炼者、过度疲劳和重度精神紧张等急性冠心病事件及急性脑卒中事件的危险因素控制管理。合理安排劳动者工作时间，减少工作过度压力，控制和减少过劳死。加强心脏病、脑卒中康复护理工程建设，整合优化手术、介入、药物、中医成熟定型和新型治疗技术，提高城乡之间医疗卫生资源均等化水平和技术可及性。

2. 提升恶性肿瘤应对能力。实施恶性肿瘤综合防控战略，加强国家肿瘤综合防控示范区建设。针对高发地区和高敏感人群重点肿瘤防治，建立恶性肿瘤筛查和早期发现新机制。引导广大公众树立健康行为与生活方式，健全防控服务体系和运行机制。研究开发和推广使用基因诊断、医学影像学诊断、B 超诊断、螺旋 CT 诊断新技术，以及靶向治疗和基因治疗、干细胞、细胞免疫等精准治疗新方法。研究制定恶性肿瘤防治指南和质量安全考核评价办法，提高恶性肿瘤早发现、早诊疗能力，落实分级诊疗制度，完善肿瘤早期筛查机制，加强癌前病变的检查诊断。在健康体检中心和一级医院设立肿瘤科（室），开展早检查、早发现和康复护理工作；在二级医院重点加强肿瘤确诊和治疗工作；在三级医院重点开展疑难杂症诊断和复杂重症系统治疗。在病因、发病机制发现，攻关技术、关键技术、诊疗新技术，以及抗癌药物研发等重要领域，构建研究开发、中试、生产、应用联动合作机制，取得新突破。

(二)继续加强以新发传染病为重点的防控系统工程建设

研究制定新发高致病性传染病防治规划和行动计划,加快建设新发传染病病原学检测诊疗和临床诊疗平台。重点加强城乡其他感染性疾病和痢疾、远郊区食源性疾病、水源性疾病和病媒传染病等防治工程建设。完善致病媒介监控、阻隔和杀灭措施,研究开发病原体检测、疾病诊疗和防治适应技术、关键技术和攻关技术[15]。加强传染病网络实验室建设和质量控制中心建设,构建以中国疾病预防控制中心、军事科学院军事医学研究院、解放军传染病院、北京市疾病预防控制中心、北京地坛医院、北京佑安医院与农业农村部及北京市兽医疾病监测中心动物传染病网络实验室对接,完善互联互通机制,加强对新发传染病和人与动物共患传染病源监测。

针对乙丙类传染病发病呈"双峰翘尾"现象,重点加强老年和小孩(2 岁以下,6 ~8 岁)的控制管理,尤其是其他感染性腹泻、痢疾、流感样病例等威胁北京人群健康的主要传染病。加快提升远郊区生活环境污染、食品污染和饮用水污染管理能力,确保生活卫生、食品安全和饮用水安全。同时,加强环境污染治理和垃圾无害化处置,降低城市热岛效应,增加城市园林绿化率,净化生态环境,降低感染性疾病等传染病发病率。

(三)重点加强职业病防治和健康促进工程建设

认真贯彻落实《中华人民共和国职业病防治法》[39],充实和完善职业健康与安全机构,提高服务能力和管理水平。依法开展工作场所职业病危害因素监测和职业健康监护。加强对各级各类医疗机构职业病防治教育培训和宣传工作,提高医务工作者职业病诊断和治疗技术能力与管理水平。充分发挥工会维护职工健康权益的监督作用,建立和完善职工文体活动平台。设立工作场所职业护士岗位,开发职业健康 APP,提高职业健康自我管理意识和自我保护能力。

(四)重点加强孕产妇和儿童重大疾病防治工程建设

[见本章第七节(二和三)]。

(五)重点加强创伤和中毒防治工程建设

在北京城市副中心区(东部地区)创建国家创伤医学和中毒救治中心。在西部地区、南部地区、北部地区分别设立创伤与中毒救治分中心,加强综合医院创伤(特别是职业伤害、群体系灾害事件多发伤与复合伤等)和中毒科室包括职业伤害与中毒救治体系建设,提高应对各种突发事件和意外伤害应急处置能力。

(六)重点加强精神心理疾患防治工程建设

全面贯彻落实《中华人民共和国精神卫生法》[40],组织开展居民心理健康状况和服务需求调查及其风险评估、沟通和管理工作。在北京安定医院、回龙观医院、北京大学第六医院和16个区精神卫生保健院设立心理健康保健中心,完善综合医院心理疾病诊室和心理健康咨询室。实行精神心理疾患登记报告制度,加强信息报送、数据库建立和服务平台及机构网络建设,构建区域精神心理疾患防治医联体,开展精神心理疾患风险评估和管理工作。

充分利用现代媒体,构建精神心理疾患咨询和服务平台,完善心理健康专家和志愿者服务工作机制,推进心理健康知识进社区、进学校、进企事业单位、进机关和进特殊人群的"五进"行动。加强社区卫生服务机构精神心理健康服务工作,鼓励城市大医院医生通过对口资源、技术帮扶、技术指导等形式对基层医疗卫生人员给予指导,推广社区康复适宜技术和主动式治疗,对有心理卫生问题的个体开展干预服务,对高风险患者开展个案管理服务。

到2020年,培养1 000名精神卫生专业社会工作者,普通人群心理健康知识和精神障碍核心信息知晓率达到85%以上。在校学生心理健康核心知识知晓率达到95%以上。

四、创建生态健康医院系统

按照WHO发展生态健康医院的倡导,加快建设生态健康医院系统,在城市发展新区和生态涵养区探索建立生态健康医院系统工程,重点开展以下十个方面工作[41]:

1. 提高各级政府和有关部门领导与卫生健康机构管理者对生态健康医院建设的认识和领导力,有力推进环境卫生、安全、健康持续发展,动员医院员工和社区广泛参与。

2. 使用安全化学品、材料、产品和方法,符合环境卫生标准和质量安全要求。

3. 减少医疗废弃物,依法规范管理,保护公众健康。

4. 使用绿色生态新型清洁可再生能源。

5. 降低水耗,提供卫生饮用水。

6. 建立患者与医务人员绿色交通出行方式,完善相关政策。

7. 采购、供应绿色生态健康食品，培养健康饮食习惯。

8. 合理使用安全药品，鼓励药品回收。

9. 做好生态健康医院系统设计和安全建设。

10. 购买和使用安全、绿色、健康的医用产品和耗材等（见图 11－6）。

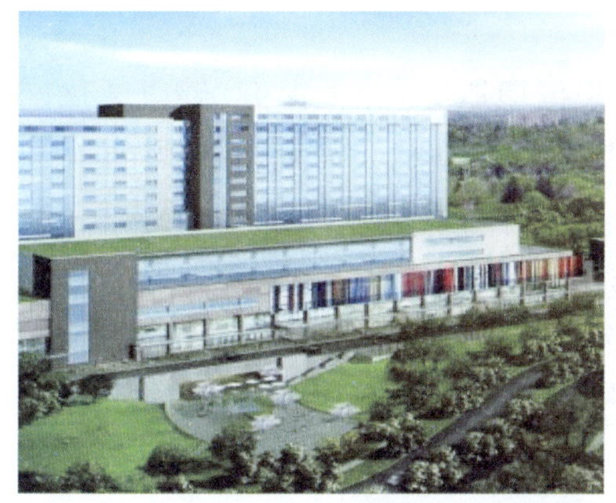
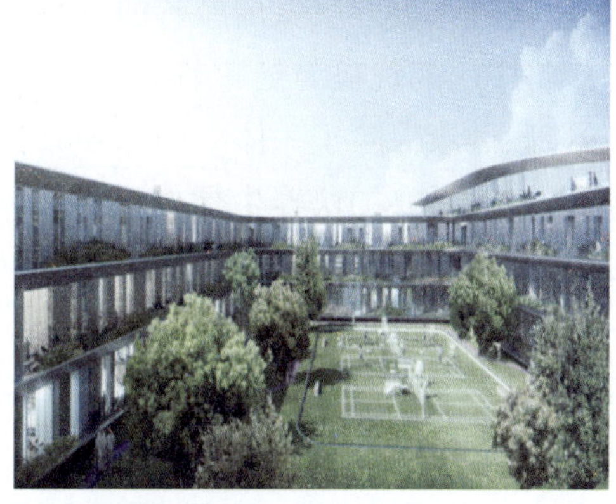

图 11－6　生态健康医院空间布局和结构特征

五、建立健全以人为本天人合一的中医药健康服务体系

积极贯彻落实《中华人民共和国中医药法》和国务院《中医药发展战略规划纲要（2016～2030）》[10]《中医药健康服务发展规划（2015～2020）》[42]以及国家中医药管理局《关于中医养生保健服务发展的指导意见》[43]，整合优化首都中医药资源，打造国家（际）传统医学中心，构建全球传统医学文化创制中心、科技创新中心、学术交流中心、中医药传承基地和人才高地。将京城名医馆提升为国家名医馆，广纳全国国医大师、名中医和品牌资源，打造中医博物院。

（一）普及传播中医药文化

组织编写中小学中医药教材，纳入国学文化和健康科学科谱读本。实施青少年中医药文化传承与创新"杏林春苗计划"。充分利用现代媒体开设中医药文化传播专栏，培养和造就中医药健康文化传播"大使"，开设茶文化、武术文化、音乐文化、养生文化、饮食文化、体疗文化基地，提高广大人民群众中医药健康保健意识和自我管理能力。到 2020 年，全市社区卫生服务中心和乡镇卫生院中医馆建设实现全覆盖，社区中医药服务示范站建设覆盖率达到 10%。

（二）全面实施中医治未病健康工程

研究建立以养生保健、系统调理、阴阳平衡为核心的传统医学重点学科，编制相关教材,培养相关师资,开设相关课程,开展系统教育和规范化培训。将中医治未病纳入中医岗位设置与人才使用标准、预防保健目录、健康管理目录、诊疗科目、医保目录、医疗服务价格目录、职称评定和绩效考核等工作。鼓励和支持民间中医传承相关理论、技术和方法,以及文化和哲学思想,为有效防控重大疾病、促进人类健康做出应有的贡献。

将中医药优势与健康管理结合,探索集健康服务、养生保健、健康文化、健康管理、健康保险于一体的中医健康保障模式。鼓励社会力量举办规范的中医养生保健机构,加快养生保健服务发展。拓展中医医院服务领域,为人民群众提供中医健康咨询评估、干预调理、随访管理等治未病服务新生态。

进一步完善中医药服务体系,纵向包括国家、市和区中医医院、一级、二级、三级综合医院中医科、基层医疗卫生机构中医室和中医诊所(室);横向包括中医康复、中医保健、中医养生、中医治未病、中医药产业、中医药服务市场,完善中医药服务价格、中医药保险、中医药财政补偿等保障机制。此外,还要与中医药大学、中医科学院等科研机构、企业和服务文化贸易有效对接。上与联合国世界卫生组织和教科文组织对接,下与基层医疗卫生机构和中医诊所对接。由此形成国家(际)中医药制高点和聚集之都,提升国家影响力和国际竞争力。

(三)完善中医康复护理体系　推进公共健康服务　加强健康老年和家庭保健员培养工程建设　开展家庭适宜技术推广行动

组织开展防治威胁人类健康的重大疾病、常见病和多发病(非传染性疾病、传染病、精神心理疾病、环境污染疾病、神经系统疾病、骨骼肌系统疾病、皮肤系统疾病等)工程建设,加快实现系统性、完整性、连续性服务与管理新突破。在中医治未病、养生保健、健康促进、人与自然和谐等领域创造新经验,建立新机制和新模式。

六、建立健全符合国际规则中国特色的康复护理服务新体系

认真贯彻落实《卫生部“十二五”时期康复医疗工作指导意见》[44]《卫生部办公厅关于开展建立完善康复医疗服务体系试点工作方案》[45]《全国医疗卫生服务体系规划纲要(2015～2020)》[9]和公立医院综合改革有关要求与工作部署[46],借鉴国际组织(WHO健康指南)和发达国家康复护理理论、做法和实践经验,加快推进《北京市关于加强康复医疗服务体系建设的指导意见》[47]落地。

制定和实施《北京市康复护理体系建设实施方案》，尽快弥补康复护理短板，逐步完善康复护理网络。构建以康复医院为核心，以大型综合医院康复科为依托，以基层医疗卫生机构康复为网底的分类分级分阶段康复医疗服务体系，上与联合国世界卫生组织和国际劳工组织对接，下到社区和家庭。

鼓励和引导社会力量举办康复护理机构，建立政府主导、统筹协调、市场运营、专业指导、企业支持、行业监管、各方参与的联动合作机制。加快完善布局合理、层次分明、功能完善、富有效率的康复医疗服务管理机制。

重点加强以下八个方面工程建设：

1. 建立三级康复护理网络平台；

2. 实施疾病康复、运动康复、职业康复、体育康复、心理康复、语言康复、音乐康复、生物物理康复、视觉康复、肢体残疾康复等学科、技能、服务、管理和人才建设工程，建立非传染性疾病、创伤、运动损伤、职业伤害和残疾预防、诊断、治疗、康复、护理等一体化服务模式，降低病（伤）残率，提高生命质量、生活质量和工作生命质量；

3. 建立康复患者个体化信息管理系统和区域康复人群信息管理系统及智慧服务平台，并与基本医疗卫生机构等有效对接，实现康复资源共享；

4. 创新发展全面健康管理与三级康复联合应用新模式；

5. 建立和完善各级康复医疗会（转）诊服务流程和分级分类管理制度；

6. 创建康复医疗和老年病护理学科体系、教育培训制度和人才成长机制；

7. 建立康复护理财政补偿机制，将康复护理工作纳入国家财政预算管理和政府购买服务目录，按照“三分治，七分养”的疾病全过程施治原则，调整财政医疗服务补偿结构，实行按比例划分，即专科∶综合∶康复∶护理∶临终关怀。建立康复慈善、捐助制度和弱势残疾人医疗康复救助制度；

8. 建立康复保险制度，研究开发康复保险险种，建立筹资机制和管理制度，调整基本医疗保险结构，完善医疗康复保险范围、种类和水平（研提目录清单），探索推进区域康复保险总额预付机制，引入商业保险管理经验和技术，提高康复保障能力和保险基金使用效率，建立和完善打包定价，按病种定价，按项目定价，按床日定价，以及市场定价等多层次复合型定价机制。

七、建立和完善院内医疗与院外公共卫生健康服务合作互动机制

贯彻落实《国务院办公厅关于推进分级诊疗制度建设的指导意见》[48]《北

京市分级诊疗制度建设2016～2017年的重点任务》[49]，以公共卫生机构为引领，以国家医学中心为核心，以基层医疗卫生机构为重点，以医疗机构为依托，以特色专科机构为支撑，以康复护理机构为新生长点，以临终关怀机构为补充，创新发展基层首诊、双向转诊、急慢分治、综合管理、上下联动、分工协作新机制；进一步完善基层妇幼保健机构、儿科机构和综合医院妇产科、儿科，以及相关专科医院相互协作新机制；创建公共卫生机构与传染病、精神心理、肿瘤、心脑血管病、糖尿病、骨骼疾病和创伤、中毒等专科医疗机构，以及综合医院紧密合作新机制[22]。

第七节　提升北京市脆弱人群健康影响的应对能力

一、提升老龄人群健康影响应对能力

贯彻落实国家推进医疗卫生与养老服务相结合的指导意见[50]和北京市推进医疗卫生与养老服务相结合的实施意见[51]，参照WHO（2007）全球老年友好城市建设指南[52]和《关于老龄化与健康的全球报告》（2015）[53]，到2020年，老龄人规范健康服务率达到65%以上，养老服务设施覆盖所有城乡社区。每千名户籍老人养老机构床位数达到40张，为失能老龄人等服务的护养型床位达到总床位数的70%以上。

研究制定医疗卫生和医养结合服务实施方案，建立和完善以居家为基础、社区为依托、机构为补充、社会保障为支撑的养老服务体系。鼓励发展健康养老+互联网、休闲养老、旅游养老、文化养老、健身养老等多种养老服务模式，建立老龄健康养生乐园；完善政府购买服务和多元化筹资投入和运营机制，重点支持供养型、养护型、医护型养老机构等多种形式发展。鼓励发展老年友好型建筑，落实道路、楼宇、移动电动车、滑梯等与老年人生活密切相关的公共基础设施无障碍改造要求。

创新老龄健康和医疗卫生服务模式与健康保险和医疗保险、健康和医疗服务价格相适应，加快老龄医疗卫生服务体系建设，推进医疗卫生服务延伸至社区和家庭。健全医疗卫生机构与养老机构合作机制，支持养老机构开展医疗服务。建设老年友好城市、老年宜居健康社区、老年病医院、老年病护理院、生态

健康养老机构、医养结合机构，以及健康老龄大学（或职业专科学校），有效防控老龄健康风险（见图 11－7）。

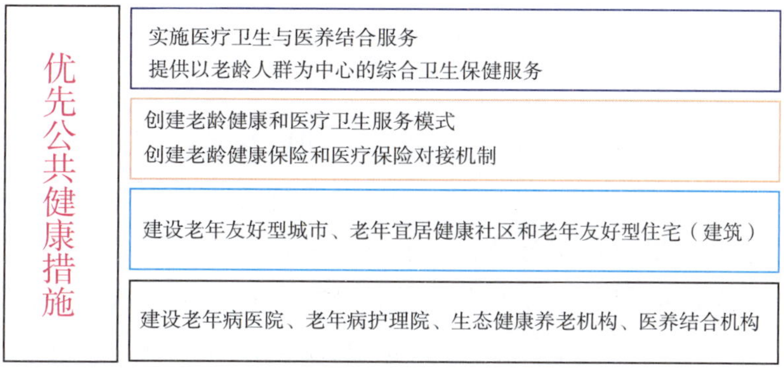

优先公共健康措施	实施医疗卫生与医养结合服务 提供以老龄人群为中心的综合卫生保健服务
	创建老龄健康和医疗卫生服务模式 创建老龄健康保险和医疗保险对接机制
	建设老年友好型城市、老年宜居健康社区和老年友好型住宅（建筑）
	建设老年病医院、老年病护理院、生态健康养老机构、医养结合机构

资料来源：WHO. World report on ageing and health. 2015

图 11－7 WHO 健康老龄化与公共健康行动计划

完善区域老龄健康服务网络，开展社区家庭医生签约服务，对老年常见病、慢性病实施系统综合管理，建立优先就诊和双向转诊服务绿色通道。推动居家老人长期照护服务发展，全面建立低保高龄、失能老人补贴制度，建立多层次长期护理保障制度。进一步完善政策，使老年人更便捷地获得基本药物和基本医疗卫生服务与养生保健服务。开设健康老龄家政服务学校，培养专科人才。

建立和完善老年病综合诊疗连续服务管理新机制，加快形成养生保健、老年病防治、急危重症处置、中长期照护和临终关怀一体化连续型服务模式。强化各级各类医院和基层卫生服务机构及老年医学科室建设，规范老龄健康管理和疾病管理服务，开展老龄健康风险评估，推广适宜技术，提高老龄人生活质量。

二、提升孕产妇健康影响应对能力

全面实施国家“二孩”生育政策和国家关于切实做好高龄孕产妇管理服务和临床救治的意见[54]、关于做好新形势下妇幼健康服务工作的指导意见[55]，参照 WHO《强化孕妇对多种微量营养素粉末食物的消耗指南》（2016）[56]《妊娠、分娩、产后和新生儿保健－基本实践指南》（2015）[57]《关于孕产妇和新生儿健康促进干预建议》（2015）[58]《孕产妇和新生儿保健咨询－技能手册》（2013）[59]和《加强孕前保健，减少孕产妇和儿童死亡率和发病率》（2013）[60]等有关文件和报告，坚持“调整存量、做优增量、补齐短板、提升能力”的原则，强化优质服务和安全管理,加强学科和人才队伍建设,创新服务模式和管理机制,继续实施母婴安全计划、住院分娩补助制度。向孕产妇免费提供生育全过程医疗保健服务。

到2020年,全市孕产妇系统服务率达到97%以上,社区卫生服务机构妇幼保健规范化门诊全覆盖。

实施综合提升妇幼健康服务、医疗保健和疑难重症救治能力工程,主要包括以下五个方面:①健全区域孕产妇与新生儿危急重症救治中心,继续完善首都孕产妇急危重症监测和服务网络,加强质量控制中心建设和质量安全管理;②加强妊娠风险评估和高危孕产妇专案管理,守住母婴安全底线;③创新优生优育、健康监护、疾病诊疗、康复护理和“妇幼健康+互联网”全程服务模式;④实施孕产妇健康管理工程,完善和推广应用《母子健康档案》,推进免费婚前检查、孕前保健、产前筛查、产前诊断、产后访视早期干预措施,畅通危重孕产妇抢救绿色通道,完善孕产妇、新生儿死亡评审、通报、约谈机制,提高孕产妇系统管理质量;⑤加强艾滋病、梅毒和乙肝母婴传播防控综合服务,并纳入妇幼保健常规工作,实现建档孕妇免费筛查全覆盖。

三、提升儿童和青少年健康影响应对能力

全面实施国家“二孩”生育政策和国家关于加强儿童医疗卫生服务改革与发展的意见[61],借鉴WHO(2016)《儿科急诊分诊、诊断和治疗:护理危重患儿》更新指南[62]和《关爱孩子的成长和发展(2015)》[63]《护理家庭新生儿(2015)》[64]《对社区患病儿童进行护理,提高艾滋病和结核病的适应能力》(2014)[65]等系列文件要求,实施以新生儿为基础的个人健康档案信息化管理。到2020年,儿童系统服务率达95%以上,社区卫生服务中心儿童保健规范化门诊全覆盖和学校卫生视导工作全覆盖,中小学生肥胖检出率年控制在5.0%以内。

加强儿科重点医学工程建设。主要做好以下十个方面:

1. 优化区域儿科医疗资源配置,推进分级诊疗制度实施,加强儿童医院、综合医院儿科和妇幼保健机构建设,进一步强化国家(首都)儿童医学中心和爱婴医院及爱婴社区建设,扩大爱婴服务覆盖面,提升儿科复杂疑难重症、遗传病、罕见病诊疗能力。

2. 研究制定国家儿科医学发展战略,实施“儿科+互联网”行动计划,开展卫生与健康信息在线网络咨询和远程医疗服务,创新发展儿童、父母、家庭、社

区、学校、企事业和机关等儿童健康保健与健康促进新模式。

3. 建立儿科临床成果转化平台，开发推广儿科高新技术和适宜技术，不断增加儿童卫生健康服务措施，推广儿童疾病综合管理等适宜技术。健全儿童听力、视力、肢体、智力和孤独症筛查、诊断、康复及随报网络，提高儿童常见病、多发病、急性病等防治服务能力。

4. 加强儿科学科建设和人才队伍培养，恢复和加强高等院校儿科医学招生与教育培养计划，完善儿科全科医师和专科医师规范化培训制度，以及儿科护士教育培训制度。

5. 加强新生儿疾病筛查、监测、防治网络建设，扩大新生儿疾病筛查病种，控制和减少出生缺陷发生。

6. 实施免疫规划策略，普及免费疫苗接种，免费为适龄儿童提供计划免疫服务。

7. 加强托幼机构卫生保健管理，建立保健医师培训基地。

8. 建立市和区危重新生儿抢救网络，全面增强重症新生儿救治能力和管理水平。

9. 重点加强其他感染性腹泻、痢疾、传染病和呼吸道疾病、哮喘、肺炎等儿童疾病防治工作。

10. 开展中小学生健康监护和健康促进工作，主要包括无烟校园、健康食堂、防近视、控肥胖等专项行动，完善监护规范、信息报送系统，实施健康风险评估及控制管理。

第八节　提升脆弱地区人群健康均等化水平

按照国家卫生与健康大会精神和健康中国2030规划纲要要求，加快落实健康北京2030规划纲要、北京市医疗卫生事业十三五发展规划和北京市医疗卫生服务体系建设规划等工作任务，实施疏解城区优质医疗资源向远郊区、北京城市副中心区、河北雄安新区转移工程。引导国家心血管病中心、国家癌症中心、国家老年医学中心和北京市心血管病防治办公室、脑血管病防治办公室、老年病防治研究所、老年病医院以及城市大医院心血管病、肿瘤、糖尿病、神经内科等专家和医疗卫生资源，向延庆、密云、怀柔、平谷、门头沟等生态涵养区，房山、大兴、通州、昌平、顺义、昌平部分区域和城市发展新区,以及一级医院和社区医疗卫生机构转移。重点加强心脑血管病、妇产科、儿科、新生儿、创伤骨科、神经科、康复科和口腔科等对口支援建设,着力提升远郊区健康均等化水平和技术可及性。

第九节　继续加强重大传染病疫情和突发公共卫生事件风险控制管理能力建设

贯彻落实国家突发急性传染病防治"十三五"规划[66]、突发事件紧急医学救援"十三五"规划要求[67]及北京市有关工作部署,做好以新发传染病重(特)大疫情、核辐射所致疾病和群体性中毒防控为重点的突发公共卫生事件应急准备工作,完善相关应急预案体系和应急物资储备与物流转运保障,以及多部门联动协调合作机制。建立和完善突发公共卫生事件监测预警、信息沟通与公共传媒、模拟演练机制。认真贯彻落实北京市院前医疗急救服务条例要求,建立和完善院前医疗急救依法管理体制机制、配套政策制度和工作模式,健全以院前医疗急救指挥调度为核心的北京市突发公共事件医学救援指挥中心和远郊区分中心,建立健全院前医疗急救与院内急诊、重症监护病房和相关科室急救绿色通道,着力加强远郊区急救网络、急救车辆、急救物资和急救人才队伍建设;提高城市和远郊区应急指挥调度和整体处置能力,进一步完善联动合作机制。加强首都(999/120)航空医学救援品牌建设,打造国家航空医学救援中心和国家航空医学救援教育培训基地,创新发展空地一体化紧急医学救援服务网络,全面提高以应对突发公共卫生事件为核心的重(特)大公共风险控制管理能力,努力将灾难控制和减少到零水平。

参考文献

[1] UN. Sustainabledevelopment. http://www.un.org/sustainabledevelopment/zh/ . UN,2016.

[2] UN. climate change. http://www.un.org/climate change/towards-a-climate-agreement/. UN,2016.

[3] UN. milleniumgoals. http://www.un.org/millenniumgoals/ . UN,2016.

[4] World Health Organization. Global health risks: mortality and burden of disease attributable to selected

major risks[R]. Geneva: WHO Press, 2013.
[5]World Health Organization. Protecting health from climate change: vulnerability and adaptation assessment. [R]. Geneva: WHO press,2013.
[6]中共中央、国务院. 健康中国2030规划纲要[R]. 中共中央、国务院, 2016.
[7]国务院."十三五"深化医药卫生体制改革规划[R]. 国务院, 2016.
[8]国务院."十三五"卫生与健康规划[R]. 国务院, 2016.
[9]国务院办公厅. 全国医疗卫生服务体系规划纲要(2015~2020)[R]. 国务院办公厅, 2015.
[10]国务院. 中医药发展战略规划纲要(2016~2030)[R]. 国务院, 2016.
[11]北京市卫生计生委、发展改革委. 北京市"十三五"时期卫生计生事业发展规划[R]. 北京市卫生计生委、市发展改革委, 2017.
[12]中共北京市委、北京市人民政府. 健康北京2030规划纲要[R]. 中共北京市委、北京市人民政府, 2017.
[13]World Health Organization. World health statistics 2016: monitoring health for the SDGs, sustainable development goals[M]. Geneva: World Health Organization Press, 2016.
[14]全国人大. 中华人民共和国突发事件应对法[R]. 全国人大, 2007.
[15]北京市人大. 北京市实施《中华人民共和国突发事件应对法》办法[R]. 北京市人大, 2008.
[16]北京市人大. 北京市院前医疗急救服务条例[R]. 北京市人大, 2016.
[17]中共中央. 深化党和国家机关改革方案的通知[R]. 中共中央印发, 2018.
[18]中共中央、国务院. 京津冀协同发展规划纲要[R]. 中共中央、国务院印发, 2015.
[19]国家知识产权局、发展改革委、科技部等九部委. 关于支持东北老工业基地全面振兴 深入实施东北地区知识产权战略的若干意见[R]. 国家知识产权局、发展改革委、科技部等九部委, 2017.
[20]国家发展改革委. 环渤海地区合作发展纲要[R]. 国家发展改革委, 2015.
[21]国家文化部、财政部. 关于推动特色文化产业发展的指导意见[R]. 国家文化部、财政部, 2014.
[22]国务院. 国务院关于促进旅游业改革发展的若干意见[R]. 国务院, 2014.
[23]国务院. 关于积极推进"互联网+"行动的指导意见[R]. 国务院, 2015.
[24]国家卫生计生委、国家中医药管理局. 关于加快推进人口健康信息化建设的指导意见[R]. 国家卫生计生委、国家中医药管理局, 2013.
[25]全国人大. 中华人民共和国森林法(2009年修订版)[R]. 全国人大, 2009.
[26]国家林业局. 全国森林经营规划(2016~2050)[R]. 国家林业局, 2016.
[27]中共中央、国务院. 中华人民共和国国民经济和社会发展第十三个五年规划纲要[R]. 中共中央、国务院印发, 2016.
[28]中共北京市委、北京市人民政府. 北京市总体规划(2016~2035)[R]. 中共北京市委、北京市人民政府印发, 2017.
[29]全国人大. 中华人民共和国大气污染防治法(2015年修订版)[R]. 全国人大, 2016.
[30]国务院. 大气污染防治行动计划[R]. 国务院, 2013.
[31]World Health Organization. WHO Framework Convention on Tobacco Control. Geneva: World Health

Organization Press, 2005.

[32]北京市人大．北京市控制吸烟条例[R]．北京市人大，2015.

[33]World Health Organization. Global strategy to reduce the harmful use of alcohol. [M]. Geneva: World Health Organization press, 2010.

[34]World Health Organization. WHO Global strategy on diet, physical activity and health. Geneva: World Health Organization Press, 2004.

[35]国务院办公厅．关于加快发展体育产业的指导意见[R]．国务院办公厅，2010.

[36]国务院．全民健身计划(2016～2020)[R]．国务院，2016.

[37]北京市委、市政府．关于促进卫生与健康事业改革发展的意见[R]．北京市委、市政府，2017.

[38]北京市政府．健康北京人——全民健康促进十年行动规划(2009～2018)[R]．北京市政府，2009.

[39]全国人大．中华人民共和国职业病防治法(2017年修订版)[R]．全国人大，2017.

[40]全国人大．中华人民共和国精神卫生法[R]．全国人大，2013.

[41]World Health Organization. Global Green and Healthy Hospitals. World Health Organization, 2016.

[42]国务院办公厅．中医药健康服务发展规划(2015～2020年)[R]．国务院办公厅，2015.

[43]国家中医药管理局．关于促进中医养生保健服务发展的指导意见[R]．国家中医药管理局，2016.

[44]卫生部．"十二五"时期康复医疗工作指导意见[R]．卫生部，2012.

[45]卫生部办公厅．关于开展建立完善康复医疗服务体系试点工作方案[R]．卫生部办公厅，2011.

[46]国务院办公厅．关于城市公立医院综合改革试点的指导意见[R]．国务院办公厅，2015.

[47]北京市卫生计生委联合市发展改革委、教委等9部委．关于加强北京市康复医疗服务体系建设的指导意见[R]．北京市卫生计生委联合市发展改革委、教委等9部委，2016.

[48]国务院办公厅．关于推进分级诊疗制度建设的指导意见[R]．国务院办公厅，2015.

[49]北京市卫生计生委、市发展改革委、市财政局、市人力社保局．北京市分级诊疗制度建设2016～2017年度的重点任务[R]．北京市卫生计生委、发展改革委、财政局、人力社保局，2016.

[50]国家卫生计生委等九部委．关于推进医疗卫生与养老服务相结合的指导意见[R]．国家卫生计生委等九部委印发，2015.

[51]北京市卫计委等13个部门．关于推进医疗卫生与养老服务相结合的实施意见[R]．北京市卫计委等13个部门，2016.

[52]World Health Organization. Global age-friendly cities: a guide[M]. Geneva: World Health Organization press, 2007.

[53]World Health Organization. World report on ageing and health[M]. Geneva: World Health Organization press, 2015.

[54]国家卫生计生委．关于切实做好高龄孕产妇管理服务和临床救治的意见[R]．国家卫生计生委，2016.

[55]国家卫生计生委．关于做好新形势下妇幼健康服务工作的指导意见[R]．国家卫生计生

委, 2014.

[56]World Health Organization. Use of multiple micronutrient powders for point-of-use fortification of foods consumed by pregnant women[M]. Guideline. Geneva: WHO press,2016. .

[57]World Health Organization. Pregnancy, childbirth, postpartum and newborn care[M]. A guide for essential practice. Geneva: WHO press,2015.

[58]World Health Organization. WHO recommendations on health promotion interventions for maternal and newborn health [M]. Geneva: WHO press,2015.

[59] World Health Organization. Counselling for maternal and newborn health care [M]. A handbook for building skills. Geneva: WHO press,2013.

[60] World Health Organization. Preconception care to reduce maternal and childhood mortality and morbidity [M]. Geneva: WHO press,201.

[61]国家卫生计生委等六部委. 关于加强儿童医疗卫生服务改革与发展的意见[R]. 国家卫生计生委等六部委, 2016.

[62]World Health Organization. Paediatric emergency triage, assessment and treatment: care of critically-ill children[M]. Geneva: WHO press,2016.

[63]World Health Organization. Caring for the child's healthy growth and development[M]. Caring for newborns and children in the community. Geneva: WHO press,2015.

[64]World Health Organization. Caring for the newborn at home[M]. Caring for newborns and children in the community. Geneva: WHO press,2015.

[65]World Health Organization. Caring for the sick child in the community, adaptation for high HIV or TB settings[M]. Geneva: WHO press,2014.

[66]国家卫生计生委. 突发急性传染病防治“十三五”规划(2016~2020)[R]. 国家卫生计生委, 2016.

[67]国家卫生计生委. 突发事件紧急医学救援“十三五”规划(2016~2020)[R]. 国家卫生计生委, 2016.

编 后 记

尊敬的读者，当您系统地读完此书后，无论您身处何地、位于哪个阶层、从事何种职业、有何理想抱负、兴趣爱好如何，是否可以体会和认识到此书能够成为您生命轨迹健康安全思想和行为的指导与参考？期待您能感悟书中的内容、哲理和规律，进而重新审视人生旅程、职业生涯、理想信念和美好未来！相信健康保障与经济社会持续发展的新理念和系统理论，让您对经济社会发展所造成的健康影响及其转归有了一定认知。希望风险评价技术工具，能够带给您探索和开展个体健康与群体健康风险评估、预测和管理的技术支持，使您逐步认识到人类健康发展对推动经济政治文化社会生态文明产生巨大的推动作用和影响力，以进一步加深科学了解，坚定信心、理想并付诸行动。反之，对健康缺乏系统完整的认识，则会造成生态破坏、城市病巨大经济损失和社会影响，甚至毁灭地球和伤害人类。

从北京市人口健康危害性、脆弱性、控制管理能力系统评价及综合风险评估实例分析，不难看出在公共健康影响控制管理能力大于危害性的情况下，理应处于低风险水平。但是由于脆弱性很高，则仍然导致高风险水平。由此可见，以往专家学者和专业机构多偏向于单纯危害性评估，而政府及其管理部门则更倾向于加强控制管理能力建设的惯性思维、工作思路和服务模式，是很难达到预期效果的。因此，加强脆弱性研究与评估是非常必要的。防控脆弱性是降低风险的根本性措施。开展风险评估、实施风险管理是制订正确高效的政策制度、发展规划、体系建设、技术能力和管理水平提升的重要基础。

期待该研究成果在政府、学术界和社会逐步产生重大而深远的影响。北京市市政协委托主编团队承担《北京市全面落实二孩政策后妇产和儿童健康风险评估》任务；安徽省合肥市市委市政府委托承担《健康合肥 2030 规划》编制；福建省莆田市市委市政府委托承担《莆田市健康产业 2030 规划》编制等任务。

随着长三角、珠三角和京津冀三大城市群高速发展，在带来区域繁荣富强的同时，也引发了以长期雾霾天气频发为特征的城市病综合征。沉痛的教训给人类经济社会发展和城市化进程提出了新挑战和新要求。发展生态健康美丽城市已经成为举国上下和世界各国普遍的愿望和新的追求。

在我国改革开放 40 周年的关键时刻，党的十九大胜利召开，明确提出习近平新时代中国特色社会主义新思想，确定健康中国战略，开启新征程。此书正是较好案例的总结和我国改革开放 40 年发展足迹的历史见证。特别是党的十八大以来，在以习近平同志为核心的党中央坚强领导下，经过各级党和政府、各行各业、社会各界的艰苦努力，取得了史无前例的新的伟大成就。面临“十三五”时期实现全面建成小康社会第一个百年目标的严峻考验，习近平总书记提出：“没有全民健康，就没有全面小康”的要求，首次把维护和促进人民群众健康与小康社会建设紧密结合起来，深刻阐明了健康与经济社会发展的必然要求和重要意义，为从根本上提高执政能力，持续有效降低风险起到了决定性作用。

这本著作汇聚了编委会和编者的经验积累、集体智慧和远见卓识，体现了主编的丰富阅历、全球视野、跨界融合、执着追求。主编是文革后(1977 年)恢复高考第一批公共健康专业本科学生，伴随我国改革开放 40 年风雨历程，一直战斗在第一线，执著探索，坚持走“天地一体化”发展道路。既注重实践、理论、政治、文化、技术发展创新，又重视政策制度、法律法规、标准规范、体系规划、设计品牌集成，更关注多维脆弱性带来的威胁，不断开拓新领域，引领发展新业态。从职业健康保护和职业病防治，到公共健康促进和重大疾病防治；从 2008 年北京奥运会和 2017 年“一带一路”国际合作高峰论坛等重大活动医疗卫生安全保障，到 SARS、流感大流行、问题奶粉重大食品安全事件等重(特)大传染病疫情和突发公共卫生事件应对处置；从环境污染治理和雾霾天气频发等气候变化适应，到新疆“七・五”打砸抢烧重大事件和汶川特大地震灾难医学救援处置；从深化医药卫生体制改革，到健康中国战略发展，逐步形成了健康保障与经济社会持续发展新理念、新思路、新策略、新路径，由此凝练汇聚成本专著。在此，对为本著作做出贡献的国家机关、政府有关部门、专业机构和领导、编委会、专家及编者致以崇高的敬意和衷心的感谢！

展望未来，在习近平新时代中国特色社会主义思想指引下，按照新时期卫生与健康工作方针和《健康中国 2030 规划纲要》新要求，秉承持续发展总基调，在统筹推进经济政治文化社会生态文明五位一体总体布局，协调推进“四个全面”战略布局，促进京津冀协同发展、北京疏解非首都功能、北京城市副中心发展和河北雄安新区建设的中华民族伟大复兴的中国梦进程中，牢固树立“创新、协调、绿色、开放、共享”五大理念，坚持以人民为中心、以健康为核心，带动新型城镇化、经济持续发展、生态文明、绿色友好环境、国学文化进步、养生休闲旅游、体育健身保健协同发展。加快提升全民健康素养和生命质量、生活质量、工作生命质量，积极创建健康融入所有政策的新机制和新模式，引导发展生态健康城市、生态健康建筑、生态健康社区、生态健康服务(产)业，逐步形成产学研防治、文化传播、系统服务、依法监管一体化的健康市场新业态。积极探索政府办医为主体，提供基本医疗卫生服务，社会办医提供多样化、多层次健康医疗服务，协同发力，努力开创健康保障与经济社会持续发展的新局面。

希望各级政府、各行各业、社会各界，以及每一个有自我管理能力的人都积极行动起来，努力奋斗，携手奋进，为率先实现全面建成小康社会和富强民主文明和谐美丽的社会主义现代化强国，推进全球健康发展的中国梦贡献应有的力量，开辟光明道路。把风险降到最低水平，把公共健康提升到更高水平，把经济社会持续发展推向灿烂美好的明天！

本书各部分作者如下：第一部分作者：高星、董博锋、孙力、马建辉、孙兴国、刘瑶瑶、刘思思、宁波、邹文；第二部分作者：郭岩、汤淑女、王友学、杨德全、韩峰、高星；第三部分作者：高星、郭新彪、孙海龙、董博锋、李文集、郭金鹏、赵晋丰；第四部分作者：高星、李峰、贾红、董博锋、刘瑶瑶、赵超英、温亮、程苏琴、蔡勃燕、张宜池；第五部分作者：高星、刘美玲、隆学文、扬威、席延荣、金刚、韩峰、周晓峰；第六部分作者：郭岩、刘美玲、王友学、邢沫、汤淑女、刘思思、张川、高星；第七部分作者：李峰、郭新彪、孙海龙、董博锋、章永来、高星；第八部分作者：高星、陶鋆、倪锐、刘存良、孙力、刘美玲、席延荣、王莹；第九部分作者：高星、倪锐、于洋、董博锋、马建辉、梁杰、经通、李汝斌、王友学、杨威；第十部分作者：高星、张明月、董博锋、周晓峰、焦光源；第十一部分作者：高星、郑静芬、李立兵、刘美玲、隆学文、刘存良、孙海龙、经通、杨威。在此一并感谢！